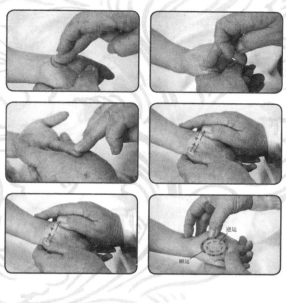

# 小儿推拿

## 实用技法

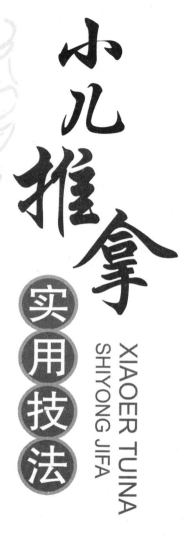

XIAOER TUINA
SHIYONG JIFA

田常英◎编　著

U0294945

人民卫生出版社

**图书在版编目（CIP）数据**

小儿推拿实用技法 / 田常英编著. —北京：人民卫生出版
社，2015

ISBN 978-7-117-20738-6

Ⅰ.①小… Ⅱ.①田… Ⅲ.①小儿疾病–推拿 Ⅳ.①R244.1

中国版本图书馆 CIP 数据核字（2015）第 115006 号

| | | |
|---|---|---|
| 人卫社官网 | www.pmph.com | 出版物查询，在线购书 |
| 人卫医学网 | www.ipmph.com | 医学考试辅导，医学数据库服务，医学教育资源，大众健康资讯 |

**小儿推拿实用技法**

编　　著：田常英
出版发行：人民卫生出版社（中继线 010-59780011）
地　　址：北京市朝阳区潘家园南里 19 号
邮　　编：100021
E - mail：pmph @ pmph.com
购书热线：010-59787592　010-59787584　010-65264830
印　　刷：河北新华第一印刷有限责任公司
经　　销：新华书店
开　　本：710×1000　1/16　印张：21
字　　数：388 千字
版　　次：2015 年 6 月第 1 版　2024 年 2 月第 1 版第 18 次印刷
标准书号：ISBN 978-7-117-20738-6/R · 20739
定　　价：42.00 元

打击盗版举报电话：010-59787491　E-mail：WQ @ pmph.com
（凡属印装质量问题请与本社市场营销中心联系退换）

# 王　序

在中国医学发展史上，曾出现众多的医学流派。这些流派因不同的师承而形成了独特的研究旨趣、技艺和方法。各个流派之间的争鸣、渗透与融合，促进了中医学术的发展和临床疗效的提高。

近年来，我们以国家中医药管理局中医学术流派重点研究室为依托，先后承担并完成了国家中医药管理局重点研究专项"中医学术流派研究"和国家"十一五"科技支撑计划项目"当代名老中医学术流派分析整理研究"，对全国中医学术流派发展现状和当代名老中医的学术流派问题进行了深入调查和分析。其间，因为我的博士研究生李静一直从事小儿推拿教学与临床工作，于是命其以"当代齐鲁小儿推拿学术流派研究"为博士论文题目，对山东小儿推拿流派及其传承状况进行系统调研，访问名家，拜师学艺。因此机缘，我知道了齐鲁小儿推拿代表性的三大派，了解了张汉臣小儿推拿流派及其传人田常英先生。

山东地域文化特色明显，历代名医辈出，成果丰硕，形成了源远流长的齐鲁医派，在我国中医药发展史上具有重要地位。齐鲁小儿推拿流派是齐鲁医派的重要代表，在全国推拿界尤其是小儿推拿学术领域中有着重要影响。当代齐鲁小儿推拿中，为全国同行公认的三大流派分别为"三字经小儿推拿流派"、"张汉臣小儿推拿流派"和"孙重三小儿推拿流派"。《难经·六十一难》谓："经言：望而知之谓之神，闻而知之谓之圣，问而知之谓之工，切脉而知之谓之巧。""张汉臣小儿推拿流派"即以其独特的望诊而著称。

田常英先生是张汉臣小儿推拿流派第二代弟子的优秀代表，从事小儿推拿 50 余年，现在虽年逾古稀，还在从事小儿推拿临床工作。她不但传承了张氏流派的学术思想和临床技艺，而且有所发展。如研究了该流派的望诊思想与《推拿按摩卷·厘正按摩要术》的渊源关系，推崇"五轮学说"，在张汉臣望诊的基础上，补充了"望眼"内容；又在望色时强调"五色五脏配五行"；在该派"以治本为主，补虚扶弱"思想指导下，提出"益阴通阳法"，并用于"退热三部曲"中。田先生对张汉臣小儿推拿流派传承的执着追求与艰辛付出，让我们敬佩和感动。

以流派为纲把握推拿学卓有建树的各家学术特点和传承脉络，能起到执简驭繁的作用。对流派独特的学术思想、临床经验进行总结和理论升华，必将给当代中医临床工作者带来更多的启迪，并可以形成师承的链带效应。

张汉臣小儿推拿流派的著作，目前有张氏自著《小儿推拿概要》和《实用小儿推拿》传世。田常英先生临证之暇,结合本人50余年的临床经验,历时两年,数易其稿,将张汉臣小儿推拿流派的学术思想和治疗技法,毫无保留地呈现给读者。本书文字朴实,内容实用,对传承齐鲁小儿推拿技艺,提高临床疗效,促进中医小儿推拿学科的发展,一定有所裨益!

　　田先生书成付梓,让我写几句话,因略述所感,并致以诚挚的祝贺。

山东中医药大学教授　泰山学者

王振国

2015年1月于济南

# 自　序

　　余 1961 年中专毕业分配到青岛医学院附院小儿科推拿室,与张汉臣老大夫同科工作。张老医术精湛,医德高尚,言传身教,一生在小儿推拿方面经验丰富:有自己的穴位,对前人的一些穴位也有自己的见解。1962 年由人民卫生出版社出版《小儿推拿概要》,1974 年加以补充整理再版为《实用小儿推拿》,均得到读者的好评。

　　张老为进一步确定穴位的位置,在青岛医学院解剖教研室的协助下,将小儿推拿的穴位用解剖定位;又为中医学文献记载的补脾土穴能进饮食、逆运内八卦能开胸化痰等寻找根据,在本院生理教研室的协助下,于 1962 年做了“中医推拿补脾土穴对正常人胃液分泌影响的初步观察”、“中医推拿补脾土穴和逆运内八卦穴对正常人胃运动影响的初步观察”、“中医推拿正常人补脾土穴对蛋白质和淀粉消化能力影响的初步观察”等研究,证实了前人推补脾土穴能进饮食的理论是正确的。其机理为,补脾土穴可使胃酸分泌增高、胃运动增强、胃蛋白酶分泌增高,而逆运内八卦有调节胃运动的功能(至于其他作用,因种种原因未能继续做下去)。这给后人探讨穴位奠定了基础,受到有关部门及同行的重视。1982 年,北京科技电影制片厂以推拿治病的机理摄于《齐鲁推拿》影片之中;拍之前,该制片厂为慎重,又重复了以上实验。1962 年做实验时本人参加穴位定位的操作,20 年后还是由我重复该实验,先后两次结果是一致的。

　　张老治病范围广,包括从新生儿到 12 岁儿童,从头面五官到内科、外科、神经科、传染科等 70 余种病证,最突出的还是继承发扬了中医学宝库中的望诊法。在四诊中以望闻为主(尤其以望为先)、问切为辅,常以望神、望面色、望形体、望苗窍等为先。如望鼻在诊断中具有指导意义:鼻大为佳,鼻准属脾,鼻翼属胃,鼻梁属肺,三者形够(即大)为先天功能好,加之有色有泽是健康的标志。若脾胃形大,有色有泽表示食量正常,消化吸收好,生肌肉,健康精神爽;若准头色泽俱佳,鼻翼色泽差,小儿虽食量少,但不瘦,反之,鼻翼色泽俱佳,准头色泽差,则食量正常或增多,但不生肌肉,或有泄泻之候;若鼻准小,鼻翼大,则吃得多,吸收差,不胖;反之鼻准大,鼻翼小,则吃得少,吸收好,能生肌肉,体健。总之,鼻准、鼻翼形够,终生消化吸收有保障,至于色泽是暂时的,出现症状经四诊合参,找出治则,很快治愈。鼻梁形够,一生中呼吸系统发病概率小;如鼻梁形差、低平、凹,小儿每感冒即咳嗽为先,且恢复慢。以上仅为望鼻中的一点,更多的见望诊章节!张老望诊经验确实丰富,国内外颇有影响,很多患儿慕名求医,同行慕名求教。

　　我是张老的学生,临床工作 50 余年(退休至今仍有个人的小儿推拿门诊),继承了老师的学术思想、临床、教学、常用诊法等。加之在省中、西医两大学院进修学习,从理论上充实了自己,尤其在山东中医药大学孙重三老师的真传身教下,学习了他的特色——体穴及复式操作手法。曾多次参加省内外小儿推拿学习班,经验交流会、研讨会;参加《按摩与导引》首届国际学术研讨会等,吸收了各派长处融入张派之中,与本单位同事总结常见病、多发病,已载于各杂志。扩大了病种,提高了疗效。

　　因在西医院工作,在复杂疾病的诊断与治疗中常借鉴西医知识,提高了疗效,在病种拓展方面形成了自己的临床优势。20 世纪 80 年代开展了神经内科、小儿外科疾病的推拿治疗,如脑瘫、面瘫、产瘫、神经性尿频、肌营养不良、口糜、口疮、肌斜颈、马蹄足、足内外翻、并指(趾)、多动症、巨结肠及其术后肠麻痹恢复治疗等。"不治已病治未病"是前人的经验总结,从而开展了各系统的保健推拿,疗效显著,且经推拿后患儿长时间不生病或少生病,现保健推拿的门诊量占总门诊量的 1/4~1/3。

　　本人多次受邀到国内外介绍小儿推拿知识,交流张派学术思想及诊治法,尤其张氏望诊。曾 2 次去新加坡,第 2 次受该国中医学院院长的聘约,在该院大礼堂全国性讲座 1 次,介绍以上 3 个实验,阐明了推拿治疗疾病的机理及国内推拿发展情况,得到了好评。曾参加省厅及山东中医药大学的小儿推拿教学片手法的录制及《齐鲁推拿》影片的拍摄(张派手法及临床)。参与《齐鲁推拿》等的编写,以及《中国推拿》、《医学百科全书》推拿分卷的约稿。

　　张汉臣小儿推拿实属经验丰富,应发扬光大。张老弟子不少,但都年迈体弱,我本人才疏学浅,中医基础差,故迟迟不敢动笔。但来自多方面的鼓励及催促,加之国家医疗事业大发展,小儿推拿亦和中医其他学科一样,各学派纷纷办学习班、经验交流会,总结经验,出书论著,传播技术,形势大好,敦促我有责任将张老的经验整理聚集成册,继承发扬下去,不辜负老师及同行的期望,不怕丢丑,以圆购张派小儿推拿书之梦! 由于本人水平有限,时间紧,疏漏及不足难免。敬请各位前辈、同行、读者批评指正!

　　承蒙山东中医药大学教授、泰山学者王振国先生在百忙中为本书作序,在此表示衷心的感谢。此书在编写过程中,始终得到王学艳的支持,帮助安排拍照、文字录入、校对;孙韶鸿亦帮助校对;吴鲲在整个拍摄过程中亦给予很大帮助,在此一并致以感谢!

田常英

2015 年春于青岛

# 目　录

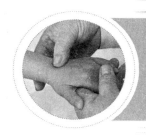

# 第一章
## 小儿推拿概述

小儿推拿是中医药学伟大宝库中的一个组成部分,属外治法之一,是数千年与疾病作斗争的经验总结。尤其20世纪60~70年代至今,小儿推拿不论从理论研讨及临床经验总结,还是出书论著,都是史无前例的。

小儿推拿是用手法对小儿疾病进行治疗、预防保健的方法之一。这种方法是用手在体表的穴位和部位上施加一种物理刺激,促进机体自身的调节功能,纠正经络的偏胜及不足,扶正祛邪,调节脏腑,增强机体的抗病能力,达到治疗疾病、预防疾病、保健作用的一种方法。它适用范围广,从新生儿到12岁儿童,从五官科、皮肤科到内外、神经科,对急、危、重病患儿也能发挥一定作用;尤其对消化系统疾病、呼吸系统疾病、小儿痹证、痿证等均有一定的疗效,无不良反应,不需要医疗设备,无痛苦、无毒副作用,操作简单,小儿易于接受且能提高免疫力,经济实惠,易学易用。

人体腧穴(穴位、穴道)是人体脏腑经络之气输注聚集体表之所,是治病的关键所在。小儿推拿穴位很多,尤其是特定穴。这些穴多以点线面状分布,多分布于双肘、双膝以下,是古人在实践经验中总结出来的。

小儿推拿治病的原理是受经络学说为指导的。凡外邪侵入,先从皮毛开始。皮部是人体最外层,是保护机体防御外邪的第一道屏障。如《灵枢·九针十二原》说:"五脏有六腑,六腑有十二原,十二原出于四关,四关主治五脏,五脏有疾,当取之十二原……"四关是指四肢肘膝关节以下部位,与五脏六腑表里相通,有十二原穴。十二原穴经气输注,多出自两肘、两膝的四肢关节以下的部位,因此四肢关节以下穴位都可以主治五脏的疾病。《灵枢·本脏》说:"经脉者,所以行血气而营阴阳,濡筋骨,利关节者也。"因为经脉内属于脏腑,外络于肢节,将头面、躯干、四肢百骸、五官九窍与五脏六腑联成统一的整体,所以通过手法对经脉的刺激作用,可以促进经脉气血的运行,完成荣润周身的功能。

小儿推拿面状穴分布较多,操作大部分是直接作用于皮肤,因此与十二皮部关系密切。十二皮部是十二经脉功能活动反映于体表的部位,也是络脉之气所输注和布散的地方。人体皮肤的分布各有所属和所主,如《素问·皮部论》说:"皮有分布,脉有经纪……欲知皮部以经脉为纪者,诸经皆然。"故凡阳明经

1

脉循行和到达人体的各部,不论是手阳明经或足阳明经,其皮肤的部位就属于阳明经皮部;凡手足三阴经的皮部所属同手足三阴经。十二经络所行止的皮肤部位也是十二经络在皮部的分属部位。皮部属于人体的最外层,所以它是保护机体、防御外邪的第一道屏障。在病理上,外部的邪气可通过皮部而侵入络脉、经脉,以致脏腑。如《素问·缪刺论》说:"夫邪之客于形也,必先舍于皮毛,留而不去,入舍于孙脉,留而不去,入舍于络脉,留而不去,入舍于经脉,内连五脏,散于肠胃,阴阳俱感,五脏乃伤,此邪之从皮毛而入,极于五脏之次也。"同样道理,内脏有病,亦可通过经脉、络脉而反映到皮部。由此可见,皮部和经络、脏腑有密切的关系。《素问·皮部论》说:"是故百病之始生也,必先于皮毛。"凡外邪侵入脏腑都是先从皮毛开始的。在邪气侵入皮部的时候,如能及时治疗,就会很快痊愈。《素问·阴阳应象大论》指出:"故善治者治皮毛,其次治肌肤,其次治筋脉,其次治六腑,其次治五脏……"当病邪侵入皮部,尚未到经脉脏腑时抓住时机治皮部,就会收到事半功倍的效果。

小儿推拿就是根据以上原理和古人的实践经验总结,运用正确的推拿手法,在体表、在人体经络皮部系统所到达的部位,施加一种有规律的刺激来达到治病的目的。这种对体表的刺激,通过经络作用,使其所属的各有关脏腑受滞的气血得以流畅,人体各功能得以恢复与增强,这就是小儿推拿的治病基本原理。

现代医学亦有很多研究证实推拿能治病的机理。如1962年,张汉臣等做了中医推拿补脾土穴对正常人胃液分泌影响的初步观察、中医推拿补脾土穴和逆运内八卦穴对正常人胃运动影响的初步观察以及中医推拿正常人补脾土穴对蛋白质和淀粉消化能力影响的初步观察。三大实验发现,推补脾土穴对胃蠕动有促进作用,表现为胃蠕动的频率增加、收缩力加大和紧张性增强;推补脾土穴还有促进胃的酸度和胃蛋白酶分泌增高的作用,故能促进蛋白质的消化吸收,但对淀粉消化的影响不大;还发现,逆运内八卦穴对胃蠕动具有双向调节作用。

新中国成立后,小儿推拿和中医各科同样得到很大发展,发掘整理了散在民间的文献、资料,重印再版了很多有价值的名著;各地区开办推拿学校、院校,开办不同程度的学习班及经验交流会、研讨会,培养了大批小儿推拿专业人员,充实到各级医疗机构,提高了业务能力,使小儿推拿的长处家喻户晓。小儿推拿也越来越受到国外的重视和青睐,如马来西亚、新加坡、泰国等采用请进来走出去的学习方法,发展很快。小儿推拿是我国的瑰宝,所以我们应学好,并当好老师,为全球的下一代造福而共同努力!

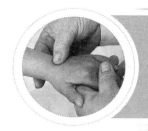

# 第二章
## 疾病的诊断

因婴幼儿不会讲话,年长儿虽能讲话,但往往言不达意,不能确切地表达自己的病情,故儿科素有"哑科"之称。又因小儿手腕部较短,三部难分,气血未充,脉息不定,加之诊察时哭闹影响脉息,给诊断造成困难。因此,在小儿疾病诊断中,张汉臣遵古训以望闻为主,尤以望诊为先,问切为辅,四诊合参,综合其他证候,进行分析辨证,从而得到正确的诊断。

### 一、望诊

望诊是医生用视觉观察小儿全身情况的变化,从而得到与疾病有关的资料,以查知疾病所在位置及其寒热虚实等的一种诊法。中医学在长期实践中证明,人体内外部是紧密相连的。如《幼科铁镜》说:"小儿病于内,必行于外","凡治婴儿病不望颜色,不审苗窍,故病不应药。是书惟以望颜色、审苗窍六字为大主脑。"可见,望诊在古代就相当受重视,强调小儿皮肤娇嫩、反应敏感,脏腑内部病变能及时反映于体表,加之其他诊法如闻、问、切综合得出正确的诊断。

#### (一) 望神色

1. 望神　神是生命活动的总称。面部的神与神态是人体生命活动的外在表现。神得先后天精气的滋养,所以观察有神无神,关系到生命的存亡。《灵枢·天年》曰:"失神者死,得神者生也。"《素问·移精变气论》曰:"得神者昌,失神者亡。"观察面部神与态的变化,可以了解五脏六腑精气的盛衰和病情轻重。

观神的方法是以神会神,以目传神。接触患儿后,要从目光、神态、面色、哭声等方面进行观察,了解患儿的精、气、神及其表现。

望神包括得神、失神、假神。

(1) 得神:又称有神,是精气足、神气旺的表现,虽病而正气未伤,病轻、预后好。可见二目有神(有眵、有泪、精神内含者),精神活泼,语言清晰,面部红润,呼吸均匀,反应灵敏,均为气血调和、精力充沛无病的表现,虽病也轻,易治。

(2) 失神:也称无神。表现为面色灰黯,表情淡漠或呆板,目暗睛迷,瞳神呆滞,反应迟钝,动作失灵,呼吸气微或喘,精神萎靡,语言不清,神魂颠倒或全身消瘦。如《素问·脉要精微论》说:"夫精明者,所以视万物,别白黑,审短长。以长为短,以白为黑,如是则精衰矣……言而微,终日乃复言者,此夺气也……头者精明之府,头倾视深,精神将夺矣。"可见,眼目语言是望神的重点。

关于望目查神,则两目灵活为有神,目光呆滞为无神。《望诊遵经·眼目气色提纲》曰:"明则神气充足,暗则神气亏虚。"《中医面诊》更具体地说:"无眵无泪,白珠色蓝,乌珠色滞,精彩内夺,及浮光外露者,皆为无神气。"

(3) 假神:是垂危患儿出现精神暂时好转的假象,是临终前的预兆;往往面部有数种表情,本是久病、重病患儿已失神,而突然精神转好,目光转亮,言语不休或声音洪亮,突然颧赤如妆等。

得神、失神、假神的鉴别简表

|  | 形色 | 眼神 | 神志 |
|---|---|---|---|
| 得神 | 形色如常,肌肉不削,面色明润,含蓄不露 | 精神内含,炯炯有神,反应灵敏 | 神志清楚,语言清晰 |
| 失神 | 行赢色败,大肉已脱,面色晦暗,浮光暴露 | 目暗睛迷,目光呆滞,反应迟钝 | 神志昏迷,语无伦次 |
| 假神 | 突然面赤如妆 | 目光突然转亮 | 语言突然清晰,精神转好 |

2. 望色　色分 5 种,即青、赤、黄、白、黑。望色,古人称五色诊,是按五行学说中的五脏配五色的理论在诊断实践中总结出来的,如青主肝、赤主心、黄主脾、白主肺、黑主肾。望色必须分清主色、客色、病色,以及气与色的关系。

(1) 主色:是人的正色。我国多数是黄种人,皮肤发黄,因此正常黄色和偏于某种颜色的都称为主色。主色是一生不变的。《医宗金鉴·四诊心法要诀》曰:"五脏之色随五行人而见,百岁不变,故为主色。"

(2) 客色:人的皮肤尤其是面色随外界环境和工作条件的改变而相应变化着,如随四季气候变化而变,春稍青、夏稍赤、秋稍白、冬稍黑、长夏黄色。人一年四季都要带黄色,因脾胃为黄色,代表有胃气,故四季均应有黄色。面色随四季而不同,所以称客色,正如《医宗金鉴·四诊心法要诀》曰:"四季之色随四时加临,推迁不常,故为客色也。"如春稍青、夏稍赤等均为客色。

(3) 病色:是人体在疾病状态时面部的颜色与光泽。可以说,除了常色以外的其他一切反常的颜色都属于病色。也可以从 4 个方面来认识病色:①晦暗枯槁;②鲜明暴露;③某色独呈;④太过不及。不应时应位,皆为病色。

如滞色,其表现为面部皮肤不舒畅,常见于外感症。滞色有新陈之分,新滞色浅,疾病在表或半表半里,一般邪入一两天,易解;陈滞色黯晦,一般 3 天以上。

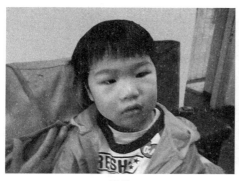
推前

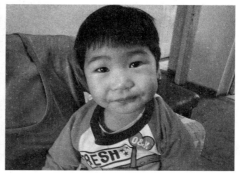
推后

陈滞色推前与推后的对比

3. 神、气与色的关系 神是生命活动的主宰,是人体活动的表现。色者,神之旗也。神旺则色旺,神衰则色衰,神藏则色藏,神露则色露。总之"望色也是观察精、气、神,失去神、气,不论何色皆危重矣"。

气是生机,即所谓隐然含于皮肤之中为气,显于皮肤之表的为色;气比色重要,有气无色者能生,有色无气者难生。《医宗金鉴·四诊心法要诀》曰:"色见皮外,气含皮中。内光外泽,气色相融。有色无气,不病命倾;有气无色,虽困不凶。"有色无气,是色皆外露,失去生气,不论何色都主病重。

总之,神色是五脏气血盛衰的具体表现。正常人五脏偏胜,气血调和,阴平阳秘,必然精神健旺,气色明润,凡疾病轻重和五脏精气的虚实均可从神色上望面而得。《推拿按摩卷·厘正按摩要术》说:"神气为一身之主,神清气爽,神完气足,主清吉;神夺气移,神疲气浊,主夭亡。"又曰:"寒则神清,热则神昏;实则神有余,虚则神不足。寒盛者气必静,热盛者气必粗;虚则气歉,实则气壮。"总之,人的生命取决于神、气,所以望病时切记首望神气。

4. 望面色及光泽 望诊时尤以面部望诊更为重要。面色是指面部各种色泽,代表脏腑气血的外荣,也是疾病变化的表现。光泽是指荣润枯槁、鲜明、暗晦、光彩而言。因此,根据不同的色泽,结合其他诊法,可预知疾病的发展及预后。面部望诊中主要根据五色主病,即从小儿面部的色泽变化来诊断小儿疾病。

五色指青、赤、黄、白、黑5种颜色。《素问·五色生成》说:"青如翠羽者生,赤如鸡冠者生,黄如蟹腹者生,白如豕膏者生,黑如乌羽者生,此五色之见生也。"又说:"故色见青如草兹者死,黄如枳实者死,黑如炲者死,赤如衃血者死,白如枯骨者死,此五色之见死也。"

《素问·痿论》说:"肺热者色白而毛败,心热者色赤而络脉溢,肝热者色苍而爪枯,脾热者色黄而肉蠕动,肾热者色黑而齿槁。"《灵枢·五色》说:"青黑为痛,黄赤为热,白为寒,是谓五官。"以上是五脏所主五色在身体的表现及病情的转化。

古人将面部划分为五位配以五脏,五脏各主其色,以部位所见之色,相生为顺,相克为逆。额部属心,下颌属肾,左颊属肝,右颊属肺,脾居面中央,以上是五位。五色主病,肝病色青,肺病色白,心病色赤,脾病色黄,肾病色黑。

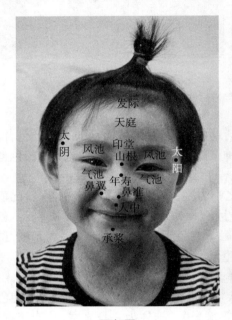
面部图

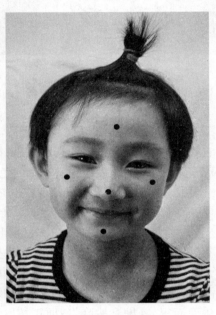
面部五脏部位图

五位色青,主惊主痛。大凡青色出现,病情非轻,小儿多见,尤其应注意。印堂色青为惊或惊泻。肝病色青是正色,若见黑色,是水能生木,为顺证;若见白色,是金克木,为逆证。承浆青黑主惊,主抽搐。面呈黧黑如烟煤,主中邪毒,青黑惨黯是肾绝,无论新病久病皆属危证。肾病色黑是正色,面见白色,乃金能生水,故为顺证;若见黄色,乃土来克水,为逆证。

五位色黄,主脾湿。人以胃气为本,略带黄色为有胃气,无黄色为胃气绝。面黄而鲜者,多为湿热食积;黄而晦暗者,为寒湿伤脾。淡黄无华为脾虚。脾病色黄为正色,见红色为火能生土,为顺证;若见青色是木克土,为逆证。

五位色赤,主大热,为痰热壅盛或惊厥不安。赤而隐青,双目窜视,为热极生风,必发惊厥。心病色赤为正色,若见青色是木生火,为顺证;若见黑色是水克火,为逆证。小儿热证较多,除以上热病外,皮肤红如涂丹,为风热夹毒或发痘疹。如常见小儿面及皮肤赤,有散在的小红点或隐约可见的湿疹,这是湿重的表现。一般在3~4个月,甚至更早的时间出现,在面部或身体的某一部分,如眉间、耳后或阴部多见,多在哭闹或进食后明显,可见红点散在或连成片。其症状表现为阵阵烦躁,多在解包被时四肢用力伸直,同时发出嗯嗯声,伴有全身赤或深赤,有的伴有痰鸣;再者,吐乳为非喷射性,呈不消化的奶块,大便次数多,每天7~10次不等,大便呈棕色或黏或干结,交替出现,大便化验为阴性。常以腹泻就诊,但对药物不敏感,小便正常,不愿喝水。以上症状反复出现,但是小儿体重不减,反而体胖。随着年龄的增长和辅食的添加,6个月后症状逐渐好转,多数到周岁症状消失。中医诊为胎毒,西医诊断为特异性体质。病因多为其母孕期多食刺激性及高蛋白食物,如海参、甲鱼、辛辣食物、油腻、肥甘等物,刺激性强,热量大,造成胎热、胎毒。这类小儿平时湿疹多,大便次数多,只要注意别感染,一般不用药物治疗。如果合并感染就应及时治疗。平时注意小儿不要吃得过饱,穿得太暖,不用肥皂及温度过高的水洗澡,湿疹痒时不要抓破皮肤,以防皮肤感染。

五位色白,主虚主寒,为肺气虚或泄泻,吐痢;面色惨白的为气虚;白而无华,唇爪色淡是血虚;白而浮肿的是气虚;白而消瘦,颧赤唇红为阴虚火旺;白如枯骨为肺气绝。肺病色白为正色,如见黄色是土能生金,为顺证;如见赤色是火克金,为逆证。

五位色黑,脏腑欲绝,为疾危恶候,常需中西医结合抢救。

总之,五色明显为新病,病轻;五色黯浊,病邪入里,为久病,病重,常需中西医结合治疗。面部滞色为外感,新滞色,病邪在表,解表即可;陈滞色,病邪半表半里,应滋阴清热后解表。

张汉臣在临床上根据小儿的面色定治则,效果显著。如面色青、黑病在肝肾,首选补肾(因肝肾同源,用滋肾养肝法);面色黄,病在脾,先补脾土;面色白,病在肺,肺为空脏,一般不用补法,用补脾土代之(培土生金法)。

五色与四时的关系:

春令木旺色宜青,夏令火旺色宜赤,秋令金旺色宜白,冬令水旺色宜黑。反之,春令反白色,夏令反黑色,秋令反赤色,冬令反黄色,非其时色,皆当病。临证见非时色,要调到正色。如春天色宜青,若见白色则为金克木,其调的原则是抑脾肺而滋补肝肾;夏天色宜赤,若见黑色,则为水克火,要补脾平肝肾;秋天色宜白,若见赤色,则为火克金,要滋补脾肺而泻心、肝火;冬天色宜黑,若见黄色,则是土克水,要滋补肝肾,泻心脾;长夏黄为正色,若黄而青则为木克土,要平肝肾,滋补脾肺。总之,面部四季都要带微黄色,尤其鼻部,因为鼻属土,无黄色说明没有土气,因此一年四季面部都要略带黄色。

**(二) 望形体**

望形态就是观察小儿形体和动静姿态,以推断疾病的性质。

1. 望形体　包括头颅、躯体、四肢、肌肉、毛发、指(趾)甲等。正常儿形体壮实,肌肉丰满,皮肤柔嫩,毛发润泽,面色红润,精神活泼好动,反应灵敏,声音洪亮等,为体强少病,即使有病亦轻,易治。反之,形体消瘦,面色苍白或苍黄,暗晦无华,精神萎靡,乏力懒动,哭声低微,皮肤干,发枯焦或鸡胸龟背,囟门逾期不合,多属虚或重症、危症;面色苍白,四肢厥冷,大汗淋漓,精神萎靡,反应迟钝或神志不清,呼吸气短不续,唇、趾、指发绀,烦躁不安,惊厥不止或反复抽搐等,为体弱多病。通过望形体了解小儿身体强弱、病位所在及虚实寒热而制定治则。

通过望小儿形体可测知父母的身体情况和性格脾气。小儿筋骨强壮,反应灵敏,四肢骨及手骨硬者(握到手里涨手),为父体强壮,精力充沛;小儿肌肉丰满,体胖,为后天母乳好;小儿面黄体瘦,头发稀黄,为母体血热,孕期脾气躁、拗,好生气,好发脾气,小儿亦然。因此,要注意养胎护胎。《推拿按摩卷·小儿推拿广意》说:"夫毛发受母血而成,故名血余也。母血充实,儿发则色黑而光润。母血虚弱,或胎漏败坠,或纵酒多淫,儿发必黄槁焦枯,或生疳瘦之患,寿亦不长之兆也。"《推拿按摩卷·幼科推拿秘书》曰:"小儿之疾,大半胎毒,小半食伤,外感风寒之症,什一而已。儿在胎中,母饥也饥,母饱也饱,辛辣适口,胎热即随,情欲动中,胎息即噪,专食煎炒,恣味辛酸,喜怒不常,皆能令子受患。母若胎前不能谨节,产后不能调养,惟务姑息,不能防微杜渐,未满百日,遽与咸酸之味,未及周岁,辄与肥甘之物,则百疾由是而生焉……胎热胎寒禀受有病,脐风撮口者,胎元有毒也。"总之,孕妇一定要接受前人的忠告及现代孕期科学指导,才能母子健康成长。

2. 望头颅　颅形端正,骨部皆大,强者多寿,为先天禀赋强,少病易养。《望诊遵经》曰:"则骨部皆大者多寿,骨部皆小者多夭……头小骨软,囟门下陷,为先天不足,多病难养;头颈皆软,为气血亏;方颅、骨软、囟门逾期不合,为后天营养失调;囟门成坑,头发作穗,多病难养;颅骨膨大,颈细,落日眼,为脑积水;囟门高起,除小儿大哭大闹外,多见于高热、抽搐,为实证;囟门下陷,常见于呕吐、泄泻或高热伤阴。"

3. 望头发　发为血之余,是肾之外华。发以黑亮有弹性为佳。新生儿发黑亮为禀受父母精气充沛;毛发干稀为先天胎气不足,而发逐渐变稀黄,或直立向上,为后天气血亏损,多见于营养失调。发结如穗或干枯,为疳积;面无血色,头发坠落,为血极之证。总之,发的要求如《中医面诊》曰:"以发乌黑、泽润、富有光泽和弹性,根疏而匀为健康的标识。是肾气充盛、精血充足的表现。"个别小儿可见红发,多见于砷、铅中毒。

4. 望苗窍　苗窍是小儿望诊中最重要的一环。所谓苗窍,即目、鼻、耳、口、舌及前后阴,为七窍(或九窍)。窍与五脏相通,望七窍的变化可以反映脏腑的寒热虚实,补充望五位五色的不足。

(1) 望目:《灵枢·大惑论》曰:"五脏六腑之精气,皆上注于目而为之精。"

《幼幼集成》曰:"东方青气,入通于肝,开窍于目。夫目虽为肝窍,而五脏俱备,神之所托。故白珠属肺,黑珠属肝,瞳仁属肾,两角属心,上下眼泡属脾。五脏五色,各有所司。心主赤,赤甚者心实热也,

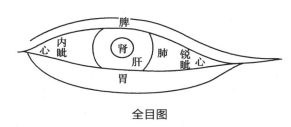

全目图

赤微者心虚热也。肝主青,青甚者肝热也,淡青者肝虚也。脾主黄,黄甚者脾热也,淡黄者脾虚也。目无精光及白睛多而黑睛少者,肝肾俱不足也。"所以望目可知五脏之变化。健康儿双目黑光满轮,神采炯炯,转动灵活,虽病而无大碍,为肝肾气血充沛的表现;反之,二目无神,白珠多,黑珠昏蒙,睛珠或黄或小,病多缠绵难治。黑珠属肝,见黄色其病凶,迎风流泪为寒伤肝;眵泪交流为热伤肝;哭而无泪,目开不合或不哭泪出为肝绝。白珠属肺,色赤为阳热,青为体怯而肝风盛。身热又目泪汪汪,眼泡红肿,指尖发冷,为疹痘之兆。上眼帘属脾,肿为脾虚;下眼帘属胃,色黯为胃纳不佳,色紫多为呕吐;上下眼帘皆肿为湿盛,睡中露睛为脾胃虚极。目眶深陷,目倦神疲,为气虚液脱;目赤而痒为肝经风热,白膜遮睛为疳积;热病初期神昏目眩,需防热陷心包。久病瞳仁散大,为之气绝。双目直视、斜视,刺激有反应,为肝风内动或痰热闭窍,病可治;若刺激无反应,是病危之症。瞳仁属肾,无光彩,又兼发黄,为肾气虚也;大小眼角属小肠,破烂,为心有热也。《幼幼集成》说:"朱雀贯于双瞳,火入水乡;青龙达于四白,肝乘肺位。(朱雀,赤脉也;双瞳,肾水也。赤脉贯瞳,火乘水位,治宜泻心补肾。青龙,肝木也;四白,肺金也。白珠见青,肝风侵肺,治宜保肺平肝。)"肝气实者,眵多硬;肝气虚者,眵胶黏。寒伤肝,泪冷;热伤肝,泪热。眼角赤,心热;白膜赤,肺热。珠青为,肝热;上下眼泡红湿烂,为脾火大。眼全红,为肝经风热;白睛黄,需排除黄疸。开目喜见人是阳证,闭目怕见人是阴证。睁眼是阳气盛,闭眼是阴气盛。《幼幼集成》说:"小儿初生目闭,此胎热也……小儿生下眼胞赤烂者,由产时拭洗不净,以致秽恶侵渍两目角,故两胞赤烂,至长不瘥……小儿久嗽,其目两眶肿黑,如物伤损,白珠红赤如血,谓之血眼……小儿生下数月之内,目不见物,谓之雀目,由肝虚也……小儿热病,其目羞明喜暗者,风热也。"

(2) 望鼻:鼻居面中央,是脾的位置,又是肺窍,是面部的重要器官,是五官的先始。如《望诊遵经》曰:"五官先生鼻,五脏先生精,精乃一身之本,头为五体之尊,是以雷公问道,黄帝传经,五色独决于明堂,四诊先观其天牝。盖鼻者,

形之始也,气之门户也。"望鼻在望诊中具有指导意义。鼻大为佳。《望诊遵经》曰:"盖鼻者,肺之合也。鼻大者,脏气有余;鼻小者,脏气不足。"鼻代表脾胃功能:具体说,准头为脾,两翼属胃,鼻梁属肺;准及翼的形够大(即准、翼大)说明人的先天脾胃功能好,加之色泽俱佳是健康的标志,应该食量正常,消化吸收好,生肌肉,健康精神爽。若准头色泽俱佳,翼部色泽差,小儿虽乳食量少或减少,但肌肉仍不见瘦;如翼部色泽俱佳,准部色泽差,而食量正常或增加,但不生肌肉或有泄泻之候。如准头形小,翼大,那就是吃得多但吸收差,不会胖;反之,翼小准大,吃得不多但长肉。总之,鼻准鼻翼形够,终生消化吸收有保障。至于色泽是暂时的,若色泽差,经四诊合参找出治法,很快治愈。

鼻头色黯黄,伴有小白点散在,为脾虚,症见泄泻、消化不良。鼻翼周围色黄、白而硬,多为吐乳或待吐乳食或恶心。

山根(又称三凤或二门)位置在两眼之间,若青筋横截,为伤乳食。《幼幼集成》曰:"年寿赤光,多生脓血。山根青黑,每多灾异。年寿,鼻梁也,为气之门户。赤光侵位,肺必受伤,气不流行,则血必凝滞,将有脓血之灾。山根,足阳明胃脉所起。大凡小儿脾胃无伤,则山根之脉不现。倘乳食过度,胃气抑郁,则青黑之纹横截于山根之位,必有延绵啾唧,故曰灾异。"张汉臣认为,参考青筋颜色深浅,可判断伤食的时间,一般来说,色浅、鲜的病在2~3天之内,病症轻容易治;色深黯晦的则病在3天以上,治疗时间较长。

鼻形对寿夭有一定参考价值。《望诊遵经》曰:"骨部起者寿,骨部陷者夭,故鼻准贵乎丰隆焉。"鼻的变化可体现身体变化:"肿起者,邪气盛;陷下者,正气衰。鼻煽张者,肺虚;鼻仰息者,肺实。鼻枯槁者,寒热之证;鼻蚀烂者,疳疮之形……鼻流浊涕者,外感风热;鼻流清涕者,外感风寒。鼻渊者,脑中热,故涕下渗;鼻衄者,阳络伤,故血外溢。鼻生息肉谓之齆,鼻生粉刺谓之齄。"(《望诊遵经》)

鼻部五色主病,鼻部色泽明润,光亮为正常。鼻头色青,主腹中痛;色黄是痰饮,即湿热;惨黄是脾败;色白是虚寒或亡血;色赤为脾热,痰饮。鼻准与牙床为脾窍,牙床红肿属脾热;破烂是胃热。鼻梁属肺,色黯无泽,为胸中有痰饮、咳喘等肺疾。色浮淡不滞,其症轻,易治;反之,色陈浊而滞,症缠绵难治。鼻孔干燥,属于阳明热病,干而色黑,如烟煤,是阳毒热极;冷而黑,是阴毒冷极,皆属重病。鼻孔赤,而久流浊涕,有腥臭味,是鼻渊;鼻孔赤,浊涕绵绵,为肺胃俱热,症见大便干、恶臭,用水冲即散,多数小儿多食易饥,但精神好,睡觉少,睡中上窜,个别小儿烦躁,不胖。

年寿(延年)为鼻梁最高点(山根下)。该穴主要用来诊断,看有无胃气,微黄有泽为正色。病重面色青灰或青黑无泽;二目不开或开而不合,睛珠昏朦,呼吸气微,奄奄一息,唯独年寿和鼻准微黄有泽,此类情况虽病仍有生气可救,

因此不能放弃治疗,因为准头及年寿二穴属土,土为万物之母,后天之本,有黄色为有生气,需继续治疗。(张汉臣经验)

鼻唇沟周围青,多数为腹痛或痰多。鼻头、鼻翼色红为时令病,承浆青主惊、黄主呕吐、黑主抽搐。总之,鼻部望诊在临床确有一定的诊断价值。

(3)望口腔

1)望唇:脾开窍于口,其华在唇。正常儿唇红润,表示脾胃好。《实用小儿推拿》说:"小儿唇色变化大多反映脾胃疾患。"临床上见唇红而吐的是胃热;唇白而吐的是胃虚;唇色正常而吐的是伤食;唇焦而干的为脾热,亦为食积;焦而红者预后好;焦而黑的预后不良;唇口色赤而肿的是热甚;唇口均青黑的为冷极;唇淡口腻为寒湿;唇色淡白为血虚;红而紫者为血瘀等。《望诊遵经》曰:"小儿唇红厚者,脾胃健,易养也。"

2)望口:小儿口气粗热,疾出疾入,为邪气有余,多为外感热证;口鼻气微,徐出徐入,系正气不足,多为内伤虚证;口嗳腐气为食积;新生儿面青身冷,口噤者,为胎寒;口噤不语,四肢抽搐为惊厥;口角歪斜为风证;口张大开,状似鱼口及环口黧黑,口出鸦声或直喷,谓脾胃绝症。

口吐黏液是脾热实证;口流清液是脾冷阳虚。《望诊遵经》曰:"小儿流涎不已者,脾气虚也;流涎滞颐者,脾冷也。口中多涎者,上焦寒也。"又曰:"膈噎吐如蟹沫者,脾败也。"口内黏膜上有大小不等的红点,渐渐溃烂或成片,周围红润,顶端附有脓性分泌物,身热,疼痛,哭闹流涎,口臭拒食,大便干,小便短少、色黄,为口疮或口糜,多因实火内侵,或饮食不当,或下焦膀胱之热移于小肠不得通泄,致热于小肠,上熏心脾二经,循经上行口舌,腐肌成疮;虚者多因体虚或伤阴耗液,导致水不制火,虚火上炎而致。口糜较口疮重,现代医学认为乃病毒尤其是巨细胞病毒感染所致,常可继发细菌感染,称溃疡性或疱疹性口腔炎,是自身免疫性疾病,病程一般5~7天,长者可达12天之久,全身症状重,又不能进饮食,多采用输液加推拿治疗可缩短病情,或给予冰冷食,待口腔麻木后再进食。(张汉臣经验)

口腔内诊,助以诊断:身热2~3天,见两颊黏膜粗糙,充血,近磨牙处出现灰白色斑点为麻疹黏膜斑,是麻疹的预兆。发热2~3天,腮腺管口处红肿如粟(上颌第2磨牙对面黏膜上),是腮腺炎的预兆。下唇黏膜散在鱼子样颗粒,大便有蛔虫卵可验。

3)望齿:齿为骨之余,肾主骨,胃脉络于上齿龈,大肠脉络于下齿龈,均为阳明络。齿燥为阴液受伤;咬牙切齿为温热痉证。齿如枯骨为肾阴将涸;齿垢黄厚为温热熏蒸;齿龈出血且疼痛为胃火上冲,出血不痛是肾火上炎;上齿龈燥为胃络热极,证多见吐血;下齿龈燥为肠络热极,病多便血;齿出无规律、形状不一,多为先天不足儿,如先天愚型、脑发育不全等。《望诊遵经》曰:

"小儿齿落久不生者,肾气亏也。""小儿面色黧黑,齿龈出血,口中气臭,足冷如冰,腹痛泄泻,啼哭不已者,肾疳也。""重龈病齿,龈肿如水泡者,热蓄于胃也。""牙肉之际,有蓝迹一线者,沾染铅毒也。若服水银、轻粉,亦令牙床臃肿也。"应引起家长重视。

4)望咽喉:咽喉为一身之总要,联胃系肺,可呼吸出入。临床咽痛、喉痛常见,如咽炎、喉炎、乳蛾、喉痧等病多为儿科常见病,故临诊时必查咽部。如咽部轻度烧灼感,色淡红,疼痛,是外感症;发热,悬雍垂单、双侧红肿似蚕蛾为乳蛾,甚至重的有脓性分泌物,称化脓性乳蛾;咽红烂疼痛,伴壮热为丹痧;身热、咽部红肿或梗塞气急喘促,咽喉部见有白膜不易脱者为白喉。

5)望舌:舌为心之苗。正常舌体宜柔软。五脏在舌面上的分布:舌根属肾,中部属脾胃,左边属肝,右边属肺,舌尖属心。按三焦分,舌尖属上焦,舌中属中焦,舌根属下焦。舌分舌质和舌苔两部分。查舌质可辨五脏虚实,观舌苔可知疾病的表里寒热虚实及病情轻重和进退。

舌质:正常儿及多数新生儿舌质淡红,润泽;部分新生儿及早产儿舌质鲜红。《望诊遵经》曰:"舌赤者,心之正色也,深赤者为太过,淡红者为不及,深而紫者血分热,淡而白者气分寒,深青者瘀血疼痛,淡黑者气血虚寒,深赤而黑者热极,淡白而青者寒深,诸色浅者正虚,诸色深者邪实,明润而有血色者生,枯暗而无血色者死。"

小儿正常舌质较成人细嫩,运动自如,舌质胖嫩。色淡边缘有齿痕,属虚证,多属脾虚湿困。《望诊遵经》曰:"舌常无纹也,有纹者,血衰也。纹少纹浅者,衰之微;纹多纹深者,衰之甚。舌肿者,病在血;舌萎者,病在肉;舌偏斜者,病在经;舌缺陷者,病在脏;舌战动者,病在脾;舌纵舌缩者,病在心;舌裂舌烂者,病在脉;舌卷舌短者,心肝之证候;舌强舌硬者,心脾之病形。"

舌苔:正常应薄白苔。早产儿及部分新生儿无苔,白苔多见于表证,厚腻苔多见于里证(病气有余,因热邪入里,胃肠积食或痰湿滞留等所致)。正常儿舌苔干湿度适中,若湿而厚腻,属邪滞留;若干燥少津,属邪伤津。少苔、无苔、花剥苔,均为津液亏耗,胃气受损,胃阴大伤。如阴虚内热者,常见苔红、少苔;热入营血者,常见少苔或无苔。苔色黄属热,白属寒,灰黑表示病重,灰黑润泽多属虚寒证;灰黑干燥属实证,常表示邪入血分。食入有颜色糖果、药物、水果等均能使舌苔颜色改变,则不属于病苔范畴。《望诊遵经》曰:"由是视其苔垢,舌常有苔也,无苔者虚也。苔垢薄者,形气不足;苔垢厚者,病气有余。白苔者,病在表;黄苔者,病在里;灰黑苔者,病在少阴。苔色由白而黄,由黄而黑者,病日进;苔色由黑而黄,由黄而白者,病日退。"杨梅舌常见于中焦气机阻塞,热毒内燔或夏季热;镜面舌多见于津液枯竭或脾胃虚极。舌面津液滋润为正常,滑为寒,涩为热。《望诊遵经》曰:"满舌黑苔而生大刺,干燥底红者,实热也。舌生芒刺者,结热甚也。舌上无刺而津润者,中寒也。舌赤而胀大满口者,少阴阳明之热也。"

舌上常见病证:新生儿及小儿口内铺满白屑似鹅口,为鹅口疮。舌面及黏膜散在大小不等的疮面,红肿或溃烂,为口疮、口糜。舌时露时收,频频玩弄,为弄舌;舌伸长而缩缓或伸出不收者,为吐舌。吐舌、弄舌均为病态。舌系带两侧红肿膨出者称"重舌"、"子舌",而舌体肿大麻木不灵为木舌。重舌、木舌均为心脾二经积热。在时疫季节,长时间阵发性痉咳,舌系带两侧溃烂,提示顿咳(百日咳)。

(4) 望耳:查耳形可知肾的强弱。《望诊遵经》曰:"耳也者,肾之官也。故察耳之好恶,可知肾之强弱也。"又曰:"肾主骨,故耳起五色者,病在骨也。黄赤者多热气,青白者少热气,黑色者多血少气,黄赤为风,青黑为痛,白为寒,属分五行,亦应乎五脏……耳形之诊,当以厚而大者为形盛,薄而小者为形亏,肿起者邪气实,消减者正气虚,润泽则吉,枯槁则凶,合之于色,亦可辨其寒热虚实焉。"耳与五脏的关系:上耳轮属心,中耳轮属脾,耳垂属肾,皮毛属肺,耳后高骨(玉楼骨)属肝。全耳应厚而大,色红润为佳。如耳上轮形瘦无泽为心疾,症见面色苍白、体胖不健、动则心慌气短。中耳轮枯焦,黑毛纵起,多见于脾胃虚弱,症见面黄肌瘦、消化吸收差。两耳轮苍白,毛焦不润为肺不健,症见体虚咳喘、大便干或稀。两耳垂青黑无泽,面色晦黑为肾阴枯竭,其症多凶。耳尖青冷,欲出痘疹。《幼科杂病·心法要诀》曰:"耳尻肢凉知痘疹,指梢发冷主惊痫。"耳痛、耳肿、耳聋为胆经有病;热病时,耳筋色紫、黑、白、赤,其病多凶。《中医面诊》说:"耳廓红、鲜红,提示肝胆蕴热或火毒上蒸;若色黯红,多为瘀血,提示血液凝滞,循环不畅。"总之,两耳宜红润,不宜枯焦。红润为肾气充足,虽病易治。

(5) 望二阴二便:前阴指生殖器、尿道,后阴指肛门,皆为肾所主。正常男孩的阴囊不松不紧,宜褐黑色,纹细。《望诊遵经》曰:"囊宜小,纹宜细。小儿囊紧实者,多寿,气胜形也;囊坠下者,多病,形胜气也……小儿肾囊紧细色紫者多寿,气血足也;宽大色白者多疾,气血亏也;阴囊绉黑有弦者易养,形色皆顺也;阴囊色赤无纹者难养,形色皆逆也。"松弛不收属于肾气虚弱或见于热证,或病情趋向发展。病重阴囊由松弛转向实紧的,为病情向愈转变;小儿阴茎不举或小便喷射而出,为先天肾气不足。阴囊时肿时复,啼哭或下蹲用力(腹压加大)时,突出物加重,平躺时可回纳为疝气;阴囊或左或右增大,皮肤光亮(透光试验阳性)为水疝(鞘膜积液),多湿热内郁所致。肛门红肿热痛为大肠湿热;肛门瘙痒,夜间为甚者,多为蛲虫病;直肠脱出成尖形,色赤或淡红,轻者易回纳,为脱肛,多为久痢久泻,中气下陷所致。直肠脱出,翻叠似菜花样,呈深红色或紫色,见有脓血分泌物,时久不宜回纳为翻肛,多为大肠积热所致。女孩前阴红赤,多为膀胱积热下注,或坐湿地、不清洁之处所致。肾主二阴,司二便,观察小儿二便的变化,对疾病的诊断有重要意义。小儿大便色黄,干湿度适中,不黏无脓血为正常。新生儿24小时以内大便呈黯绿色或褐色,黏稠无臭味,谓之胎便;婴儿吃母乳,大便可呈糊状、金黄色,一天3~5次,略带臭味;牛乳喂养的小儿,大便呈淡黄或淡白色稍硬,湿重儿大便一天十几次,稀、黏、绿;幼儿大便应呈条状,稍黄微臭,一天1~2次属正常。便色深,干结,臭气重,多属热证或夹食滞;大便坚硬,带鲜血为肛裂;便中有脓血,伴阵发性腹痛,为大肠湿热;便血多为血分有热,病在小肠;脓多为气分热,病多在大肠;大便色绿、稀溏,多属肝旺脾虚;瀑注下迫,色黄似冲蛋花样,量多,热臭味,身热,小便黄少,为热泻;吐泻物臭如败卵,为伤乳食;泻下清谷,洞泄不止,为脾肾阳虚,皆属寒;大便赤、白、黏冻,为湿热积滞,多见于痢疾;小儿哭闹阵发性加重,见大便果酱样,应考虑肠套叠;久泻不愈,便稀黏,挑起时偶见状似粉条样物,需排除真菌性肠炎(张汉臣经验)。小便正常应清长色白,无不适感。若尿黄赤,涩短为湿热下注;尿清且量多,伴有遗尿,多为肾气虚;尿深黄,皮肤、巩膜黄染,多为湿热内蕴,为黄疸症;尿混如米泔水,为饮食失调或饮水少或脾胃虚弱所致;尿红或呈茶褐色,多为血尿;外感小便清长者,知邪在表,正如《望诊遵经》所说:"外感小便清长者,知不在里,仍在表也;外感小便浊者,知其在里,不在表也。水液混浊,皆属于热;澄彻清冷,皆属于寒。溲便变者,中气不足;小便数者,腑气有余。小便黄者,小腹中有热,小便白者,小腹中有寒。浊赤而短者,下焦实热;清白而长者,下焦虚寒。溺如黄柏汁者,黄疸犹轻;溺如皂角汁者,黄疸已重。尿变米泔者,食滞;溺如脂膏者,肾消;溺如血者,血淋。"

### (三) 望排出物

1. **望涎液** 涎液过多,渍于颏下,多因先后天心脾不足,涎液失摄所致。原无流涎,近日多涎,伴拒食哭闹,需查口腔,可疑为心脾积热上炎之口疮。

2. **望痰液** 痰液清稀属寒;清稀夹泡沫属风痰;清稀易略吐是风寒;痰多色白黏是湿痰;痰液色黄属热;痰液黄稠是肺热灼津炼液;痰黄量少难略是肺热伤阴;痰中带血是热伤肺络;痰液浓浊带血,气味腥臭,多为肺痈;久咳痰中带血,须防肺痨。

3. **望呕吐物** 呕吐物稠浊有酸臭味为胃热;清稀无臭味为胃寒;腐臭多宿食为食滞;呕吐黄绿苦水为胆热犯胃;呕吐黯红血水为胃络损伤;呕吐频频不止,伴腹痛便闭,须防肠结(肠梗阻或先天性消化道畸形)。

4. **望大便** 泻屎水,吐泻奶瓣,系伤脾;便稀完谷不化,为脾虚;屡见泄泻绿水,慎防慢惊之变;便黑为胃肠出血;白便为湿热黄疸;脓血便,伴里急后重,为痢疾肠热;便黏须知肠炎;便内见透明丝状物,需排除真菌性肠炎。

5. **望小便** 溺赤而短,为心经移热而致;溺赤如血,应考虑肾脏受伤;溺黄染衣,或黄褐如浓茶,为湿热黄疸;溺如米泔,须防湿热下注或脾肾不固之乳糜尿;溺短少而烫,色黄者,为湿热内炽,津液耗伤;溺混为膀胱湿热。

### (四) 望斑疹

皮疹是小儿常见的体征,往往出现于疾病过程中。斑疹均见于肌肤。若点大成片,不高起皮肤,抚之不碍手,压之不褪色,称之为斑。若点小量多,形小如粟,高起皮肤,抚之碍手,压之褪色,称之为疹。斑疹可见于急性传染病中,若温热病发斑、发疹,则多为热入营血的表现。斑有阳斑、阴斑。阳斑即热毒阳证发斑,多见于温病热入营血,其斑大小不一,色泽鲜红或紫红,伴发热等症。阴斑多因内伤或伴有外感而发,色淡红者多气不摄血,色淡紫者多阴虚内热,色紫红者多血热夹瘀。若斑色紫黑,密集成片,神昏肢冷,为正虚邪陷之危重病症。疹分斑丘疹(如麻疹)、水疱疹(如水痘)、脓疱疹(天疱疮)。凡皮疹压之褪色称充血疹,压之不褪色称出血疹(如紫癜)、斑丘疹等。若热盛出疹,疹点先稀后密,先头胸后四肢,面部尤多,其疹细小黯红,形如粟米,抚之触手,可见于麻疹;若低热出疹,色泽淡红,疹小稀疏,稍隆起,发出或隐没都较快,且无规律,可见于风疹;若发热三四天后热退疹出,疹细密稠,如玫瑰红色,可见奶麻(幼儿急疹)。若疹色艳红,身热咽痛溃烂,皮肤红晕如锦纹,其上布有稠密红色疹点,舌绛起刺,舌面上见有杨梅状红刺(杨梅舌),可见丹痧(猩红热);若斑丘疹大小不一或如云片,瘙痒难忍,时出时没,多为隐疹(荨麻疹)。若丘疹、疱疹、结痂同时存在,疹如粟粒,疱液色清,疱壁相对较厚,根脚红润,疹子此起彼伏,常为水痘;若疱疹相对较大,疱液混浊,疱壁薄而易破,流出脓水,头部、手部较多,常为脓疱疮;若温热病及其他病情较长的热性病,可见白色小颗粒,顶晶亮水疱,称白痦,饱满为顺,枯而无液为逆,多见于颈、胸部,常随汗出,久病可遍及腹部。

### (五) 望手足

主要观察手足活动状态。如手足抽搐,角弓反张为痉病;手足痿软无力,关节缓纵不收为痿证;手足屈伸不定,状如数物,为热邪伤神;伸足仰卧,多为热病;蜷足侧卧,多为寒证;身热,指尖冷,需防惊厥或疹痘待发。久病手掌变化,如《望诊遵经》说:"手掌肿无纹,曰阴虚气绝;手背肿至腕,曰阳虚气结。"循衣摸床,手如数物,皆为危症;小儿爪甲青,病非轻。《望诊遵经》说:"手足爪甲青,呼骂不休者筋绝……小儿爪甲青黑,忽作鸦声者肝绝;小儿咬爪甲者,乳少成疳,心病为疟。"又说:"爪甲青者多凶;爪甲赤者多热;爪甲黄者疸病;爪甲白者寒证;爪甲黑者,或因血瘀而痛,或因血凝而死。要之润则吉,枯则凶,爪色虽殊,其变皆决于此矣。"

### (六) 望动静姿态

正常小儿身体各部分发育正常,活动自如,无痛苦或不适的表现。若小儿睡卧能自行转侧,面向光亮处,多为阳证、热证、实证;若懒于转侧,面向暗处,精神萎靡,则多为阴证、寒证、虚证;睡时仰面伸足,揭被踢衣,多为热证;蜷卧缩足,喜覆被者,多数寒证。喜俯卧者,为乳食内积;若喜蜷卧或翻滚不安,呼叫哭闹,两手捧腹,多为腹痛;端坐喘促,痰鸣哮吼,多为哮喘;咳嗽鼻扇,胸胁凹陷,呼吸急促,多为肺炎喘咳;肢体及颜面抽搐,角弓反张,颈项强直,两目上视为惊风。

## 二、闻诊

闻诊是用听、嗅觉来辅助诊断疾病的方法。闻诊包括听声音和嗅气味两个方面。听声音包括哭声、语声、咳嗽声、呼吸声及腹鸣等声音。嗅气味则包括嗅口臭气味、大小便气味等。因各种声音及气味都在脏腑生理和病理中产生,所以能反映出脏腑的生理功能和病理变化。

1. 啼哭声　健康婴幼儿哭声洪亮而长,且有眼泪。若因饥饿、口渴、湿尿布而引起啼哭,当其满足需要或能解除其痛苦时,哭声自然停止。饥饿引起的哭声多绵长无力或做吮乳动作;哭声高尖,忽缓忽急,时作时止,多因腹痛;哭声嘶哑,呼吸不畅,常因喉部不适;哭声延绵而低微,多是久病或疳症;入夜哭闹者,多是受惊或里热所致。

2. 语声　正常小儿语声清晰而响亮。语声低微是气虚;语声高尖是剧痛所致;语声粗浊不清,多是喉中有痰湿阻滞;烦躁多语是热证、实证;声音嘶哑多是咽喉及声带疾患。

3. 呼吸声　正常的呼吸声均匀有力,不深不浅。呼吸粗,多是肺热;呼吸微弱,气短气低,多属虚寒;呼吸如拉锯声,是痰湿阻滞;若见呼吸浅而不均或呼吸紊乱,是危证。

4. 咳嗽声　咳声流利,痰易咳出为轻;咳嗽轻而流清涕,为外感风寒;咳嗽重浊而痰黄者,为外感风热;干咳无痰是肺燥;咳嗽无痰,吐白沫兼有气促者,为肺虚;夜间咳重,多为肾亏;天亮咳甚者,为脾虚或寒湿在大肠;咳嗽阵发性加重,面红耳赤致呕吐,经久不愈者,为顿咳;声音嘶哑似犬声,常见于喉炎。

5. 嗅气味　主要是辨口气、呕吐物及大小便之气。正常人口腔没有臭气,如有口气,多是消化不良或口腔不洁,或有坏齿;口出酸臭味,多是内伤宿食;口气臭秽多是胃热;口气腥味多见于血证。呕吐清稀无臭,为寒吐;呕吐酸臭,多为热吐;吐物酸腐夹杂不消化食物,多为食积。大便臭秽是肠胃积热,酸臭而稀多为伤食;下利清谷,臭味不大为脾胃两虚。小便短赤,气味臊臭,为湿热下注;小便清长,常为脾肾虚寒。

## 三、问诊

主要是问其亲属或保育人员,借以了解疾病的发生和演变及治疗过程、生

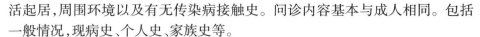

活起居,周围环境以及有无传染病接触史。问诊内容基本与成人相同。包括一般情况,现病史、个人史、家族史等。

1. 问一般情况　包括小儿姓名、年龄、性别、住址等。这不仅便于书写病历,重要的是往往与某些疾病有密切的联系,对于诊断和治疗疾病都有重要的意义。

2. 问病情　此项是问诊中的主要内容,是辨证的主要依据。

(1) 问寒热:凡小儿吮乳时感觉到口热,体温高,口渴喜冷饮,烦躁或头、身、胸腹、四肢发热、怕热不愿穿衣盖被者,均多为热证。手足凉或全身皮肤凉,但不发热或体温不高,口不渴或喜热饮,精神萎靡,怕冷、喜抱者,为寒证。小儿发病初期,头身热而手足凉者,多属风寒未解;头部炽热而神志昏沉,为热邪炽盛,须防抽搐;潮热或阵阵炽热,手足心灼热,多属虚热证;久热不退,口渴无汗多尿,多属暑热证;小儿怕冷,纳呆神疲,多属里寒或阳虚之证。

(2) 问汗:问汗的情况,要注意有汗、无汗、汗量多少、汗出时间及部位、性质、颜色等。若表证无汗多属表实,有汗多属表虚。若汗出而热不退的,多属邪已入里。虚证之汗亦有区别,动时汗出较多,多属阳虚自汗;睡时汗出,醒即汗收,多属阴虚盗汗。湿热之汗,汗色多黄。阳虚气脱,则为额汗。汗出黏腻,则为脱汗。汗出如油,四肢厥冷,多为危重之象,称为绝汗。但由于小儿腠理不固,肌肤嫩薄,较成人多易汗出,精神好,饮食正常者,不属病态。

(3) 问头身:一般包括头、颈、四肢、胸腹、腰背部等。较大小儿常能诉说头痛、头昏。头痛一般见于发热;头昏见于血虚肝旺。对头部五官功能的询问,可以帮助我们判断五脏的病变。发热恶寒伴头项不适,头痛或伴肢体疼痛,多属外感风寒或为风湿病的表现。胸腹胀满,伴有发热,咳喘者,为温邪犯肺,肺气不宣;无发热而恶寒者,则为风寒束肺。胸闷,喉中痰鸣,多为痰湿阻肺;胸痛,痛有定处,伴发热咳喘者,多为温邪犯肺兼气滞血瘀。脘腹胀满,多为伤食积滞;伴两胁疼痛者,则为肝气郁滞;腹痛阵阵,绕在脐周,多为虫积;不会说话的小儿哭闹不休,眉头紧皱,发热而喜伏睡者,多属头痛;头痛发热恶寒,为外感风寒;头痛呕吐,高热抽搐,为邪热入营分;头痛神疲,似抽非抽,为正虚邪盛如慢惊风;发热而烦躁不宁或四肢屈伸而呻吟,多为肢体疼痛。

(4) 问饮食:问饮食知脾胃盛衰。饮食包括纳食和饮水两方面。小儿能按时吮乳,食量正常是无病的表现。若小儿虽病但吮乳如常,多是胃气未伤;不思吮乳而大便干结或腹胀的,多属胃肠有滞;能食善胀,多属胃强脾弱;腹胀不思饮食或乳后即吐,多属食滞;腹泻而不思乳食,为脾不健运;嗜食生米、泥土等非食物,形体消瘦,腹痛腹胀,脐周有包块,按之可移动者,属虫积。饮水方面,小儿正常情况下较成人量要多。如口渴喜冷饮兼壮热、烦躁,多属湿热证;渴而不思饮,多属寒证;渴不多饮,常为中焦有湿;频频饮水,唇干口燥,为胃阴不足、津液亏损。

(5) 问二便:主要询问大小便的次数,形色和大便的质地。若大便次数明显增多,质地稀薄,为脾不健运;大便秘结,排出困难,多属实热证;大便清稀腥臭,多属寒证;黏稠酸臭多属热;色紫如果酱,多属湿热或要排除肠套叠;便前啼哭是腹痛;里急后重是痢疾;大便有虫,伴腹痛,为蛔虫病。大便条里夹新血丝,要考虑肠息肉脱落出血。婴幼儿久泻、便黏,偶见表面有点血迹,要想到小儿肛门隐窝中的炎症(请小儿外科鉴别)。小便黄赤多属热,色清而长多属寒;小便为米泔水样是湿热;尿清频数或夜间遗尿,为肾阳虚亏、下元不固;发热而尿清长,是邪未入里;热病如见小便逐渐清长,多属病渐趋愈。

(6) 问睡眠:正常小儿睡眠以安静为佳,年龄越小,睡眠时间越长。夜眠不安可因晚上进食过多,消化不良所致,或食难消化之物,即前人所谓"胃不和则卧不安"。梦中惊呼多为受惊,或睡前过度兴奋,或胃热。睡中蹬被伴烦躁不安,多属热邪内蕴;睡中上窜,多属阳明经热。晚上入睡后辗转不安,多因肛门瘙痒、蛲虫所致;烦躁不安、盗汗、发黄稀,多见佝偻病。

3. 问个人史及家族史　询问小儿出生是否足月,是否顺产,预防接种情况及有无传染病及接触史,是否母乳喂养还是混合喂养。问母亲身体情况,有无传染病史及饮食起居情况。问家庭其他成员有无传染病史,以及发病时间、治疗经过等。通过问诊,寻找对小儿诊断治疗有关的资料,以便早发现、早治疗。

## 四、切诊

小儿切诊包括脉诊和按诊两方面,是指医生以手指或手掌在患儿身体的某些部位或按或触,通过手掌或指下的感觉,结合患儿的表情,从而了解病情,帮助诊断。

1. 脉诊　小儿手腕部较短,寸、关、尺三部不分,多以一指切之,所谓"一指定三关"。小儿脉搏较成人快。随着年龄增长,脉搏次数相对减少。按成人正常呼吸定息计算,大体如下:出生婴儿 120~140 次 / 分钟(合成人每次呼吸 7~8 至),1 岁 110~120 次 / 分钟(合成人每次呼吸 6~7 至),4~6 岁 110 次 / 分钟(合成人每次呼吸 6 至),8 岁 90 次 / 分钟(合成人每次呼吸 5 至),14 岁与成人相同,75~80 次 / 分钟。小儿脉搏次数受外界条件影响较大,故睡眠安静时查最为准确。小儿脉法的运用,现代医家多以浮、沉、迟、数、弦、滑六脉为基本脉象来辨别疾病的表里、寒热、虚实及邪正的盛衰。

(1) 浮脉:浮脉主表,属阳,其病在外。有力为表实,无力为表虚。一般多见浮数之脉。若脉浮而重按不现者,为正气将绝,属危候;下痢见浮脉者,为逆证。

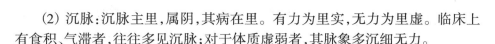

（2）沉脉：沉脉主里，属阴，其病在里。有力为里实，无力为里虚。临床上有食积、气滞者，往往多见沉脉；对于体质虚弱者，其脉象多沉细无力。

（3）迟脉：其病多属寒证。脉迟而有力为寒滞实证，迟而无力为虚寒证。

（4）数脉：其病多见于热证。脉数有力为实热，数而无力为虚热，浮而数为表热，沉而数为里热。

（5）弦脉：弦脉多为肝胆疾患。临床急惊之脉多见弦数脉；各种痛证亦见弦脉。

（6）滑脉：主痰饮、食积。如小儿消化不良，多见滑脉；痰热内结多滑而数；痰食多见沉滑；风痰多为浮滑。

2. 按诊　按诊是用手直接触摸或按压患儿的某部位，以了解局部变化，从而推断疾病的部位、性质和病情轻重的一种诊病方法。它包括按压和触摸头囟、颈腋、皮肤、胸腹、四肢等。

（1）头囟：正常小儿后囟生后或迟至3~4个月闭合，前囟1~1.5岁闭合。若逾期不闭，是先天肾气不足或后天营养失调所致，为虚证或伤阴；若见囟门高起，为颅内压高，多属实热证。囟门逾期未闭，且宽大，头缝开解，则为解颅。

（2）颈腋：主要触颈部、腋部的小结节。正常颈两侧和腋下可触及少量的小结节，活动无粘连；若结节肿大，压痛或发热，则应进一步检查。

（3）皮肤：轻抚皮肤以知寒、热、汗出等。若肢冷汗多，为阳气不足；肤热无汗，多因高热所致；皮肤干燥而松弛，多见吐泻伤阴之证；手足心热，午后低热，为阴虚内热；皮肤按之凹陷不能即起，为水肿，按之凹陷，举手即起，为气肿。

（4）胸腹：胸骨高起，为鸡胸；脊柱高突，按之不痛，为"龟背"；胸骨与肋骨间触及串珠，两游离肋外翻，可见于佝偻病；左肋下触及痞块，多为脾大；右肋下触及肿块明显增大，则属肝大（小儿正常情况下7~8岁应摸不到）；腹痛喜按，按之痛减，为虚痛、寒痛；腹痛拒按，按之疼痛加剧，则为里实腹痛；脐周痛，按之有条索包块，包块可移动，并疼痛减轻，多见于蛔虫所致；腹胀形瘦，青筋显露，多为疳症；腹部胀满，叩之如鼓，多为气滞腹胀；腹部胀满，叩之有移动性浊音，多为腹内有积液；小腹胀满拒按，小便不通，要排除癃闭（尿潴留）。

四肢及手背和脊背热，多为外感新病；手足心热，为阴虚内热；小儿身热但指尖冷，主惊厥；中指独热，主外感风寒；四肢厥冷，多属阳虚；四肢抽搐，为惊风之症；一侧或两侧上下肢细弱，甚至不能活动，多见于小儿麻痹后遗症。阳虚患儿，四肢尚温，是阳气尚存，尚可治疗，若四肢厥冷，其病多凶，预后不良。

## 五、八纲辨证

八纲辨证是中医辨证纲领。它是通过四诊，掌握辨证资料之后，根据病位的深浅、病邪的性质及盛衰、人体正气的强弱等，加以综合分析、归纳为阴阳、表里、虚实、寒热八类证候,称为八纲辨证。临床上,任何一个疾病出现的症状和体征,都可以用八纲辨证加以分析归纳,从而把病变的部位分为表证、里证,把疾病的性质分为寒证、热证,并用阴阳法概括之,即表、实、热为阳证,里、虚、寒为阴证,所以阴阳又称八纲中的总纲。

1. 阴与阳　阴阳是八纲中的总纲。在诊断上,根据临床证候所表现的病理性质,将一切疾病分为阴、阳两个方面。

(1) 阴证:凡符合"阴"的一般属性的证候,称阴证。如里证、寒证、虚证可概属阴证范畴。

证候:不同的疾病,表现的阴性证候不尽相同,各有侧重。一般常见为面色黯淡,精神萎靡,倦怠乏力,形寒肢冷,语声低怯,纳差,口淡不渴,大便稀溏,小便清长,舌淡胖嫩,脉沉迟或细弱。

(2) 阳证:凡符合"阳"的一般属性的证候,称阳证。如表证、实证、热证可概属阳证范畴。

证候:不同的疾病,阳证的表现证候也不尽相同。一般常见为面色偏红,发热,肌肤灼热,烦躁不安,语声粗浊,呼吸气粗,喘促痰鸣,口干喜饮,大便秘结或有臭味,小便短赤,舌质红绛,苔黄或黄黑生芒刺,脉浮数或洪大。

2. 表与里　表里是指病变的位置,用以明确病势深浅轻重。表里是相对的,是指人体的内外。一般在肌表如皮毛、肌肉、经络等属表,表证病情轻,部位浅。病在脏腑、血分等属里,临床多为病情重、病位深的患儿。小儿由于抗邪能力差,故疾病很快由表入里,临床常以里证为多见。

(1) 表证:凡外邪侵犯肌表,病证首先反映在肌体浅层而出现以怕冷、发热为主的证候,称为表证。

证候:恶寒发热,头痛身痛,项强,鼻塞流涕,有汗或无汗,舌苔薄白,脉浮。

(2) 里证:凡病情发展,邪侵入身体深层,使脏腑、气血等受病而反映出来的证候,称为里证。临床多见于外感病的中后期或内伤期。

证候:高热不怕冷,汗出潮热,神昏烦躁,口渴,胸闷腹痛,大便秘结或泄泻,呕吐,小便短赤或不利,舌质红、苔黄燥,脉沉数。

3. 寒与热　寒与热主要是辨别两种不同疾病的性质。寒证与热证反映机体阴阳的偏胜偏衰,阴盛或阳虚的表现为寒证,阳盛或阴虚的表现为热证。

(1) 寒证:凡由寒邪侵入人体或机体功能代谢活动过度减退而引起的证候,称为寒证。即反映机体处于阴偏盛状态下的一组特定的症状体征。

证候:面色苍白,形寒肢冷,神疲倦卧,脘腹疼痛,得暖则减,口淡不渴,小便清长,大便溏薄,舌淡苔白而润,脉迟。

(2) 热证:凡由热邪侵入人体或机体功能代谢活动过度亢进所引起的证候,称为热证。即反映机体处于阳偏盛状态下的一组特定的症状体征。

证候:壮热恶寒,面红目赤,烦躁,口渴喜冷饮,尿少而赤,手足热,咽喉肿痛,四肢关节红肿,皮肤疮疡肿痛,大便秘结,舌红苔黄,脉洪大而数,或五心烦热,骨蒸潮热,咽燥口干,舌质红,脉细数。

4. 虚与实　虚、实主要是辨别病体的邪正盛衰。疾病的过程,就是邪正斗争的过程,而虚、实反映的即是邪正斗争双方的力量对比。虚是指正气不足,实是指邪气有余。辨别虚实就是了解人体对疾病反应强弱以及人体正气和邪气之间的力量对比情况。其辨证要点为:外感新病,身体健壮等初中期病程较短的疾病,属实证;内伤久病等慢性疾病或疾病后期,属虚证。

(1) 虚证:凡正气虚弱所产生的不足、衰退、松弛的证候,称为虚证。虚证的形成,有先天不足和后天失调两个方面,但多以后天失调为主。

证候:气短懒言,神疲乏力,形体消瘦,面色苍白或萎黄,两颧带红,头晕心悸,自汗盗汗,腹痛喜按,食少便溏,小便清长而频数,舌质淡嫩,舌净无苔,脉沉迟或细数无力。

(2) 实证:实证是对因感受外邪或体内病理产物积聚而产生各种临床表现的病理概括。其成因有二:一是外邪侵入人体;二是脏腑功能失调,以致痰饮、水湿等病理产物停留在体内所致。

证候:新病急起,高热面赤,烦躁谵语,角弓反张,腹胀痛拒按,大便秘结或下利,里急后重,小便短赤,舌红苔黄,脉洪大有力。

## 六、脏腑辨证

脏腑为人体内脏的总称。有关研究各脏腑的生理功能及病理变化的理论,称为脏腑(象)学说。脏腑辨证就是应用脏腑学说的理论,对患儿证候进行分析归纳,以辨证候的部位、性质,以及正邪盛衰情况的一种辨证方法。临床上,这种方法是根据脏腑间、脏腑与体表间相互关系来说明病变的重点所在及其转化关系。因此,临床上采用脏腑分证施治,是小儿推拿疗法的治疗基础。小儿脏腑疾病以肺疾最多,脾病次之,继而为肾、肝、心病等。

1. 心与小肠　心与小肠互为表里,心主血脉,主神明,开窍于舌;小肠分清别浊,具有化物的功能。所以临床上出现精神障碍,心悸失眠,舌强硬等症,与心有关;出现小便不利,大便泄泻,清浊不分,运输障碍者,多与小肠有关。

(1) 心阳虚:多由久病体虚,暴病伤正,先天禀赋不足等致心阳气衰,功能减退及阳气暴脱等。

证候:心悸气短,神疲乏力,畏寒肢冷,嗜睡易醒或自汗,舌淡苔白,脉细或虚大无力。

(2) 心阴虚:多因久病耗损阴血,失血过多或阴血生成不足而致心血不足或心阴亏虚,不能濡养心脏。

证候:心悸心烦,体倦无力,面色苍白无华,舌质淡红,无苔,脉细。若见阴虚兼内热,则见面色潮红,五心烦热,盗汗,舌红,脉细数。

(3)痰火内扰:多因气郁化火炼液成痰,痰火内盛,或因外感热邪,灼熬津液为痰,热痰内扰,致痰火扰乱心神。

证候:发热气粗,面红目赤,精神不安或精神痴呆,语言错乱或昏迷不省人事,癫狂,痰黄稠,舌红或干裂,少苔或黄腻。

(4)心火亢盛:多因火热之邪内侵或嗜食肥腻厚味,导致心火内炽。

证候:面赤口渴,烦躁,口舌糜烂,小便短赤,大便干,舌尖红,脉细数有力。

(5)小肠实热:多因心热下移小肠,导致小肠里热炽盛。

证候:心烦口渴,口舌生疮,咽喉疼痛,小便短赤,尿道灼痛,小腹坠胀,舌红苔黄,脉滑数。

小肠的常见病除上述实热证外,临床尚有小肠寒证,表现为小腹隐痛喜按,肠鸣泄泻,小便频数,舌淡苔薄白,脉细缓。常与脾阳虚症状并见。

2. 肺与大肠　肺与大肠相表里,通过经脉相互络属。大肠的主要功能是传导和将糟粕排出体外。肺与大肠在生理功能上可以互相影响。肺气肃降,大肠之气才能随之而降;若肺气失于肃降,则大便干结。相反,若大肠实热,大便不通,又可以影响肺气不降而导致喘咳。因此,小儿肺炎,大便干结者,在宣肺、清热、化痰的同时,用清热润下或泻下的推拿穴位及手法,临床常常效果显著。肺的生理功能是主气,司呼吸和输布水液。肺合皮毛,开窍于鼻。肺为娇脏,不耐寒热,外邪侵入首先犯肺系,故临床常见咳嗽气喘、气短,皮肤憔悴,鼻翼扇动等。

(1)风寒束肺:主要是因受风寒,肺气被束所表现的症状。

证候:恶寒发热,鼻塞流清涕,咳嗽痰稀色白,伴头痛身痛,无汗,舌苔薄白,脉浮数。

(2)痰湿阻肺:主要是因久咳伤肺或因脾气亏损或感受寒湿等,导致痰湿阻滞肺系。

证候:咳嗽痰多,痰液黏稠色白,胸闷甚则气喘痰鸣,不能平卧,舌淡苔白腻,脉滑。

(3)风热犯肺:多因风热之邪侵犯肺系而导致卫气受病。

证候:咳嗽痰稠,色黄,鼻塞流黄浊涕,身热微恶风寒,伴口干,咽喉疼痛,舌尖红,苔薄黄。

(4)燥邪犯肺:多因秋令感受燥邪,侵犯肺卫而表现的症状。

证候:干咳无痰或痰少而黏,不易咳出,唇、舌、咽、鼻干燥伴身热恶寒,舌红苔白而黄,脉数。

(5)肺阴虚:多因久病伤阴,痨虫袭肺,或热病后期阴液损伤,导致肺阴不

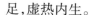

足,虚热内生。

证候:咳嗽痰少或痰带血丝,口干咽燥,形体消瘦,低热盗汗,五心烦热,午后颧红,夜寐不安,声音嘶哑,舌红少津,脉细数。

(6)大肠湿热:多因感受湿热外邪或因饮食不节等而致湿热侵袭大肠。

证候:腹痛,下利赤白黏冻,里急后重,或暴注下泄,色黄而臭,伴肛门灼热,小便短赤,口渴,或有发热恶寒,舌红苔黄腻,脉濡数或滑数。

(7)大肠液亏:多由素体阴亏,或久病伤阴,或热病后津液未复,致津液不足,不能濡润大肠。

证候:大肠秘结干燥,难以排出,常数日1次,口干咽燥,伴有口臭,舌红少津,脉细涩。

(8)肠虚滑泻:多因久泻、久痢不愈而致大肠阳气虚衰不能固摄。

证候:利下无度或大便失禁,甚则脱肛,腹痛喜热喜按,舌苔淡白滑,脉沉细而弱。

3. 脾与胃 脾胃共处中焦,经脉互为络属,具有表里关系。脾主运化水谷;胃主受纳和腐熟水谷,脾性宜升,胃性宜降,共同完成食物的消化、吸收和输布,为生化之源,后天之本。脾还具有统血和主四肢肌肉的功能。脾病以阳气虚衰,运化失调,水湿聚而生痰以及脾虚不能统血为常见。胃病以受纳腐熟功能障碍,胃气上逆为主要病变。

(1)脾阳虚:多因脾气虚弱发展而来,或过食生冷,或肾阳虚,火不生土,导致脾阳虚衰,阴寒内盛。

证候:脘腹胀满,喜温喜按,肠鸣便溏,形体消瘦,少食懒言,四肢不温,舌淡苔白,脉沉迟无力。

(2)中气下陷:多因脾气虚衰发展而成,或久泻久痢而致中气不足,升举无力,反而下陷。

证候:脘腹重坠作胀,入食更甚,便意频数,肛门坠重,久泻或久痢不止,脱肛,小便混浊如米泔,伴有少气乏力,肢体倦怠,舌淡苔白,脉弱。

(3)寒湿困脾:多因饮食不节,过食生冷,或内湿素盛,导致寒湿内侵,中阳被困。

证候:胃脘胀闷,食少便溏,泛恶欲吐,口淡不渴,头身困重,面色萎黄,或肌肤面目发黄,或肢体浮肿,小便短少,舌淡胖、苔白腻,脉濡缓。

(4)湿热伤脾:常因受湿热外邪,或过食肥甘而致脾运化功能下降,湿热内蕴。

证候:胃脘痞满,食欲减退,头身困重,面目身黄,皮肤作痒,小便黄赤,大便溏薄,舌红,苔黄腻,脉濡数。

(5)脾肾阳虚:常因脾肾久病,耗阳伤气,或久泻久痢等致脾阳虚,不能充养肾阳,或肾阳虚不能温养脾阳,导致脾肾阳气俱伤。

证候:畏寒肢冷,腰酸足软,浮肿便溏,饮食无味,或五更泄,舌淡苔薄白,脉沉或沉迟。

(6)胃寒:多因腹部受凉,或过食生冷,感受寒邪而致阴寒凝滞胃腑。

证候:胃脘胀满疼痛,喜热喜按,泛吐清水,呃逆,得热痛减,口淡不渴,舌苔白滑,脉迟或弦。

(7)胃热:多因平时嗜食辛辣肥腻化热生火,或热邪内犯,致胃中火热炽盛。

证候:胃脘灼痛,口渴思冷饮,多食易饥或食入即吐,口臭,牙龈肿痛溃烂或牙龈出血,大便干结,小便短赤,舌红苔黄,脉滑数。

(8)胃阴虚:多因热病后期,化火伤阴,导致胃阴亏虚。

证候:胃脘隐痛,饥不欲食,口燥咽干或干呕呃逆,大便干结,舌红少苔,脉细数。

(9)食滞胃脘:多因饮食不节,损伤脾胃,或脾胃素弱,运化失健,致食物停留胃脘,不能及时腐熟消化。

证候:胃脘胀闷,甚则疼痛,呕吐酸腐或未消化食物,吐后痛减,伴口气臭秽或矢气便溏,泻下物呈酸臭气味,舌苔厚腻,脉滑。

4. 肝与胆　肝胆经脉相互络属,故有表里之称。肝主疏泄,藏血,在体为筋,开窍于目,其华在爪,所以抽风、出血、惊厥及眼疾、胸胁等病症均与肝有密切关系。胆具有储藏和排泄胆汁以助消化的功能,并与情志活动有关,故临床上出现口苦、身黄、惊悸失眠等症状要考虑到胆疾。

(1)肝火上炎:多因情志不遂,肝郁化火或热邪内犯等,致肝经气火上逆。

证候:面红灼热,头晕,头痛,两胁疼痛,口干口苦,呕吐黄苦水,心烦易怒,啼哭不安,目赤肿痛,耳鸣如潮,大便秘结,小便黄赤,舌红苔黄,脉弦数。

(2)肝风内动:多因肝肾之阴久亏,肝阳失潜,邪热重而凶,燔灼炎上而引起肝风所致。

证候:头目昏眩,耳鸣肢麻,轻者四肢颤动,抽搐痉挛,角弓反张,重者出现半侧肢体瘫痪,舌质红,苔薄黄,脉弦细或弦滑。

(3)寒滞肝脉:因感受寒邪所致。

证候:小腹冷痛,胀坠,并牵动睾丸,受寒则甚,得热则缓,或见阴茎阴囊作痛,畏寒肢冷,呕吐清涎,舌质淡或青紫,舌苔白润,脉沉弦或沉迟。

(4)肝胆湿热:多因感受湿热之邪,脾胃运化失常,湿浊内生,湿郁化热,致湿热蕴结于肝胆。

证候:巩膜、皮肤发黄,色泽鲜明,右胁部疼痛,或有痞块,厌食腹胀,恶心呕吐,口苦,大便不调,小便深黄,舌红苔黄,脉弦滑或弦数。

5. **肾与膀胱**　肾与膀胱互为表里。肾为先天之本,是推动人体一切活动功能的本源,能够藏精,生髓,与生殖、泌尿、骨骼有密切关系并开窍于耳,所以,临床若出现生殖、泌尿系统疾患以及骨软无力,腰部疾患和久病耳聋、耳鸣等症状,均与肾有密切联系。膀胱的主要功能是贮藏和排泄尿液,而排泄尿液主要依赖于肾的气化,所以肾的气化功能失常而出现小便异常变化,亦可归属于肾的病变。

(1) 肾阳虚:多因素体阳虚,或久病伤肾,导致肾阳虚衰。

证候:腰膝酸软而痛,畏寒怕冷,以下肢为甚,头晕目眩,精神萎靡不振,面色淡白,听力下降,或便泄不止,完谷不化,五更泄泻,或肢体浮肿,小便频数、色清,舌淡苔薄白,脉细弱。

(2) 肾阴虚:多因久病伤阴,禀赋不足,或过食温燥劫阴之品,导致肾阴不足。

证候:腰膝酸软,头晕耳鸣,失眠健忘,形体消瘦,潮热盗汗,五心烦热,伴有口渴咽干,颧红,大便干,小便黄,舌红少苔,脉细数。

(3) 肾精亏损:多因禀赋不足,先天发育不良,或后天调养失宜,或久病伤肾而导致肾精不足。

证候:发育迟缓,身材矮小,智力迟钝,动作迟缓,囟门迟闭,骨骼痿软,形体消瘦,疲倦喜卧,活动无力,面色苍白,舌淡苔白。

(4) 肾虚水泛:多由肾阳衰微,不能温化水液而导致水液排泄障碍,水湿泛滥。

证候:周身浮肿、下肢为重、按之凹陷,腰重酸痛,腹满膨胀,小便短少不利,舌淡苔白,脉细数。

(5) 肾气不固:多因年幼肾气未充,或久病伤肾导致肾气亏虚,固摄无权。

证候:小便频数而清长,夜尿多甚至遗尿,或失禁,尿后余沥不尽,伴有面色苍白,神疲乏力,腰膝酸软,舌淡苔白,脉沉细而弱。

(6) 肾不纳气:多因久病喘咳,肺虚及肾,导致肾气虚衰,气不归元。

证候:久病喘咳,呼多吸少,气不得续,动则喘息加重,自汗神疲,面色淡白,或见痰鸣,小便常随咳嗽而出,舌淡苔白,脉沉细而弱。

(7) 膀胱湿热:多因感受湿热之邪,或饮食不节,湿热内生,下注膀胱,而致湿热蕴结于膀胱。

证候:尿频尿急,尿道灼痛,尿黄赤短少,或见血尿,或尿中夹有沙石,并伴有小腹胀痛,舌红苔黄腻,脉数。

## 七、病因辨证

病因即产生疾病的原因,而疾病的发生发展是内外因相互作用的结果。

中医的病因,外因主要为六淫(风、寒、暑、湿、燥、火),内因主要为七情(喜、怒、忧、思、悲、恐、惊)。病因辨证就是根据病因的不同来分析、综合症状的一种方法。小儿疾病主要为外感六淫所致,故在此只简述六淫。

1. 风 临床上有外风、内风的不同。外风为风邪侵入肌表所致发热恶寒、头痛项强、咳嗽、肢体酸痛等;内风多系体中阳气所化,如痰热内盛或肝阳上亢所致的一系列气血逆乱证,一般表现为头痛目眩、肢体麻木、口眼歪斜、四肢抽搐、癫狂、半身不遂等。

2. 寒 寒邪易侵机体而伤阳气。寒邪伤表为表寒证,可见恶寒发热、无汗头痛等。寒邪伤里为里寒证,可见恶寒腹痛、肠鸣腹泻、呕吐清水等。机体阳气衰弱,寒自内生,多系脏腑阳气衰微所致。

3. 暑 暑为热邪,多发生在夏季。暑邪耗气伤津。伤暑轻者,身热头晕,倦怠汗多,烦渴,气短,吐泻等;伤暑重者,多见发热烦躁,突然昏倒,冷汗自出,抽搐等。

4. 湿 湿为阴邪,有外湿、内湿、上湿、下湿之别。如湿在上,则见头重鼻塞、面黄而喘等;湿在下,则见足背浮肿;湿在外伤于表,则发冷、发热、自汗、身体困倦等;内湿系脾阳失健,湿自内生,多见胸脘痞闷、恶心呕吐、腹泻或黄疸等。

5. 燥 燥邪伤于表,多见微热,咽喉干痛或干咳,口鼻干燥;燥伤于里,多见口干消渴,唇干裂,尿少,大便秘结。

6. 火 火为热邪,由热而生。在四季气候中,除热极化火外,风、寒、暑、湿、燥等病因侵害机体后,在一定条件下亦可转化为火。实火症见高热面赤,口臭,牙痛,咽痛、口渴、尿赤、大便干等;虚火多系气血失调,阴液耗损所致,如阴虚内热,见潮热、盗汗、烦躁不寐、颧红、口咽干燥、耳鸣、舌红绛、少津无苔等。

另外,临床常因食、痰致病,故附之:

饮食:人以脾胃为本,赖水谷精微而生长发育。如饮食失节,伤于脾胃而致伤食,形成积滞,症见不思乳食、嗳腐吞酸或腹胀、恶心、呕吐等;如过食生冷,胃肠受伤,则见腹痛、腹泻等;如过食肥甘厚味,则生痰生湿或发热,症见痰多胸闷或吐泻之候。总之,小儿宜食清淡、易消化食物。古人在保生歌里曰:"要得小儿安,常带饥与寒,肉多必滞气,生冷定成疳,胎前防辛热,乳后禁风参,保养常如法,灾病自无干。"是育儿的座右铭。

痰:是由于某些致病因素引起脾、肺、肾等脏腑功能失调而生成。如痰在肺,则见咳喘痰多;如痰在胃,则见恶心、呕吐;如痰在心,则见心悸、神昏、癫狂等。可从痰的症状辨别痰的属性,如寒痰色白;热痰,黏稠色黄;燥痰,痰稠而黏,不易咯出;湿痰,痰稀白,易咳出。

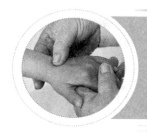

# 第三章
## 小儿推拿的基本知识

## 一、小儿生理、病理及生长发育特点

### 1. 生理特点

（1）"脏腑娇嫩，形气未充"：即五脏六腑，津液气血，肌肉骨骼及生理功能等均处于幼稚阶段。古人称"稚阴稚阳"之体。

（2）"生机蓬勃，发育迅速"：古人称"纯阳之体"。这说明小儿在物质基础和生理功能方面都是幼稚而未充实的，迫切需要津液及精气的滋养，故常有"阳常有余"、"阴常不足"的生理特点。

### 2. 病理特点

（1）由于"脏腑娇嫩，形气未充"，对疾病的抗病能力差，加之寒冷不能自调，饮食不能自节，易受外邪侵袭或饮食所伤，易于发病；年龄越小，发病率越高，传染病亦多于成人。

（2）小儿病后变化迅速，脏腑柔弱，易虚易实，易寒易热，若调治不当，易由轻转重，由重转危，故要掌握小儿疾病过程中的变化特点。

由于小儿在生长发育过程中活力充沛，加之病因单纯，无情欲所伤及悲观忧郁影响，只要诊断正确，治疗及时，护理得当，易于康复。

### 3. 小儿生长发育特点
小儿生长发育不同于成人。一般"生长"表示形体量的增长，"发育"表示功能活动的进展，两者密切相关，不可分割。通常说的发育亦包含机体质和量两方面的动态变化。因此，掌握有关生长发育基本规律，熟记健康小儿的正常标准，对小儿预防保健具有重要意义。

（1）年龄分期：在整个生长发育过程中，形体和生理功能上表现几次从量变到质变的飞跃。分期根据体格、牙齿的发育及精神和智慧的发展，对其作出阶段的划分，便于更好地指导教育和预防疾病。近代主张划分为胎儿期、新生儿期、婴儿期、幼儿期、学龄前期、学龄期。

胎儿期：从受孕到分娩约40周称胎儿期；孕期28周到出生7天称围生期，此期应注意胎教、护胎、养胎。

新生儿期：从出生到28天为新生儿期。此期对新生儿喂养、保温、护理、隔离等方面应特别注意。

婴儿期：从 28 天到 1 周岁，亦称乳儿期。此期发育快，营养需求高而多，但消化能力差、抗病能力低，故应注意合理喂养及户外活动，按时进行预防接种，增强抵抗力。

幼儿期：从 1 岁到 3 岁。这时生理功能日趋完善，语言动作、思维发展迅速，由于户外活动增加，接触传染病的机会多，注意预防接种及早期教育。

学龄前期：从 3 岁到 7 岁。此期理解和模仿能力强，语言逐渐丰富，对周围好奇心大，好问为什么，应注意多解释。常因不知危险而发生意外，因此要注意防止中毒、跌仆等意外事故的发生。

儿童期：从 7 岁到 12 岁，亦称学龄期。此期能适应学校及社会环境，因此家庭和学校均应重视儿童的德、智、体三方面的教育，并注意营养及劳逸结合。

青春期：从 12 岁以后开始到 19~20 岁结束，男孩子晚 2 年。

(2) 生理发育指标（生理常数）：发育指标是根据健康小儿生长发育规律总结出的标准。凡符合标准的为健康儿，反之小儿有某些因素影响正常发育，应提醒注意。

1) 体重：根据体重可测知小儿营养状态。体重在婴儿期增长迅速，同龄儿在正常情况下可允许有 10% 的个体差异。（测定在清晨排尿后进行）

新生儿体重平均 3kg，出生 3 个月内增长快，以后随年龄增长逐渐减慢，各年龄体重可按下列方法计算：

$$1~6 \text{ 个月的体重} =3kg+（月龄 \times 600g）$$
$$7~12 \text{ 个月的体重} =3kg+（月龄 \times 500g）$$

1 岁可达 9~10kg；2 岁可达 12kg；2 岁以上可按（10kg+ 年龄 $\times$2= 体重）。

2) 身高：身高是骨骼发育的主要标志。身高异常，表示小儿在患病，应引起重视。新生儿男女平均 50cm，出生到 1 岁增长 25cm，第 2 年平均增长 10cm，2 岁以后到青春期身高可按下列公式计算：

$$\text{身高（cm）= 周岁数} \times 5+（75~80cm）$$

3) 头围：新生儿头围平均 34cm，随着年龄增长，前半年增长 8cm，后半年增长 4cm。第 2 年内增长 2cm，1 岁达 46cm，2 岁 48cm，以后增长慢了；5 岁 50cm，15 岁接近成人 54~58cm，过小为脑发育不全所致小脑畸形，过大可能为解颅或佝偻病。

囟门：后囟门在出生 2~4 个月闭合（部分出生即闭）。前囟呈菱形，应在 12~18 个月闭合。囟门早闭且头围明显小于正常儿，为小脑畸形；囟门晚闭及头围大于正常者，见于解颅或佝偻病、甲状腺功能不足、呆小病或脑积水；囟门饱满可见各种原因所致颅内压增高；囟门下陷多见于失水过多及极度消瘦和营养不良等。

4）胸围：出生为 32cm，比头围小 1~2cm，1 岁增长 12cm。第 2 年增长约 3cm，1 岁以内胸围小于头围。1~1.5 岁，头围、胸围大致相同。2 岁胸围超过头围（佝偻病、营养不良儿则胸围小于头围）。

5）牙齿：出生 5~10 个月开始出乳齿均属正常，但个别小儿出生就有牙齿，这要看有没有牙根，没有牙根拔掉即可。如出牙过晚，多见于佝偻病或先天不足或后天失养，一般 20~30 个月出齐 20 颗乳齿；2 岁以下乳牙总数等于月龄减 6。

例如：14 个月乳牙数为（14-6）=8 颗。6 岁开始换恒牙。恒牙一般为 20~30 岁出齐，共 32 颗，个别例外。

6）呼吸、脉搏、血压

呼吸：年龄越小，呼吸越快。1~3 个月为 60~45 次 / 分钟；4~6 个月为 40~35 次 / 分钟；6~12 个月为 35~30 次 / 分钟；1~3 岁为 30~25 次 / 分钟。

脉搏：年龄越小，脉搏越快。1 岁以内 160~120 次 / 分钟；1~3 岁 120~100 次 / 分钟；3~5 岁 110~90 次 / 分钟；5~7 岁 100~80 次 / 分钟；7~12 岁 90~70 次 / 分钟。

血压：年龄越小，血压越低。1 岁以上，收缩压可按"年龄 ×2+80mmHg"计算，舒张压约为收缩压的 1/2~1/3。

7）运动发育：小儿的运动发育规律是由上而下，由不协调到协调，由粗动作到细动作。1~6 个月粗动作表现为 1 个月伸，2 个月抬，4 个月翻，4~5 个月抓物（拾物），6 个月坐，7 个月爬，9~10 个月能用拇食指拿东西，10 个月扶物站，1 岁走，15 个月会叠积木，2 岁爬楼梯，3 岁跳。

8）语言发育：新生儿会哭叫，2~3 个月会笑，4 个月笑出声，4~5 个月会无意识地呀呀发单音，7~9 个月发复音如"爸爸"、"妈妈"等，10 个月至 1 岁能懂复杂的词意。1 岁半会说日常生活用字；2 岁以后能单独交谈；4~5 岁能完整表达语句；7 岁以后能用完整的语句说出自己的意思。语言与教育有很大关系，若发育、运动、控制大小便均正常，仅说话迟，不能视为智力差。

## 二、小儿推拿学习方法与步骤

小儿推拿疗法既有丰富的理论，又有精细的技术操作。因此，学习小儿推拿疗法一方面必须精通理论，以指导实践；另一方面必须熟练掌握操作技术，以取得满意的治疗效果。

（1）要学好基础理论知识，首先要学好中医基础理论，全面掌握生理、病理、诊断、预防治疗的基本法则。如中医的阴阳五行、四诊八纲、经络，以及西医的神经分布和解剖等基础知识。如缺乏这些知识，在辨证施治上就难以作出正确的判断和达到预期的目的。

（2）熟记人体各部位的穴位、操作及功用、主治、适应证、禁忌证等。因推拿疗法是通过经络、穴位而起到疏通气血的作用，穴位不明必然影响效果。

（3）熟练掌握操作技术。

1）要练指力。

2）根据病情掌握轻、重、缓、急的处理。

3）熟记穴位采取的手法，特别要分清汗、吐、下、和、温、清、补、消八法的应用。

（4）在临床应用中，由于患儿体质、疾病性质不同，转化过程复杂，因此在临证时必须因地制宜，因人而异，避免教条式的做法。另外，应掌握好手法的应用，如实证、热证、急症手法要重、速度要快、时间短；虚寒证、慢性病、体虚者手法要轻、速度要慢。总之，治疗的时间要根据实际情况而定。

## 三、适应证和禁忌证

前贤曰：新生儿禁推，急性传染病如水痘、麻疹等禁推，头囟、脐等穴位禁推。但现在经临床验证，新生儿、水痘、腮腺炎、面瘫、蛔虫性肠梗阻等，以及前囟门、脐等穴位均能推，而且效果显著。但传染病一定要在严格隔离的情况下进行推拿治疗，否则会造成传染病流行。

注意事项：

（1）医者态度要和蔼，体贴患儿，指甲要修剪、清洁，手温要适合患儿。

（2）推时取患儿左手为宜，因为医者方便，如患儿左手不适宜时也可用右手（不是因男左女右有别）。手法要熟练、轻重适宜。

（3）推拿时要用润滑剂，一是保护皮肤，二是增加疗效。保护皮肤，四季均可用滑石粉及麻油、冬青油等。根据病情选择润滑剂可增加疗效，如发热、实证患儿可用酒精（75% 乙醇与水 1:2 的比例）或葱姜汁等，可灵活掌握。

（4）室内保持安静，空气要流通，光线要充足，温、湿度要适宜，更重要的是防止交叉感染。

（5）推拿一般可每日 1 次，危重患儿可每日 2~3 次，慢性病可隔日 1 次。新生儿每天 1~2 次，每次 10~15 分钟，婴幼儿每次 15~25 分钟，较大小儿每次 25~30 分钟或根据病情而增减时间。

（6）外感和体质虚弱患儿推后要注意避风，以免复感。

## 四、基本手法

小儿推拿手法要达到持久有力、均匀柔和、深透的基本要求，而且要根据小儿的生理特点做到轻快柔和、平稳着实，轻而不浮，重而不滞，快而不乱，柔中有刚，刚中有柔，刚柔相济，适达病所。手法是治疗的手段，对疗效有直接的影响,要达到常用的标准,做到熟练灵活,运用自如。正像《医宗金鉴·正骨心法要旨》所说:"一旦临证,机触于外,巧生于内,手随心转,法从手出。"

小儿推拿的常用手法很多,常用的八法即按、摩、掐、揉、推、运、搓、摇。临床上,一般推、运、摩、揉运用时间长而次数多;按、掐、捏操作时间短,次数少。

操作顺序按治则及取穴的部位灵活掌握,如先重点、后一般,先一般、后重点。对刺激重的手法放在后面做,以免小儿哭闹影响治疗。

手法补泻:"虚者补之,实者泻之"是中医治疗的基本法则之一。"补"乃补正气之不足。凡能补助气血、津液等人体基本物质和增强人体生理活动的治疗方法,即谓之"补",诸如补气、补血等。"泻"是泻其有余,凡能祛除邪气和抑制邪气亢盛的治疗方法,即为"泻",如泻火清热、通下导滞等。小儿推拿的补泻法,一般有以下几种:

(1) 方向

1) 向上为补,向下为泻:在直推法中,有向上(向心)为补、向下(离心)为泻的做法。如推大肠、小肠,来回推则又称平补平泻。

2) 向里为补,向外为泻:在运用推法或摇法时,向里为补、向外为泻的做法。如《小儿推拿秘诀》说:"寒证往里摇,热证往外摇。"《推拿按摩卷·小儿推拿广意》说:"运太阳,往耳转为泻,往眼转为补。"

3) 旋推为补,直推为泻:在五指螺纹面之脾土、肝木、心火、肺金、肾水等穴,旋推为补,直推为泻。如《按摩经》指出:"掐脾土:曲指左转为补,直推之为泻。"

4) 手法以顺向为补,逆向为泻:是指以顺经或顺时针方向为补,逆经或逆时针方向为泻。

(2) 速度:使用手法时,常以快急者为泻,缓慢者为补。如《推拿按摩卷·厘正按摩要术》说:"急摩为泻,缓摩为补。"

(3) 力度:推拿操作中,手法用力的强度不同,其补泻的作用也不同。常以轻为补,重为泻。如掐法通常作为泻法。

(4) 手法:手法的补泻除去方向、快慢、轻重等因素之外,其本身也是一种因素。因手法不同,其刺激的本身效应也不相同。如分推、合推同样作用于大横纹处,前者可分利气血,后者可理气血。又如揉法具有"和"的作用,《推拿按摩卷·厘正按摩要术》认为该法"可以和气血,可以活经络,而脏腑无闭塞之虞"。

临床实践证明,推拿手法的确具有补泻的作用,正因为如此,推拿才具有扶正祛邪、平衡阴阳、调和脏腑、疏通经络等作用,离开手法也就难以说明这些作用的存在。然而究竟手法的方向、轻重、快慢、刺激的作用为补、为泻,尚待科学的考证。现今,补泻看法尚不统一,有待进一步证实。

我们常用推(直推、旋推、分推)、拿、揉、运、掐、按、摩、捏挤、捏脊、摇、捣等法。

### (一) 推法

常用直推、旋推、分推 3 种。

1. 直推法

(1) 操作:以大拇指桡侧或指面,或食指或中、食二指指面在穴位上或部位上,做直线推动。

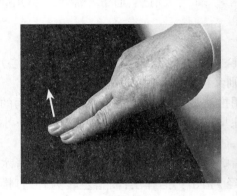

食中指推

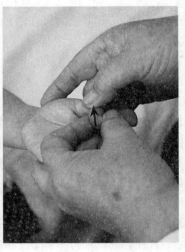

拇指推

(2) 补泻法:向心推为补,离心推为泻,来回推为清或称平补平泻。

(3) 要领

1) 轻而不浮,快而着实。

2) 行如直线,不得歪曲。

3) 肩肘要放松,指要伸直,以前臂及肘带动指的运动。

(4) 功用:疏通经络,活气血,发散风寒,清热止痛。

(5) 适用部位:手、臂、四肢及头面、胸腹部穴位,一般呈直线。

引文:《推拿按摩卷·幼科推拿秘书》曰:"推者,一指推去而不复反,反者,向外为泻,或大指,或三指,穴道不同⋯⋯"

《推拿按摩卷·小儿推拿广意》:"凡推而向前者,必期如线之直,毋得斜曲,恐伤动别经而招患也。"

2. 旋推法

(1) 操作:以拇指指面在穴位上做顺、逆时针方向旋转推动。

(2) 补泻法:顺时针为补,逆时针为泻,但有的反之。

（3）功用：调和脏腑，和气血

（4）要领：着力面呈环形或圆形，着力点、速度均匀柔和。

（5）适用部位：头、面、手、足。

引文：《幼科铁镜》曰："大指面属脾……曲者旋也，于手指正面旋推为补，直推至指甲为泻……"

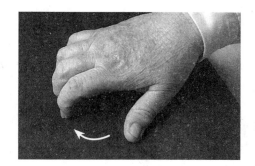

拇指旋推

3. 分推法

（1）操作：以两手拇指面或拇指桡侧面，或拇指、中指、食指、无名指、小指末节面，从穴中心向两侧分推。从穴两侧向中心方向合推，称合法。

（2）要领：动作要协调，力与速度要均匀，松紧相兼。

（3）功用：分阴阳调和阴阳，分利气血；合阴阳能理气血。

（4）适用部位：头、手等。

引文：《秘传推拿妙诀》："……而惟阴阳有分之说，以医人用左右两大指于阴阳穴处向两边分，故为之分，而亦谓之推也。"

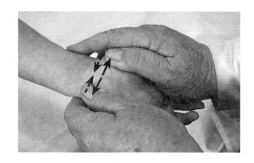

分推法、合法

《小儿推拿学》："合阴阳，本法临床应用较少，仅用于合推大横纹，能和理气血。""本法轻快柔和（分阴阳），能分利气血……"

4. 临床应用　直推法在推法当中是最常用的手法之一，是小儿推拿的基本手法，故要牢牢掌握该手法的操作、要领、作用、补泻方向。小儿推拿成败，手法是关键，而直推法又为小儿手法治病的关键。

（二）拿法

1. 操作　捏而提起谓之拿。用拇、食、中、无名指同时相对用力，捏住某部位或穴位逐渐用力内收，并持续地做揉捏动作。可单、双手同时进行；又分二指拿、三指拿、四指拿。

2. 要领　要刚中有柔，柔中有刚，

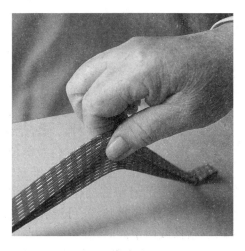

拿法

33

刚柔相济,轻重适宜。肩臂要放松,用指面着力,力要绵绵不断,由轻到重,由重到轻。

3. 作用　调和气血,开窍醒神,通经活络止痛。

4. 适用部位　四肢、颈项、肩、腹。

5. 临床应用　拿法刺激性较强,具有疏通经络、解表发汗、镇静止痛、开窍醒神的作用。常用于治疗外感、头痛、颈项强直、肌肉酸痛等,如拿仆参。

引文:《推拿妙诀》:"拿者,医人以两手指,或大指,或各指,于病者应拿穴处,或掐或捏或揉,皆谓之拿也。"

《推拿按摩卷·小儿推拿广意》:"拿,用手指紧握其病所在,如捉物,然后或用运、揉、搓、摩以散之。"

## (三) 揉法

1. 操作　用中指,或拇、食二指指端,或大小鱼际,或掌根吸定于某一穴位或部位,左右用力旋转。以指端揉称为指揉法,以鱼际揉称为鱼际揉法,以掌根揉称为掌揉法。小儿多用指揉法。顺时针为补,逆时针为泻,左右旋转为平补平泻(又称清法)。

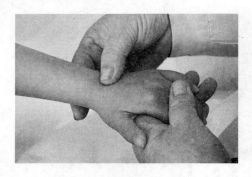
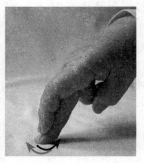

拇指揉　　　　　　　　　　　　　　中指揉

2. 要领　平稳着实,有节律性,力达深透(压力均匀,指勿离开皮肤,使该处的皮下组织随手的揉动而动,一般得气有吸住的感觉,也有人说似有鱼上钩的感觉。)

3. 作用　调和阴阳气血,通经活络,开脏腑之闭塞。

4. 适用部位　全身的穴位及部位均可用。

5. 临床应用　揉法是小儿推拿常用手法,尤其是中指揉法,除掌握操作方法外,主要的要掌握动作要领,方能达到用之应手、手到病除的目的。本法能消胀止痛,祛风散热,又可调和气血,理气消积。指揉法用于点状穴,可二指揉、三指揉或两手同时揉。

引文:《推拿按摩卷·厘正按摩要术》周于蕃说:"揉以和之。揉法以手腕转回环,宜轻宜缓,绕于其上也。是从摩法生出者,可以和气血,可以活经络,而脏腑无闭塞之虞矣。"

《推拿按摩卷·幼科推拿秘书》:"揉涌泉,在脚心不着地处。左揉止吐,右揉止泻……退烦热,亦妙,引热下行。"

《按摩经》:"揉涌泉:治吐泻,男左转揉之,止吐;右转揉之,止泻。女反之。"

### (四) 运法

1. 操作　用拇指面桡侧或食、中二指并拢指面或掌面,在穴位上或部位上做由此及彼的弧形或环形周而复始的推运。补泻法:分顺逆两种,顺时针方向为补(提升作用),逆时针方向为泻(降逆作用)。

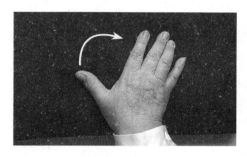

分运法　　　　　　　　　　　环运法

2. 要领　指面、掌面紧贴皮肤,宜轻不宜重,宜缓不宜急。用指端在体表穴位上做旋转摩擦移动,不带动皮下组织,频率为 100~150 次/分钟,力与速度均匀。

3. 作用　畅通气血,宣通经络气机冲和之功。

4. 适用部位　头、面、手、腹,一般用于面状、线状或点状穴。

5. 临床应用

(1) 本法能理气和血,舒筋活络,常用头、面及手等线状穴。

(2) 本穴操作较推法和摩法轻而缓。

引文:《推拿按摩卷·厘正按摩要术》:"运则行之,谓四面旋绕而运动之也,宜轻不宜重,宜缓不宜急,俾血脉流动,筋络宣通,则气机有冲和之致,而病自告痊矣。"(周于蕃)

《按摩经》:"运八卦以大指运之,男左女右。开胸化痰。"

### (五) 掐法

1. 操作　用拇指指甲垂直掐在某一穴上或某处,使力由轻到重,速度要快。

2. 要领　快而不浮,力求深透,勿伤皮肤。

3. 作用　通关开窍,定惊醒神。

4. 适用部位　头、面、四肢、手足。

5. 临床应用　掐法是强刺激手法，可以代针，常用于点状穴，急救用之，快而不浮，力求深透，急救时手法快、重，不用润滑剂。但要注意：尽量不掐破皮肤，掐后可加揉以缓解不适感。

引文：《推拿按摩卷·幼科推拿秘书》："掐者，用大指甲，将病处掐之，其掐数亦如推数。"

《推拿按摩卷·厘正按摩要术》："掐法，以大指甲按主治之穴，或轻或重，相机行之。"

### (六) 按法

1. 操作　以拇指掌面或中指端或掌根在选定的部位或穴位上，向下施加压力，一压一放，由轻到重，反复操作。用拇指按称指按法，用掌根按称掌按法。

2. 要领

(1) 指按法：手握空拳，四指自然屈曲或放松，拇或中指伸直，指面着力，在穴位或部位上逐渐向下施加压力。

(2) 掌按法：腕关节微背屈，蓄力于掌，掌心、掌根向下用力下压，力要缓慢渐进、不能粗暴，常与揉法配合使用。

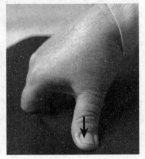

拇指按

(3) 手法：力要轻重相兼、速度均匀。

3. 作用　温通经络，开通闭塞，祛寒止痛。

4. 适用部位　头、面、背、腹。

5. 临床应用　掌按法常用于面状穴，如背、腹等。

引文：《推拿按摩卷·厘正按摩要术》："周于蕃谓按而留之者，以按之不动也。按字，从手从安，以手探穴而安于其上也……以言手法，则以右手大指面直按之，或用大指背屈而按之，或两指对过合按之，其于胸腹，则又以掌心按之，宜轻宜重，以当时相机行之。"

### (七) 摩法

1. 操作　用食指、中指、无名指、小指指面或掌面放在穴位或部位上，以腕关节屈伸、前臂旋转为主，连同前臂做顺、逆时针方向的环旋、抚摩动作。以指着力称指摩法，以掌着力称掌摩法。

2. 要领　动作要协调，轻柔和缓，速度均匀，压力要适中，抚摸时不要带动皮下组织。动作频率为 120~160 次 / 分钟。

3. 作用　理气和血，消肿退热，消积导滞，温中健脾。

4. 适用部位　常用于胸腹部"面"状穴。

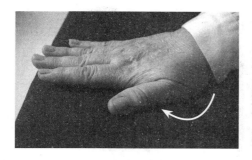

掌摩

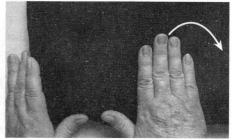

指摩

5. 临床应用　摩法是小儿常用于消化系统的手法之一。常用于胸腹部面状穴,对肠道效果显著。

引文:《医宗金鉴》:"摩者,谓徐徐揉摩之也……摩其壅聚,以散瘀结之肿。"

《推拿按摩卷·厘正按摩要术》:"周于蕃曰:按而留之,摩以去之。又曰:急摩为泻,缓摩为补。摩法较推法则从轻,较运则从重。或用大指,或用掌心,宜遵《石室秘录》:摩法不宜急,不宜缓,不宜轻,不宜重,以中和之义施之。"

### (八) 捏挤法

1. 操作　双手拇食四指同时在选定的穴位或部位上向中心方向快速用力,一挤一松,反复操作,致局部皮肤红紫或深紫为度。

2. 要领　动作要协调,速度易快,松紧相兼。

3. 作用　开瘀散结,舒筋活血。

4. 适用部位　头、颈、背、腹及四肢。

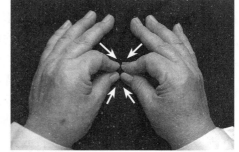

捏挤法

5. 临床应用　本法常用于散郁热,治疗中暑、痰食郁结之证,常用于治疗乳蛾、恶心、呕吐,可捏挤天突、大椎穴;另外,寒性腹痛捏挤神阙,高热不退挤捏背部五行。本穴为重刺激手法,捏挤后揉之。此法民间广泛应用,多用于急、实热证等,效果显著。

引文:《实用小儿推拿》:"以两手拇、食指在选定部位固定捏住,然后再使两手拇食指一齐用力向中心挤捏,然后放松,反复操作,使局部皮肤色红或紫红色或黑紫色为度,称为捏挤。"

### (九) 捏脊法

1. 操作　令小儿俯卧,以双手拇指桡侧顶住脊柱中线的皮肤,食、中二指在前按住(如图 A);或食指中节屈曲,用桡侧顶住皮肤,拇指在前按住(如图 B),

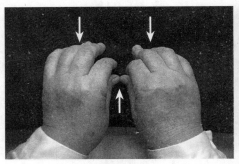
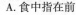
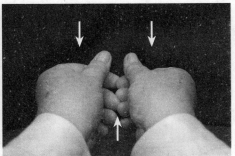

A. 食中指在前          B. 拇指在前

**捏脊法**

四指同时用力提拿皮肤,双手同时或交替捻动向前。

2. 要领

(1) 捏起的皮肤厚度、速度要均匀,要轻快而着实。

(2) 两手提捏捻动要顺脊柱的正中线,不得歪曲。

(3) 方向,向上提为补(从腰骶向上至大椎),反之向下为泻,常用于补法。如小儿湿热证用泻法,或用掌根或用掌尺侧向下推为泻。

3. 作用 具有通经活络、开瘀散结,调和脏腑阴阳平衡,行气活血,健脾和胃,补虚扶弱,安神镇静的功用。尤其对慢性病如疳症、消化不良、营养不良、精神烦躁,以及虚证、睡眠欠佳者等,均可行捏脊治疗。

4. 临床应用

(1) 此法又称"翻皮法",因在脊背部治疗疳积,故称"捏脊疗法"或"捏积疗法"。治疗小儿疳积、厌食、食欲不振、慢性腹泻等有特效。方法有捏三提一,即从下向上捏 3 遍提 1 遍,在脊柱两侧相当于膀胱经腧穴横纹上提一下。另有捏三提三法,即捏 3 遍提 3 遍,或先捏 3 遍,后 3 遍随捏随在腧穴上提,共 6 遍,为 1 次治疗,为补法。治疗宜在起床前或晚睡前进行(免除穿脱衣之烦琐),不宜在饭后进行(以免哭闹引起呕吐)。

(2) 此法为保健推拿的良方,凡虚证都有显效。

引文:《小儿捏脊》曰:"将皮肤捏起叫捏……双手拇食指将皮肤提起随捏随提随放,随着向前推进。这时皮肤一起一伏,好像后浪推前浪似的,捏起皮肤的多少要适中……"

**(十) 摇法**

1. 操作 一手握住关节近端,另手握住关节远端,做较大幅度的转运或摇动。

2. 要领

（1）操作缓和稳定、协调、力要得当，以轻缓为宜。

（2）摇动的方向，向矫正方摇。如足内翻，摇的方向应向外摇。幅度在生理范围之内。

3. 作用　疏通经络、和气血、舒筋解痉、利关节，矫正畸形。

4. 适用部位　头、颈项、四肢关节，常用于腕、踝、髋等。

5. 临床应用

（1）主要用于机体诸关节处，有疏通经络、活气血、矫正畸形的作用。常用于关节损伤、畸形等。

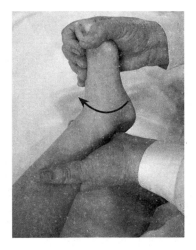

摇足

（2）矫正的方向，向矫正方向摇，文献中有"寒证向里摇，热证往外摇"的记载。

引文:《推拿按摩卷·厘正按摩要术》:"周于蕃曰:摇则动之。又曰:寒证向里摇,热证往外摇,是法也。摇动宜轻,可以活经络,可以和气血,亦摩法中之变化而出者。"

## （十一）捣法

1. 操作　用中指端或食、中二指屈曲指间关节背面着力,有节律地叩击穴位。

2. 要领　着力点要准,叩击速度、力要均匀,要有弹性。

3. 适用部位　四肢。

4. 作用　安神镇惊,缓痉镇静,矫正畸形。

5. 临床应用　此法相当于指击法或点法,但力较轻。常用于小天心矫正的作用,如目上视向下捣,下视向上捣,右视左捣,左视右捣等。

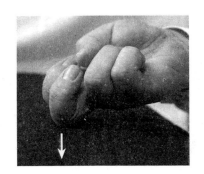

捣法

引文:《幼科推拿三字经求真》:"眼翻者,上下僵,揉二马,捣天心,翻上者,捣下良,翻下者,捣上强,左捣右,右捣左。"

《李德修小儿推拿技法》:"……离心的方向为下捣,向心的方向为上捣,向身体左侧的方向捣下为左捣,向身体右侧的方向捣下为右捣。作用在矫正筋脉的拘急或偏胜,总的效能是升降与矫正。如患急喘实火惊悸,也可直捣(直上直下地捣下),有镇降的疗效。"

## 五、复式手法

复式手法在小儿推拿文献中称"大手法"、"大手术"、"十三大手法"、"复合手法"等,是小儿推拿中特有的一些操作方式方法。这些方法既有一定的姿势,又有特定的名称,还有一定的主治作用,总之就是一种或几种手法在一个或几个穴上进行特定的操作。现称"复式操作法"。

复式操作法的名称是特定的,这些名称来源不同,如有的根据操作形象而定,如"水底捞明月"等;有的根据手法名称和操作的穴位而定,如"运水入土"、"运土入水"、"打马过天河"等;也有的根据操作的功能、主治而定,如"按弦走搓摩"等。

复式操作法有的是同名异法,有的虽操作基本相同而名称不同。但不管名称不同或名同效果不同,这些操作方法有着独特的疗效而沿用至今,仍有治疗价值。现将临床常用的复式操作法介绍如下:

### (一) 黄蜂入洞

1. 操作　术者一手扶小儿头部,另手食、中指分开,指面紧贴鼻翼,推至两内眦,即紧贴鼻梁骨两侧上下揉动。一般20~50次。

2. 功用　通鼻息,解表发汗。

3. 主治　感冒、鼻塞、流涕、呼吸不畅、鼻息肉、急慢性鼻炎,能发汗退热。

引文:《实用小儿推拿》:"部位:在鼻翼两侧(解剖部位在鼻翼两侧、鼻腔梨状孔的骨骼边缘处,神经分布为三叉神经第二支)。"

《推拿按摩卷·幼科推拿秘书》:"黄蜂入洞,此寒重取汗之奇法也。洞在小儿两鼻孔,我食将二指头,一对黄蜂也。其法屈我大指,伸我食将二指,入小儿两鼻孔揉之。如黄蜂入洞之状。用此法汗必至,若非重寒阴证,不宜用,盖有清天河水捞明月之法在。"

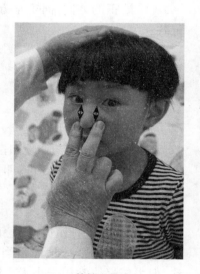

黄蜂入洞

《小儿推拿方脉活婴密旨全书》:"黄蜂入洞治冷阴证第一……"

### (二) 苍龙摆尾

1. 操作　右手拿小儿左手食、中、无名三指,左手自总筋至抖肘来回搓揉,拿住抖肘处,右手持小儿三指摇动。揉搓次数5~10次,摇10次。

2. 功用　开胸,通便,退热。

3. 主治　发热,烦躁不安,咳喘。

引文:《推拿按摩卷·小儿推拿广意》:"苍龙摆尾:医右手一把拿小儿左食中名三指,掌向上,医用左手侧尝从总经起搓摩天河,及至斗肘,略重些,自斗肘又搓摩至总经,如此一上一下,三四次,医又将左大食中三指捏斗肘,医右手前拿摇动九次,此法能退热开胸。"

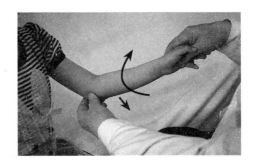

苍龙摆尾

《小儿推拿疗法简编》:"医者用左手托患儿抖肘,右手握患儿食、中、无名、小指,左右摇动如摆尾之状,摇二十至三十次。"

### (三)凤凰展翅

1. 操作　以两手食、中指固定患儿腕部,同时以拇指掐小儿精宁、威灵二穴,并上下摇动如凤凰展翅之状。次数 20~50 次。

2. 功用　救暴亡,舒喘胀,除呃逆,定惊。

3. 主治　惊风,抽搐,呕吐,咳喘。

引文:《推拿按摩卷·小儿推拿广意》:"凤凰展翅,此法性温,治凉。"

《儿科推拿疗法简编》:"凤凰展翅,效用救暴亡,舒喘胀,除噎,定惊。"

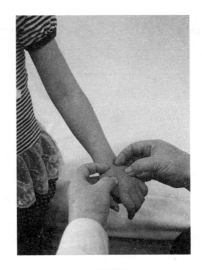

凤凰展翅

### (四)赤凤点头

1. 操作　用左手托小儿抖肘,右手捏患儿中指上下摇之,如赤凤点头之状。次数 20~30 次。

2. 功用　消胀,定喘,通关顺气,补血宁心。

3. 主治　胸闷气喘,烦躁不安,佝偻病,昏迷不醒。

引文:《儿科推拿疗法简编》:"医者左手托小儿之抖肘,右手捏患儿中指上下摇之,如赤凤点头之状。"

### (五)猿猴摘果

1. 操作　以双手食、中指分别夹住患儿两耳尖向上提,再捏两耳垂向下扯,如猿猴摘果之状。向上提、向下扯各 10~20 次。

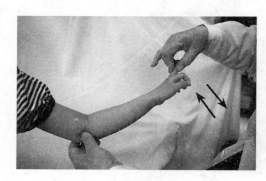

赤凤点头　　　　　　　　　　　　猿猴摘果

2. 功用　镇惊安神、除寒积、化痰涎、退热。上提配百会有升阳举陷之功。

3. 主治　惊悸不安,寒热往来,痞积,食积,痰涎。

引文:《按摩经》:"……猿猴摘果势,化痰能动气。"

《推拿按摩卷·幼科推拿秘书》:"猿猴摘果……其法以我两手大食二指提孩儿两耳尖,上往若干数,又扯两耳坠,下垂若干数,如猿猴摘果之状。"

《小儿推拿方脉活婴密旨全书》:"猿猴摘果,祛痰截疟之先锋。"

《儿科推拿疗法简编》:"……猿猴摘果之状,定惊悸,除寒积。"

## (六) 运土入水(运水入土)

1. 操作　自拇指端桡侧缘起,经拇指根至手掌边缘,经小天心运至小指根,称运土入水;反之,称运水入土。次数100~300次。

2. 功用

(1) 运土入水:清脾胃湿热,利尿止泻。

(2) 运水入土:健脾而助运,润燥而通大便。

3. 主治

(1) 运土入水:常用于新症、实证,因湿热内蕴而见小腹胀满,小便赤涩、泄泻、痢疾等症。

(2) 运水入土:常用于脾胃虚弱而完谷不化,腹泻、痢疾、痞积、便秘等症。

引文:《推拿按摩卷·小儿推拿广意》:"运水入土,身弱肚起青筋,为水盛土

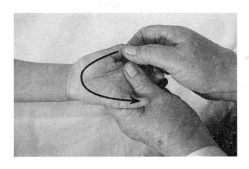

运土入水

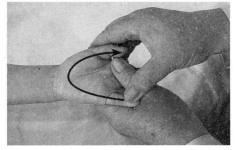

运水入土

枯,推以润之。""运土入水,丹田作胀,眼睁,为土盛水枯,推以滋之。"

《推拿按摩卷·小儿推拿秘书》:"运水入土(泻),土者,胃土也,在板门穴上,属艮宫;水者,肾水也,在小指外边些。运者以我大指,从小儿小指侧巅,推往乾坎艮也。此法能治大小便结,身弱肚起青筋,痢泄诸病,盖水盛土枯,运以润之,小水勤动甚效。""运土入水(补),土者,脾土也,在大指;水者,坎水也,在小天心穴上。运者从大指上,推至坎宫,盖因丹田作胀,眼睁,为土盛水枯,运以滋之,大便甚效。"

### (七) 水底捞明月(水中捞月、水里捞月、水中捞明月)

1. **操作**　凉水滴在内劳宫上,在掌心做旋推,或由小指端推运起,经小横纹、坎宫向内劳宫按之或边推边吹凉气。现临床多用右拇指面从患儿小指面推向指根,再经小横纹推至乾宫转向小天心,从小天心至内劳宫点按速拂起为1次。次数:10~30次。

2. **功用**　清热凉血,宁心除烦。

3. **主治**　高热、大热,对于高热烦躁,神昏谵语,属于邪入营血的各类高热实证,尤为适宜。

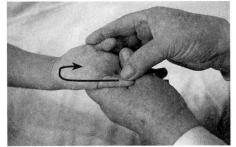

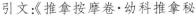

水底捞明月

引文:《推拿按摩卷·幼科推拿秘书》:"水底捞月,此退热必用之法也。水底者,小指边也。明月者,手心内劳宫也。其法以我手拿住小儿手指,将我大指,自小儿小指旁尖,推至坎宫,入内劳轻拂起,如捞明月之状。再一法,或用凉水点入内劳,其热即止。盖凉入心肌,行背上,往脏腑,大凉之法,不可乱用。"

《按摩经》:"水底捞月最为良,清心之热此为强。"

《幼科铁镜》:"用冷水旋推旋吹为水底捞明月。"

（八）按弦走搓摩（此法治积聚，屡试屡验）

1. 操作　医者在小儿身后或在前，令小儿双前臂上举交叉放在肩或头上。医者用双掌从两腋下胁肋处，自上而下搓摩至肚角止。次数 50~100 次。

2. 功用　导泻，行气，理气化痰消滞。

3. 主治　胸闷气喘，咳嗽，痰喘积滞，气促不消，腹胀闷等症。

引文：《推拿按摩卷·幼科推拿秘书》："此运开积痰、积气、痞疾之要法也。弦者，勒肘骨也，在两胁上。其法：着一人抱小儿坐在怀中，将小儿两手抄搭小儿两肩上，以我两手对小儿两胁上搓摩至肚角下，积痰积气自然运化。若久痞则非一日之功，须久搓摩方效。"

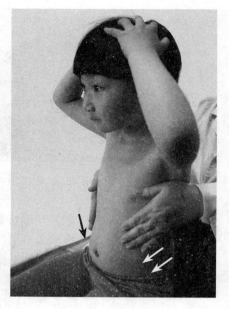

按弦走搓摩

（九）开璇玑

1. 操作　先从璇玑穴沿每个肋间隙（左右各 4 个，止于膻中）自上而下从胸骨缘向两侧分推至腋中线，每个肋间隙推 3~5 次，称推胸八道；继揉膻中或分推膻中；再从胸骨柄推至鸠尾（降逆作用），反之从鸠尾推至胸骨上（有升提作用，可催吐），再从鸠尾推至脐 20 次，继分腹阴阳 50~60 次或从脐向两侧分推或摩腹 100~200 次，最后由脐直推至小腹 100 次，称开璇玑。（可根据病情，选做法及量）总时间约 3~5 分钟。

2. 功用　宣通气机，止咳化痰，降逆止呕，消食化积。

3. 主治　胸闷，痰喘，呃逆，呕吐，食积，胸腹胀满，腹泻，以及泌尿、生殖系统诸病症。

开璇玑是开通上、中、下三焦之气机，包括推胸八道、揉膻中，分推腹阴阳，揉中脘至神阙及小腹（包括气海、关元、中极等），即从呼吸、消化到泌尿生殖系统，均能受益，可见此穴作用广泛。尤其适用于实热证如高热抽搐、昏迷不醒等危险急症，因此有大推法之称。

引文：《中国推拿》："两拇指自患儿胸肋由上而下分推，分推至季肋后，从胸骨柄下端向脐处直推，直推后再用右掌摩挪儿腹，摩挪后从脐向下直推，最后推上七节。"

《幼科集要》："开璇玑，璇玑者，胸中、膻中、气海是也。凡小儿气促，胸高……切不可顺推。"

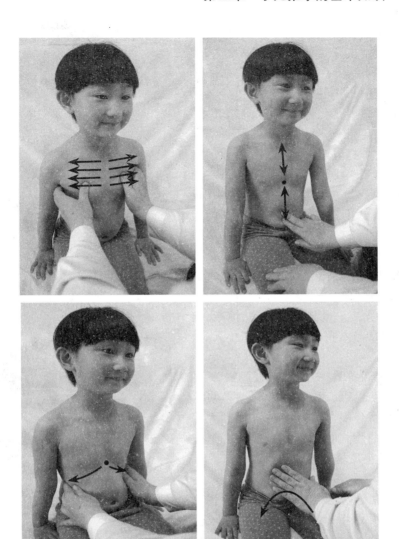

开璇玑

## （十）总收法（按肩井法）

1. 操作　医者以左手中指掐按患儿肩井（在缺盆上，大骨前一寸半陷中），再以右手拇、食、中三指紧拿小儿食指和无名指，使患儿上肢伸直摇之，或上下点摇。次数：摇 20~30 次。

2. 功用　通一身之气血。

3. 主治　诸症推毕，均用此法收之。

引文:《推拿按摩卷·幼科推拿秘书》:"总收法,诸症推毕,以此法收之,久病更宜用此,永不犯。其法以我左手食指,掐按儿肩井陷中,乃肩膊眼也,又以我右手紧拿小儿食指无名指,伸摇如数,病不复发矣。"

### (十一) 打马过天河

1. **操作** 医者用左手托小儿左前臂腕部,使掌心向上,右手中、食指并拢用指端从小儿总筋、内关、间使、郄门至曲泽各穴弹打 3 次为 1 遍,共 3 遍为 1 次治疗。

2. **功用** 清热除烦,镇惊利尿,通经活络,行气血,泻心火。

3. **主治** 一切实热、昏迷、惊厥,前臂麻木。常与六腑、水底捞明月、小天心、补肾配用。

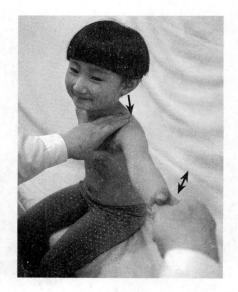

总收法

引文:《推拿按摩卷·厘正按摩要术》:"打马过天河法:法主凉,能去热病。"

《按摩经》:"打马过河:温凉。右运劳宫毕,屈指向上,弹内关、阳池、间使、天河边。生凉退热用之。"

《推拿按摩卷·小儿推拿广意》:"……此法性凉祛热。医用左大指掐儿总筋,右大中指如弹琴,当河弹过曲池,弹九次。再将右大指掐儿肩井、琵琶、走马三穴,掐下五次是也。"

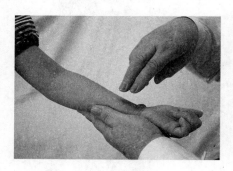

打马过天河

### (十二) 摇抖肘法

1. **操作** 医者用左手拇、食、中三指托小儿抖肘,右手拇、食二指叉入虎口,同时用中指按定天门穴,然后屈患儿之手上下摇之。次数 20~30 次。

2. **功用** 顺气活血,通经活络。

3. **主治** 气血虚弱,睡卧不安,佝偻病,贫血。主要用于虚弱儿或推拿保健用之。常与脾、肾、三关、足三里配用。

引文:《儿科推拿疗法简编》:"医者先以左手拇、食、中三指托患儿抖肘,再以右手拇、食二指叉入虎口,同时用中指安定天门穴,然后屈患儿之手上下摇之。摇 20~30 次。效用:顺气、和血、通经、活络。"

### （十三）揉脐及龟尾并擦七节骨

脐即肚脐，龟尾在脊的最下端间尾穴；七节骨现代用从第4腰椎起至尾骨端成一直线。

1. 操作　先用一手三指并拢揉脐0.5~1分钟，继拿托揉龟尾，后推七节骨。至于补泻法根据辨证，虚、久病用补法，新、实证用泻法，从尾骨端上推为补，自第4腰椎向下推至脊端为泻。

时间：揉脐及龟尾各1分钟，向上或向下推七节骨1~1.5分钟。

2. 功用　能升能泻。

3. 主治　泄泻，痢疾，便秘，脱肛等。

本法复式手法：三穴一起用于治疗泄泻、痢疾及便秘、脱肛等，一般常用于虚寒性泻痢，前贤多用于一手三指揉脐，另手托揉龟尾，揉后再上下擦七节骨，自龟尾上擦七节骨为补，自第4腰椎下擦七节骨为泻（现与前人位置不同），虚寒用补，水泻、湿热、痢疾、里急厚重要泻（因热毒在肠内，一定要给出路，让邪排出体外，否则全身症状加重），故第一天就用泻法，第二天或第三天症状好转后改为清补，逐渐改为补法，方能治疗顺利。

引文：《推拿按摩卷·幼科推拿秘书》："揉脐及龟尾并擦七节骨，此法治痢疾泄泻神效。此治泻痢之良法也。龟尾者，脊骨尽头间尾穴也……自龟尾擦上七节骨为补，水泻专用补，若赤白痢，必自上七节骨擦下龟尾为泻，推第二次，再用补。盖先去大肠热毒，然后可补也。若伤寒后，骨节痛，专擦七节骨至龟尾。"

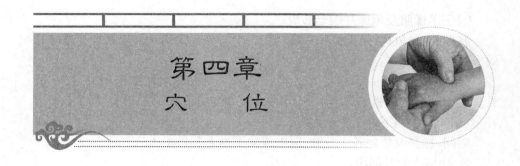

# 第四章 穴位

## 一、穴位概述

腧穴（经穴、穴道）是人体脏腑经络之气输注聚集于体表之所，是治病的关键所在。小儿推拿常用腧穴有经穴、经外奇穴、经验穴、阿是穴，还有部分是小儿推拿所特有的，称特定穴。这些特定穴以点、线、面状分布，是一般针灸书中未载入的。这些特定穴位的命名是有一定依据的。如《厘正按摩要术》说："人身之有脐，犹天之有北辰也，故名曰天枢，又曰神阙，是神气之穴，为保生之根。"这说明此穴在人体中的重要性。有的以脏腑命名，如心经、脾经、大肠经、膀胱经等，说明这些穴位与相应脏腑的关系密切；有的根据解剖部位命名，如五指节、四横纹、脊等，这给穴位指出了精确部位；有的根据五行命名，如脾土、肺金、肾水；有的根据形态山谷河流命名，如山根、洪池、天河水等；亦有以动物名称命名的，如老龙、百虫等。了解这些命名特点，不仅能加深记忆，也有利于对症治疗。

1. 小儿推拿取穴定位的方法 人体腧穴的位置在体表是固有的，取穴的准确与否，可直接影响推拿的效果。历代医家都非常重视腧穴的位置及取法，如《备急千金要方》所说："（穴位多在）肌肉纹理、节解缝会、宛陷之中，及以手按之，病者快然。"这说明穴位多数定在肌肉和骨节之间的凹陷中。《灵枢·骨度》就是以这些体表标志为依据，将人体各部的长度和宽度测量为一定的分寸，来确定腧穴的位置。此法不仅适用于成年人，也同样适用于小儿。

（1）体表标志：一要注意五官、毛发、乳头、脐、爪甲等定型标志，如两乳之间取膻中。二要注意肌肉及关节在活动后出现皱纹及凹陷等动态的标志，可有助于按取穴位，如听宫、听会在耳前骨上，开口有空取之。

（2）骨度分寸折取法：是指以体表标志为基础，在指定的部位上折定等份度量取穴；是将小儿不同部位之间长度或宽度折为若干等份，每一等份标为1寸，以此作为量度穴位的标准。按患儿本人一定部位的折量依据，所以不论高矮、胖瘦、男女等均按这个标准测量。此法为腧穴定位的基础原则。

1）中指同身寸法：以患儿中指中节内侧两端横纹间为1寸。

2）四指同身寸(又名一夫法)：以患儿食、中、无名、小指并拢,以中指中节横纹处为准,四指横量作为 3 寸。常用于下肢、腹部。

3）目前常用的按体表分部折量的分寸：前后发际为 12 寸,两乳突之间 9 寸,两额角之间 9 寸,两乳头之间 8 寸,剑突至脐 8 寸,腋平线至第 11 肋为 12 寸,脐中至耻骨联合上缘 5 寸,两肩胛骨内侧缘为 6 寸,两髂后上棘之间为 3 寸,腋前横纹至肘横纹 9 寸,肘横纹至腕横纹 12 寸,耻骨联合至股骨内上髁为 18 寸,股骨大粗隆至膝中为 19 寸,膝中至外踝 16 寸,胫骨内侧髁至内踝中为 13 寸。这里需要说明,以上所说的骨度并不十分准确,只是为方便折量取穴。

(3) 简便取穴法：此法是小儿取穴常用的一种方法,如两耳尖直上交会处取百会,两手虎口交叉食指端取列缺,中指末节取心经,手掌中央取内劳宫,拇指螺纹面或拇指第 1 节桡侧缘取脾经等。

2. 小儿推拿取穴的基本规律

(1) 局部取穴和特效穴：病在何经就取该经的腧穴治疗。如胃痛取中脘,腹泻取天枢,婴儿瘫在下肢的主要选腰及下肢穴；特定穴不在经上,如太阳、太阴、至阴等。

(2) 邻近取穴：在患处的附近部位取有关的腧穴治疗。如遗尿取次髎,目疾取风池。这种方法除了加强疗效,也可单独使用。

(3) 远端取穴：在发生疾病部位的远距离处取穴。如腹泻取大肠,血虚取脾经,腰背疾病取委中,发热取涌泉或退六腑或水底捞明月等,头痛取膊阳池等。

(4) 近几十年,我们将中药的药对、药组理念用于推拿配伍施术中,称为"术对"、"术组"。这样做便于临床应用及学生学习记忆,也便于推广。即将临床推拿的穴位,2 个或 3 个以上按功能顺序配伍在一起,类似中药的"药对"、"药组",是推拿处方单元的一种简化表述法。

例：常用术对

(1) 滋阴"术对"：补肾、二马,有加强滋阴作用。

(2) 健脾"术对"：补脾、乙窝风,有健脾、温中和胃、增进饮食作用。

(3) 助气活血"术对"：补脾、三关,有助气活血、通瘀散结、通经活络、改变皮温或改变面色的作用。

(4) 清腑热"术对"：清肺、退六腑,有引肺热下行、凉营退热、消肿、润燥通便作用。

(5) 解表"术对"：小天心、乙窝风,或小天心、二扇门,有透表发汗、解肌润肤作用。

例：常用术组

(1) 安神镇静、镇惊"术组"：揉小天心、分阴阳、补肾水、大清天河水。

（2）解表清热"术组"：小天心、乙窝风、补肾水、清板门、分阴阳、清天河水。

（3）运脾"术组"：清补脾、逆运内八卦、清四横纹。

（4）大病、久病全身虚损扶正"术组"：补脾、三关、补肾、二马、逆运内八卦、推四横纹、揉肾顶、捏脊。

3. 常用配穴法

（1）俞募配穴法：俞穴在背部，是经气输转的部位；募穴在腹部，是经气聚集的处所。五脏六腑各有俞募穴，凡一脏腑有病，即可同时取某一脏的俞穴和募穴进行治疗。例如：积证，可以捏脊，重提背部的脾胃俞配合摩胃的（募穴）中脘；咳嗽捏脊可重提肺俞，配合揉膻中等。

（2）五行配穴法：按照五行生克的规律，结合虚则补其母、实则泻其子的原则进行配穴，如肺虚患儿，多汗少气，则可补脾经、揉肾顶。因脾属土，土能生金，土为金之母，这就是虚者补其母的意思。《幼科铁镜》卷二中提到："脾土为一身之母也，有脾土而生肺金，肺金生肾水……此五脏相生之序也。"又指出："肝木克脾土，脾土克肾水……此五脏相克之序也。"书中又提到："不明五脏生克道理，则治病兼补兼泻之法从何而施。"五行配穴法在临床上仍为常用之法。

（3）五行规律取穴：运用五行相克、相生、胜负选取穴位。如：

1）肺虚证取穴

$$
\text{补三抑一法} \begin{cases} \text{补三} \begin{cases} \text{补本经——肺} \\ \text{补母经——脾} \\ \text{补子经——肾} \end{cases} \\ \text{抑一：泻其所不胜——肺经所不胜为心（天河水）} \end{cases}
$$

处方：补肺、补脾、补肾、泻心经（时间根据病情而定）。

2）肺实证取穴

$$
\text{实证取穴} \begin{cases} \text{泻本经——清肺} \\ \text{泻其子经——清肾经（可用平肝、利小肠或清天河水代）} \end{cases}
$$

处方：清肺、平肝。

（4）归经取穴：根据各类疾病的症状，归属于一经加以治疗，或用表里关系治疗，称归经治疗。如一系列消化系统症状选用脾胃调理。

（5）急救取穴

1）昏迷不醒用醒神开窍法：取十宣、合谷、人中、仆参等。

2）抽搐、止抽：取前承山、后承山、膝眼、委中、精宁、威灵等。

（6）治本法：根据辨证施治选用治则（以扶正为主，如补脾、三关、补肾、二马等）。

4. 处方的基本规律及手法特点

（1）处方是穴位通过一定的组合形式而成，包括独穴方和复穴方。

独穴方:一般用一个穴,治一个病称独穴方。只要辨明病症,用独穴长时间进行治疗即治愈,如呕吐推天柱骨 10 分钟。

复穴方:一般用两个以上穴治病称"复方",包括主穴和配穴,是在辨证立法基础上选用适宜的穴位,指定次数或时间组成处方。主穴是对主病、主症起主要治疗作用的穴位,一个处方中必须选定一个针对性穴作主穴,以解决主要矛盾。如脾虚泻,大便时好时坏,面色苍黄无泽,体瘦乏力等,可选补脾土为主穴,另可加外劳、逆运内八卦、清四横纹、清大肠(或补)、推上七节骨等为辅穴。这样配合组成加治疗时间,既相辅相成,又可增强疗效,同时又能扶正。

(2) 手法特点:要轻柔相兼,多与成人推拿手法相似,但有些是特有的,还有以复合手法出现(成套的),如按弦走搓摩等。

(3) 处方(复方)的组成:一组完整的处方应由以下要素组成:手法 / 操作形式 / 作用 + 穴位 + 次数 / 时间。如:补脾经 100 次,推三关 3 分钟,退六腑 2 分钟。这组处方中,脾经、三关、六腑为穴位;补为作用,推为手法,退为操作形式;加上各穴位的操作次数或时间,即组成一组处方。需要注意的是,虽然穴位前只有手法、操作形式或作用中的一项,但因为手法、操作形式与作用之间是互相联系的,所以其又隐含了其他两项。如补脾经,其作用为补,手法为推,操作形式为将小儿拇指屈曲向里推。若为清补脾经,则其作用为平补平泻,手法为推,操作形式为将小儿拇指伸直向里、向外来回推。

(4) 处方的时间:前人多用次数计算,现在用分计算,一般速度快慢为 180~250 次 / 分钟;可根据自己的速度折数。一般 1 周岁以内婴儿单穴推 1~2 分钟左右;幼儿 2~3 分钟或根据病情增减。另外,临床上推数只作参考,根据经验如解表穴只要推到(有汗)黏腻感即止,不拘推数或时间。

## 二、常用穴位

### (一) 头部

1. 百会

部位:头顶正中线与两耳尖连线交点处。(解剖部位:在矢状缝中央正对耳郭最高点;神经分布:三叉神经上颌支)

操作:医者用指端按或揉,反复操作,称按或揉百会。

次数:按 3~5 次,揉 20~50 次。

功用:升阳举陷,安神镇惊。

主治:脱肛,脾虚泻,慢性消化不良,遗

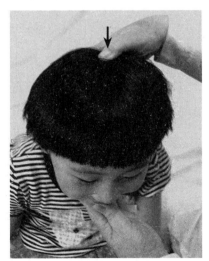

**按百会**

尿,烦躁不安。

临床应用:百会为诸阳之会,按之能升阳举陷,安神镇惊,故常用于虚寒性病证,如脾虚泻、脱肛、遗尿或消化不良、烦躁,但有恶心、呕吐等应慎用。常与补脾、肾、三关、揉丹田等合用。

引文:《幼科铁镜》:"百会由来在顶心,此中一穴管通身,扑前仰后外邪痫……腹痛难紧还泻血,亦将灸法此中寻。"

2. 天门(天庭、印堂、攒竹)

部位:两眉中间。(解剖部位:在两眉头之中点;神经分布:滑车上神经)

操作:拇指按天门穴,或两拇指交替上推至天庭,称开天门(又称推攒竹)。

次数:按3~7次,推30~50次。

功用:发汗解表,祛风散寒,醒神明目。

主治:高热无汗或汗出不畅,头痛,精神萎靡不振,惊悸不安等。

临床应用:高热无汗,或汗出不畅,用按法与拿风池配用效果显著。

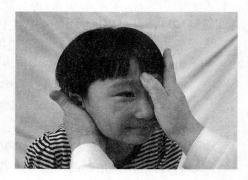

按天门

开天门常用于治疗感冒无汗、头痛、头晕、精神差、惊悸不安。对体虚汗多、佝偻病者慎用,或先用肾顶、继用本穴。

引文:《推拿按摩卷·厘正按摩要术》:"推赞竹法,治外感内伤均宜。医用两大指,春夏蘸水,秋冬蘸葱姜汁和真麻油,由儿眉心,交互往上直推。"

《推拿按摩卷·小儿推拿广意》:"推攒竹。攒竹在天庭下,蘸汤由眉心交互往上直推是也。"

3. 攒竹

部位:在眶上眉端陷中。(解剖部位:在眶上切迹处;神经分布:三叉神经眼支及滑车上神经)(张派用之)

操作:用两拇指掐两穴或用针刺出血。

次数:掐3~5次,或点刺出血。

功用:清脑止头痛。

主治:头痛,头晕。

引文:《实用小儿推拿》:"在眶上眉端陷中,清脑止头痛。"

4. 鱼腰

部位:在眶上眉毛的中央。(解剖部位:在眶上缘中点处;神经分布:眶上神经)

操作:用双手拇指掐之。

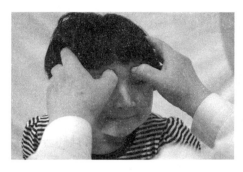
掐攒竹

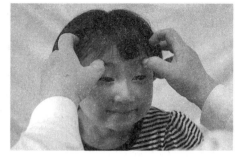
掐鱼腰

次数:掐3~5次。

功用:清脑,止头痛。

主治:头痛,头晕。

引文:《实用小儿推拿》:"眼眶上眉毛中央。"

5. 丝竹空

部位:在眼眶上眉梢外端。(解剖部位:额骨、颧突颞线的后方;神经分布:面神经颧支)

操作:双拇指掐之。

次数:掐3~5次。

功用:清脑止头痛。

主治:头痛。

引文:《实用小儿推拿》:"在眼眶外端……神经分布为颧面神经。"

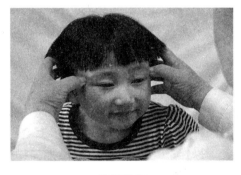
掐丝竹空

6. 坎宫

部位:自眉心起至眉梢成一横线

操作:医者用两拇指自眉心向两侧眉梢做分推,称推坎宫或推眉弓,亦称分头阴阳。

次数:20~30次。

功用:疏风清热,醒神开窍。

主治:感冒,头痛,发热,烦躁,头晕目眩,无汗或汗出不畅。

临床应用:开天门、推坎宫、运太阳、揉耳后高骨为治疗感冒的四大手法,尤其用于成人效果显著。

引文:《推拿按摩卷·小儿推拿广意》:"推坎宫。医用两大指自小儿眉心分过两傍是也。"

《推拿按摩卷·厘正按摩要术》:"推坎宫法。法治外感内伤均宜。医用两手……分推两旁。"

《小儿推拿疗法简编》:"坎宫在眉上一寸,直对瞳子。医者两手对捧患儿之头部,先用拇指掐坎宫一下,再以两拇指顶的侧面自天心向外分推至坎宫,推二十至三十次。"

### 7. 太阳、太阴

部位:眉后陷中。(解剖部位:即翼点,颞窝内,额骨、顶骨、颞骨和蝶骨大翼四骨相交点;神经分布:面神经颞支)

操作:医者用两拇指在穴上推揉,向眼方向运或推为揉运太阳太阴,为补法;向耳方向直推,为泻法。古曰:"如女揉太阴发汗、揉太阳止汗,男反之。"

次数:推、运各30次,揉30~50次。

功用:祛风散寒,明目,醒神开窍,安神镇静。

主治:同四大手法(开天门,推坎宫,运太阳,运耳后高骨)。治感冒,发热,有汗、无汗头痛,目赤痛等。

临床应用:推揉太阳能疏风解表、清热明目止头痛,主要用于外感发热。若外感表实,用泻法;外感表虚,内伤头痛,用补法。

引文:《推拿按摩卷·幼科推拿秘书》:"额角左为太阳、右为太阴。"

《推拿按摩卷·小儿推拿广意》:"运太阳,往耳后方向为泻,往眼方向为补……"

### 8. 山根(山风、二门)

部位:两目内侧,鼻梁低洼处。(解剖部位:鼻骨凹陷处;神经分布:眼神经的额神经分支)

操作:医者用拇指指甲掐,称掐山根。

次数:掐3~5次。

功用:开窍醒神。作望诊用,若山根青,标志伤乳食。

主治:慢惊风,抽搐。

临床应用:掐山根有醒神开窍、醒目定神的作用,对惊风、昏迷、抽搐等症,多与掐人中、老龙、十宣等合用。本穴除治病以外,主要用于望诊。如见山根青筋横截为伤乳食。在这一点上,张汉臣经验丰富,不但能正确诊断伤乳食,且连伤乳食的时间均能说对七八成。

引文:《幼幼集成》:"山根青黑,每多灾异。山根,足阳明胃经所起,大凡小儿脾胃不伤,则山根之脉不现,倘乳食过度,胃气抑郁,则青黑之纹横截于山根之位,必有延绵啾唧,故曰灾异。"

### 9. 延年(年寿)

部位:在鼻梁骨最高点。(解剖部位:鼻脊的最高点;神经分布:面神经颊支)

操作:拇指指甲掐。

次数:掐 2~3 次。

功用:掐天庭至承浆,诸穴合用通经活络,醒神开窍。主要用于望诊,确定是否有继续治疗的价值。

主治:惊风,慢惊风,抽搐。

临床应用:望患儿有无生气,如果患儿垂危,面色青黑,各部位色泽均差,唯有年寿、准头微黄色,此人有土气即有脾气(脾为万物之母)有生机,病可医治。

引文:《推拿按摩卷·幼科推拿秘书》:"……总之,人一身以脾土为主,推脾土以补为主。清之醒人事,补之进饮食,万物土中生,乃一身之根本。治病之要着也。"

10. 人中(水沟)

部位:鼻唇沟上 1/3 与下 2/3 交点。(解剖部位:在上唇人中沟的上 1/3 处;神经分布:三叉神经上颌支)

操作:掐法。

次数:掐 3~5 次。

功用:开窍醒神,治人事不省。

主治:惊风,癫痫,惊厥,抽搐,口噤不语等。

临床应用:能醒神开窍,用于急救,对人事不省、窒息用之有效。多与掐十宣、老龙配用。

引文:《推拿按摩卷·幼科推拿秘书》:"水沟,在准头下,人中是也。"

注:本穴手掐时,向鼻孔方向用力推掐,效强。

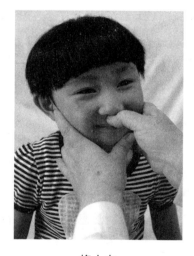

掐人中

11. 承浆

部位:在颐前唇下之陷中。(解剖部位:下颌骨之下颌体的正中,颌隆凸正上方,两侧颌孔连线之中点;神经分布:三叉神经之下牙槽神经)

操作:用拇指指甲掐,或用拇指螺纹面揉,称掐揉承浆。

次数:掐 3~5 次,揉 20~30 次。

功用:安神镇惊,开窍还阳。望诊用,青主惊,黑主抽搐,黄主呕吐。

主治:惊风抽搐,牙疳面肿,口眼歪斜,暴哑不语,中暑等症。

临床应用

(1)承浆有升阳提神的作用,治疗昏厥、惊风抽搐、面肿;配合谷、地仓、颊车,可治口角歪斜、暴哑不语等。

(2) 作望诊用。

引文:《医宗金鉴》:"……承浆青惊黄呕吐,黑主抽搐病缠绵。"

《推拿按摩卷·幼科推拿秘书》:"承浆(在人中下地角)。"

## 12. 掐天庭至承浆

部位:从天庭至承浆包括:

(1) 天庭(神庭、大天心、天门、三门、额天心):在额上入前发际 0.5 寸或额正中。

(2) 眉心:在两眉连线的中点,即印堂。

(3) 山根(山风、二门):两内眼角之中点。

(4) 延年(年寿):在鼻梁骨最高点。

(5) 鼻准(准头、素髎):鼻头正中。

(6) 人中(水沟):鼻唇沟上 1/3 与下 2/3 交界处。

(7) 承浆:下唇沟下陷中(在下颌部位,颐前唇下凹陷中)

操作:从上往下每个穴掐 2~3 次为 1 次治疗。

功用:安神镇静,疏通经络,开窍醒神,沟通任督二脉。

临床应用:一般用于急、慢惊风,尤其是慢惊风。平时每天用 1~2 次,有显效。

## 13. 耳后高骨

部位:耳后高骨微下陷中。(解剖部位:耳后,乳突后缘与发际交界处;神经分布:脊神经颈丛的分支)

操作:医者用两拇指扶小儿头,其余四指揉(以中、食指为主)掐运之。

次数:30~50 次,掐 3~5 次。

功用:清热息风,镇惊安神。

主治:头痛(尤其偏头痛),惊风抽搐,烦躁不安,感冒痰多。

临床应用:耳后高骨能治感冒,主要与开天门、推坎宫、运太阳配用,或再加推揉大椎,能安神镇惊(耳后高骨属肝)治神昏烦躁等。

引文:《推拿按摩卷·小儿推拿广意》:"运耳后高骨。医用两手中无名指揉儿耳后高骨二十四下毕,掐三十。"

## 14. 风池

部位:项部枕骨下两大筋外侧的凹陷处。(解剖部位:在项部胸锁乳突肌与斜方肌上端之间的凹陷处;神经分布:枕大神经)

操作:左手扶小儿头,右手拇、食两

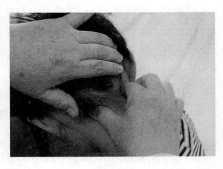

拿风池

指按揉或二指对拿称按、揉风池或拿风池。

次数：按揉 20~30 次，拿 1~3 次。

功用：发汗解表，祛风明目、止头痛。

主治：感冒无汗，头痛，发热，目眩，颈项强痛。

临床应用：常用拿风池，解表发汗，多用于实热证、汗不出者。左手扶小儿前额，右手先在穴上按揉几次，继快速顶拿 1~2 次，汗即出，头汗出得快，有的身汗不多，再揉小天心、乙窝风，揉到手稍似有微汗出即停。感冒见汗即收，以免汗多伤津。如前头痛，可加掐攒竹、鱼腰、丝竹空、揉太阳；后头及项强痛，大把抓拿两大筋而拿放 2~3 次，一般指风寒性，见汗即收。

引文：《中国小儿推拿学》："风池：后发际（颈项上部）两侧凹陷处……作用发汗解表，祛风明目。"

15. 天柱骨

部位：在项后第 1 椎上入发际 1 寸处（即风府至大椎成一直线），或从后发际到大椎成一条直线。（解剖部位：第 1~7 颈椎的棘突上成一直线；神经分布：颈神经后支）。

操作：医者左手扶小儿前额，右手拇指或食中二指并拢，用指面从风府向下推至大椎，称推天柱骨，又称推天柱，或用刮痧法称刮天柱。

次数：100~800 次，独穴用需推 8 分钟，刮至皮下出紫痧为度。

功用：降逆止呕，清热止痛。

主治：头痛，项强痛，发热呕吐。

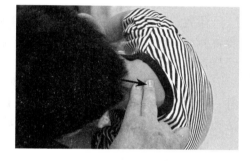

推天柱骨

临床应用：推法和刮痧法。推法常用于祛风散寒，尤其降逆止呕，一般与板门、逆运内八卦配用。但独穴用效果也显著，一般需推 8 分钟以上。发热、颈项强痛，常与拿风池，大把抓拿，提颈项大筋合用。中暑者，用刮痧板蘸清水或肥皂水刮痧，或食中二指屈曲提扯，使局部皮下组织呈红紫或黑紫为度。

引文：《推拿按摩卷·幼科推拿秘书》："天柱即颈骨也。"

16. 桥弓

部位：在颈两侧，沿胸锁乳突肌

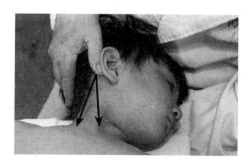

推桥弓

成一条线。(解剖部位:在颈动脉窦的体表投影位置,在胸锁乳突肌内侧 2cm 平第 3、4 颈椎处;神经分布:脊神经颈丛的分支)

操作:用拇指或食、中、无名指揉;用拇、食两指提拿,或用食、中、无名三指摩。

次数:揉 200~300 次,提 5~10 次,摩 100~200 次。

功用:舒筋活血,化瘀,通经活络,软坚化瘀。

主治:斜颈,项强,高血压(成人)。

临床应用:常用揉、按、捏、拿、摩、拉、转等手法治疗斜颈。常用摩桥弓,能行气活血;提拿能软坚化瘀;揉、按可通经活络,化瘀散结;拉、转可舒筋延长肌腱而达到治疗的目的。

引文:《推拿学》(1983 年版):"小儿斜颈的治疗,治则以活血化瘀,软坚消肿,局部为主……"

## (二) 上肢部

### 17. 脾土(脾经)

位置:拇指末节桡侧缘或螺纹面。(解剖部位:为拇指基节指骨及末节指骨桡侧缘;神经分布:正中神经的指掌侧总神经桡神经浅支)

操作:推法。将小儿拇指屈曲,向心推为补;拇指伸直,来回推为平补平泻,又称清补法;直指掌面从指根推向指尖,称为泻脾。

时间:2~10 分钟。

功用:脾为后天之本,补之补虚扶弱,补血生肌,健脾胃、进饮食、化痰涎,助消化、止泻痢等;清补可清利湿热,消食化积、除痹痛,清之省人事;泻脾经可泻脾热,泻火,除烦止咳喘。

主治:体虚、面黄肌瘦、精神萎靡,食欲不振、呕吐、泄泻、伤乳食、便秘、黄疸、湿痰咳喘及斑、疹、痧隐而不透者,以及肌软无力。

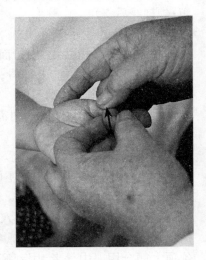

推脾土

临床应用:

(1) 补法:能补脾和气血,多用于脾胃虚弱而引起的气血不足、面黄肌瘦、食欲不振、消化不良等,以补脾土为主。可配三关、逆运内八卦、四横纹、大肠、捏脊等。

(2) 清脾:昏迷不醒用之,能清利湿热、化痰涎。凡湿热熏蒸、皮肤发黄、身热不畅等以清脾土为主,多与小天心、逆运内八卦、清天河、清肺、利小肠配用。

(3) 清补脾经:和胃消食,进饮食,用于伤乳食,脾胃不和而引起胃脘积滞,嗳气吞酸、呕吐、腹泻、腹胀等症,以清补脾为主,与清板门、逆运内八卦、清四横纹、分腹阴阳、点中脘、点天枢等配用。脾土临床以补为主,其次清补,泻法很少用,体强、实、壮热者可用之,且不可多用。

补脾用在助疹痘透发时,手法宜快速有力,取补中有泻之意。

(4) 培土生金:可补益肺气,以补脾经为主,配小天心、小横纹、逆运内八卦。

临床配穴:

1) 补脾配三关、小天心,可助气和血,通经活络,促进疹痘的透发,调治面色变黄红。

2) 补脾、三关、拿列缺可引热下行,改变下肢皮温及肌肉萎缩。

3) 补脾、三关、补肾可增强下肢肌肉发育及骨力。

4) 补脾、揉乙窝风可健脾、温中和胃,进饮食,除湿痰、湿泻;除痹痛、腹痛。

5) 补脾、大肠可治疗一切泄泻(止泻)。

6) 补脾、补肾、逆运内八卦可助肾阳,治疗肾虚泻效果显著。如加外劳宫可改变大便色绿、黏,五谷不化等。

7) 补脾配小天心、小横纹、逆运内八卦,治疗肺气虚、咳喘等症。

8) 清或泻脾、小天心可清热利湿、化痰,用于湿热熏蒸,皮肤发黄,身热不畅,恶心热吐、热泻、下痢等。

9) 清脾、天河水可利尿。

10) 清补脾、清板门、逆运内八卦、清四横纹(即运脾法)可清热利湿、消积、消胀、进饮食,消腹满,治大便不利。

引文:《实用小儿推拿》:"近年来,我们曾分别研究了推拿补脾穴对正常人体胃液分泌的影响、推拿补脾穴对正常人体胃运动的影响以及推拿正常人体补脾穴对蛋白质和淀粉消化能力的影响。根据生理实验的结果,初步证明:推补脾土穴对胃液酸度的分泌有较明显的增加,而且对胃运动及蛋白质的消化均有明显的促进作用,从而证明了推拿补脾土穴能够促进饮食的理论是正确的。其理论机制可能就在于胃酸分泌、胃运动、胃蛋白酶三者的增加而实现的。"

《推拿按摩卷·幼科推拿秘书》:"脾土,在大拇指上罗纹,男左旋,女右旋。而程公权云:不如屈小儿大指内推为补,直指外推为清。盖因小儿虚弱,乳食少进,必推此有效。至痰食诸症,又必先泻后补。总之,人一身以脾土为主,推脾土以补为主。清之醒人事,补之进饮食,万物土中生,乃一身之根本。治病之要着也。"

《按摩经》:"掐脾土,屈指左转为补,直推之为泻,饮食不进,人瘦弱,肚起青筋,面黄,四肢无力用之。"

《幼科铁镜》:"大指面属脾……曲者旋也,手指正面旋推为补,直推至指甲为泻……""大指脾面旋推,味似人参白术,泻之则为灶土石膏"。

《实用小儿推拿》:"将小儿拇指屈曲,向里为补;将小儿拇指伸直,向里、向外来回推为平补平泻(又称清法)。"

18. 肝木(肝经)

位置:食指末节掌面。(解剖部位:在食指第3节即末节的掌面;神经分布:正中神经的指掌侧固有神经)

操作:用推法(泻法)。左手固定小儿食指,使掌面向上,右手食、中指面或拇指面自小儿食指末节横纹推向指尖为泻法,又称平肝。本穴不用补法。如肝虚应补时,则以补肾穴代之。肾为肝之母,补肾即为补肝。如肝实者或不用本穴,可泻心火或清天河水代之,肝为心之母,实者泻其子。

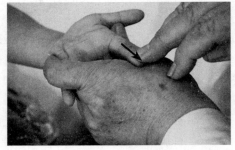

推肝木

时间:0.5~2分钟。

功用:开郁除烦,平肝泻火。

主治:惊风,目赤,烦躁不安,五心烦热,口苦咽干,头晕头痛,耳鸣等。

临床应用:一般用清法泻肝胆之火,解郁除烦;治惊风抽搐、烦躁不安、五心烦热等,以清肝经为主,多与清心经、揉小天心、补肾合用。肝虚应补时,用补肾水穴,为滋肾养肝法。前人曰:肝则以清为补之说。

配穴:

(1) 平肝配清肺为抑木保土,治疗咳喘。

(2) 平肝、小天心有镇静、镇惊作用,治疗惊风、烦躁不安、夜卧不宁,以及泻肝胆之火,治疗口苦咽干、五心烦热等。

引文:《推拿按摩卷·厘正按摩要术》:"推肝木。肝木即食指端,蘸汤,侧推之直入虎口,能和气生血。"

《推拿按摩卷·幼科推拿秘书》:"大拇指下一指,名为食指,属肝。肝气通于目,络联于食指,通于小天心(心经)穴、足太溪(肾经)穴。"

19. 心经

位置:在中指末节掌面。(解剖部位:中指第3节掌面;神经分布:正中神经的指掌面固有神经)

操作:推法。由中指掌面末节横纹起推向指尖称清法;反之由指尖推向末节横纹或螺纹面旋推为补法。

时间:1~3分。

功用:清热退心火,补益心血,养心安神。

主治:五心烦热,口舌生疮,小便短赤,惊惕不安,心血不足,汗出无神,目眦红赤等。

临床应用:

(1)用清法能清热泻火,用于心火旺引起的高热、神昏、口舌生疮,小便短赤等,以清心为主,多与退六腑、

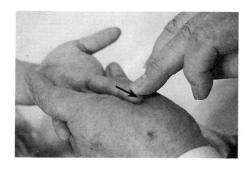

推心经

清天河水、水底捞明月、利小肠合用。清心经临床多以利小肠、清天河代之。

(2)用于气血虚、心烦不安、睡卧露睛等以清心经为主,多与补脾、二马合用;本穴多用清法,不用补法,须补可在清后加补,补多恐动心火。有的书上讲一定不能用补,甚至清都不用,直接用清天河水或利小肠代之。

配穴:

(1)心主神明之所出,不宜无故扰动,因而不宜妄补,欲补可先清后补,但要少用,或用清补法。一般清心经均用天河水、利小肠代之。

(2)小儿发热时并见两腮色赤尤甚,为火来炼金,定有剧咳发作,应采取泻法,推1~2次后,多见色赤减轻或消退,咳嗽亦缓解。但患结核症,两腮色赤,用之无效。

引文:《按摩经》:"掐心经,二掐劳宫,推上三关,发热出汗用之。如汗不来,再将二扇门揉之、掐之,手心微汗出,乃止。"

20. 肺金(肺经)

位置:在无名指掌面。(解剖部位:在无名指1~3节掌面;神经分布:正中神经的指掌固有神经、尺神经的指掌侧神经)

操作:推法。自无名指掌面指根推向指尖称清肺经;从指尖推向指根称补肺经。

时间:1~5分钟。

功用:补益肺气,清泻肺热,止咳化痰,利咽通便。

主治:感冒咳嗽,气喘痰鸣,自汗盗汗,脱肛,遗尿,便结。

临床应用:手法上应注意。

(1)清法:清肺泻热,化痰止咳;用于肺热痰喘、痰鸣便结等以清肺为

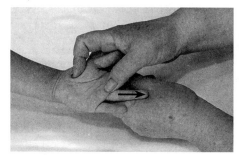

清肺经

主,配脾、三关、天河水、六腑、逆运内八卦、膻中、按弦走搓摩等。虚寒证、脾虚泻慎用。

(2) 补法:能补益肺气;用于肺气虚损、咳嗽气喘、自汗盗汗、畏寒等症以补肺为主,与脾、三关、外劳宫、肾、二马等合用。

临床上,肺经多用清法或平补平泻,因肺主气,为空脏,一般不用补,以防喘之。但确属虚证、重证可补(少用几次),改为培土生金法较安全。

配穴:

(1) 肺金配小天心、小横纹、四横纹、逆运内八卦、补脾,可宣肺止咳化痰、利气利膈,用于咳喘、呼吸不畅等。

(2) 肺金、黄蜂入洞可清肺胃之热,通鼻息、鼻塞,治上感发热、口腔炎及口鼻干燥等。

(3) 肺金、退六腑可行气通滞、润燥通便,治里急后重;高血压及头痛、头晕,上穴加揉膊阳池等。

(4) 肺金、六腑可清热凉血、消肿,治疗牙龈红肿(尤其下牙龈)、毒疮、疖肿(未化脓前有效)。

注:平肝清肺临床用清法时可两穴一起用。

引文:《推拿按摩卷·厘正按摩要术》:"无名指端三节包络。"

《中国推拿》引《推拿三字经》:"肺经正穴在无名指端,自根至梢,可清不可补,呼之则虚,吸之则满矣。"

21. 肾水(肾经)

位置:在小指掌面,从指尖到指根。(解剖部位:在小指第1~3节掌面;神经分布:尺神经的指掌神经)

操作:用推法。本穴主要用补法,即从指尖推向指根,向心推为补。本穴推法不一,多数向心为补,有的反之;位置有的到阴池,有的在小指的尺侧到后溪止。方向离心或向心,尚待统一。

时间:1~10分钟,阴虚、脑发育不全者可独穴用20分钟。

功用:补肾益脑,益气助神,纳气定喘,温固下元,止虚火,清热利尿,强筋壮骨。

主治:先天不足,久病体虚,肾虚久泻,遗尿,尿频,五更泄,惊风,癫痫,婴儿瘫后遗症,骨软无力、五迟五软等。

临床应用:

(1) 用补法,能滋肾壮阳、强筋壮

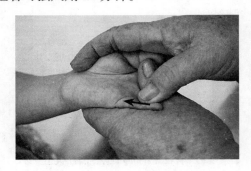

补肾水

骨,用于先后天不足,久病体虚、肾虚久泻。纳气定喘,止虚火,多与二马、清板门、小天心配用;清利湿热,治小便短赤、水泻,与小天心、利小肠、清天河水、清补脾合用。

(2) 肾为肝之母,有滋阴养肝作用,临床有肝病,若补肝用肾代之。如见面青先补肾,已成为本派系的治则规律,确有效。

(3) 肾水不宜清,需清用小肠、清天河水代之。(《厘正按摩要术》《三字经》《实用小儿推拿》认为肾有命门之火,不能清泻)

(4) 临床脑发育不全者,骨软无力、佝偻病等,可长期坚持推,有效。

临床配穴:

(1) 补肾配清板门,有滋阴清热作用。常用于感冒邪已入里(3 天以上),先滋阴清热,尤其朝轻暮重或阴虚内热、手足心热的效果显著。

(2) 肾、二马有滋阴潜阳之功(临床补肾相当于六味地黄丸,二马相当于八味地黄丸,二者合用加强补肾的作用),又能生津止渴,用于持续高热不退、小便短赤、皮肤干瘪、唇燥裂、喜饮等。

(3) 肾、列缺、膊阳池有滋阴降逆之功,降压止抽,止头痛、头晕。

(4) 肾、天河水助肾阴,泻心火清热,除烦躁不安,止惊抽,治夜卧不宁、口舌生疮、小便短赤、水泻等。

(5) 肾、利小肠、天河水可清热利尿,消口疮,治口舌生疮、小便短少黄赤、水泻等。

(6) 肾、补脾可助脾阳,治疗脾肾阳虚证,如形体消瘦、少食懒言、四肢不温、舌淡苔白、脉无力等。

引文:《推拿按摩卷·幼科推拿秘书》:"推肾水……里推为补,外推为清。清者,因小儿小水赤黄;补者,因肾水虚弱。清退脏腑热,补因小便短少。"

《按摩经》:"掐肾经,二掐小横纹,退六腑。治大便不通,小便赤色涩滞,肚作膨胀,气急,人事昏迷,粪黄者,退凉用之。"

《推拿按摩卷·小儿推拿广意》:"肾水,推之退脏腑之热,清小便之赤,如小便短又宜补之。"

《小儿推拿学》:"……临床上肾经一般多用补法,需要清时,也多宜清小肠代之。"

《幼科铁镜》:"肾水小指与后溪,推上为清下补之,小便闭赤清之妙,肾虚便少补为宜,小指正面属肾水。"

22. 小天心(鱼际交)

位置:在掌根大小鱼际交接之凹陷中。(解剖部位:在腕骨头状骨部的掌侧;神经分布:正中神经掌侧皮支)

操作:掐、揉、捣。

（1）掐揉：用拇指指甲掐，继而揉之，或单用揉法（多用揉法）。

（2）捣法：食指或中指屈曲，用指尖或指间关节捣，多用指间关节捣。

时间：揉之可 1~10 分钟，捣 20~50 次，掐 3~5 次。

功用：通窍散瘀，畅通经络，安神镇惊，清热明目，利尿，矫正筋脉的拘急或偏胜。

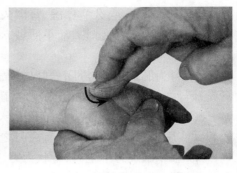

揉小天心

主治：感冒，发热，神昏，烦躁不安，惊风抽搐，失眠，一切眼疾，小便短赤或不利，疮疖，疹痘欲出不透，解颅，矫正畸形，夜游症等。

临床应用：该穴为小儿推拿常用穴之一（在本派系用穴频次中排第 3 位），且治疗范围、作用广并可独穴使用，如通窍散瘀结，畅通全身经络，安神定惊、镇静，清热明目、利尿，矫正筋脉的拘急或偏胜。

独穴用 10~15 分钟可以入睡。本穴性寒，为清心安神要穴，用于心经热，可清热利尿，与天河水、利小肠合用；用于惊风、镇静、夜寐不安，与分阴阳、清天河水、补肾、二马合用。若惊风出现视力不正或本有视力不正，宜用捣法，向矫正方向捣。若治外感，与解表清热术组配用。

临床配穴：

（1）小天心配分阴阳、补肾、大清天河水，可镇静定惊，治疗烦躁不安、惊风抽搐、夜眠不宁、惊哭惊叫、夜游症等效果显著。

（2）小天心、乙窝风可透表发汗，治疗感冒、小儿硬皮症等。

（3）小天心、二马、大清天河水可清热泻火，引火归原，醒神行气，散结，利尿，治疗尿频、尿急、尿痛等。

（4）小天心、补脾、三关可助气和血，治疗疹痘不出，或欲出不透，或随出随落，四肢发冷，面色不正。

（5）小天心、肾顶可镇静收敛，固表止汗，治疗自汗、盗汗，对解颅有一定疗效。

（6）小天心、六腑对恶疮、毒疖初起，推 1~3 次可消落；如疮疖出头、已化脓、待溃破，加补脾、三关可加速溃破。

（7）小天心加补肾、补脾，治疗下肢痿软无力及下肢畸形等。

（8）小天心用捣法可治视物不正或面瘫，向矫正方向捣之。

（9）小天心、补脾、三关、补肾等穴可根据病情矫正机体的偏胜或拘急，加搓、摇、擦等手法在肢体的内外侧下功夫。

体会:小天心穴在临床上一般用揉法。揉法胜于捣法,但用于视物不正或面瘫时捣法优于揉法。

引文:《按摩经》:"掐小天心,天吊惊风,眼翻白偏左右,及肾水不通用之。""小天心能生肾水,肾水虚少须用意。"

《幼科铁镜》:"儿眼翻上者,将大指甲在小天心向掌心下掐即平;儿眼翻下者,将大指甲在小天心向总筋上掐即平。"

《推拿按摩卷·厘正按摩要术》:"掐大横纹,大横纹即总心经,小天心在掌根处,为诸经之祖。按摩经又称总位。"

23. 分阴阳

位置:在掌根小天心的两侧大小鱼际上,拇指侧(大鱼际)为阳池,小指侧(小鱼际)为阴池。(解剖部位:阳池在第1掌骨根处,神经分布为正中神经;阴池在第5掌骨近根处豆骨附近,神经分布为尺神经)

操作:令小儿掌心向上,医者用双手握小儿大小鱼际,从小天心向两侧分推称分阴阳,一般阴阳症不是很明显可平分;如阳证、实证即分阴池重,反之阳池重,以调之。

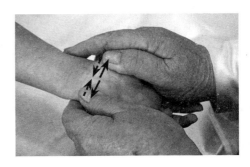

分(合)阴阳

时间:1~2分钟。

功用:分利气血,平衡阴阳,调和脏腑。

主治:寒热往来,腹泻,呕吐,食积不化,身热不退,烦躁不安,惊风抽搐,痰涎壅盛,痢疾等。

临床应用:分阴阳能平衡阴阳,调和气血,消积化滞;用于阴阳不调、气血不和所致寒热往来、烦躁不安、腹胀、泄泻、赤白痢等,均以分阴阳为主。阳证分阴重,阴证分阳重,至于是否首选则取决定于病情,如赤白痢即大便内红多白少,为阳证,应首选分阴阳且要阴重,反之,白多红少为阴证,应调阳,即阳重,方能达到阴阳平衡。如阴阳症状不是太明显,平分即可。

临床配穴:

(1)分阴阳配小天心、乙窝风、补肾、板门、清天河水或水底捞明月,可解表退热治疗感冒。

(2)分阴阳、小天心、补肾、大清天河水可镇静镇惊。

(3)分阴阳、清补脾、清板门、逆运内八卦、清四横纹、外劳宫、清大肠、利小肠治疗腹泻,腹胀;大便干结,上穴去外劳宫,加分腹阴阳、点中脘、点天枢、摩腹。

(4)分阴阳(阳重)、清补脾、清板门、中指揉乙窝风、揉外劳、逆运内八卦、清大肠、清天河水可治疗肠炎,如寒痢(白痢)加推上三关。

分阴阳(阴重)、小天心、补肾、清补脾、清板门、逆运内八卦、清四横纹、泻大肠、清天河水治赤痢。(第1、2天要泻大肠,以后改为清大肠,逐渐改为清补大肠,补大肠巩固几次即愈)

总之,疾病过程中有发热及高热者,应退热为先。治疗过程中要经常查大便常规以观疗效。

引文:《按摩经》:"分阴阳,止泻泄痢疾,遍身寒热往来,肚膨呕逆用之。""……分利气血。和阴阳:从两下合之。理气血用之。"

《推拿妙诀》:"肚响是虚气,分阴阳、推脾土为主……四肢掣跳,寒热不均,掐五指节、分阴阳为主……头偏左右有风,分阴阳、擦五指节为主。"

《推拿按摩卷·幼科推拿秘书》:"阴阳者,手掌下,右阴池穴,左阳池穴也。其穴曲小儿四指拳过处,即坎宫小天心处。以我两大拇指,从小天心处两分推之……推此穴不特能和气血。凡一切膨胀泄泻,如五脏六腑有虚,或大小便不通,或惊风痰喘等疾,皆可治之。至于乍寒乍热尤为对症。""手法同异多寡宜忌辨明秘旨歌……阴阳各别见天工,除此俱该同用,急惊推拿宜泻……"

《推拿按摩卷·小儿推拿广意》:"分阴阳,除寒热泄泻。"

24. 合阴阳

位置:同分阴阳。

操作:医者用两手拇指从阳池、阴池两侧向小天心方向合推,称为合阴阳。

时间:1~3分钟。

功用:理气血,行痰散结。

主治:痰涎壅盛,痰结咳喘。

临床应用:合阴阳的主要功能是行痰散结;多用于痰涎壅盛、胸闷气喘等,多以合阴阳为主。

临床配穴:合阴阳配补肾(或掐小指正面第1节横纹)、清天河水、清肺、清补脾经、揉小横纹、逆运内八卦、清四横纹、掐揉丰隆,治疗痰涎壅盛、痰结咳喘。

引文:《推拿按摩卷·幼科推拿秘书》:"合者,以我两大指从阴阳处合来。盖因痰涎涌甚,先掐肾经取热(当作凉),然后合阴阳,照天河极力推去,而痰即散也。"

25. 板门

位置:在拇指下,手掌桡侧赤白肉际。(解剖部位:在第1掌骨中点的桡侧手掌侧皮肤及手背侧皮肤交界处;神经分布:正中神经)

操作:推法(来回推)。医者左手拿小儿左手使大鱼际暴露,用右拇指桡侧缘由拇指根横纹推至掌横纹处,有止吐的作用;由掌根横纹处,推至拇指根横纹处,有催吐、止泻作用,临床多用清法。另用大拇指在板门穴上做揉法称揉板门(揉之位置为艮宫),其作用主要是健脾和胃,除胀满,通上下之气,用于乳食停积、食欲不振、嗳气腹胀等。

时间:2~15分钟。

功用:清热凉膈,止血除烦,又能升清降浊,健脾和胃,消食化积。

主治:清胃热,除口臭,止呕吐,泄泻,退热除烦,疹痘潮热不退,鼻衄,鼻腔炎等。

临床应用:主要作用是清热凉血、凉膈热(大小热、虚实热),清胃热除口臭,止吐止泻,多与消化系统穴配用;疹痘不出、疹出不顺,与补脾、三关配用;鼻衄、鼻腔炎,与合谷、少商、大椎等合用;齿龈红肿,与六腑等配用;地图舌,光面舌,总之有苔、无苔(反映有无胃气),与逆运内八卦、清四横纹等配用;阴亏,多与补肾、二马、分阴阳等配用。本穴临床上绝大多数用清法。

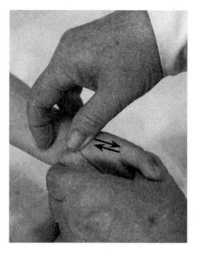

清板门

临床配穴:

(1) 板门配六腑,治牙龈红肿、溃烂。

(2) 板门配逆运内八卦、补脾,可调节脾胃的功能状态,治呕吐、食欲下降。

(3) 板门配小天心、乙窝风、补肾、分阴阳、大清天河水,可治感冒。

(4) 板门配补脾,可调节脾胃功能,增进饮食。

(5) 板门配补肾,滋阴清热,治阴虚内热、手足心热、下午低热等。

引文:《按摩经》:"揉板门,除气促气攻,气吼气痛,呕胀用之。""推横门向板门,止呕吐;板门推向横门,止泻。如喉中响,大指掐之。"

《推拿按摩卷·小儿推拿广意》:"板门穴,揉之除气吼肚胀。""板门专治气促攻,小肠诸气快如风。"

26. 内劳宫(内劳)

位置:在掌心中央。(解剖部位:在手掌中央处;神经分布:正中神经)

操作:点法,运法。

(1) 以中指端点在患儿掌中央处,微用力后迅速拂起,称点内劳宫。

(2) 在内劳处滴1~2滴水,医者用拇指面运之称运内劳宫,或将水(1~2滴)滴入内劳宫,用口吹向曲泽,称引水上天河。

次数:点5~10次,运50~100次。

功用:泻心火,除烦躁,息风凉血。

主治:一切实热证皆可用之,如高热、口渴、惊抽、口疮、小便短赤等。

临床应用:本穴属心包经,为清热除烦的要穴。适用于高热、烦躁、口舌生疮等,多与小天心、利小肠、清天河水等配用。如前人在手心滴1~2滴水,用口吹至曲泽,则清热力更强。

引文:《按摩经》:"揉劳宫,动心中之火热,发汗用之,不可轻动。"

《推拿按摩卷·小儿推拿广意》:"内劳宫,属火,揉之发汗。"

27. 内八卦(手掌八卦、内八方、八卦) 八卦是环绕掌心周围8个穴位的总称。

位置:在掌心内。取法:以内劳宫作圆心,从内劳宫到中指根横纹的2/3与1/3交界处,为半径画圆,八卦就在此圆上。中指根下为"离",北为"坎",东为"震",西为"兑",西北为"乾",东北为"艮",东南为"巽",西南为"坤",称为八方,又称八宫。

操作:

(1) 医者以左手托小儿左手,掌心向上,用右手拇指外侧缘推运,运法中有顺逆之分。顺时针方向为顺运,由乾宫起,经坎、艮、震、巽、离、坤、兑为止,有提升作用,为补法,能促儿呕吐;逆时针方向为逆运,由兑宫起,经坤、离、巽、震、艮、坎、乾止,使气下降,为泻法,以治恶心、呕吐等症。运到离宫时,要轻浮而过或左拇指盖浮离宫,因离宫属心,恐动心火无益。

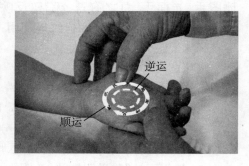

顺(逆)运内八卦

(2) 食、中二指并拢用指面或用拇指面推运。

时间:1~4分钟。

功用:开胸化痰、理气利膈,行滞消食,降逆平喘、止咳化痰、止吐止泻,平衡阴阳、清热发汗。

主治:咳嗽,气喘,胸闷,呕吐,泄泻,腹胀,食欲不振,恶寒,发热,惊悸不安等。

临床应用:

(1) 顺运内八卦,性平和,使气上逆,能促使呕吐。患儿误食不洁的饮食或有毒物品须催吐的,新生儿吞咽羊水、秽物或多乳,与小天心、清板门、清四横纹、勾天突合用;中气下陷脱肛,顺运以敛中气,与补脾、补肾、外劳、推大肠、按揉百会、推龟尾、点刺神阙等合用。

(2) 逆运内八卦能降逆平喘,止咳化痰、利气利膈,多与清肺、清补脾、揉小横纹、清四横纹、合阴阳、揉丰隆、分推膻中、按弦走搓摩等合用;消化系统疾患,如食欲下降、呕吐、泄泻、腹痛、腹胀,多与清补脾、清板门、清四横纹、掐揉足三里、分腹阴阳、点中脘、天枢、摩腹、背部俞穴配用,效显。

(3)分运八卦多用顺运、逆运、掐等。临床本派用得不多,古人介绍不少(但3种做法绝大多数均推左手),可参照《中国医学百科全书·推拿学》。

临床配穴:

(1)逆运内八卦配清四横纹、合谷,可和中健胃、消食化积,治呕吐、食欲不振。

(2)逆运内八卦配补脾、乙窝风(中指揉),可温中助消化,治全身痹痛、脾胃虚寒证。

(3)逆运内八卦配小天心、小横纹、清四横纹、清肺、清补脾、膻中、按弦走搓摩,可开胸化痰,治咳喘、张口抬肩、腹胀、便秘等。

(4)顺运内八卦配勾天突、清四横纹、剑突推向天突,可催吐,如新生儿吞噬羊水或多食或误食不洁、有毒食物(在胃中时)用之。

引文:《中国医学百科全书·推拿学》:"八卦……因为离宫属心火,推运离宫恐动心火。自乾宫起顺时针方向推运至震宫,重运一次,轻运七次为定魄。自巽宫起,顺时针推运至兑宫,重运一次,轻运七次为安魂。自坤宫起,顺时针方向推运至坎宫,重运一次,轻运七次,能退热。自艮宫起,顺时针方向推运至离宫,重运一次,轻运七次,能发汗。自离宫起,顺时针方向推运至乾宫,重运一次,轻运七次,治咳嗽。若用食指尖自患者的乾宫起,逆时针方向推运,经兑、坤而到坎宫,再复至乾宫,能开胸化痰,除气闷胀满。自坎宫起,逆时针方向推运至艮宫,能治热症,并有止吐作用。自艮宫起,顺时针方向推运至坎宫,可治寒症,且有止泻作用。自离宫掐至乾宫,中间用轻掐法,两头重掐,能化痰,治咳嗽、昏迷、呕吐等症。自乾宫推至兑宫,有开胸化痰的作用;重揉艮宫,治疗患者饮食不入。坎与离之间直推为水火相济之法……"

《实用小儿推拿》(参考资料):"推拿逆运内八卦,对正常人体胃运动的影响,我们进行了观察,根据生理实验结果:逆运内八卦55次中,使胃运动兴奋的与抑制的各占25次,即在胃兴奋时推逆运内八卦,多有趋向抑制现象;相反的,在胃进入抑制或平稳状态时,推逆运内八卦可促进其转入兴奋状态。可以认为,推运逆八卦有调节胃运动的功能。其反应如何,须看当时胃的机能状态而定。"

《中医儿科学》(中医药学高级丛书):"现代研究:青岛医学院生理教研组实验发现,推补脾穴对胃运动有促进作用……还发现,逆运内八卦对胃蠕动具有双向调节作用。"

《按摩经》:"运八卦,除胸肚膨闷,呕逆气吼噫,饮食不进用之。"

28. 小横纹(掌小横纹)

位置:在小指根横纹下,掌横纹上稍高起部。(解剖部位:在第5掌骨小头

的掌面;神经分布:尺神经)

操作:揉法。左手掌扶托小儿左手背,掌心向上,指微背屈,右手中指或拇指揉之。

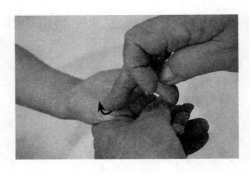

揉小横纹

时间:1~2分钟。

功用:清热散结,宣肺止咳化痰,消肺部炎症,并有疏肝郁的作用。

主治:咳嗽,顿咳,喘息,肺炎,痰壅喘咳,口腔炎,鹅口疮等。

临床应用:小横纹能宣肃肺气(消肺部的炎症),即能退热散结;故临床治疗气管、肺部炎症,常与四横纹、逆运内八卦等配用。善清心、肺之郁热,治肺、气管的炎症引起的喘咳、发热等症。尤其能消湿性啰音,常与揉小天心、清补脾、清肺、逆运内八卦、清四横纹等配用;口舌生疮,与小天心、总筋、清四横纹、大清天河水配用。小横纹还有疏肝郁作用,因此用后可缓解肝区疼痛。

临床配穴:

(1)小横纹配小天心、补脾、清肺、逆运内八卦、四横纹,治感冒后咳嗽或炎性咳喘症等。

(2)小横纹配小天心、清补脾、四横纹、总筋、大清天河水,可治口腔疾患。

(3)小横纹配小天心、清肺、清补脾、补肾、二马、逆运内八卦、四横纹,可治疗咳喘及气管炎的湿性啰音。

(4)小横纹配小天心多揉,可缓解肝区疼痛。

引文:《实用小儿推拿》:"本穴为治疗喘咳主穴,又如患儿口疮疼痛不能吮乳、进食,先揉小天心5分钟,次揉本穴5分钟,可散结热,止口疮痛有效。如肝区痛,揉本穴可见缓解。"

29. 四横纹

位置:在掌面第2~5指根部横纹处,即指与掌的交界处。(解剖部位:掌面第2~5指根部横纹处;神经分布:正中神经、尺神经)

操作:推法、掐法、挑四缝。

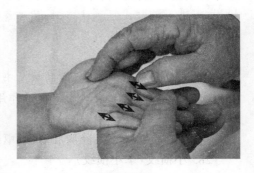

清四横纹

(1)医者用左手拿小儿左手掌心向上,用右拇指桡侧逐个上下(来回)推之或掐之。次数为50次的倍数,根据患儿大小轻重用,每个最多不超

800 次(独穴用)。

(2) 左手托扶小儿左手背暴露穴位,右拇指在 4 个指根横纹处来回推,为 1 次。

次数:推,一般每个穴 50 的倍数;掐,每个 3~5 次。

功用:调中行气,消积消胀,消脏腑热,散瘀结,通调上下焦之气。

主治:腹胀,腹满,消化不良,气血不和,疳积,气喘,口唇破裂,口舌生疮等。

(3) 刺挑四缝法:四缝在两手食、中、无名、小指掌面,第 1 指间关节横纹中央,是经外奇穴。拿法同四横纹,局部消毒后,用右手持采血针对准穴位自食指向小指逐个浅刺即出,即急刺急出。针尖退出后,一般可见黄白黏液从针孔溢出,未见溢出者,可在四缝穴上下轻轻挤压,然后用消毒干棉棒擦出黏液即可。每周刺 1~2 次,重症患儿可隔日 1 次,病情好转后每周 1 次或 2 周 1 次,总共最多不超过 10 次。

注意事项:注意刺时避开小静脉,以防出血。24 小时内避免手部接触污物,防止感染。治疗期间,患儿饮食不宜太甜、太咸,以免影响疗效。

现代研究:对营养不良小儿挑四缝后发现,胃液分泌有明显改善。如针前胃蛋白酶都是降低状态,刺后全部升高。在胃酸方面,刺前水平较高者,针后下降;较低者,针后均升高,这说明针刺对胃液的分秘具有较明显的调节作用。这也是针刺能促进消化吸收的机制所在。对营养不良合并佝偻病刺四缝,发现血清钙、磷均有上升,碱性磷酸酶活性降低,说明刺四缝能促进小儿钙、磷的吸收,从而促进患儿骨骼的生长发育。

本疗法主要用于治疗小儿疳积、厌食、咳嗽、百日咳、咳喘等(5 岁以下小儿),特别是对婴幼儿,效果更佳。(参考《中医儿科学》,汪受传主编)

临床应用:掐四横纹能退热除烦,散郁结;推四横纹能调中行气,消胀和气血。用于痰盛,可与逆运内八卦、清补脾、合阴阳合用;如消化不良、伤乳食、腹胀,可与逆运内八卦、清补脾、清板门、分腹阴阳、点中脘、点天枢、摩腹合用;若各型腹胀满,独穴用,可每个横纹推 800 次;如见营养不良、疳积者,可用采血针或三菱针挑四缝,每周 1 次,重者 2 次,症状好转后逐渐减少次数而渐停止,若能配合捏脊则效果更佳。

临床配穴:

(1) 四横纹配补脾、逆运内八卦,可助消化,通上下焦之气血,止呕吐、腹泻,引热下行。

(2) 四横纹配掐揉足三里,能消腹胀,助运化。

(3) 推或掐四横纹配总筋、小天心、清脾、清天河水等,可治口腔疾患。

引文:《按摩经》:"推四横纹,和上下之气血,人事瘦弱,奶乳不思,手足常掣,头偏左右,肠胃湿热,眼目翻白者用之。""推四横纹,以大指往来推四横纹,能和上下之气。气喘腹痛可用。"

《推拿按摩卷·小儿推拿广意》:"四横纹,掐之退五脏之热,止肚痛,退口眼歪斜。"

《中医儿科学》(中医药学高级丛书,主编汪受传):"刺四缝疗法,是用针点刺四缝穴。四缝穴是经外奇穴,在两手食、中、无名、小指四指掌面第一指间关节横纹中央。具有健脾开胃、解热除烦、止咳化痰、通调百脉的作用,是儿科常用的治疗方法之一。"

### 30. 肾顶

位置:在小指末端处。(解剖部位:在小指第3节掌面的末端;神经分布:尺神经的指掌侧神经)

操作:用揉法。左手虎口夹住小儿小指端,右手中或食指端揉之。

时间:2~10分钟。

功用:收敛元气,固表止汗。

主治:自汗,盗汗,解颅,水疝。

临床应用:本穴为止汗要穴。对自汗、盗汗及汗出不止有良效。

临床配穴:

(1)肾顶配小天心、补脾、推上三关(阳虚),治汗证及水疝。

(2)肾顶、小天心、补肾、二马(阴虚),治自汗及解颅。

引文:《实用小儿推拿》:"在小指末端处,收敛元气,固表止汗。本穴用于自汗、盗汗、汗出不止,疗效显著。"

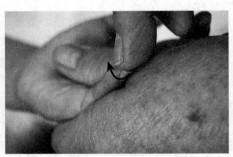

揉肾顶

### 31. 肾纹

位置:在小指掌面第3节横纹处。(解剖部位:在小指第3节指掌面的横纹处;神经分布:尺神经的掌侧神经)

操作:揉法。医者左手虎口夹住患儿小指使掌面向上,右手中或食指端揉之。

时间:2~3分钟。

功用:散瘀结,善能引内热外散。

主治:目赤,鹅口疮,内热外寒,高热手足凉。

临床应用:本穴可散瘀,善引内热、

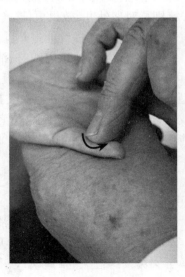

揉肾纹

余热外散,主要用于目赤肿痛,余热未尽所致的身热手足凉,常与小天心、分阴阳、补脾、上三关、退六腑、水底捞明月等合用。

临床配穴:

(1)肾纹配小天心、分阴阳、补脾、上三关、补肾、总筋、小横纹、四横纹、清天河水或水底捞明月,可治疗体虚余热未尽所致的手足冷凉。

(2)肾纹配小天心、小横纹、总筋、清补脾、大清天河水,治口腔疾患。

(3)肾纹配小天心、小横纹、补肾、二马、平肝、大清天河水,可治眼疾。

(4)肾纹配小天心、补脾、上三关、天河水,可通阳解表;疹痘不出或欲出不透、内陷,颜色不正等均可发散,引邪毒外行,手法用泻法。

引文:《实用小儿推拿》:"在小指第三节横纹处……散瘀,善能引内热外散。"

32. 大肠

位置:在食指外侧缘,自指尖到指根,有的书推指尖到虎口。(解剖部位:在食指桡侧缘;神经分布:正中神经指掌侧固有神经)

操作:推法。

(1)医者将小儿食指固定于医者左虎口处(使外侧缘向上),以右拇指外侧缘推之。

(2)医者用拇指与其余四指握小指侧使食指侧暴露,右拇指推之,向指尖方向推为泻,向指根方向推为补,来回推为清或称平补平泻。

(3)由虎口推至指端,可泻肝胆之热。

时间:一般 2~3 分钟。

功用:调理肠道功能,泻肝胆之火。补之则气上升而固肠涩便;清泻使气下降则清理肠腑之湿热;清法又称平补平泻,可和气血,消食导滞。

主治:口糜,赤白痢,泄泻,脱肛,翻肛,肛门红肿,便秘。

临床应用:大肠有调理肠道之功能,临床上水泻或泄泻重者,应先利尿为主,待尿多症状好转后,再改为

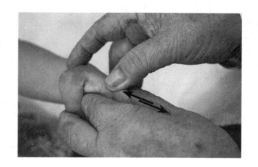

清大肠

清补;水泻应与小天心、利小肠、清大肠、天河水、清补脾配用,症状缓解后改为固肠涩便,与补脾、外劳、清补大肠配用,逐渐改为补大肠为主。

痢疾、发热、里急后重、邪毒壅盛时应用泻法,与分阴阳(阴重)、泻大肠配用;红痢配补肾、清天河水;白痢配上三关。待症状缓解后,改为清补大肠,逐渐改至补大肠,继用之以扶正。

大肠可独穴用,但一定要掌握对症,如虚寒泻或痢疾后期(恢复期)可独穴

用,但热泻应慎重。

临床上,大肠的3种不同用法如下:

(1) 补法:使气上升,可固肠涩便,用于虚寒泻、脱肛等,常与补脾、上三关、补肾、分阴阳、外劳、补大肠或清补大肠合用;寒性肠炎、白痢,用分阴阳(阳重)、推上三关、补大肠等。

(2) 泻法:使气下降,清热、利湿、导滞,退肝胆之火,用于湿热滞留肠道,身热、腹痛、赤白痢。赤痢第1天以清泻大肠、清天河水、分阴阳(阴重)、补肾、清脾、清肺、退六腑、水底捞明月等;第2天将邪毒排出,症状轻后改为清或清补,过几天症状改善后改为补大肠继以扶正。

(3) 清补大肠或补大肠:泻痢将愈,但机体虚实相兼,泻痢好转,多与清补大肠或补大肠、逆运内八卦、四横纹、清板门、清补脾合用。

临床配穴:

(1) 补大肠配补脾、清板门、逆运内八卦、四横纹、外劳宫,治脾虚泻。

(2) 清补大肠配小天心、清补脾、逆运内八卦、四横纹、利小肠、清天河水,治水泻。

(3) 泄大肠配清肺、退六腑、分阴阳(阴重)、清补脾、逆运内八卦、四横纹、清天河水,治疗高热、泄泻、便秘、赤痢等。

(4) 泻大肠配分阴阳、补肾、清补脾、板门、逆运内八卦、四横纹、清天河水,治疗痢疾[红痢加补肾、分阴阳(阴重);白痢加推三关、分阴阳(阳重)]。

(5) 泻大肠配小天心、小横纹、清肺、逆运内八卦、清补脾,治疗气管炎。

(6) 泻大肠配分阴阳(阴重)、小天心、清补脾、逆运内八卦、四横纹,治疗肠炎、热泻。

引文:《按摩经》:"掐大肠侧,倒推入虎口,止水泻痢疾,肚膨胀用之。红痢补肾水,白多推三关。"

《小儿方脉活婴秘旨全书》:"大肠侧推到虎口,止泻止痢断根源。"

《推拿按摩卷·幼科推拿秘书》:"大肠筋在食指外边,络联于虎口,直到食指侧巅。""向外正推泻肝火,左向里推补大肠。""大肠侧推到虎口,止吐止泻断根源。"

33. 小肠

位置:在小指尺侧,由指尖到指根。(解剖部位:小指第1~3节的尺侧缘;神经分布:尺神经的手背支)

操作:推法。

(1) 令小儿指稍向上,医者用左拇指和食、中、无名指捏住小儿小指,右拇指由指根推向指稍,称利小肠。

(2) 令小儿拇指在上、小指在下立掌,医者左拇指及余四指捏拿住小指,使小指外侧暴露,右拇指或余四指指面推之,称利小肠。

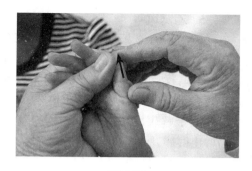

利小肠

时间:1~5 分钟。

功用:分别清浊,利尿等。

主治:水泻、小便少及小便不利等。

临床应用:小肠有分别清浊,利尿的功能。临床常用来治疗小便短少或赤热、不利、泄泻,若心经有热移于小肠,可配天河水、小天心用之;若单纯小便短少、赤,可独穴 10~20 分钟泻小肠。本穴主要治疗小便短少尤其水泻,利小肠后,小便多,泄泻自愈。临床一般配揉小天心、清补脾、清板门、逆运内八卦等。

临床配穴:

(1)利小肠配小天心、清天河水、补肾、清补脾、清板门、逆运内八卦、清四横纹、清大肠,可治疗水泻、热泻。

(2)利小肠配小天心、总筋、大清天河水、清补脾、清四横纹、小横纹,可治疗口舌生疮。

(3)利小肠配小天心、补肾、分阴阳、清天河水、总筋,可清心热,治惊悸不安、口干小便少、大便干结。

引文:《实用小儿推拿》:"本穴治小儿泄泻或中毒性消化不良症最效,不但有通利小便之功,同时尚能分别清浊之能。"

《推拿按摩卷·幼科推拿秘书》:"小肠筋在小拇指外边,络联于神门,直至小指侧巅。"

34. 中冲

位置:在中指尖端近甲缘处。(解剖部位:中指尖近甲缘处;神经分布:正中神经的指掌侧固有神经)

操作:掐法。

次数:3~5 次。

功用:通窍散结、醒神,主要作用于心经。

主治:用于急救。若掐之能出声,可救;若掐后患儿面色虽微红,但不能出声,其症多凶。

临床应用:主要用于醒神开窍,通瘀散结,常与掐人中、十宣、老龙等配用。

引文:《实用小儿推拿》:"本穴为急救时常用穴之一。如掐时患儿能啼哭出声的,面色虽苍白,可救;若掐后患儿面色虽微红,但无啼声的,其证多险。"

35. 乙窝风

位置:手背掌根凹陷处。(解剖部位:在腕关节月骨背侧处;神经分布:正中神经)

操作:揉。以揉为主,但分拇指揉、中指揉。拇指揉:医者用左手扶托小儿左掌,右手拇指螺纹面在穴上左右揉之,常用于解表发汗。中指端揉为利关节,止痹痛、腹痛。

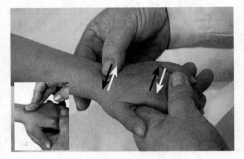

拇、中指揉乙窝风

时间:3~5分钟,可根据病情加减。

功用:发散风寒,宣通表里,温中行气,利关节,止痹痛、一切腹痛。

主治:伤风感冒,腹痛,痹痛等。

临床应用:

(1)常用于伤风感冒(至于选穴见二扇门穴),有关痹痛多与补脾合用,有健脾温中和胃,进饮食,除湿痰、湿泻等作用。

(2)本穴的主要功用是发散、温通表里,又通经络而散寒,故能治风湿性关节炎。

(3)本穴为治疗一切腹痛的要穴,尤其寒性腹痛。治疗腹泻多与外劳宫合用,效果更佳。

临床配穴:

(1)乙窝风配小天心、分阴阳、补肾、清板门、清天河水,可解表清热。

(2)乙窝风(中指揉)配外劳、点中脘、拿肚角、足三里,治腹痛,尤其寒性腹痛。

引文:《按摩经》:"掐一窝风,治肚痛,唇白眼白一哭一死者,除风去热。"

《推拿按摩卷·幼科推拿秘书》:"一窝风,在大陵下些。掐此能止肚痛,或久病慢惊皆可。"

《推拿按摩卷·小儿推拿秘旨》:"一窝风:在掌根尽处腕中。治肚痛极效,急慢惊风。又,一窝风掐住中指尖,主泻。"

《推拿妙诀》"汗法:遇小儿作寒作热,或鼻流清涕,或昏闷,一应急慢惊风等症,用葱姜汤,医以右大指面醮汤,于鼻两孔著实擦洗数十次,谓之洗井灶,以通其脏腑之气。随用两大指俱醮汤,擦鼻两边数十下。随由鼻梁、山根推上印堂数十下。推法……又有揉一窝风,揉内劳宫,掐二人上马……照病症推拿时用之,皆取汗之法也,风寒之症得出汗即减大半矣,盖面部气通脏腑。此取汗诸法,不拘何症,但有病俱须用之,真除病之通术也……"

《推拿按摩卷·小儿推拿广意》:"一窝风,掐之止肚疼,发汗祛风热。"

36. 外劳宫

位置:在手背中央与内劳宫相对处。(解剖部位:在手背正中,第 3 掌骨中部;神经分布:桡神经浅支与尺神经手背支)

操作:掐或揉。以拇指指甲掐或用中指端揉之。

时间:掐 3~5 次,揉 2~3 分钟。

功用:温阳散寒,温固下元,升阳举陷。

主治:完谷不化,肠鸣作泻,寒痢腹痛,大便色青绿或黏、色白、泄泻(尤其寒泻效显),疝气,脱肛等。

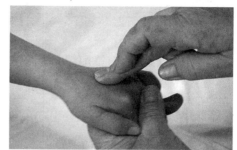

揉外劳宫

临床应用:

(1) 本穴为补元阳的主穴,穴性温热,为温阳散寒、升阳举陷的佳穴,并能内达外散,揉之可发汗。凡脏腑凝寒痼冷,用之有温通作用,温通中又有收敛作用而不致温通太过。

(2) 临床常用来治疗消化不良、寒泻、五更泄等大便谷物不化,便物与水分离,色青绿或黏液便,多与补脾、板门、逆运内八卦、乙窝风、清四横纹、大肠配用。除能治消化不良、腹痛、止泻外,尤其对改变大便的颜色及不消化物是其他穴不能比拟的。

(3) 治痹痛,与乙窝风(中指揉)配合,揉之可发汗,以热攻热。

临床配穴:

(1) 外劳宫配逆运内八卦、四横纹,能温阳散寒,通上下焦之气,治寒性腹痛、腹泻。

(2) 外劳配乙窝风,治痹痛,又解表发汗治腹痛,改变大便的不正之色,助消化。

(3) 外劳配补脾、逆运内八卦、大肠、分阴阳,可助消化,止泻,止腹痛,改变大便的质与量。

(4) 外劳配补脾,可加强脾的运化作用,以助消化吸收,又固后天之本。

(5) 外劳配补肾,治五更泻、腹痛,改变大便色绿、黏效显。

引文:《按摩经》:"揉劳宫,动心中之火热,发汗用之,不可轻动。""掐外劳宫,和脏腑之热气,遍身潮热,肚起青筋,揉之效"。

《推拿按摩卷·幼科推拿秘书》:"外劳在手背居中,紧与内劳对,故亦名劳宫也。属热,揉之取汗,能治粪白不变,五谷不化,肚腹泄泻诸病,又大热不退,揉此退之,是以火攻火之道也。一云左转生凉,右转生热。"

37. 威灵

位置：手背外劳宫旁，第2、3掌骨交缝处。（解剖部位：在第2、3掌骨中点之间凹陷处；神经分布：桡神经浅支）

操作：掐，继揉之。掐5~6次，揉30~50次。

功用：开窍醒神，镇惊。

主治：急悸暴死，昏迷不醒，头痛，耳鸣。

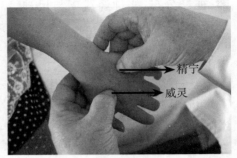

掐精宁、威灵

临床应用：主要用于急救，掐之有声可治，掐之无声难治。常与精宁配用，临床多与人中、老龙、仆参等配用。

引文：《按摩经》："掐威灵穴，治急惊暴死……"

《推拿按摩卷·小儿推拿广意》："威宁，掐之能救急惊卒死，揉之即能苏醒。"

《推拿按摩卷·幼科推拿秘书》："双手掐威灵，威灵穴在外劳右边，与一扇门相对。双手以我两大指甲与甲合，一齐着力，如小儿手嫩，以绸绢隔之，掐虽重而不伤儿手。此治小儿急惊，一掐一死，有声治，无声不治。"

38. 精宁（精灵）

位置：在手背无名指与小指本节后第4、5掌骨之间。（解剖部位：在第4、5指的指蹼背侧处；神经分布：尺神经手背支）

操作：掐、揉法。以拇指指甲掐之。用中指端或拇指面揉之，或掐继揉之。

时间：掐3~5次，揉1~2分钟。

功用：行气，破积（结），化痰。

主治：积聚，眼已状胬肉，疳积，痰喘，气吼，干呕等。

临床配穴：

(1) 精宁与威灵配用，可治疗惊风、抽搐，或昏迷不醒、脑瘫等，可加强疗效。

(2) 精宁穴与揉小天心、补肾、揉肾纹配用，可解郁散结，治疗眼生胬肉。

引文：《按摩经》："掐精宁穴，气吼痰喘，干呕痞积用之。"

《推拿按摩卷·小儿推拿广意》："小肠有病气来攻，横纹板门推可通。用心记取精宁穴，管教却病快如风。""精宁，掐之能治风哮，消痰食痞积。"

39. 二人上马（二马、上马）

位置：手掌背面，第4、5掌骨小头后陷中。（解剖部位：在第4、5掌骨小头之间背侧；神经分布：尺神经背支）

操作：揉法，掐法。使小儿掌心向下，医者用左手扶小儿左手使中或食指面垫入小儿掌侧二马穴下，使穴垫起，右手拇或中指面揉之（稍偏无名指侧），或用拇指指甲掐之。

时间：揉 2~10 分钟，掐 3~5 次。

功用：补肾潜阳，引火归原，大补元气，补肾清神，行气散结，利尿，通淋漓，止尿道疼痛，有八味地黄丸的作用。

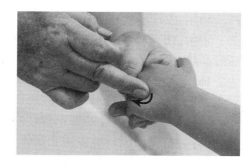

揉二马

主治：小便闭塞，淋证，牙痛，痰湿，睡语，咬牙，消气管炎干性啰音等。

临床应用：二马有补肾的作用，又大补元气，多与补肾合用，可补肾生髓，健脑益气、益神、强筋壮骨，为补肾要穴。与补肾、补脾合用，能补虚扶正，常用于阴虚阳亢、潮热烦躁不安、久病体虚、面色青灰。消化不良尤其肾虚泻，与补脾、补肾、逆运内八卦、清四横纹、揉外劳、大肠配用。对于气管炎的干性啰音，配小横纹多揉，可消之。

临床配穴：

（1）二马配补肾、小天心、小横纹、清肺、补脾、逆运内八卦，可治气管炎、肺炎、湿痰等。

（2）二马配小天心、补肾、小肠，可通利小便，治疗淋证、尿道炎等。

（3）二马配补肾，可加强补肾的作用，尤其对先天不足小儿，长期用效果显著。

引文：《推拿按摩卷·小儿推拿广意》："二人上马，掐之苏胃气，起沉疴，左转生凉，右转生热。"

《实用小儿推拿》："本穴为畅通尿道并止尿道疼痛的效穴，另外对肺部干性啰音久不消失的，用之有效……"

《推拿按摩卷·幼科推拿秘书》："二人者，我之大食二指也，上马者，以我大指尖，按儿神门外旁，又以我食指尖，按儿小指根横纹旁，掐之，清补肾水，治小肠诸气，最效。若单掐肾水一节横纹，退潮热立效，又苏胃气，起沉疴。左转生凉，右转生热。"

40. 二扇门

位置：在手背，一扇门在食、中两指间的夹缝中（解剖部位：在食、中指指蹼处的背侧；神经分布：桡神经浅支）；二扇门在中指及无名指间的夹缝中（解剖部位：在中指、无名指指蹼处的背侧；神经分布：尺神经手背支）。

操作：掐揉法。医者用左手托扶小儿左手，使掌背向上，并将其食、中、无名指分开，右食、中指尖插入两穴之间上下揉动，称揉二扇门，或用两拇指插入一、二扇门之中，先掐继做上下揉动，称掐揉二扇门。

时间：揉 1~3 分钟，掐 3~5 次。

功用:发汗透表,退热平喘。

主治:伤风感冒,痰喘气粗,呼吸不畅,疹痘高热,无汗或欲出不透等。

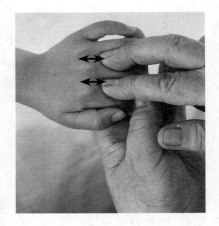

揉二扇门

临床应用:二扇门与乙窝风两穴为透表发汗的要穴,但二穴出汗不一,所以用时要有选择。二扇门出汗是珠形、量多,故在临床选穴上,二扇门一般多用于身体好的、实热、新病,发热39℃以上无汗的患儿,常与揉小天心、二扇门、补肾、清板门、清肺、分阴阳(阴重)、清天河水或水底捞明月或退六腑等穴合用。乙窝风出汗为微汗,一般形容为毛毛细雨样,汗量不多,用拇指揉,故汗出感觉到手稍有黏腻感即收,表示表已解,故损津不多。如发热38℃左右、久病或体虚,还是用乙窝风适宜,免得汗多伤阴。因小儿一般为稚阴稚阳之体,"正气存内,邪不可干","邪之所凑,其气必虚",所以在治疗之前先予以助气滋阴益阳,如乙窝风配小天心、补肾、二马、清补脾等,再解表,好解。如患儿身体好,又是新患儿,开始即用汗法解表,表解后继用滋阴清热穴即愈,常用二扇门配小天心、分阴阳、补肾、板门、水底捞明月或大清天河水或退六腑等。如患儿身热有汗,体温高,头上无汗且滑,可在上穴的基础上加按天门、拿风池等,汗出即收,如汗多可加揉肾顶以固表止汗、收敛元气。

临床配穴:

(1) 二扇门配小天心、补肾、清板门、分阴阳、清天河水,可治感冒。

(2) 二扇门配补脾、三关(因阳气不畅,四肢冷凉)推至手足温热后加解表穴,即通阳后解表;如汗出过多,加揉肾顶。

引文:《按摩经》:"掐二扇门,发脏腑之汗,两手掐揉,平中指为界,壮热汗多者,揉之即止。又治急惊,口眼歪斜,左向右重,右向左重。"

《推拿按摩卷·幼科推拿秘书》:"揉二扇门,一扇门在食将两指根夹缝中。二扇门穴,在无名小指夹缝处。以我两大指肉掐揉之,治小儿汗不出,热不退。"

《实用小儿推拿》:"二扇门、乙窝风两穴发汗解表作用最好。两穴均可透汗……如患儿发烧无汗,体温40度左右时采用二扇门较好,若体温38度左右时可用乙窝风穴……本穴与小天心穴配用……在身上有汗而头上无汗或发热汗出不畅的,可加按天门穴3~5次,通阳透汗最快;如患儿素有多汗症的,除少按本穴外,再加揉肾顶一穴,以固其表,可制汗出过多。汗出后,注意避风。"

41. 合谷

位置:在拇、食两指肌间陷中。(解剖部位:在第2掌骨与第1掌骨之间,

约当第2掌骨桡侧的中点;神经分布:桡神经浅支)

操作:掐揉。

时间:掐3~5次,揉1~2分钟。

功用:通郁散结,降胃气,清咽喉。

主治:咽喉肿痛,牙痛,胃气上逆,恶心,呕吐等。

临床应用:本穴为治疗咽喉肿痛及牙痛的效穴,一般先掐继揉,也可单用掐法。常与掐少商、拿列缺、掐揉曲池、捏挤大椎合用,治疗感冒、发热、咽喉肿痛等;捏挤天突、逆运内八

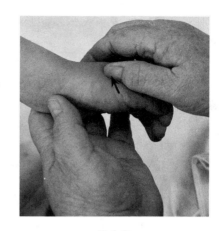

掐合谷

卦、清四横纹、清补脾、清板门、掐揉足三里,或配合分腹阴阳、点中脘、摩腹,治疗胃气上逆所致恶心、呕吐、腹痛腹泻、腹胀等症。

引文:《中国医学百科全书·推拿学》:"虎口:①即合谷穴,见《甲乙经》。②位于大指与食指交叉处,见《幼科推拿秘书》。用揉法,自八卦穴之乾宫,经过坎宫、艮宫至虎口穴,能去食积。"

《推拿妙诀》:"九拿合骨穴(即总位),通十二经,能开关。"

42. 少商

位置:在拇指指甲外侧缘,离指甲1分处。(解剖部位:在拇指末节外侧近指甲根部稍上处;神经分布:正中神经的指掌侧固有神经)

操作:掐法继而揉之。左手固定小儿拇指,用右手拇指指甲掐之、揉之,或用采血针点刺出血。

次数:掐3~5次,揉20~30次。

功用:通窍散结热。

主治:喉痛,喉痹,惊厥。

临床应用:少商主要对上呼吸道炎症有效,如咽部疾患,上呼吸道感

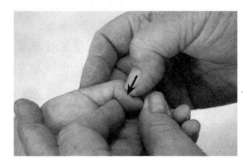

掐少商

染,喉炎、扁桃体炎,声带水肿、咽炎等所致局部充血、水肿、疼痛、高热等,常用掐法或针刺出血,常与合谷、大椎配用。对咽部疾患如嗓子痛、急性喉痹、乳蛾、声带水肿、惊厥及上呼吸道感染,用之显效。轻者用掐法;高热咽部充血、水肿疼痛,点刺出血效果显著。

引文:《实用小儿推拿》:"拇指甲外侧离指甲角一分处……本穴对嗓子痛,

急慢性喉痹、乳蛾,声带水肿等以及惊厥等症,用之有效。一般轻症用掐法,重症可用针刺出血。"

43. 十王(十宣)

位置:在两手十指尖,近甲处。(解剖位置:两手指粗隆近指甲处;神经分布:正中神经皮支和尺神经浅支)

操作:掐法,用拇指指甲依次掐之。

次数:每个掐 3~5 次。

功用:开窍醒神,清热,镇静,镇惊。

主治:高热惊厥,抽搐,烦躁不安,神呆,精神恍惚等。

临床应用:多用于急救,与人中、少商、老虎吞食等合用。

引文:《推拿按摩卷·小儿推拿广意》:"十王穴,掐之则能退热。"

44. 左端正

位置:在中指末节桡侧缘中部。(解剖部位:中指第 3 节桡侧;神经分布:正中神经的掌固有神经)

操作:左手固定患儿中指掌面,右拇指掐之,继而揉之。

次数:3~5 次,揉 10~20 次。

功用:有提升之功,止泻等。

主治:泄泻,慢性痢疾。

临床应用:本穴可提升中气,止泻痢。用于止泻,多与补脾、外劳、大肠等合用。

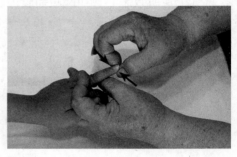

掐左右端正

引文:《推拿按摩卷·厘正按摩要术》:"掐端正。端正在左者,中指端左侧,掐之止泻。端正在右者,中指端右侧,掐之止吐。"

《推拿按摩卷·小儿推拿广意》:"眼左视掐右端正穴,右视掐左端正穴,中指中节外边是。"

45. 右端正

位置:中指末节尺侧缘中部。(解剖部位:中指末节尺侧缘;神经分布:同左端正)

操作:同左端正。

功用:降逆,止吐。

主治:鼻衄,呕吐。

临床应用:用于胃气上逆、恶心、呕吐,多与逆运内八卦、清补脾、清板门合用;对鼻腔出血、鼻黏膜干燥等有效(用细绳由中指末节横纹起环形扎至指端,不可过紧,不能影响血运,以免坏死。扎好令小儿平卧休息 10~15 分钟即可解除指绳)。

引文:《推拿按摩卷·厘正按摩要术》:"中指左右为两端正。"

《实用小儿推拿》:"本穴有降逆作用,止鼻出血有良效。除掐压本穴外,还可用绳子由中指第三节横纹起,拴至指端,扎好后患儿静卧,一般可止鼻出血。"

**46. 老龙**

位置:在中指背部,第 1 节指甲根正中,离甲根 1 分许。(解剖位置:在中指远节指骨背面中点,离甲根约 0.2cm;神经分布:正中神经)

操作:掐法。

次数:3~5 次

功用:醒神开窍,镇静镇惊。

主治:急性暴死,昏迷不醒,高热抽搐,烦躁不安。

临床应用:用于急救,急惊暴死,抽搐,掐之有声者可救。

引文:《推拿按摩卷·小儿推拿广意》:"慢惊风,面青唇白……先掐老龙穴,有声可治,无声不可治。"

**47. 外八卦**

位置:掌背外劳宫周围与内八卦相对处。(解剖部位:手背,与内八卦相对;神经分布:尺神经手背支及桡神经浅支)

操作:运法。有顺逆运之分,以顺运为主(由乾宫起,经坎、艮、震、巽、离、坤至兑为一运,可使气下降;逆运由兑宫起,经坤、离、巽、震、艮至乾为一运,可使气升提)。

时间:2~3 分钟。

功用:行气和血,通滞散结。

主治:胸闷,腹胀,便结,肠麻痹。

临床应用:顺运外八卦有促进肠蠕动的作用,因此对肠胀、几日不便或肠麻痹、早期巨结肠有良效。多与内八卦的逆运及清四横纹、清大肠、分腹阴阳、点中脘、点天枢、摩腹合用,有显效。(注:顺运外八卦与逆运内八卦的作用相似,都有加强肠蠕动的作用,使气降逆,故临床上治疗便秘、肠胀、巨结肠等,两穴同用可加强疗效)

临床配穴:顺运外八卦配逆运内八卦、小天心、四横纹、分腹阴阳、点中脘、点天枢、摩腹、按弦走搓摩、足三里,治巨结肠、胸腹胀满及胸闷喘促、便结等。

引文:《实用小儿推拿》:"顺运本穴能促进肠蠕动,消除腹胀,对肠麻痹有效。除运本穴 3 分钟外,配四横纹 4 分钟,行气消滞作用更为显著。"

《推拿按摩卷·小儿推拿秘旨》:"外运八卦,能令浑身酥通。"

《推拿按摩卷·厘正按摩要术》:"法主通气血,开秘结。将儿手背向上,医以右大指从乾运起,至离宫略轻,过离如余宫运法。"

48. 五指节

位置:在掌背五指第1指间关节窝纹上。(解剖部位:拇指指间关节背面横纹及食、中、无名、小指近端指间关节背面横纹处;神经分布:尺神经手背支和桡神经浅支)

操作:各用拇指指甲掐之,称掐五指节。掐后继揉之,掐3~5次,揉10~20次。

功用:通窍,安神镇静,祛风痰。

主治:惊风抽搐,惊惕不安,风寒咳嗽。

临床应用:五指节能安神镇静,多与小天心、分阴阳、补肾、天河水配用;昏迷不醒、烦躁不安,多与人中、仆参等开窍醒神穴配用;风寒咳嗽、伤风感冒,五指节与上感穴配用。

引文:《推拿按摩卷·小儿推拿广意》:"五指节,掐之祛风化痰,苏醒人事,通关膈闭塞。"

《推拿按摩卷·厘正按摩要术》:"掐五指节。五指节在手背指节高纹处……掐后以揉法继之。治口眼歪斜,咳嗽风痰。"

49. 膊阳池

位置:手背横纹后3寸许。(解剖部位:在尺骨远端缝间背侧,腕横纹上3寸的凹陷处;神经分布:桡神经浅支)

操作:掐继揉之,称掐揉膊阳池。掐3~5次,揉100~200次。

功用:降逆清脑,止头痛,引上焦热下行。

主治:头晕,头痛(高血压所致),惊风,癫痫,大便干结,下肢冷凉,肌肉消瘦无力。

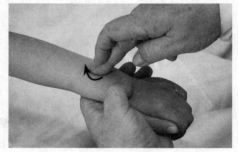

揉膊阳池

临床应用:高血压引起的头痛、头晕掐之,与四大手法配用;如便结、抽搐,常与补肾、小天心、分阴阳、天河水及清肺、退六腑、逆运内八卦等配用;下肢冷凉,多与拿列缺、补脾、上三关配用。

临床配穴:

(1) 膊阳池配桥弓加涌泉,治疗高血压。

(2) 膊阳池、拿精宁、威灵,急救惊风、高血压、癫痫、惊厥。

(3) 膊阳池、六腑、清肺,治便秘。

(4) 膊阳池、补脾、上三关,引上焦热下行,治下肢冷凉、肌瘦无力。

引文:《按摩经》:"掐阳池、止头痛、清补肾水,大小便闭塞,或赤黄,眼翻白,又能发汗。"

《中国医学百科全书》:"前臂(上臂)阳池,位于前臂伸侧,离掌根3寸处。"

《小儿方脉活婴秘旨全书》:"用掐法、揉法,治风痰、头痛。"

《推拿按摩卷·幼科推拿秘书》:"掐揉阳池。阳池穴,在一窝风之下,掐此治头痛。"

50. 总筋

位置:在手腕掌侧横纹中部。(解剖部位:在月骨掌侧,腕横纹韧带上方;神经分布:正中神经)

操作:掐、揉、拿。用拇指掐,称掐总筋;拇、食、中、无名指对拿,称拿总筋;中指揉之,称揉总筋。

时间:掐3~5次,拿3~5次,揉1~2分钟。

功用:清心热,退潮热,通调周身之气机。

主治:心经实热证,口舌生疮,流涎,潮热,肠鸣吐泻,惊风抽搐,小便短赤等。

临床应用:总筋为治心经的要穴,如治疗惊抽,配小天心、分阴阳、补肾、大清天河水。

临床配穴:

(1) 总筋配小天心、四横纹、大清天河水、清补脾等,可治疗口舌生疮、口糜、伸舌弄舌、重舌等。

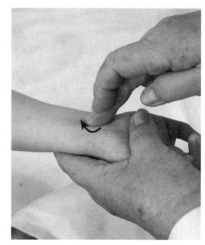

揉总筋

(2) 总筋配上感穴,加退六腑或水底捞明月,可治疗高热(用泻法)。

引文:《按摩经》:"掐总筋,过天河,能清心经,口内生疮,遍身潮热,夜间啼哭,四肢常掣,去三焦六腑五心潮热病。""总筋天河水除热,口中热气并拉舌,心经积热火眼攻,推之方知真妙诀。"

《推拿按摩卷·幼科推拿秘书》:"总筋穴在大横纹下,指之脉络皆总于此,中四指脉总于此。"

51. 列缺

位置:

(1) 在手腕两侧凹陷处,为推拿位置。(解剖部位:在尺骨茎突与桡骨茎突下方腕骨的两侧;神经分布:桡、尺神经)

(2) 两手在合谷交叉,右手在上,手食指尖的位置即列缺,为针灸用之。掐、针刺的部位。(解剖部位:自桡骨肌腱的外侧,拇长屈肌的外缘回前方肌中;神经分布:外膊皮下神经和桡骨神经)

操作:拿、揉;通常以拿法为主。

时间:拿 3~5 次,针每日 1 次。

功用:发散风寒,发汗解表,清脑降逆,开窍醒神,引上焦热下行。

主治:拿列缺,治感冒、惊风、昏迷不省人事,近几年来有人用来预防感冒有效。拿列缺,治头痛、头胀、牙痛、半身不遂,下肢皮温低及肌肉消瘦无力等。

临床应用:

(1) 拿列缺用于感冒高热无汗,可与按天门、拿风池配用。

(2) 拿列缺可引上焦之热下行,

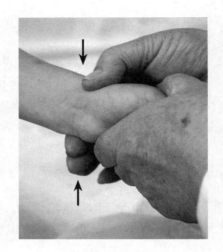

拿列缺

治疗下肢肌肉无力及皮温低,可与补脾、三关、掐揉膊阳池、拿列缺合用,以改善肌肉消瘦及下肢冷凉。

(3) 近年来,有人将拿列缺用于预防感冒,若有遇寒、喷嚏流涕,马上拿住列缺穴揉 10 分钟左右,感冒即愈。

(4) 治疗成人头痛、头胀效果显著。

引文:《李德修小儿推拿技法》:"列缺在掌根连腕处两侧凹内,非针灸之列缺。""主治:此为出汗、发表、通窍之穴。拿之汗出为止。治中恶不省人事,目闭口噤而阴脉不绝的,拿之可苏。伤风、感冒、伤寒、风寒头痛,久拿可以得汗,又可助疹痘发表,得汗后则须避风。歌哭无端,胡言乱语,俗所谓邪祟,拿列缺出汗,痰开神清,即可得愈。"

52. 上三关穴

位置:在大鱼际至曲池的连线上。(解剖部位:在桡骨外侧缘,自腕关节至肘关节连线上;神经分布:肌皮神经的前臂外侧皮神经)

操作:直推法。医者用左手握住小儿手腕,使中、食指在小儿前臂扶托住腕关节(拇指侧在上),然后医者右拇指面或食、中指并拢,用指面由大鱼际侧推向曲池,向心推,称推上三关。

时间:1~3 分钟。

功用:助气活血,通阳,培补元气,熏蒸取汗,温阳散寒。

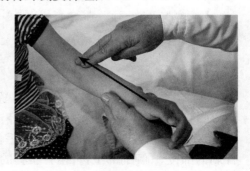

推上三关

主治:营养不良,贫血,黄疸,肢瘫,疹痘,白痦欲出不透,面色无华,四肢软弱无力、皮温低、阴疽、毒疖晚期(已化脓时,用之溃破快)。

临床应用:

(1) 三关穴性温热,能温阳散寒、补益气血、温补下元,用于助气和血、命门火衰、下元虚冷、体虚、四肢冷凉、面色无华、食欲不振、疳积,常与补脾、补肾、二马、逆运内八卦、四横纹合用。

(2) 此穴有助气和血、温中散寒、熏蒸取汗之功,用于疹毒内陷、隐疹不出、感冒手足凉,多与补脾、揉小天心、逆运内八卦等合用;实证若需此穴,手法宜重,速度快,时间短,取补中有泻之意。用于改变面色㿠白无华,配补脾、上三关;面色青灰无泽,配补肾等。

临床配穴:

(1) 上三关配补脾,有助气和血、补虚扶弱之功,用于大病后扶正,使变黄面色逐渐发红。

(2) 上三关配补脾、乙窝风,可温补脾胃,治疗脾胃虚寒所致的食欲下降,加外劳宫治虚寒泄泻。

(3) 上三关配补脾、补肾、拿列缺、膊阳池、涌泉,可引上焦热下行,治下肢冷凉、消瘦或肢软无力、皮温低。

(4) 上三关配补脾、乙窝风、外劳宫、利小肠、大肠,可治久泻、脾虚泻、寒泻。

(5) 上三关配补脾、小天心、乙窝风或二扇门,可先通阳,治疗感冒发热重、四肢冷凉。

引文:《推拿按摩卷·幼科推拿秘书》:“大三关者,对风、气、命食指上小三关而言也,属真火元气也。其穴从鱼际穴往膀上边,到手弯曲池,故曰侧。其推法,以我二指或三指,从容用力,自鱼际推到曲池,培补元气,第一有功。熏蒸取汗,此为要着……皆大补之剂,大热之药也。”

《幼科铁镜》:“男左手直骨背面为三关,属气分,推上行气阳动,故为热为补。”

《推拿按摩卷·小儿推拿广意》:“三关,男左三关推发汗,退下六腑谓之凉;女右六腑推上凉,退下三关谓之热。”

53. 天河水

位置:前臂掌侧正中由腕横纹至曲泽为一直线。(解剖部位:在前臂掌侧由腕部至肘弯曲泽穴处;神经分布:前臂侧皮神经及肌皮神经的前臂外侧皮神经)

操作:直推法。有 5 种方法:

(1) 清天河水:医者左手托小儿左手背使掌心向上,右拇指面或食中二指并拢,用指面从腕横纹推向肘横纹称清天河水。

(2) 大清天河水:位置、拿法同上,从内劳宫推到肘横纹曲泽。

（3）打马过天河：位置、拿法同清天河水，用食中二指端从腕横纹到曲泽，其中在总筋、内关、间使、郄门、曲泽各穴弹打 3~5 次为 1 遍。弹打 3~5 遍为 1 次治疗。

（4）引水上天河：拿法位置同上。右手将 1~2 滴水，滴在内劳宫上，由内劳宫吹向前臂直到曲泽。

（5）取天河：右手食中指并拢，用指面或掌尺侧由曲泽推向腕横纹中点。

以上诸法的操作方法虽不同，但作用相同，从清天河水至取天河一个比一个作用强。取天河特强，引水上天河较取天河次之，打马过天河再次之，大清天河水比打马过天河又次之，清天河水作用最平稳、最常用。

时间：清天河、大清天河水 1~3 分钟；引水上天河、打马过天河 3~5 次；取天河 0.5~1 分钟。

功用：清热除烦（主要是清心经之热），利小便，安神镇惊、止抽搐。

主治：一切湿热证，内热，潮热，烦躁不安，夜卧不宁，口渴，口疮，伸舌弄舌，重舌木舌，惊风，痰喘，咳嗽，小便短赤。总之，心经热皆可用之。

临床应用：

（1）本穴性较凉，属心包经，与心经为表里关系，故有清心热的作用，可清心除烦、清心火利尿，故大小热、虚实热、口内疾患、镇静、镇惊均可用之。本穴性平和，尤其清天河水，清热而不伤阴，故临床上常用来作结束手法，是唯一向心推为清法的穴位（本派向心为补）。

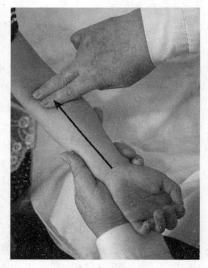

清天河水

（2）本穴多种做法，但作用一致，都均较安全，如大小热均用清天河水，就是用取天河，只要掌握好时间也比较安全。

临床配穴：

（1）清天河水配小天心、乙窝风、分阴阳、补肾、清板门，治疗一般性感冒。

（2）大清天河水配小天心、分阴阳、补肾，可镇静、止抽，治小儿夜游症、惊风、烦躁不安、夜卧不宁等。

（3）天河水配小天心、小横纹、四横纹、清肺、清补脾、总筋、逆运内八卦，可治口疮疾患、口舌生疮、口糜、伸舌弄舌、木舌重舌、食欲不振、咳喘等症。

（4）清天河水配清补脾、逆运内八卦、四横纹，可除痰湿、利尿、止呕吐。

（5）清天河水配补脾、小肠，可利尿。

引文：《推拿按摩卷·幼科推拿秘书》："天河穴,在膀膊中,从坎宫小天心处,一直到手弯曲池。清者,以我手三指或二指,自大指横纹推到曲池,以取凉退热,并治淋疴昏睡,一切火症俱妙。"

《推拿按摩卷·小儿推拿广意》："推天河水,推之清心经烦热,如吐宜多运。"

《推拿按摩卷·厘正按摩要术》："推天河水。天河水在总经之上,曲池之下。蘸水,由横纹推至天河,为清天河。蘸水由内劳宫推至曲池为大推清天河水,蘸水由曲池推下至内劳宫为取天河水,均是以水济火,取清凉退热之义。"

54. 六腑

位置：由尺侧肘尖起至腕横纹处。(解剖部位：在前臂尺侧缘,从肘关节至腕关节；神经分布：前臂内侧皮神经)

操作：推(退)法。由肘尖向腕部推之。做法：

(1) 令小儿掌心向内,医者用左手托握桡侧腕关节,食中二指伸直,扶小儿前臂桡侧面(以免小儿不合作,拉伤关节)固定关节,右手拇指桡侧或食中指并拢由肘尖推向腕横纹尺侧,称退六腑。

(2) 令小儿屈前臂,指稍向上,医者用左手扶小儿桡侧手腕部,右手拇指自尺侧肘尖推向腕横纹。

时间：1~3分钟。

功用：清热凉血,解毒,活血化瘀,润燥通便。

主治：一切实热证,如高热、惊厥、口舌生疮、木舌重舌、伸舌弄舌、牙龈红肿、溃疡、咽喉肿痛、痄腮、无名肿痛、里急后重、便秘等。

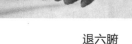

退六腑

临床应用：

(1) 本穴性寒大凉,专清热凉血、解毒,对脏腑郁热、积滞、壮热苔黄、口渴、咽干、无名肿毒等实热证均有效。故临床上常用于感冒、高热不退、痢疾等症。

(2) 本穴与上三关为大凉大热要穴,可两穴同用,也可单用。如体虚、病后失调,需培补元气或助阳者,可单用三关。如高热、抽搐、烦躁不安,可单用六腑。两穴配用能平衡阴阳,又称大分阴阳,有调和脏腑平衡阴阳之意。为防止大凉、大热损伤正气,或寒热夹杂证,须两穴同用；如以热证为主,六腑与三关之比为3：1,即六腑为300次、三关为100次；如寒证为主即反之,以防止偏胜或偏衰。

(3) 单用六腑应注意,身体素虚、病后未愈者不能先用六腑,可先用三关补之或三关、六腑同用(选3：1方法)。对高热持续不退的患儿,可先用六腑退热,但如连用 7~8 天,高热虽退但伤阴重,患儿虚弱,解决方法有二:一为在治疗中取二穴同用(3∶1);二是一定用补穴标之,如用补肾、二马、补脾等(起码用2~3 天)。

临床配穴:

(1) 六腑配感冒穴,有解表退高热作用,可治疗感冒、高热、惊厥、内热、大便秘结等。

(2) 六腑配清补脾、逆运内八卦、清四横纹、推下七节骨或清肺、清大肠,可降逆泻实热、壮热,治疗肚腹胀满、便秘等。

(3) 六腑配小天心、分阴阳、清天河水,可治一切实证,但热退后一定要扶正。

引文:《按摩经》:“六腑凡做此法,先掐心经、点劳宫。”

《幼科铁镜》:“男左手直骨正面为六腑,属血分,退下则血行阴动,故为寒为凉……”

《推拿按摩卷·幼科推拿秘书》:“六腑穴在膀之下,上对三关。退者,从斗肘穴向外推至大横纹头,属凉,专治脏腑热,大便秘结,遍身潮热,人事昏沉,三焦火病,此为要着……”

《推拿按摩卷·厘正按摩要术》:“推六腑。蘸沸汤,由曲池推至阴池,主凉性,病热者多推之……(周于蕃)”

55. 曲泽(洪池)

位置:在肘横纹中点。(解剖部位:在肘窝正中,上臂骨和前臂骨的关节部;神经分布:中膊皮下神经及正中神经)

操作:捏挤法,点刺出血。

功用:通调经络,和气血,利关节,止痹痛。

主治:上肢麻木,不能上举或瘫痪,手指伸屈不灵或疼痛,中暑昏迷等。

临床应用:

(1) 用于急救,尤其中暑,配曲池、大椎捏挤或点刺出血。

(2) 肘关节痹痛等配揉外劳、乙窝风(中指揉),上肢不能高举、瘫痪加重揉大椎及肩井等。

引文:《幼科铁镜》:“心络热甚作痴迷,天河引水过洪池……”

56. 曲池

位置:屈肘时,肘横纹外端凹陷处。(解剖部位:在肱骨上髁与桡骨的关节部;神经分布:桡骨神经的分歧部及膊皮下神经。)

操作:掐法,点刺法。

功用:通瘀散结,活血,止痹痛。

主治:上肢麻木、不能高举或瘫痪,手指伸屈不灵或疼痛,中暑,昏迷等。

临床应用:

(1) 夏秋中暑用采血针或三棱针点刺出血,不出血或出不多、血色黑浓的用捏挤法,多配尺泽和大椎、合谷。

(2) 上肢瘫、麻木及上臂不能高举,或手指伸屈不灵或疼痛的,均可按摩、点刺、针灸曲池。

引文:《实用小儿推拿》:"屈肘时,肘横纹外端凹陷处。""功用:通瘀散结,活血脉,止痹痛。主治:上肢瘫痪、麻木、胳膊不能抬举,手指伸屈不灵活和疼痛等。"

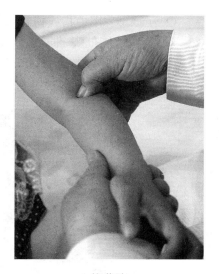

掐曲池

57. 抖肘穴

位置:在肘关节鹰嘴突处。(解剖部位:在肘关节后方的尺骨鹰嘴;神经分布:桡神经)

操作:摇抖肘。以医者左手拇、食、中三指托患儿抖肘处,以右手拇、食二指叉入虎口,同时用中指按天门(小鱼际中点即乾宫位),然后屈小儿之手,上下摇之。

次数:20~30 次。

功用:通经活络,顺气生血,化痰。

主治:气血不和,痹痛,痞块,咳嗽,惊等。

临床应用:本穴多与其他穴配用。

临床配穴:抖肘配小天心、分阴阳、补肾、大清天河水,可治疗惊风抽搐;配补脾、板门、逆运内八卦、四横纹,治疳积及慢性消化不良等。

引文:《按摩经》:"斗肘走气:以一手托儿斗肘运转,男左女右,一手捉儿手摇动。治痞。"

《推拿按摩卷·幼科推拿秘书》:"斗肘,膀臂下肘后一团骨也。""……斗肘重揉又生血。"

**(三) 胸腹部**

58. 天突

位置:胸骨上窝陷中。(解剖部位:在胸骨颈截痕上际之中央,左右胸锁乳突肌之间;神经分布:下颈皮下神经)

操作:点法、捏挤法、按揉法。

(1) 按揉天突:用中指或拇指端按,称按天突,或按后继而揉,称按揉天突。按 3~5 次,按揉 10~20 次,能泻火。

（2）点天突：用中指或拇指微屈，向下用力点 3~5 次，称点天突，又称勾天突。动作宜快，能催痰、催吐。

（3）捏挤天突：用两手拇指、食指捏挤天突，至皮下红紫为度，称捏挤天突。能降气，泻热，止咳止吐，清咽利喉等。

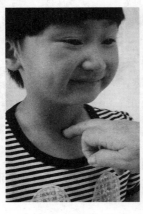 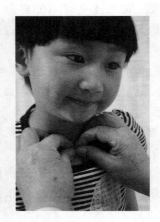

点天突          捏挤天突

功用：理气化痰，降逆止呕，止咳平喘。

主治：痰壅气急，咳喘胸闷，咳痰不畅，恶心呕吐，咽痛等。

临床应用：天突能理气化痰，止咳平喘，泻热，利咽利膈，降逆止呕。临床咽痛声哑、发热、咳喘等常揉天突，配小天心、小横纹、四横纹、逆运内八卦、清补脾、清肺、水底捞明月，可降体温，治咽喉、气管、肺部的炎症。如痰多，可加补脾、揉丰隆、合阴阳、补肾、清天河水；如见痰涎壅盛，勾天突配鸠尾上推至胸骨切迹，可致吐痰及胃内容物。

引文：《实用小儿推拿》："点法，可催吐；捏挤法，可降气、止喘咳及恶心等，又可抑制痉挛性咳嗽。"

59. 膻中（心演、演心）

位置：在胸骨上，平第 4 肋间，两乳之间，属任脉。（解剖部位：在胸前第 4 肋间与前正中线的交点；神经分布：肋间神经前皮支）

操作：

（1）拇指或中指端揉，称揉膻中。

（2）用中、食指指面从天突向下推至鸠尾，称直推膻中。

（3）用双手拇指或四指掌面从膻中向两边左右分推，称分推膻中。

时间：0.5~1 分钟。

功用：宽胸理气，宣肺止咳。

主治:胸闷喉鸣,气喘,恶心,呕吐,呃逆,嗳气。

临床应用:膻中为气之会穴,居胸中,胸背属肺。推揉之,能宽胸理气、止咳化痰,对胸闷、吐逆、咳喘均有效。常与逆运内八卦、清四横纹、推板门、分腹阴阳合用。

临床配穴:

(1)膻中配补脾、清肺、小天心、逆运内八卦、分推肩胛骨、揉肺俞,治疗咳喘。

(2)膻中配清补脾、逆运内八卦、揉小横纹、合阴阳、揉丰隆、气海、按弦走搓摩,治疗痰多。

引文:《推拿按摩卷·幼科推拿秘书》:"揉膻中风门:膻中,在胸前堂骨洼处;风门,在脊背上,与膻中相对。揉者,以我两手按小儿前后两穴,齐揉之,以除肺家风寒邪热,气喘咳嗽之症。""膻中穴在人迎下正中,与背后风门相对,皆肺家华盖之系。"

### 60. 腹

位置:腹部,自胸骨下端剑突起,沿肋弓下向两侧至腋中线。(解剖部位:胸骨剑突下沿肋弓下方向两侧至腋中线;神经分布:肋下神经)

操作:医者两手拇指或食、中、无名、小指并拢,用指腹同时自剑突沿游离肋斜下分推至腹两侧,称分推腹阴阳。掌或四指摩,称摩腹。逆时针为补,顺时针为泻,往返摩为平补平泻。

时间:分推、摩为1~2分钟。

功用:消食化积,降逆止呕,健脾止泻,通便。

主治:腹痛,腹胀,腹泻,食积,消化不良,恶心,呕吐,厌食,疳积,便秘。

临床应用:

(1)分腹阴阳:能降气,理气、消食,善治乳食积滞。如治疗胃气上逆所致的恶心、呕吐、腹胀、腹满等症,常与清补脾、逆运内八卦、清四横纹、掐揉足三里合用。治疗厌食,与小天心、清补脾、清板门、逆运内八卦、清四横纹、点中脘、捏脊合用。但对脾虚泻等慎用。

分腹阴阳与按弦走搓摩均有理气降逆之功,但分腹阴阳主要用于消化系统,调理脾胃,而按弦走搓摩同用于消化系统的肝

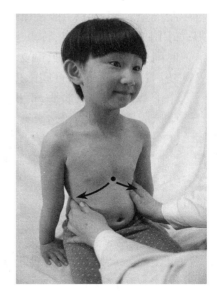

分腹阴阳

胆和呼吸系统,如疏肝利胆和治疗胸胁满闷、喘咳、呼吸不畅等。

(2) 摩腹:能健脾和胃,理气消食。

补法:能健脾助消化吸收,强壮身体,治疗泄泻。

泻法:能消食导滞通便,用于便秘、腹胀、厌食、伤乳食泻等,多与分腹阴阳合用。

清法:能和胃进饮食,强壮身体,一般作保健用,常与补脾、板门、逆运内八卦、四横纹、捏脊合用,是小儿保健推拿常用的手法。

引文:《推拿按摩卷·厘正按摩要术》:"摩腹。用掌心团摩满腹上,治伤乳食。"

《推拿妙诀》:"下法(即泻也),凡遇小儿不能言,若偶然恶哭不止,既是肚疼。即将一人抱小儿置膝间,医人对面将两手搂抱其肚腹,着力久久揉之,如搓揉衣服状。又用手掌摩揉其脐,左右旋转数百余回(每转三十六),愈多愈效。随用两手于肚两边推下两膀胱数十或百下,并从心口推下小肚,此下泻之法也(又有横纹推向板门则泻之法,可并用之)。大约揉肚并脐,若久自然消化,但要揉之如法耳。"

61. 中脘(胃脘、太仓,又称分推腹阴阳)

位置:脐上4寸,剑突到脐连线之中点,属任脉,又称中脘部。(解剖部位:在剑突至脐连线的中点,属任脉;神经分布:第8肋间神经)

操作:医者用拇、食、中指指端或掌根按揉,称揉中脘;用四指或全掌摩,称摩中脘;自中脘向上直推到天突或自天突下推至中脘,称推中脘(亦称推胃脘);自中脘推至剑突处,称"推三焦",若从剑突沿季肋处向两侧分推,称分推腹阴阳;如用中指端在中脘点,称点中脘。

时间:揉、推1~2分钟,摩2分钟,点0.5分钟。

功用:健脾和胃,消食和中。

主治:胃痛,腹痛,腹胀,消积滞,呕吐,泄泻,食欲不振,嗳气等。

临床应用:中脘为胃之募穴,专治消化系统疾病。

(1) 点中脘,因在胃区能促进胃蠕动,多与脾、板门、逆运内八卦、四横纹合用,治疗食欲不振、呕吐、腹泻、腹胀等显效。

(2) 推胃脘:自上而下主治胃气上逆,嗳气呕恶;自下而上,使胃气上逆,能催吐。

(3) 分推可理气平喘。

(4) 摩其壅聚,以散瘀结之肿。

引文:《推拿按摩卷·幼科推拿秘书》:"中脘,在心窝下,胃腑也,积食滞在此。揉者,放小儿卧倒仰睡,以我手掌按而揉之,左右揉,则积滞食闷即消化矣。"

《推拿按摩卷·厘正按摩要术》："推胃脘：由喉往下推，止吐；由中脘往上推，则吐。均须蘸汤。"

62.神阙(脐中、脐)

位置：在脐窝中央，属任脉，又指脐周围腹部。(解剖部位：在脐中央，有腹壁下动脉、静脉；神经分布：肋间神经前穿行支)

操作：掐法、捏挤法、针刺出血继捏挤、点脐法亦称抖脐法、揉脐法。拇指掐：在离脐边0.5寸许四周上下左右四边掐之，每个掐3~5次。捏挤法：在4个点捏挤出紫红或淡红为度。点刺法：用采血针在四点刺出少量体液后，继而用捏挤法，取少量血为止。点或抖脐法：即用中指端或长棉棒在4个点上用抖法，以止痛、消胀，时间每个0.5分钟。揉脐：用中指端或掌根摩，称摩神阙，又称摩脐，逆时针为补，顺时针为泻。

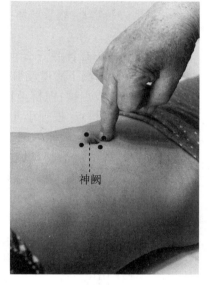

点神阙四点

功用：散结气，消瘀滞，除膨胀，散凝寒，止腹痛，消食导积滞。

主治：一切腹痛(实、寒、虫、积)，腹泻，腹鸣，腹胀。

临床应用：

(1)本穴为治疗腹痛的要穴之一。

(2)此穴能补能泻，补之能温阳补虚，治疗脾、肾虚泻及寒湿泻，对慢性消化不良、痢疾等有效。补之，多与补脾、上三关、逆运内八卦、清补大肠等合用；泻之能消能下，治疗痢疾、湿热泻、便秘、腹胀等，多与清补脾、板门、逆运内八卦、四横纹、利小肠等合用；平补平泻为和法，治疗乳食停积，厌食、食积、后天喂养失调等，多与清补脾、板门、补肾、小天心、逆运内八卦、四横纹合用。

(3)神阙与天枢常配伍，治疗腹痛、腹泻、腹胀有显效。

引文：《推拿按摩卷·小儿推拿广意》："脐上，运之治肚胀气响，如症重则周回用灯火四燋。"

《推拿按摩卷·厘正按摩要术》："推肚脐：须蘸汤往小腹下推，则泄；由小腹往肚脐上推，则补。""摩神阙：神阙即肚脐，以掌心按脐并小腹，或往上，或往下，或而左，或而右，按而摩之，或数十次、数百次，治腹痛，并治便结。"

《推拿按摩卷·幼科推拿秘书》："揉脐及鸠尾，鸠尾在心窝上，掩心骨是也；脐乃肚脐，一名神阙。揉者，以我右掌，从小儿关元，右拂上至鸠尾，左旋而下，如数周回。盖小儿天一真水在此,取水来克火之故也。身热重者,必用此法,须用三指方着力,若手心则不着力矣。寒掌热指,乃搓热手心揉脐也。""揉脐及龟尾并擦七节骨,此治痢疾水泻神效。此治泄痢之良法也。龟尾者,脊骨尽头间尾穴也……其法以我一手,用三指揉脐,又以我一手,托揉龟尾,揉讫,自龟尾擦上七节骨为补,水泻专用补,若赤白痢,必自上七节骨擦下龟尾为泻,推第二次,再用补。盖先去大肠热毒,然后可补也。若伤寒后,骨节痛,专擦七节骨至龟尾。"

63. 天枢

位置:平脐左右各旁开 2 寸,属足阳明胃经。(解剖部位:在上层有腹外斜肌和腹直肌外缘,循下腹壁动脉;神经分布:肋间神经侧穿支)

操作:捏挤或点揉,捏挤至局部红紫为度;点天枢用食、中指端分开或用长棉棒在两侧穴上抖点,根据小儿大小点 1~2 分钟。一般用点法。

功用:理气消滞,疏调大肠,助消化。

主治:腹胀,消化不良,腹泻,痢疾,便秘,食积不化,肠麻痹。

临床应用:天枢为大肠之"募穴",能通调大肠,理气消滞,常用于急慢性胃肠炎、痢疾及消化功能紊乱所致呕吐、腹泻、食积、腹胀、大便秘结等症,多与神阙、清补脾、逆运内八卦、四横纹、拿肚角配用;肠功能紊乱,常与脐、分腹阴阳、逆运内八卦、四横纹配伍;天枢加清肺、六腑,可治大便结。

临床配穴:

(1)天枢配中脘、分腹阴阳、摩腹、清补脾、大肠、逆运内八卦,治疗胃肠炎、肠功能紊乱所致的呕吐。

(2)天枢配点中脘、分腹阴阳、摩腹、逆运内八卦、清四横纹、清补脾,治腹胀、食欲不振、积滞。

(3)天枢配六腑、摩腹,治便结。

(4)天枢配逆运内八卦、清四横纹、分腹阴阳、清大肠,治肠炎、细菌性痢疾(赤痢加补肾,白痢加上三关);配清肺、退六腑可治疗腹胀、便秘。

(5)天枢配乙窝风、外劳、逆运内八卦、清四横纹、拿肚角、点神阙、摩腹,治一切腹痛。

引文:《推拿按摩卷·幼科推拿秘书》:"揉天枢:天枢穴,在膻中两旁两乳之下。揉此以化痰止咳,其揉法以我大食两指,八字分开,按而揉之。"

64. 肚角

位置:脐旁开 2 寸两大筋处及腰下两旁,胁骨直下。(解剖位置:腹直肌外缘;神经分布:第 11~12 胸神经前支)

操作:

(1)捏拿:脐两旁两大筋处,用双手拇、食、中三指向深处对捏拿之,一紧一松为 1 次。共 3~5 次。

（2）二法：医用两手拇、食、中三指，再向两胁骨直下方拿捏，同时向偏内上方，做一推一拉一紧一松的轻微动作。

次数：3~5次。

功用：止腹痛，健脾和胃，理气消积，消胀。

主治：腹胀，腹泻，痢疾等所致腹痛。

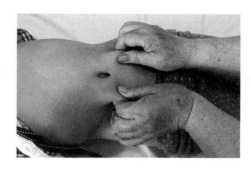

拿肚角

临床应用：本穴为止腹痛之要穴，对各类腹痛均有效，尤其寒性常配揉乙窝风、揉外劳诸穴推后再拿肚角，以免小儿哭闹。

引文：《推拿按摩卷·幼科推拿秘书》："肚角穴，腰下两旁往丹田处也。"

《推拿按摩卷·厘正按摩要术》："按肚角。肚角在脐之旁，用右手掌心按之，治腹痛，亦止泄泻。"

《小儿推拿疗效简编》："……医者两手拇食中三指，向深处拿捏之，同时向偏内上方作一推一拉一紧一松的轻微动作。"

《小儿推拿学》："脐中旁开二寸大筋。用拇食中三指作拿法，称拿肚角；或用中指端按，称按肚角。"

65. 气海

位置：在脐下正中1.5寸许。（解剖部位：在脐下腹白线中，有腹壁浅动、静脉分支及腹壁下动、静脉分支；神经分布：肋间神经前穿行支）

操作：点法，用拇或中指端点之。

时间：0.5~1分钟。

功用：引痰下行。

主治：痰涎壅盛，胸膈不利。

临床应用：本穴有降痰的作用，故临床治疗小儿咳喘、痰鸣，可配清补脾、清肺、逆运内八卦、丰隆、补肾、合阴阳。若腹泻者，少用或不用本穴。

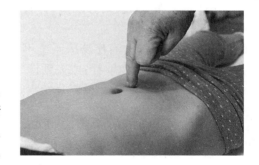

点气海

引文：《实用小儿推拿》"……再如痰多喉有痰鸣音的，逆运内八卦3分钟，再配点气海10~15次，两穴配用有宽胸利膈，降痰作用……"

66. 关元

位置：在脐下3寸。（解剖部位：肚脐下缘和耻骨上缘连线的中点；神经分布：髂腹下神经）

操作:按、揉、点。用拇、中指端点、按,称点或按关元;用拇、中指面、掌心按,称按关元。

次数:揉 100~300 次;点按 3~5 次。

功用:小儿主要用于泌尿系统,培肾固本,调节尿液。

主治:遗尿,小便不通及频数,淋证,下腹痛。

临床应用:本穴多用于泌尿系统,为小肠募穴,治疗遗尿、尿频、癃闭、脱肛,可培肾固本,常与补肾、二马合用(温补)。尿少、尿赤,多与利小肠、推箕门合用。

引文:《推拿按摩卷·幼科推拿秘书》:"关元穴:脐下宽平处,与下气海相连。"

67. 曲骨

位置:脐正中直下 5 寸,耻骨上方正中线上。(解剖部位:在耻骨联合上,左右椎体肌停止部;神经分布:髂腹下神经)

操作:掐 5~7 次,针每日 1 次。

功用:有调节泌尿系统的作用。

主治:遗尿,尿潴留,膀胱炎。

临床应用:主要调节泌尿系统功能,常用掐、针刺,取穴在任脉,又在膀胱下,故刺激可兴奋任脉和膀胱而产生作用。

临床配穴:

(1) 曲骨配小天心、补肾、二马、外劳、关元、三阴交、百会,可治疗遗尿。

(2) 曲骨配补脾肺、补肾、关元、百会、外劳、三阴交,可治脾肺气虚引起的遗尿。

(3) 曲骨配小天心、分阴阳、补肾、清天河水、中极、三阴交,可治疗神经性尿频。

临床体会:推拿治疗泌尿系统不如针刺效快,故临床大龄小儿用针刺,快速进针,不留针,快速取针;成人须针,效显;如小儿不能针刺再用推拿治疗。

引文:《幼科条辨》:"针刺法对小儿遗尿、尿频疗效可靠,简单易行……"

(四)腰背部

68. 新建

位置:后发际哑门下,在第 2、3 颈椎之间,以指按压本穴处,咽部立感闷塞不畅即是本穴。(解剖部位:在第 2、3 颈椎棘突之间;神经分布:颈神经后支)

操作:捏挤法。先点刺出血,继用捏挤法捏至局部紫红为止。每日 1~2 次。

功用:散结热、清咽喉,消嗓子肿痛。

主治:咽痛,急性喉痹,乳蛾,声音嘶哑等。

临床应用:咽部充血,水肿不适,疼痛,与少商、大椎、合谷配用。

引文:《实用小儿推拿》:"在后发际哑门下,第二、三颈椎之间,以指按压本穴处,咽部立觉闷塞不畅……"

69. 大椎

位置:在颈后,第1胸椎与第7颈椎棘突之间高起处,低头取之。(解剖部位:在第7颈椎与第1胸椎棘突之间;神经分布:副神经,胸神经)

操作:捏挤、揉、提拧大椎(用屈曲的食中指蘸水或肥皂水在穴位上提拧,使局部出现瘀斑为度,称扯、拧大椎或刮痧疗法)。

功用:清热解表,通经活络,止痹痛,降逆止呕

主治:发热,感冒,咳嗽,百日咳,项强,呕吐等。

临床应用:

(1)有清热解表的作用,主要用于感冒、发热、项强、呕吐等。

(2)对婴儿瘫、脑瘫、臂丛神经损伤,上肢不能高举,用揉法有效;对于不能抬头,按揉有显效。一般揉1~2分钟。

引文:《实用小儿推拿》:"本穴治伤风感冒发烧及头昏、呕吐等……先用三棱针刺微出血,继用捏挤法,疗效满意……""大椎在第一胸椎之上,坐正平肩,低头取之。""功用:解表,清上焦热。"

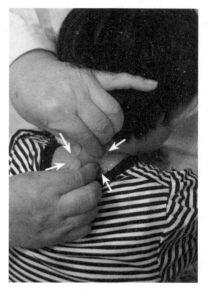

捏挤大椎

《中国小儿推拿学》:"在第七颈椎与第一胸椎棘突之间,属督脉。""清热解表,通经活络"。

70. 肩井(膊井)

位置:在大椎与肩峰连线之中点,肩部筋肉处。属足少阳胆经。(解剖部位:第7颈椎与肩峰连线的中点;神经分布:脊神经后支)

操作:用拇、食二指对拿肩井,或用拇指和食、中指提拿穴位,一松一紧称拿肩井。

操作时间:拿3~5次,按揉10~20次。

功用:解表发汗,通窍行气。

主治:感冒,惊厥,上肢不能抬举,有治疗后总收法之说。

临床应用:拿肩井能宣通气血,发汗解表,临床用于发汗,常与解表穴合用。提拿肩井多用于治疗肩臂疼痛、颈项强直等。本穴为诸法推毕的结束动作,称总收法。

引文:《推拿按摩卷·厘正按摩要术》:"按肩井。肩井在缺盆上,大骨前寸半。以三指按,当中指下陷中是。用右手大指按之,治呕吐,发汗。"

《幼科铁镜》"肩井穴是大关津,掐此开通血气行,各处推完将此掐,不愁血气不周身。"

《推拿按摩卷·幼科推拿秘书》:"总收法,诸症推毕,以此法收之,久病更宜用此,永不犯。""其法以我左手食指掐儿肩井陷中,乃肩膊眼也,又以我右手紧拿小儿食指无名指伸摇如数,病不复发矣。"

## 71. 风门

位置:在第2胸椎棘突下(第2、3胸椎之间)旁开1.5寸。(解剖部位:在第2胸椎棘突下旁开1.5寸;神经分布:脊神经后支)

操作:用食中指端分开揉,称揉风门。

时间:0.5~1分钟。

功用:解表通络。

主治:感冒,咳嗽,气喘,鼻塞,骨蒸潮热。

临床应用:揉风门主要用于感冒咳嗽,多与肺经、肺俞、逆运内八卦、小横纹、四横纹配用。

引文:《推拿按摩卷·幼科推拿秘书》:"风门穴在脊骨二节下。""咳嗽揉之取热。"

## 72. 肺俞

位置:在第3胸椎下,即脊柱旁开1.5寸。(解剖部位:在第3胸椎棘突外侧1.5寸;神经分布:脊神经后支)

操作:按揉、分推。用双拇指或食、中二指端按揉,称按揉肺俞;用双拇指分别从肩胛骨内缘,由上向下分推,称分推肺俞或分推肩胛骨。

时间:揉0.5~1分钟,分推1~2分钟。

功用:止咳化痰,益气补肺,润燥通便。

主治:咳嗽,痰鸣,胸闷,胸痛,感冒,大便干结等。

临床应用:揉肺俞或分推肩胛骨能调肺气,补虚损,止咳化痰,多用于

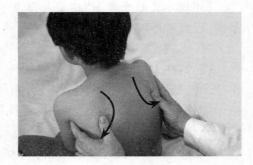

分推肩胛骨

呼吸系统疾病如感冒、咳嗽、久咳,肺虚用补肺或用培土生金法加逆运内八卦、揉小横纹;如大便干结,可用清肺配清大肠、退六腑泻之。

引文:《推拿按摩卷·厘正按摩要术》:"推肺俞。肺俞在第三椎下两旁,相

去脊各一寸五分,对乳引绳取之。须蘸葱姜汤,左旋推属补,右旋推属泻,但补泻须分四六数用之,治风寒。"

73. 脾俞

位置:第11椎旁开1.5寸。(解剖部位:在第11胸椎棘突下旁开1.5寸;神经分布:脊神经后支)

操作:揉法。

时间:0.5~1分钟。

功用:健脾和胃,消食祛湿。

主治:呕吐,泄泻,疳积,食欲不振,黄疸,水肿,慢惊,四肢乏力等。

临床应用:脾俞能健脾和胃,助消化吸收,祛水湿,常与脾经、足三里、逆运内八卦、四横纹等合用,治疗脾胃虚弱、乳食内停、消化不良等。

74. 肾俞

位置:在14椎下,旁开1.5寸。(解剖部位:在第2腰椎棘突下旁开1.5寸;神经分布:脊神经后支)

操作:揉法。双手拇指或食、中二指分开用指端揉之,称揉肾俞。

时间:0.5~1分钟。

功用:滋阴壮阳,补益肾元。

主治:腹泻,便秘,小腹痛,下肢乏力,慢性腰背痛,肾虚气喘等。

临床应用:揉肾俞滋阴壮阳,补益肾元,常用于肾虚泻或阴虚便秘及下肢瘫等,多与揉二马、补脾、三关合用;治腰背痛,常与委中、腰俞合用;治肾虚不纳气、喘,与肺俞、补脾、逆运内八卦、小横纹、二马合用。

75. 七节骨

位置:第4腰椎至尾骨端(长强穴)成一直线。(解剖部位:在第4腰椎至尾椎端的连线;神经分布:脊神经后支)

操作:用拇指桡侧面或食中二指自下而上或自上而下直推,分别称推上七节骨或推下七节骨。

时间:1~2分钟。

功用:调节大肠,温阳止泻,泻热通便。

主治:泄泻,便秘,脱肛等。

临床应用:

(1)推上七节骨能温阳止泻,多用于虚寒泻、脾虚泻、久泻久痢等,常与按揉百会、揉龟尾、足三里、外劳宫、大肠、小肠合用。

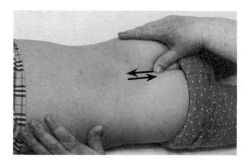

推七节骨

(2) 推下七节骨能泻热通便,多用于肠热便秘或痢疾等,多与清补脾、清板门、逆运内八卦、清四横纹、清肺、清大肠合用;虚寒泻或慢痢久泻者,慎用推下七节骨,以免加重病情。

引文:《推拿按摩卷·幼科推拿秘书》:"七节骨:水泻,从龟尾向上擦如数,立刻即止;若痢疾,必先从七节骨往下擦之龟尾,以去肠中热毒,次日方自下而上也。"

76. 龟尾

位置:在尾椎骨端,属督脉。(解剖部位:在尾骨端与肛门连线中点;神经分布:尾神经后支与肛神经浅支)

操作:用拇指或中指端揉,称揉龟尾;左揉为补,右揉为泻。

时间:1~3分钟。

功用:龟尾即督脉之长强,揉之能通调督脉之经气,调节大肠功能。

主治:泄泻,便秘,脱肛,遗尿。

临床应用:龟尾属督脉,有通调大肠的功能,性温能止能泻,多与揉脐、七节骨配用,以治泄泻、痢疾等。

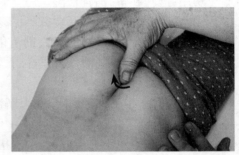

揉龟尾

若便秘,常与清肺、退六腑、点天枢、摩腹、下擦后承山合用。

引文:《按摩经》:"掐龟尾:掐龟尾并揉脐,治儿水泻、乌痧、膨胀、脐风、月家盘肠等惊。"

《推拿按摩卷·幼科推拿秘书》:"龟尾穴揉止泻痢。"

《推拿按摩卷·厘正按摩要术》:"揉龟尾。龟尾在臀尖,揉之,治赤白痢泄泻。"

77. 脊(捏脊、推脊)

位置:自大椎至长强成一直线。(解剖部位:沿第7颈椎棘突至尾骨端成一直线;神经分布:脊神经后支)

操作:

(1) 在做之前先将背两侧(膀胱经)按揉几遍,以使肌肉放松,能减轻不适。用食中二指从上(大椎)而下(长强)直推,称推脊法。

(2) 自下而上称捏脊法。每次捏三提一,称捏三提一法或捏三提三法。

次数:推1~2分钟,捏3遍提1遍,共4~5遍,或捏三提三(在脊上先用右手食中指揉,再用双手提之),共6遍。

功用:调阴阳,理气血,和脏腑,通经络,退热。

主治:惊证,夜啼,烦躁不安,疳积,腹泻,呕吐,便秘等。

临床应用:脊属督脉,督脉贯脊属脑络肾,率阳气,统摄真元。

(1) 用捏脊法自下而上能调阴阳,理气血,和脏腑,通经络,培元气,能强健

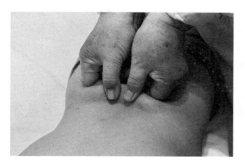

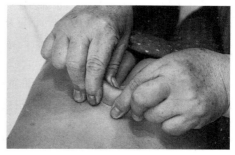

捏脊（拇指在前）　　　　　　　　捏脊（食中指在前）

身体,是小儿保健常用方法之一。临床多与补脾、补肾、上三关、摩腹、足三里等配合应用,治疗先、后天不足的慢性病,常用于小儿疳积、腹泻等症。因操作时亦能旁及膀胱经脉,可根据患儿病情重提或按揉相应的腧穴,可加强疗效。并可用于成人失眠、胃肠炎、月经不调等。

（2）推脊:自上而下为泻法,能清热泻火,多与清天河水、退六腑、揉涌泉合用,并能治疗成人的腰背强痛、角弓反张等症（推脊多用掌根或掌尺侧推之）。

引文:《推拿按摩卷·厘正按摩要术》:"推骨节。由项下大椎,直推至龟尾,须蘸葱姜汤推之,治伤寒骨节疼痛。"

### （五）下肢部

78. 箕门

位置:在大腿内侧,膝盖上缘直至腹股沟成一直线。（解剖部位:在髌骨内侧至腹股沟韧带内中 1/3 交界处的连线;神经分布:股神经）

操作:推法。用食中二指指面或拇指从膝上血海穴开始直推到腹股沟,称推箕门。

时间:2~5 分钟。

功用:清热利尿。

主治:小便短赤、不利,尿潴留。

临床应用:箕门穴性平和,近几年我们只用来治疗尿潴留,只要小儿有无尿史,检查有膀胱充盈（能触到膀胱底）,肯定膀胱有尿,即用推箕门、压膀胱（拨龙头）,尿即排出,可代替导尿术。

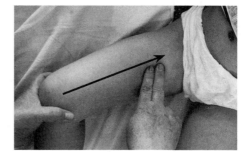

推箕门

引文:《小儿推拿疗效简编》:"揉运膀胱部位:尿闭时,小腹高起处。手法:令儿仰卧,两腿伸直,医者于儿左侧,左手扶儿之膝;右手食、中、无名三指末端,按于穴上,慢慢地向左向右揉之运之,各二百至三百次。揉运时手法宜轻、宜缓,以患儿能忍受为度。主治:小便不利,尿闭。临床上应用此法配合推箕门,治疗小儿尿闭或小儿麻痹症尿闭,均有良好效果。"

79. 百虫

位置:位于膝上内侧高起处,即血海穴。有的书上记载在大腿前侧正中肌肉丰满处(前腿之中点)。(解剖部位:在髌骨中点与腹股沟中点的连线;神经分布:股神经)

操作:拇、食、中三指对拿左右两腿两穴,称拿百虫;拇指按揉,称揉百虫。

时间:拿 3~5 次,按揉 30~50 次。

功用:通经活络,平肝息风。

主治:四肢抽动,下肢痿软无力

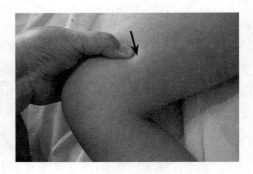

拿百虫

临床应用:按拿百虫能通经活络、止抽,多用于下肢痿软无力及痹痛,常与按揉足三里、拿委中合用;消瘦、四肢冷凉的,加拿列缺及膊阳池、补脾、上三关;如惊风、抽搐,与开窍醒神穴合用。

引文:《推拿按摩卷·幼科推拿秘书》:"百虫穴:在大腿之上外边。"

《推拿按摩卷·厘正按摩要术》:"按百虫。百虫在膝上,以大指背屈按之,止抽搐。"

《小儿推拿疗法简编》:"百虫在胯骨与膝盖骨之中间。""医者以两手拇、中二指合拿患儿左右两穴。主治惊风、抽搐、昏迷不醒人事。"

《推拿按摩卷·小儿推拿广意》:"拿法:下部四肢百虫穴,调和手足止诸惊。"

80. 委中

位置:腘窝中央。(解剖部位:在股骨与胫骨的关节部,腓肠肌的两头间,循膝腘动脉;神经分布:腓骨神经)

操作:局部消毒,用采血针点刺出血,继而捏挤微出血。或捏挤至紫红为度。

功用:顺气降逆,消腹胀,舒筋和血,止痛(尤其腰背痛)。

主治:呕吐,腹胀,腰背痛。

临床应用:本穴为止呕吐的要穴,尤其中暑的吐,如有腹泻者慎用。

引文:《推拿按摩卷·小儿推拿广意》:"小儿往前仆者,委中掐之,亦能止大人腰背疼。"

《推拿按摩卷·厘正按摩要术》:"掐委中。委中在膝后弯中有纹处,治往前跌冈。"

《推拿按摩卷·幼科推拿秘书》:"委中穴,在腿弯处。小儿脚不缩,重拿之,向前蹼掐之。"

《实用小儿推拿》:"委中在腘窝中央,能顺气降逆,消腹胀。"

《按摩经》:"委中穴:治望前仆,掐之。"

81. 足三里

位置:小腿膝眼下3寸胫骨外廉,大筋内一横指处。(解剖部位:在髌骨下4寸胫骨外侧约一横指;神经分布:腓前神经)

操作:按、揉、拿。

时间:按5~10次,继而揉20次。

功用:健脾和胃,强壮身体。(有人说:"掐揉足三里等于吃只老母鸡",为保健穴之一)

主治:腹痛,腹胀,呕吐,泄泻,下肢痿软,痹痛;健脾胃保健用之。

临床应用:足三里为足阳明胃经之穴,能健脾和胃,调理气,通经导滞,多用于治疗消化系统疾病。胃气上逆,常与天柱骨、分腹阴阳、逆运内八卦、四横纹等合用;泄泻,与七节骨、大肠、小肠合用,如脾虚泻加补脾、外劳或捏脊;用于小儿保健推拿,与补脾、逆运内八卦、捏脊、摩腹等合用;开胃进饮食,与脾、逆运内八卦、四横纹合用。

引文:《推拿按摩卷·小儿推拿广意》:"三里,揉之治麻木顽痹(行间穴同功)。"

《推拿按摩卷·厘正按摩要术》:"揉三里。三里在膝头下三寸,揉之,治麻木。"

82. 前承山(中臁、子母、条口)

位置:小腿胫骨旁,与后承山相对。(解剖位置:小腿中点胫骨外侧缘;神经分布:腓深神经)

操作:掐、揉;拇指掐,称掐揉前承山或揉前承山。

时间:掐5~10次,揉30~50次。

功用:息风定惊,行气通络。

主治:惊风,下肢抽搐,足下垂等。

临床应用:掐揉本穴主要用于止抽搐,常与拿委中、按百虫、掐解溪、摇解溪等合用;揉前承山能通经络,活气血,纠正畸形,治疗肌肉萎缩、足下垂等。

引文:《推拿按摩卷·小儿推拿广意》:"前承山,掐之治惊来急速者(子母穴同功)。""小儿往后跌,承山掐之。"

《小儿推拿方脉活婴秘旨全书》:"前承山穴:小儿望后跌,将此穴久掐、久揉,有效。"

83. 后承山(鱼肚)

位置:在小腿后,腓肠肌腹下陷中。〔解剖部位:在腓肠肌内、外侧头之间近小腿中点凹陷处;神经分布:胫神经(深支),腓肠内侧皮神经(浅支)〕

操作:拿后承山,擦后承山。

时间:拿 3~10 次,擦 30~50 次。

功用:通经活络,止痉息风、止泻。

主治:腿转筋,下肢痿软无力,腹泻,腹痛。

临床应用:常用于腹痛、腹泻,用掌搓,一般向上搓效果显著。止抽,配合掐人中、老龙、十宣等;腿转筋,常与委中配用;止泻,与补脾、外劳宫、大肠配用。

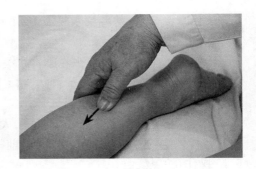

拿后承山

引文:《推拿按摩卷·小儿推拿秘旨》:"后承山穴:小儿手足瘛跳,惊风紧急,人将口咬之,要久,令大哭方止。"

《推拿按摩卷·小儿推拿广意》:"后承山,揉之治气吼发汗。"

《按摩经》:"承山穴:治气吼发热,掐之又揉。"

《推拿按摩卷·小儿推拿秘书》:"拿承山:承山穴,在腿肚中,一名鱼肚穴。一把拿之,拿此穴,小儿即睡,又治喘,掐之即揉,男右女左。"

《推拿按摩卷·厘正按摩要术》:"掐后承山。后承山在足后跟去地一尺。掐之治气吼,发汗,消痰食痞积。"

84. 丰隆

位置:外踝尖上 8 寸,胫骨前缘外侧 1.5 寸,胫腓骨之间。(解剖部位:在胫腓骨之间,外踝尖上 8 寸,胫骨前缘外侧 1.5 寸;神经分布:腓浅神经)

操作:揉法。用拇指或中指端揉之。

时间:30~50 次。

功用:化痰平喘。

主治:痰鸣气喘,痰涎壅盛。

临床应用:临床主要用于痰涎壅盛、咳嗽、痰多,常与合阴阳、小横纹、四横纹、逆运内八卦、清补脾、清肺、补肾、清天河水、揉膻中、开璇玑配用。

引文:《中国小儿推拿学》:"丰隆:外踝尖上 8 寸,胫骨前缘外侧 1.5 寸,胫腓骨之间。化痰平喘。主要用于痰涎壅盛、咳嗽气喘等,常与揉膻中、

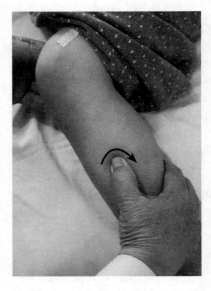

揉丰隆

运内八卦等配合用。"

85. 三阴交

位置:内踝尖直上3寸。(解剖部位:在内踝尖上3寸;神经分布:股神经之隐神经分支)

操作:按揉。拇指或中指端按揉。

时间:按3~5次、揉1~2分钟。

功用:温通经络,活血化瘀,清利下焦湿热,主要作用于三阴证。

主治:常用于遗尿、癃闭、小便频数、涩痛不利,下肢痹痛、惊风、消化不良等。

临床应用:三阴交能通血脉,活经络,疏下焦,利湿热,通调水道,健脾胃,助运化。主要用于泌尿系统疾病,如遗尿、癃闭等,常与小天心、关元、推箕门等配用;下肢痹痛、瘫痪及下肢无力等,与补肾、二马、补脾、上三关、列缺、中指揉乙窝风配用。

引文:《推拿按摩卷·厘正按摩要术》:"按三阴交。三阴交在内踝尖上三寸,以右手大指按之,能通血脉,治惊风。"

《推拿按摩卷·小儿推拿广意》:"十二三阴交穴尽,流通血脉自均匀。"

86. 解溪(鞋带穴)

位置:踝关节前横纹中点,两筋之间凹陷中。(解剖部位:在足背与小腿交界处的横纹𧿹长伸肌腱与趾长伸肌腱之间;神经分布:腓浅神经)

操作:拇指指甲掐或拇指端揉,称掐揉解溪或揉解溪、摇解溪。

次数:掐摇3~5次,揉20~30次。

功用:解痉,止吐,止泻,矫正畸形。

主治:惊风,吐泻,关节畸形及屈伸不利。

临床应用:本穴用掐法治惊风,醒神;揉法止吐止泻;摇法矫正踝关节畸形。开窍醒神,与掐人中、十宣、老龙、仆参合用;止吐止泻,与补脾、板门、逆运内八卦、四横纹、天柱骨、大小肠合用;矫正畸形,向矫正方向摇之,配用揉小天心。

引文:《小儿推拿方脉活婴密旨全书》、《小儿推拿秘旨》:"又惊、又吐、又泻,掐此即止。""按:解溪穴在外踝尖之前,第二足趾直上之陷中(即系鞋带之处)。鞋带穴:小儿望后仰,掐此,效。"

《按摩经》:"解溪穴:治内吊惊,往后仰,本穴掐之就揉,一名鞋带穴。"

87. 仆参

位置:足跟外踝下凹陷中,外踝后下方,昆仑穴直下,跟骨外侧赤白肉际处。(解剖部位:外踝后下方,跟骨外侧足底皮肤与足背皮肤交界处;神经分布:腓肠神经)

操作:拿、掐、口咬,称拿仆参、掐仆参、咬仆参(又称老虎吞食)。

时间：根据病情，一般拿、掐3~5次醒即可。否则即用纱布垫之口咬1~2次，一般即醒。

功用：益肾健骨，舒筋活络，安神定志。

主治：腰、足跟痛，转筋，癫狂厥，昏厥，足痿不收（俗称老牛大憋气）。

临床应用：仆参在膀胱经，拿之能益肾、舒筋，常与委中合用治腰背

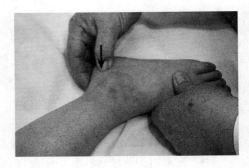

掐仆参

痛；与按揉后承山配治转筋、足痿不收，拿或咬治昏厥（老牛大憋气）效显。

引文：《按摩经》："仆参穴：治脚挛跳，口咬，左转揉之补吐，右转补泻。又惊又泻又吐。掐此穴及脚中指效。"

《小儿推拿方脉活婴密旨全书》及《小儿推拿秘旨》："仆参穴：治小儿吼喘，将此上推下掐，必然苏醒。如小儿急死，将口咬之则回生，名曰老虎吞食。"

《推拿按摩卷·幼科推拿秘书》："拿仆参穴……在脚后跟上，惊死重拿即醒，久拿必活。"

88. 大墩

位置：足大趾外侧爪甲根与趾关节之间。〔解剖部位：为踇趾趾间关节腓侧（外侧）近踇趾趾甲后外侧缘；神经分布：足底内侧深神经，趾背神经（浅）〕

操作：掐、揉。拇指指甲掐，称掐大敦，继而揉之。

时间：掐3~5次，揉20~30次。

功用：解痉息风。

主治：惊风，四肢抽搐等。

临床应用：本穴主要用掐法、揉法，对惊风、抽搐有效，常与人中、十宣、老龙等配用。

引文：《按摩经》："大敦穴：治鹰爪惊，本穴掐之就揉。"

《推拿按摩卷·小儿推拿广意》："大敦，掐之爪惊不止，将大指屈而掐之。"

《推拿按摩卷·厘正按摩要术》："掐大敦。大敦在足大指端，去爪甲韭叶许，毛中。屈大指掐之，治鹰爪惊握拳咬牙者。"

89. 新设

位置：在第3、4趾缝间，趾蹼缘之上方。（解剖部位：在趾蹼缘上方；神经分布：趾神经）

操作：掐法。

时间：3~5次。

功用：引腹部气下行。

主治:一切腹胀。

临床应用:本穴能引腹部气下行,故治各种腹胀。

引文:《实用小儿推拿》:"在第三四趾蹼缝间,趾蹼缘之上方,引腹部气下行,主治一切腹胀。"

90. 涌泉

位置:在足底前、中1/3交界处,即掌心前正中凹陷处。(解剖部位:在

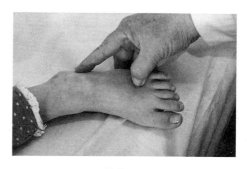

掐新设

蹬趾根膨隆部的后外侧,长屈蹬趾的外侧,总趾骨肌内侧;神经分布:胫骨神经的末支内足跖神经)

操作:揉法、推法。

(1) 拇指面自穴下向趾尖方向推之,称推涌泉。

(2) 拇指端揉之,称揉涌泉。

时间:推揉2~3分钟,揉掐3~5次。

功用:清脑降逆,引上焦热下移,滋阴退热,止吐泻。

主治:发热,头痛,呕吐,腹泻,面赤,视物不清及痰涎壅盛,五心烦热,下肢皮温低及高血压。

临床应用:推涌泉能引火归原,退虚热,常与补肾、二马、板门、小天心合用;治疗湿热证,常与清补脾、小天心、六腑、天河水配用;揉涌泉,可止吐止泻,左揉止吐,右揉止泻;引热下行,可与膊阳池、拿列缺合用;治下肢痿软无力,消瘦及皮温低,与补肾、二马、补脾、上三关合用。

引文:《按摩经》:"涌泉穴,治吐泻,男左转揉之,止吐;右转揉之,止泻。女反之。"

《推拿按摩卷·小儿推拿广意》:"涌泉,揉之左转止吐,右转止泻。"

《推拿按摩卷·幼科推拿秘书》:"揉涌泉(久揉亦能治眼病),涌泉穴在脚心不着地处。左揉止吐,右揉止泻,男依此,女反之。男右脚,女左脚。退烦热,亦妙,引热下行。"

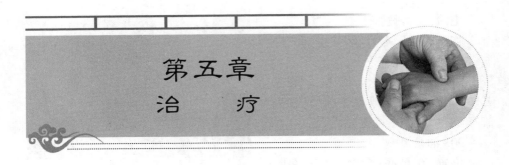

# 第五章
## 治　疗

　　本派系在治疗上将中医的八法(汗、吐、下、和、温、清、补、消)融入小儿推拿的治法当中。如表实无汗的,应治以开泻腠理、驱邪外出,多采用汗法,一般用乙窝风或二扇门发汗、解表;痰涎壅盛或误食毒物及新生儿吞噬羊水等秽物,尚在胃里,可用吐法,取点天突、横纹推向板门、顺运内八卦、催吐;体内有积滞,应荡涤肠胃采用下法,用逆运内八卦、清四横纹、清肺、退六腑、点天枢、摩腹等,可润肠通便,泻下;如病在表里之间,气机不调等,当用和法,即运脾(清补脾、逆运内八卦、清四横纹)、揉小天心、分阴阳等穴以和之;若病属沉寒逆冷致腹痛、便白、五谷不化,采用温法,可用揉外劳、乙窝风(中指揉)等,以回阳救逆,温中散寒;如邪毒热盛,应用清法,可用揉小天心、清板门、清肺、清天河水或水底捞明月、退六腑等,以清热解毒,除烦而不伤阴;若病后体虚,气血亏损,多采用补法,取补脾、推上三关、补肾、揉二马或捏脊法等,以扶正气;若遇有积聚不散,痰涎凝滞等,如乙状窝肉等,多采用消法,可用揉小天心、小横纹、精宁等,有通积功坚之力。

　　取穴应辨标本、缓急。标本在中医有新病为标,宿病为本,客邪为标,正气为本,表邪属标,里邪属本或有标本夹杂,须结合病情的缓急、轻重作出处理方案,分别按先治、后治或兼治等法。

　　1. 治本法　如病后极度衰弱儿或有严重宿疾儿,又有新病,本应先治标,由于素体虚弱,又有严重的宿病,故应在先扶正的基础上治新病,以扶正为本,即治本法。

　　2. 治标法　如患儿有宿疾,腹泻不重,又感外邪致高热(表里同病),这时必须以退高热为主,用补肾、揉二马、分阴阳、大清天河水、退六腑、水底捞明月退热,即为治标法,再根据病情治本。

　　3. 兼治法　即标本同治法。如患儿平素大便秘结,近有咳嗽、流涕伴高热,治应解表清热通便,先取小天心、乙窝风或二扇门解表,再用分阴阳、清肺、退六腑、清天河水、水底捞明月等穴,不但解表,又能清热凉血通便,为汗、下法并用,表里兼治。

　　我们在临床治疗中遇到急救患儿,先醒神开窍,再根据面色、滞色、四时与

110

五色定治则,根据望诊所得而选用首选穴。如面青黑先补肾,面黄白先补脾,面赤先清热,面带滞色先解表,并将八法融入治疗中,为小儿推拿的基本原则。

## 一、新生儿不乳

吮乳是新生儿的本能。出生 24 小时之内不能吮乳,称不乳或"难乳"。不乳常因元气虚弱,脾胃虚寒,秽热郁积等原因所致。《医宗金鉴·幼科心法要诀》说:"不乳谓初出胞胎不吮乳者,其故有二,不可不辨:儿生腹中脐粪未下,能令小儿腹满气短,呕吐不乳……若儿母过食寒凉,胎受其气,儿必腹痛多啼,面色青白。"指出了不乳的主要原因。治疗方法,根据不同病因,分别以培补元气、温中散寒、逐秽清热等为原则。对口疾或先天缺陷导致的不乳,则不在其范围之内。

【病因病机】

1. 元气虚弱　孕母体质虚弱或早产,则先天禀赋不足,形气怯弱,或因难产等以致受损太甚,气息奄奄无力吮乳。

2. 脾胃虚弱　孕母素体虚弱,致胎儿禀赋不足,加之妊娠期间,过食寒凉之品或生产时为寒冷所侵,致使胎儿脾胃虚寒。脾胃虚弱,寒凝气滞,纳运受阻,因而不乳。

3. 秽热郁积　小儿在出生过程中,因吞入恶血、羊水,秽浊入腹,壅结肠胃,影响脾胃气机升降,或因胎便不下,或小便不利,致使秽热壅结,气机不运,皆可导致不乳。

【辨证论治】

1. 元气虚弱

症状:无力吸乳,形神虚怯,面白唇淡,哭声低沉,气息微弱,重者昏迷不醒。

症状分析:患儿先天禀赋不足,元气虚弱。气为一身之主,气虚则形神虚怯,息微声低,无力吮乳,甚至昏迷不醒。气虚则血虚,气血不能上荣,故见面白唇淡。

治则:以培补元气为主。

处方:补脾 3 分钟,推上三关 2 分钟,补肾 3 分钟,揉二马 2 分钟,清板门 3 分钟,逆运内八卦 2 分钟,清四横纹 1.5 分钟。

方义:补脾、推上三关可补虚扶弱,补血生肌,行一身之气,改善全身一般情况;补肾、揉二马可大补元气,改善先天不足。以上四穴滋补患儿的形神怯弱,哭声低微,面白唇淡,加之用清板门、逆运内八卦、清四横纹可调中行气,进饮食,逐渐恢复机体。

2. 脾胃虚寒

症状:不乳,面色苍白,四肢欠温,口鼻气冷,唇舌淡白,绵绵啼哭。

症状分析:脾为后天之本,主运化;胃主受纳。脾胃虚寒,受纳运化功能受阻,因而不乳。脾主四肢,开窍于口,脾胃虚寒,故见四肢欠温,口鼻气冷,唇舌色淡,面色苍白。寒邪在里,阳气不布,气血不足,故啼哭绵绵。

治则:温中散寒,健脾行气。

处方:补脾 3 分钟,清板门 2 分钟,揉乙窝风(中指揉)2 分钟,揉外劳 2 分钟,分阴阳 2 分钟,逆运内八卦 2 分钟,清四横纹 1 分钟。

方义:补脾、揉乙窝风、揉外劳可温中散寒,止腹痛,健脾胃;分阴阳能调节阴阳平衡,理气降逆止呕;逆运内八卦、清四横纹加补脾、清板门,可调中行气,促进胃蠕动,使胃液酸度增高,胃蛋白酶分泌增多,促进消化吸收,增进乳食。

3. 秽热郁积

症状:不乳,腹部胀满,大便不通,小便不利,啼哭声重,烦躁不宁,气息短促或有呕吐,舌苔黄腻。

症状分析:由于秽热郁积,壅结肠胃,传导失职,受纳运化功能受阻,故不乳。大便不通,腹部胀满;秽热积于膀胱,则膀胱气化受阻,故小便不利。秽热之邪上移于胃,胃气上逆,则呕吐;邪热内扰,则啼哭声粗,烦躁不宁。舌苔黄腻,属秽热郁积之证。

治则:消食导滞,清热通便。

处方:(主)清补脾 3 分钟,清板门 2 分钟,逆运内八卦 2 分钟,清四横纹 1 分钟,清肺 1 分钟,退六腑 1 分钟,清天河水 1 分钟,补肾 3 分钟,揉二马 2 分钟。

(配)揉小天心 1 分钟,分腹阴阳 1 分钟,点中脘 0.5 分钟,点天枢 0.5 分钟,摩腹 1 分钟。

症状加减:呕吐,加推天柱骨。

方义:清补脾、清板门、逆运内八卦、清四横纹、清肺、退六腑共奏清脾胃之热及营热,消食导积,通便又降逆止呕之功;补肾、揉二马补先天之不足,滋阴,维持阴液平衡;清天河水可泻心火、除烦躁,清热利尿;揉小天心可安神镇静,清热利尿,通经络;分腹阴阳、点中脘、点天枢、摩腹可消食理气导滞,消腹胀除积滞,通便降逆止呕,助消化。

【预防护理】

1. 预防

(1)孕期要注意生活规律,避免受凉及过食生冷及刺激性强的食物,如辛辣、肥甘尤其蛋白质过多的海鲜类(海参、甲鱼等)食物。

(2)防止早产、难产、羊水过多等情况发生。(多听优生优育讲座,以提高孕期知识)

(3)生产过程之中,产房温湿度要适宜,以防产妇及婴幼儿受凉。

2. 护理

(1)婴儿室要保持温、湿度适当,以免小儿受凉,尤其低体重儿、早产儿、先天不足儿的护理一定要细心。

(2) 注意患儿吮乳情况及量的多少,随时观察记录。

(3) 孕妇注意饮食营养及水的摄入量,切勿受凉。

【体会】

1. 新生儿不乳,在城市就医方便,但在边缘地区,医疗条件差,遇到这类患儿,家长着急。用推拿治疗确实有效,我们下乡遇到这类患儿,用手法治疗时要在患儿身边随时观察,给予治疗。

2. 关于手法,应按患儿体质强弱及病程长短定虚实。体强、实病儿,易手法重、快,时间短;虚者,反之。总之,按补中有泻的原则治疗。

## 二、新生儿二便不通

### (一) 大便不通

小儿出生后,一般应在 24 小时以内排出胎便,每日 3~4 次,便色初为黯绿色,黏稠无臭味。3~4 天后逐渐为褐色并带酸臭味,为正常婴儿胎便。如小儿在 2 天内无大便,称“出生儿大便不通”,古人称“锁肚”。

本病常与禀赋不足,胎热内蕴有关,此外,还有先天畸形所致者。治疗原则:属禀赋不足的,应温元导下;病属热的,应清热通便;先天畸形的,应小儿外科治疗,如出生后大便通畅,以后不论何原因致无大便,不属本节讨论的范畴。

【病因病机】

1. 禀赋不足　由于母体素虚或早产致婴儿先天不足,元气虚惫,形体怯弱,气机不运,因而便秘不通。

2. 胎热壅结　由于孕母过食辛、热、炙煿之物,致热邪蕴结,胎热内盛,壅结肠胃,气滞不行,传导失职,或出生时吞入羊水、秽物,壅结胃肠,凝滞气机,肠失传导,以致大便秘结不通。

3. 先天畸形　由于先天畸形,肛门狭窄,排便受阻或肛门闭锁无孔,不能排便。古人称“无谷道”。

【辨证论治】

1. 胎禀不足

症状:生后大便不通,面色苍白,唇色淡,神疲气怯,啼哭声低,手足不温,口舌润滑,肚腹胀满等。

症状分析:由于胎禀不足,元气衰微,气机运行差,肠道无所濡养,大肠传导无力,故肚腹胀满,大便不通。气为血帅,血随气行,气虚则面色不华,故面白唇淡,口舌润滑。元气不足,形体怯弱,四肢不温,神疲气怯,啼哭声低。

治则:培补元气为先,温通导下。

处方:(主)补肾 2 分钟,揉二马 1 分钟,补脾 2 分钟,推上三关 1 分钟,逆运内八卦2分钟,清四横纹1分钟,清肺2分钟,退六腑1分钟。

(配)揉小天心2分钟,清天河水1分钟;效果差的可加分腹阴阳1分钟,点中脘1分钟,点天枢1分钟,摩腹顺逆各1分钟。

方义:补肾、揉二马大补元气,补先天不足,益气助神、温下元,滋肾阴肾阳,清虚热;补脾、推上三关补虚扶弱,补血生肌,改善面色、四肢不温及全身营养状况,有利于通便;逆运内八卦、清四横纹加之补脾的作用,可调中助消化吸收,又能消积滞,消胀,通上下焦之气,改善全身一般情况;清肺、退六腑可润肠通便、导积;揉小天心、清天河水可安神镇静,通利小便;分腹阴阳、点中脘、点天枢、摩腹可调节脾胃、大肠,加强温通导下,促进排便。

2. 胎热壅结

症状:大便不通,肚腹胀满,甚至呕吐、烦躁多啼,哭声粗亮,面赤唇红,口舌干燥,小便短赤。

症状分析:由于胎热内盛,壅结胃肠,气滞不行,大便传导失职,故大便不通;热为阳邪,熏蒸于上,灼伤津液,故见面赤唇红,口舌干燥;热邪内扰,则烦躁多啼,哭声粗亮;腑气不通,壅结于里,故见肚腹胀满;腑气不降,胃气上逆,则发为呕吐;热移于膀胱,则小便赤,为热邪入里之证。

治则:清热散结,行气通便。

处方:(主)揉小天心3分钟,清补脾3分钟,逆运内八卦2分钟,清四横纹2分钟,清肺2分钟,退六腑1分钟,揉膊阳池1分钟,清天河水1分钟,补肾3分钟,揉二马2分钟。

(配)分阴阳1分钟,点中脘1分钟,点天枢1分钟,分腹阴阳1分钟,摩腹顺逆各1分钟。

方义:揉小天心、分阴阳通经活络,安神镇静,平衡阴阳,清热利尿;清补脾、逆运内八卦、清四横纹可调中行气,调上下焦之气,行气消滞、消胀,促进胃蠕动而降浊止呕,又能促进胃液酸度增高及胃蛋白酶增加而促进消化吸收,有利改善机体营养代谢;清肺、退六腑可消营卫之热,凉营通便,退热除烦,消积滞,通腑气,又能降逆止呕,消肚腹胀满通便;清天河水可清心经之热,安神镇静,清热利尿;补肾、揉二马可大补元气,滋阴清热,调节水液代谢;点中脘、点天枢、分腹阴阳、摩腹可清中下腹气热,通腑泻便。

3. 先天肛门畸形

症状:大便不通,腹部膨胀、呕吐频作,吐物伴有胆汁及粪便,哭闹烦躁不安,时久可中毒而亡。

症状分析:因肛门闭锁或狭窄而引起腑气不通,可见肚腹膨胀,呕吐频作,吐物内伴有胆汁及粪便,精神烦躁,哭闹不安。

治则:转小儿外科治疗。

## （二）小便不通

生后 48 小时无小便，称为初生儿小便不通。本证除胎儿虚弱、热蕴膀胱等因素外，亦应注意尿道有无畸形。其治疗原则属元气虚弱的，应培补元气；属热蕴膀胱的，应清热利尿；无尿道孔等先天畸形的，应手术治疗。小便不通未经治疗的，可出现危证，故应抓紧时机治疗。

婴儿出生后有小便，因其他原因致癃闭或其他疾病所致者，则不属本病讨论范围。

**【病因病机】**

1. 元气虚弱　由于母体虚弱或早产致婴儿胎禀不足，元气虚弱，气化功能失调则水道不利而致小便不通。

2. 热蕴膀胱　由于感受胎中热毒，壅结膀胱影响气化，膀胱不得宣通，则水道受阻，以致小便不通。

3. 先天畸形　小儿出生后尿道无孔等先天畸形，致使小便不通。

**【辨证论治】**

1. 元气虚弱

症状：小便不通，面白唇淡，形神怯弱，啼哭声低，四肢欠温，腹部胀硬，口舌润滑。

症状分析：由于先天禀赋不足，元气虚弱，气化失调，水道不利，故小便不通；小腹胀硬，形气俱虚，故神疲声低；气血虚，则面无光泽，故面白唇淡；四肢欠温，口舌润滑，均为元气虚弱之证。

治则：培补元气，温化利水。

处方：（主）揉小天心 2 分钟，补肾 3 分钟，揉二马 3 分钟，补脾 3 分钟，推上三关 1 分钟，利小肠 2 分钟，清天河水 1 分钟，推箕门 2 分钟。

（配）揉三焦俞 1 分钟、脾俞 1 分钟、肾俞 1 分钟、小肠俞 1 分钟等，掐揉三阴交、曲骨 5~7 次。

方义：揉小天心可通经活络，清热利尿，镇静安神；补肾、揉二马可大补元气，滋阴清热利尿；补脾、推上三关补虚扶弱，补血生肌，改善机体的虚象，还有助肾阳的作用，改善形神怯弱，四肢欠温，面白唇淡；利小肠、清天河水可泻心火，利小便，分别清浊；揉三焦俞、脾俞、肾俞、小肠俞可促进诸脏腑的功能，有利于排便；曲骨在任脉上又在膀胱区，重刺激可提高本经及局部的兴奋作用，有利于排尿；掐揉三阴交可兴奋肝、肾、脾三经，促进排尿作用；箕门为脾经穴，推之能促排尿。

2. 热蕴膀胱

症状：小便不通，小腹胀满，唇赤口干，烦躁多啼，哭声粗亮，重者可有胸腹胀满、喘促烦忧、抽搐昏迷等危急症。

症状分析:由于胎热蕴结于膀胱,膀胱气化不宣,故小便不通,小腹胀满;热邪在里,灼伤津液,内动心火,故见唇红口干,烦躁多啼,哭声粗亮,乃热邪入里之证;严重的,则毒壅中宫,形成胸腹胀满,喘促烦忧;热陷厥阴,则引起抽搐昏迷等危象。

治则:清热利尿、解毒。

处方:(主)揉小天心2分钟,分阴阳2分钟,清补脾3分钟,清天河水1分钟,利小肠2分钟,补肾3分钟,揉二马2分钟,退六腑1分钟,按揉三阴交3~4次、推箕门2分钟,拨龙头适量。

症状加减:毒壅中宫,加直推膻中到脐上、按弦走搓摩各1分钟。

方义:揉小天心、分阴阳通瘀散结,通经活络,清热利尿,平衡阴阳,调和脏腑,镇惊止抽;清补脾、清天河水、利小肠可清热泻心火,利尿解毒;补肾、揉二马能大补元气,滋阴清热利尿,加强水液代谢;退六腑可清营凉血,解毒;按揉三阴交、推箕门为脾经穴,都有利尿作用。拨龙头:如膀胱有尿,经拨龙头即可排尿,如无尿速请西医治疗。邪热蕴结入里,灼伤津液,内动心火,见唇红口干,烦躁多啼,啼声粗亮,故利尿泻热,以上症状好转,即可转危为安。

3. 先天畸形

症状:生后小便不通,尿道无孔或中端不通。

治则:外科治疗。

此外,出生儿有的大、小便均不通,称"出生儿二便不通"。这类小儿应速请西医治疗,以免误诊。

【预防护理】

1. 孕母要按时检查胎儿情况,避免早产因素。

2. 生后低温儿一定要保温。这类患儿一定要精心护理,方能转危为安。

【体会】

1. 这类患儿先要排除畸形,再查找原因,有条件的转院治疗,无条件的按上方治疗。

2. 决定推拿治疗,医者要在患儿周围观察治疗,随证加减穴位,更改治疗方案。

## 三、新生儿眼不开

眼不开即生后不睁眼,眼眵多。

【病因病机】 眼不睁多数因孕妇饮食不节,过度厚味,热毒熏蒸于脾经,而眼胞属脾,脉络紧束,热毒致眼眵多,故不能睁眼。

【辨证论治】

症状:小儿生后不睁眼,眼眵多,甚至眼胞赤烂,面红或有壮热,不欲进食,大便秘结,小便短赤等。

症状分析:小儿眼不睁,眼眵多,眼胞赤烂,面红状热,不能进食,便干,小便短赤,多属孕母饮食不节,过度厚味,产热熏蒸于脾经,眼胞属脾,脉络属心,热盛脉络紧束,眼不能睁。

治则:清热解毒,局部消炎[眼药膏或眼药水(涂)滴眼]。

处方:揉小天心2分钟,清补脾2分钟,补肾3分钟,平肝1分钟,清肺1分钟,退六腑1分钟,清天河水1分钟。

方义:揉小天心通经络、散瘀结,清热解毒,安神镇静;清补脾能清脾经之热,治目烂、眵多;补肾、平肝,因肝开窍于目,泻其肝火,治眼疾及滋阴清热;清肺、退六腑清热凉血,通便解毒;清天河水可清心泻火除烦,利小便。

**【预防护理】**

1. 注意多饮水。

2. 烦躁不安的给予镇静。

3. 每天给患儿清洗眼部后,擦消炎药膏。

## 四、肛门赤肿

**【病因病机】** 多因孕母多食肥甘、油腻及辛辣等温热之品,热由母体转入胎儿,致使胎儿肛门赤肿。

**【辨证论治】**

症状:肛门周围红肿、热痛,重者近肛处散有小水疱或有疱破后渗出液等。

症状分析:以上症状,均因孕母饮食不当,热盛所致。

治则:泻肠腑郁热、消肿止痛,局部消炎(可用消炎药膏涂肛门)。

处方:

1. 独穴(小儿体质好的) 推泻大肠穴5~10分钟/次,每日2次。

2. 揉小天心2分钟,补肾3分钟,揉二马2分钟,清肺2分钟,泻大肠2分钟,逆运内八卦2分钟,清四横纹1分钟,退六腑1分钟,清天河水1分钟。

方义:

1. 泻大肠可泻肠腑之热,消肛门周围红肿、热痛。

2. 揉小天心可通经活络,镇静泻热;补肾、揉二马可滋阴潜阳;清肺、泻大肠,因肺与大肠为表里,加强泻大肠的作用;逆运内八卦、清四横纹可加强肠胃蠕动而泻肠积滞及热,又能调中行气,泻肠热,进饮食;退六腑泻肠腑之热,凉血通便,消肛门之赤肿;清天河水可清心热、利尿。

**【预防护理】**

1. 注意多饮水。

2. 烦躁不安的给予镇静。

3. 每天给患儿清洗肛门后,擦消炎药膏。

**【体会】**

1. 这类病推拿加局部消炎,效果显著。

2. 手法宜重、快、稍用力,取补中有泻之意。

# 五、感冒(上呼吸道感染)

感冒俗称"伤风"。《景岳全书·伤风》说:"伤风之病,本由外感……邪轻而浅者,上犯皮毛,即为伤风。"感冒是小儿时期常见的外感性疾病之一,主要由于感受外邪所致,临床以发热、头痛、咳嗽、流涕、喷嚏为特征。感冒分两种,一种是普通感冒,一种是时行感冒。前者病邪轻浅,不造成流行;后者为感受时邪病毒而致,病邪较深重,具有传染流行的特点。

西医称四时感冒为急性上呼吸道感染,简称"上感";称时行感冒为流行性感冒,简称"流感",主要指鼻、鼻咽、咽部的急性感染。现在又提出两种特殊类型的上感:①疱疹性咽峡炎,为柯萨奇 A 组病毒所致;②咽结合膜热,为腺病毒所致。

本病发病率占儿科疾病的首位,婴幼儿发病率更高,一年四季均可发病,以冬春季多见,在季节变换、气候骤变的情况下更易发病。

感冒轻重不同,四时感冒病情轻,兼夹证少;时行感冒病情多重,发热较高,有传染性,多有兼夹证。多数病儿1周左右恢复。本病一般预后较好。但婴幼儿、体弱年长儿感邪之后容易夹痰、夹滞、夹惊,如感染向下蔓延可致气管炎、支气管炎及肺炎。溶血性链球菌引起的上感可致急性肾炎、风湿病等,对小儿健康成长有影响。因此,对本病应予足够的重视,做到正确诊断、及时治疗,以防传变。

**【病因病机】**

1. **病因** 小儿脏腑娇嫩,肌肤不密,卫外功能不固,加之寒暖不能自调,易感风邪等外邪,常因四时气候骤变,冷暖失常,外邪乘虚而入致感冒。

(1)**外感因素**:感冒的主要病因是感受外邪,以风邪为主,并常兼夹寒、热、暑、湿、燥等,亦常有感受时行疫毒所致者。风邪往往与其他当令之气合而伤人。冬季多风寒,春季多风热,夏季多夹暑湿,秋季多兼燥气,但一般以风寒、风热二者最为常见。若四时之气失常,非时之气夹时行疫毒伤人,则更易引起发病。疫毒为阳热之邪,且相互传染,故可造成流行。

(2)**正虚因素**:外邪侵入人体是否引起发病,关键在于正气之强弱。若卫外功能减弱,肺卫失调失司而外邪侵袭时,则易感邪发病;若体质偏弱,卫外不固,稍有不谨慎,当风受凉之后,则见体虚发热。总之,在机体抵抗力降低时,最易内外因相合而发病。

由于小儿呼吸道的解剖和生理特点,呼吸道局部免疫功能低下,若加之营养不良、外界条件的改变如阳光不足等,均可致机体的抵抗力低下而易为病毒、细菌侵入发为感冒。

2. 病机

(1) 病变脏腑主要在肺,随着病情发展,常可累及肝、脾、肾等脏:肺在膈上,为脏腑华盖。肺不耐寒热,易被邪侵,故为"娇脏"。肺主气,司呼吸,主宣发肃降,外合皮毛,职司卫外,邪从口鼻皮毛而入,卫阳被遏,故见发热、头痛、身痛。鼻为肺窍,咽喉为肺之门户,外邪循经上犯致鼻塞流涕,咽喉红肿。外邪直达犯肺,肺失宣肃,气机不利而见咳嗽。

感冒初期,肺失清肃,气机不利,肺为水之上源,肾为之根,加之小儿肺常不足,则津液凝聚成痰,以至于痰阻气道,呼吸不利而形成小儿感冒夹痰。小儿脾常不足,饮食不知自节,感冒后,影响脾胃腐熟运化功能,以致乳食停滞不化,阻滞中焦,形成感冒夹滞。小儿神气怯弱,筋脉未壮,加之肝常有余,风邪入里化热,火热熏灼,则易出现热扰神明,引动肝风则抽搐,此为感冒夹惊。

(2) 病理因素为风邪:风邪是感冒的主要病理因素。风为百病之长,常兼寒、热、暑、湿等病理因素为患。病理演变为可夹热邪的风热证,夹寒邪的风寒证,以及夹暑湿的湿困中焦,脾胃升降失司。

(3) 病机属性分虚实:一般来说,风寒、风热、暑湿感冒多为实证;反复感冒或久治不愈,迁延日久者,则以正虚为主。

(4) 病情演变重寒热:小儿乃稚阴稚阳之体,故外感风邪,多入里化热,热多于寒。临床辨证时对咽喉红肿者,即使苔薄白,也要考虑到风热证,纵有寒象亦以寒包热郁者多见。风热证故为多见,但由于小儿独特的生理特点,风寒证也易寒从热化,或热为寒闭,形成热证或寒热夹杂证。因此,小儿感冒重在辨清寒热。临床则辛温辛凉解表,但辛温应多于辛凉。

【辨证论治】

1. 证候辨别

(1) 辨识常证:常证有风寒、风热、暑湿、体虚、时行感冒等。可从发病情况,全身或局部症状着手。冬春多风寒、风热及时行感冒,发病呈流行性。夏秋多见暑湿感冒。小儿感冒日久或反复感冒则为正虚感冒。风寒感冒多一派风寒束肺之象;风热感冒则一派风热犯表证候;暑热感冒可高热不退,头痛、倦怠、犯恶;体虚者或感冒时久或反复感冒,有先后天不足或喂养失调或反复感冒史;时行感冒有明显的季节性,有一定的流行性,全身症状重,壮热嗜睡、汗出热不退或反复发热汗出,热解后迅速复生,目赤咽红,或伴乳蛾咽痛等。致伤阴应补肾等调之。

(2) 辨夹证:感冒夹痰:咳嗽重浊或有痰鸣;感冒夹滞:脘腹胀满,不思饮食,呕吐酸馊,口气秽浊,大便酸臭,或腹痛腹泻或大便干结;感冒夹惊:阵发性惊惕哭闹,睡卧不宁,甚至惊厥。感冒四肢尤其手足凉者,为阳气不畅,应通阳。

2. 治疗原则　感冒的治疗原则以解表为主。根据寒热暑湿的辨证,治法亦有辛温解表、辛凉解表、祛暑解表之别。小儿感冒易寒从热化,或热为寒闭,形成寒热夹杂之证。单用辛凉汗出不透,单用辛温恐有助热化火之势,故常辛温辛凉并用,并根据辨证不同而有所侧重。

有兼夹证者,应标本兼顾,急则治其标,若单用解表穴易汗出后复热,应佐以清热、化痰、消导、镇惊之穴。体虚感冒者,不宜过于发表,当益气养阴,佐以和解之法。时行感冒为疫毒内侵,多火毒炽盛,治以清热解毒为主,佐以发表解肌之穴。另外,四肢冷凉的,为阳不畅,先用补脾、上三关通阳,再行解表治疗。

感冒的治疗应选用多种方法联合使用。除推拿外,可用中药及口服液、雾化吸入等,根据病情选用。

3. 分证论治

(1) 风寒感冒

症状:发热轻,恶寒重,无汗、头痛、鼻塞流涕、喷嚏咳嗽、喉痒、口不渴、咽不红,舌苔薄白,面青黄带滞色。

症状分析:外感风寒,客于腠理,邪正交争于卫表,则发热恶寒;肌表被束,故无汗面滞;头为诸阳之会,风寒之邪遏于外,不得发越,故头痛;鼻为肺窍,是呼吸的通道,感邪之后,肺气失宣,外窍不利,故见喉痒咳嗽、喷嚏、流清涕、口不渴、咽不红;舌苔薄白,面带滞色,均为风寒之象。

治则:疏风解表,清热散寒(侧重辛温解表)。

处方:(主)揉小天心3分钟,揉乙窝风4分钟,补肾5分钟,清板门5分钟,分阴阳2分钟,清肺经3分钟,清天河水1分钟。

(配)揉小横纹3分钟,清大肠3分钟。

症状加减:头痛,加掐揉膊阳池,或用四大手法,或用掐攒竹、鱼腰、丝竹空、揉太阳太阴,而止头痛;鼻塞,加黄蜂入洞;恶心、呕吐,加推天柱骨;腹泻,加清大肠、清补脾;咳嗽重者,多用清肺、逆运内八卦、揉小横纹;痰多,加揉丰隆、合阴阳。

方义:揉小天心、揉乙窝风能通瘀散结,透表发汗,又能镇静;补肾、清板门能滋阴清热,退体温;分阴阳能平衡阴阳,调和脏腑,退体温;清肺经、清大肠、揉小横纹因感冒首先犯肺,肺失宣降,故肃肺止咳化痰,大肠与肺相表里,引肺邪从大肠而出;清天河水可清心利尿,加强解表作用,以助疗效。

(2) 风热感冒

症状:发热重,有汗或少汗、恶风、头痛、鼻塞、流脓涕、喷嚏、痰稠色白或黄,咳嗽,咽红肿痛,口干而渴,舌质红、苔黄,面带滞色。

症状分析:风热感冒,邪在卫表,寒从热化,故发热重,畏寒较轻,微有汗出;邪上扰于头,故见头痛;风热之邪客于肺卫,肺开窍于鼻,鼻通于肺,故见鼻塞、流涕、喷嚏;肺气不宣,则咳嗽;肺有郁热,则痰稠黄;咽喉为肺胃之门户,风热上乘咽喉,故见咽喉红肿疼痛;口干而渴,舌质红、苔黄,面带滞色,为热象。

治则:清热解表,宣肺止咳(辛凉解表)。

处方:(主)大清天河水3分钟,退六腑2分钟,揉小天心3分钟,揉乙窝风3分钟,补肾水5分钟,清板门5分钟,分阴阳2分钟(阴重)。

(配)揉小横纹3分钟,平肝肺2分钟,逆运内八卦3分钟,清四横纹2分钟,清补脾3分钟。

症状加减:鼻塞,加黄蜂入洞;咳重,平肝肺、逆运内八卦、揉小横纹、清四横纹多用;痰多,合阴阳、揉丰隆;热退,食欲不振,多用运脾法;夹惊厥,多用镇静术组;咽红肿痛、头痛身重,可用消毒三棱针在耳尖(双)、大椎、少商穴(双)局部消毒后点刺出血。

方义:大清天河水、退六腑可清大小热,凉血润燥,通便退体温;揉小天心、揉乙窝风、补肾水、清板门、分阴阳作用同前;平肝肺可平肝胆之火,息风解热,镇静镇惊,预防高热惊厥,开郁除烦止咳化痰,平肝又能保脾肺;清补脾、逆运内八卦、清四横纹、揉小横纹可止咳化痰,又调中助消化,开胃进饮食,保后天之本。

(3) 暑邪感冒

症状:高热无汗,头痛,身重困倦,胸闷恶心,食欲不振,呕吐或腹泻,鼻塞流涕,咳嗽不剧,舌苔薄白或白腻,舌质红,多见于夏秋季。

症状分析:夏季暑盛,风邪夹暑湿之邪致卫表失宣,见高热无汗、头痛、身重困倦;湿困中焦,脾胃失于和降,故食欲不振或呕吐腹泻;风邪客肺,肺失宣肃,则鼻塞流涕,咳嗽;舌苔薄白或腻,舌质红为,暑热夹湿之证。

治则:清暑解表。

处方:掐揉曲池5~7次,掐揉合谷3次,揉小天心3分钟,揉乙窝风3分钟,清板门5分钟,清肺3分钟,清大肠3分钟,退六腑1分钟,大清天河水(或水底捞明月)2分钟。

症状加减:痰多,加清补脾、逆运内八卦、合阴阳、掐揉丰隆;有恶心呕吐、食欲不振、肚腹胀满,加推天柱骨、清补脾、逆运内八卦、清四横纹、分腹阴阳、点中脘、点天枢、摩腹。

方义:掐揉曲池、合谷可通郁散结,降肺胃大肠之热,止恶心呕吐,祛暑邪;揉小天心、揉乙窝风通经活络,解表清热;清板门、清肺可除肺胃之热,利咽止咳,通便;清大肠、退六腑清营凉血,润燥通便,退暑热;大清天河水(水底捞明月)可清心热利尿,退大小热而降体温。

(4) 体虚感冒:禀赋不足,后天失养或大病后正气未复之体质虚弱儿,大都抵抗力薄弱,卫外不固,易患感冒。临床较常见气虚感冒和阴虚感冒。

1) 气虚感冒

症状:恶寒发热,鼻塞头痛,咳嗽痰白,倦怠无力,气短懒言,舌淡苔白。

症状分析:既有风寒感冒的症状,又有气虚的表现,病程较长,并易反复发作。

治则:益气固表。

处方:(主)补脾5分钟,推上三关2分钟,补肾5分钟,揉二马3分钟,揉小天心3分钟,揉乙窝风3分钟,分阴阳2分钟,清天河水2分钟。

(配)清板门3分钟,逆运内八卦3分钟,清四横纹2分钟,清肺2分钟,揉肾纹1分钟,揉肾顶1分钟。

方义:小儿为稚阴稚阳之体,脾常不足,又反复感冒(邪之所凑,其气必虚),故先用补脾、推上三关、补肾、揉二马益阳滋阴,即大补元气,补虚扶弱,补血生肌,四穴配用共调先后天不足;揉小天心、揉乙窝风、分阴阳、清天河水解表清热;清板门、逆运内八卦、清四横纹、清肺可肃肺止咳化痰,又可和中进饮食;揉肾纹可引余邪外行;揉肾顶可固表止汗,收敛元气。

2) 阴虚感冒

症状:头痛身热,微恶风寒,微汗或无汗,心烦少寐,口渴咽干,手足心热,干咳少痰,舌红苔少。

症状分析:有感冒的证候,又有阴虚内热的临床表现。

治则:滋阴解表。

处方:补肾5分钟,揉二马3分钟,清板门5分钟,揉小天心3分钟,揉乙窝风3分钟,分阴阳2分钟,清肺2分钟,逆运内八卦3分钟,清四横纹2分钟,揉小横纹1分钟,清天河水1分钟,补脾3分钟,推上三关2分。

方义:补肾、揉二马、清板门可滋阴清虚热,又大补元气;再用揉小天心、揉乙窝风、分阴阳、清肺、逆运内八卦、清四横纹、揉小横纹可疏风解表,清热,止咳化痰,又调中和胃进饮食助消化;清天河水可解表,清心热利尿,又镇静;补脾、推上三关可助气和血,补虚扶弱,调中助消化,改变机体的虚象。

治疗虚性感冒,手法要轻,速度要慢,时间要长。

(5) 时行感冒:病势急,且流行传染,病情转变快,不易推拿治疗,应速转医院救治。

(6) 感冒夹证

1) 夹痰

偏风寒:辛温解表,宣肺化痰(感冒穴加清肺、揉小横纹、逆运内八卦、清四横纹)。

偏风热:辛凉解表,清肺化痰(感冒穴加清补脾、清肺、逆运内八卦、揉小横纹、掐合谷、揉丰隆等)。

2)夹滞:症见脘腹胀满,不思饮食,呕吐酸腐,口气秽臭,大便酸臭,或腹痛、腹泻或大便秘结,小便短赤,舌苔薄白。

治则:解表穴加消食导滞(感冒穴加清板门、分阴阳、逆运内八卦、清四横纹、分腹阴阳、点中脘、点天枢、摩腹)。

3)夹惊:症见夜卧不安,时时抽动,啼叫甚至有惊厥,舌红。

治则:醒神开窍(掐人中、十宣、合谷、老龙等);醒神后镇惊,解表清热。

处方:揉小天心3分钟,分阴阳2分钟,补肾5分钟,揉二马3分钟,平肝3分钟,大清天河水2分钟,加感冒穴。

高热惊厥的治疗原则应醒神开窍(掐人中、十宣、合谷、老龙等穴可适量,意识恢复后停用),有条件给予吸氧,降温、镇惊镇静、止抽治感冒(速转医院治疗原发病),止抽后要安静休息。

**【预防护理】**

1. 预防

(1)小儿应多参加户外活动,多晒太阳,提高抵抗力。

(2)注意卫生,常洗澡,晒被褥,根据气候变化增减衣物,注意冷暖调护,保持室内空气新鲜,每日保持通风换气。

(3)感冒药多是解表发汗药,若连服时久,汗毛孔一直开着,遇邪风又复感,故不宜久服,应中病即止。

(4)流行季节,应少到公共场所,避免交叉感染。

2. 护理 患病期间注意休息,多饮水,饮食宜清淡易消化,不要吃太多,有利于疾病的恢复。《幼科推拿秘书》说:"要得小儿安,常带饥与寒。肉多必滞气,生冷定成疳……保养常如法,灾病自无干。"这是未病的要求,患病期更要注意!

**【体会】** 在诊断上,临床除感冒症状外,主要是看面上滞色,有滞色就诊断为感冒(滞色:指面上有不舒畅相,有人说像没洗脸,不全对;有人说像冬瓜表面上长一层毛似的,不好这样形容,似有点意思,总之就是面上似蒙灰色)。滞色分新陈两种:新滞色浅,即病邪入体内1~2天,为邪在表,症轻,易解;陈滞为邪入体3天以上,邪在半表半里,较新滞色深。新、陈滞的治疗选穴方法:新滞即直接解表;陈滞先滋阴清热再解表(补肾、板门、小天心、乙窝风、分阴阳、清天河水)。

用小天心、乙窝风的目的是发散(出汗)即解表。至于推多长时间、多少次,这并不重要,重要的是推到手稍有黏腻感即可,这表示表已解(滞色不明显或消失),前面写的时间只作参考。如果汗不出,体温不退,乙窝风可改为二扇门,但最好是患儿体壮、实热证、新病。二扇门汗出如珠,津液耗伤多,故久病、体虚患儿最好不用,如要用先用补穴后再用之或加揉肾顶,以防虚脱或虚象,部分人用后出汗但热不退,体温在 39℃以上可给予挤捏背部(五行):

第一行从大椎捏到 12 椎;第二行从脊椎旁开 1.5 寸即第一行膀胱经的腧穴位,从风门起捏到 12 椎胃俞;第三行即第二行的膀胱经,起止同第一行膀胱经(脊左右两侧各两行共四行,加脊一行,共计五行)。捏挤到局部深红或紫为度。

捏时一定向家长交代清楚:捏后 20~30 分钟体温会有一次反跳,即一般体温会比原来的还要高,是正常现象,这时给患者服一次退热药,并多喝水,20~30 分钟后体温逐渐下降,最好能下降 1.7~2℃左右为宜,因正常人体温升高或降低 1℃,心跳会增加或减少 20 次左右,若体温下降太快、太多,患儿会耐受不了,缓缓降体温符合人体正常生理、病理特点。如不是感染患儿,一般不会再继续发热。

在手法上,新病、体壮者,手法要重,速度要快,每分钟 250~280 次,一次治疗总时间 15~20 分钟;久病体虚者,手法轻、速度慢,每分钟 180~200 次,总时间 20~30 分钟。按手法补泻原则,取补中有泻之意。

注意:患儿出汗时,汗不要出太多,一般见汗即收,汗多时加揉肾顶;如发热不退,亦可在少商、耳尖、大椎点刺出血,一般 30 分钟以后可出汗降温;另外,面色青灰、滞色重,身热而手足凉,为阳气不畅,阴液亏损,末梢循环差,故用"护阴益阳法",即用补肾、二马滋阴(因小儿阴常不足,加之发热阴液耗伤),用补脾、三关通阳,待手足温热后再用解表穴,或根据情况加退六腑或水底捞明月等退热。此法符合中医学治疗"热深厥也深"时的治宜"宣通郁热"之法。

**附:复感儿的治疗**

复感儿是指反复呼吸道感染,西医认为是病毒感染,中医江育仁(当代儿科学术界泰斗)认为发病原因"不在邪多,而在正虚",提出以调和营卫为主的基本治则。运用黄芪、桂枝五物汤为主,防治复感儿取得优于对照组的疗效。我们用推拿治疗复感儿,疗效也很明显。

患儿均有反复咳嗽、发热、纳呆食少,病情迁延不愈,烦躁哭闹不安,时有自汗、盗汗等表虚症状,常易感冒,时久体虚,面萎黄或苍白无泽带滞色,发黄稀软、直立或成绺。

治则:早期滋阴解表治感冒,感冒症状消失,以扶正为主。

处方:补肾 5 分钟,揉二马 3 分钟,揉小天心 3 分钟,揉乙窝风 3 分钟,清板门 5 分钟,分阴阳 2 分钟,清肺 3 分钟,清天河水 2 分钟。

扶正穴:补肾 5 分钟,揉二马 2 分钟,补脾 4 分钟,推上三关 2 分钟,揉小天心 3 分钟,揉小横纹 2 分钟,清肺 3 分钟,逆运内八卦 3 分钟,清四横纹 2 分钟,揉肾顶 1 分钟,清天河水 2 分钟。可根据症状加减穴位;食欲下降,加清补脾、逆运内八卦、推四横纹,以调中行气,助消化;汗多,加用肾顶。

方义:补肾、揉二马、揉小天心、揉乙窝风因反复感冒阴亏,故先滋阴,再解表易解,推至患儿手稍有黏腻感后,用清板门清肺胃之大小热,再用分阴阳以达阴阳平衡,同时清肺、揉小横纹、清四横纹可止咳化痰;清天河水清心热利尿退体温又解表。

待感冒症状不明显(约 3~5 天)后,改为扶正:补肾、揉二马、补脾、推上三关滋肾阴肾阳,助脾阳,助气活血,改变面色青黄;揉小天心、揉小横纹、清四横纹加之脾为肺之母,可助肺气,止咳化痰,安神镇静;逆运内八卦、揉小横纹、清四横纹可肃肺消炎,止咳化痰,又能调中助消化,改变全身的营养状况;揉肾顶可固表止汗,收敛元气;清天河水可清热利尿,巩固疗效。

以上经 2 个阶段共 14 天治疗(因临床观察一般经连续推 14 天,补脾、三关、小天心等穴后,再取周边血观察淋巴细胞活跃性加强,患儿逐渐身体好转,一般没有特殊情况,半年或长达 1 年之久不生病,推测是否与推后产生抗体有关,有待实验证实)。

**【体会】**

1. 复感儿一定要坚持扶正,"正气存内,邪不可干"。

2. 有低热患儿可加肾纹引余热外行。

# 六、咳嗽

咳嗽是小儿肺系疾患常见病症之一。《幼幼集成·咳嗽证治》指出:"凡有声无痰谓之咳,肺气伤也;有痰无声谓之嗽,脾湿动也;有声有痰谓之咳嗽,初伤于肺,继动脾湿也。"说明咳嗽是一个证候,但咳、嗽在含义上不同而二者又多并见,故合称"咳嗽"。

西医认为,咳嗽是为了排除呼吸道分泌物和异物而发生的一种身体防御反射动作。这里所说的咳嗽主要指西医的支气管炎。

咳嗽一证,一年四季均可发病,尤以冬春多。3 岁以下尤为多见,气候冷热变化直接影响肺气的宣降,小儿脏腑未充,卫外不固,更易发生。其他脏腑病变也能影响肺的正常功能。小儿咳嗽不论什么原因所致,皆与肺有密切关系。一般有外感咳嗽、内伤咳嗽。临床外感咳嗽多于内伤咳嗽,其他还与体质有关。

**【病因病机】**

1. 病因 分外感、内伤及内外合邪 3 个方面。

(1) 外感因素:风邪犯肺,寒、暑、燥、湿皆可并之。春天风多,侵入人体,或从口鼻、皮毛而侵肺卫受邪,肺失清肃而发为咳嗽。小儿寒温不能自调,若冬天严寒,衣被单薄,寒邪束于肌表,则内犯于肺,致肺气不宣而发为咳嗽。夏令酷热炎暑盛行,火气上炎,若小儿感受其邪,伤津耗气,火热伤金,致热迫肺,津伤肺燥,肃降无权,气逆而咳;时值长夏,湿热熏蒸,水气上腾,若小儿伤于湿而内困于脾,致脾阳不振,运化无权,水湿停滞,凝聚为痰,上阻于肺道,发为咳嗽。小儿肺脏娇嫩,即不耐热更不耐燥,燥邪犯肺,伤肺灼津,津伤液耗,肺伤气逆,肃降无权,发为干咳。

(2)内伤因素:小儿脾虚生痰,上贮于肺,致肺气清肃失司而发为咳嗽;小儿平素嗜食香燥煎煿诸物,久之耗津、劫液,致脾胃之阴液受伤,肺津不能自调而发为干咳;小儿素体虚弱,肺气不足或他脏之病,均可影响及肺,而发为咳嗽。

现代研究证明,呼吸道感染是引起小儿咳嗽的重要因素。小儿呼吸道血管丰富,气管、支气管的内径狭窄,黏膜柔嫩,容易感染,故为小儿咳嗽最多的原因,如细菌、病毒致呼吸道感染(包括急慢性咽炎、支气管炎、毛细血管炎等)。此外,还有真菌性感染引起的咳嗽。

2. 病机

(1)病理部位主要在肺,其次在脾、肾:肺主气,司呼吸,上连喉咙,开窍于鼻,外合皮毛,内为五脏之华盖,贯百脉而通他脏。五行属金,畏火恶寒,喜润恶燥,谓之"娇脏"。凡外感、内伤等诸因所致肺气宣降失调,均可致咳嗽。咳嗽不离于肺,但又常与脾、肾相关。小儿脾胃薄弱,易为乳食、生冷、积热所伤,致脾失健运,水谷不能化生为精微,反而酿成痰浊,上贮于肺,阻遏于气道,使肺失清肃,发为咳嗽。肾主水,为水火之脏,肺主气,气出于肺而根于肾,肺为水之上源,肾主人体精液,痰可由脾湿凝聚而成,也可由肾之津液所化,若肾阳虚衰,不能暖土,致脾虚湿聚而成痰,二者不能制水,使水寒上犯,以致肺失宣降而发为咳嗽。

(2)病理因素为痰:咳嗽的发生与痰阻气道关系密切。外感咳嗽与六淫之邪,侵袭肺系以致肺气壅遏不宣,清肃之令失常,则痰湿滋生,阻于气道,影响肺气出入,致气逆作咳。肺脏内伤虚损而咳嗽,如:肺阴不足而致阴虚火旺,灼津为痰,肺失滋润而气逆作咳,或肺气虚亏,肃降无权,气不化津,津聚成痰,气逆于上,引起咳嗽。他脏及肺者,多因邪实导致正虚,如:肝火犯肺,每见气火耗伤肺津,炼液成痰,痰湿犯脾,脾失健运,水谷不能化为精微上输以养肺,反而聚为痰浊,上贮于肺,肺气壅塞,上逆为痰;若小儿脾肺两虚,气不化津,则痰浊更易滋生,此即"脾为生痰之源,肺为贮痰之器";若久病及肾,可因纳气失职而由咳至喘。如痰湿蕴肺,遇感引触,转从热化,则可出现痰热咳嗽。

(3)病机属性分寒热:由于咳嗽的原因不同及患儿体质差异,其病机演变有寒热之分。外感风寒束于肌表,郁于皮毛,寒邪袭肺,肺气不得宣畅,发为风寒咳嗽。风热时邪伤于肺卫,卫气郁遏,肺失清肃,气逆而上则咳嗽不爽,呈风热之象。肝热心火素蕴,炼液成痰,逆乘于肺,或外感之邪化火入里,灼津成痰,痰随气逆,为痰热内盛之象。脾虚生痰,上逆于肺,肺失宣降,故咳嗽,是脾虚内寒之象。湿液久留,津液被烁,则阴虚生燥,见阴虚内热之象。肺气虚,肺失于布露,肺中津液聚积成痰,形成肺虚内寒之证。总之,咳嗽的病机属性,无论是外感或内伤,均分为寒(表寒、里寒)与热(表热、里热)两方面。

(4)病情演变辨虚实:由于致病原因不同,病程长短不一,疗效之差异,咳嗽的病情变化有虚实之分。外感咳嗽,起病急,病情较短,有表证;内伤咳嗽,发病多缓,病情较长,虚证居多。

外感咳嗽与内伤咳嗽可相互影响发病,久延则邪实转为正虚。外感咳嗽如迁延、失治,邪伤肺气,更易反复感邪,致咳嗽屡作,肺气易伤,逐渐转为内伤咳嗽。脏腑有病,卫外不固,易受外邪引发或加重,尤其在气候转寒时尤为明显。

**【诊断及鉴别诊断】**

1. 诊断要点　按国家中医药管理局颁布的《中医病证诊断疗效标准》中小儿咳嗽的诊断依据:

(1)咳嗽为主要症状,多继发于感冒之后,常因气候转变而发生。

(2)好发于冬春季节。

(3)肺部听诊:两肺呼吸音粗或有少量散在的干、湿性啰音。

(4)X线摄片或透视检查,示纹理增粗。

2. 鉴别诊断

(1)顿咳:咳嗽呈阵发性,日轻夜重,剧咳时面红目赤,涕泪交流,颈脉怒张,弯腰曲背,咳毕有吸气样鸡鸣回音,病程较长,有传染性,可流行。

(2)肺炎喘咳:咳嗽,发热,气急,鼻翼扇动;严重时口唇、指甲可见发绀。

(3)肺痨:咳嗽长期不愈,痰中带血或咯血,午后潮热,骨蒸盗汗,颧赤唇红,日渐消瘦。

**【辨证论治】**

1. 证候辨别

(1)辨外感与内伤:外感咳嗽常起病急,病程短,伴有表证,多属实证。内伤咳嗽,发病多缓,病情长,多兼有不同程度的里证,可虚实互见,虚证多见。

(2)辨寒热:寒咳多见怕冷,痰稀白,舌质淡;热咳多见发热,痰黄,大便结,苔黄。

(3)辨咳声:咳嗽重浊,多属风寒或夹湿;咳声粗亢,多属风热;咳声嘶哑,多属燥热;咳而喉痒,多兼风邪。

(4) 辨痰液:白稀属寒痰;黄稠属热痰;白黏、量多,易咯出属湿痰;白黏少,难咯出属燥痰;痰夹泡沫属风痰;白稀夹泡沫属风寒;黄黏夹泡沫属风热;干咳无痰属燥火。

2. 治疗原则　以宣通肺气,化痰止咳为主。有表证者疏散外邪,有里证者涤痰通腑。如燥热伤阴,应滋阴清肺润燥。若外感咳嗽,首当分辨其病因病机,风寒者,疏风散寒,宣肺止咳;风热者,疏风清热,止咳化痰。邪去正安,痰去咳止。内伤咳嗽,应辨明何脏累及所致,视病情而定,随证立法,予以施治。

3. 分证论治

(1) 外感咳嗽

1) 风寒咳嗽

症状:初起咳嗽一般频作,喉痒声重,痰白稀薄,鼻塞流涕,恶寒无汗,发热头痛,全身酸痛,舌苔薄白,面青微黄,带滞色。

症状分析:风寒犯肺,肺气不宣,故鼻塞流清涕,咳一般频繁;风寒外束,腠理闭塞,故发热怕冷,无汗头痛;风邪内郁于肺,肺主声,故喉痒,咳而声重;寒伤皮毛,外束肌腠,故全身酸痛。痰白稀薄,亦为风寒闭肺,水液输化无权,留滞肺络,凝而为痰之象。舌苔薄白,均主邪在表分。

治则:宣肺散寒。

处方:揉小天心3分钟,揉乙窝风4分钟,补肾5分钟,清板门5分钟,分阴阳2分钟,清肺3分钟,揉小横纹2分钟,逆运内八卦3分钟,清四横纹2分钟,清补脾3分钟,清天河水2分钟。

症状加减:无汗头痛,加四大手法或按揉膊阳池、拿风池;喉痛重,加掐少商、合谷,捏挤大椎。

方义:揉小天心、揉乙窝风能通瘀散寒,宣通表里,发散风寒,以达解表的作用;分阴阳平衡阴阳,调和脏腑,使机体恢复平衡状态;补肾、清板门可滋阴清热,退体温,又能助神益气;清肺、揉小横纹、逆运内八卦、清补脾加强肺系的功能,宣肺止咳,消炎化痰;清补脾、逆运内八卦、清四横纹可调中和胃保中焦;清天河水安神镇静,泻心经之热,清热利尿,促进水液代谢,以利解表。

2) 风热咳嗽

症状:咳嗽不爽,痰黄黏稠,不易咳出,口渴咽干,鼻流脓涕,发热头痛,恶风,微出汗,面赤带滞色,鼻色青黯,鼻唇沟青,舌苔薄黄、质红。

症状分析:风热犯肺,肺失清肃,气道不宣,故咳嗽不爽、鼻流脓涕;肺主皮毛,风热之邪客肺,皮毛疏泄,故发热头痛、恶风而微汗自出;风热之邪灼津炼液成痰,故痰黄黏稠,不易咳出;咽为肺之通道,肺热伤津,故口渴咽干;面赤带滞色,舌质红,舌苔黄薄,为风热之邪在肺卫之象。

治则:疏风清热,肃肺。

处方:清板门5分钟,退六腑3分钟,揉小天心3分钟,揉乙窝风3分钟,补肾5分钟,揉二马3分钟,分阴阳3分钟,清肺3分钟,清补脾5分钟,逆运内八卦3分钟,揉小横纹2分钟,清大肠2分钟,清天河水2分钟,揉膊阳池5~6次,掐揉合谷、少商各6~7次。

方义:清板门、退六腑清热退体温,尤其清板门能清膈、肺的大小热,而且安全,但退六腑要切记是清营凉血,润燥通便,用于实性体质、壮热;揉小天心、揉乙窝风可通经活络,镇静安神,温阳散寒,解表发汗,去滞色;补肾、揉二马可大补元气,滋阴清热,调节机体水液的代谢而降温;分阴阳可调节脏腑阴阳平衡,退体温;清肺、揉小横纹、清补脾、逆运内八卦清肺,开胸化痰,消炎止咳退体温,又能调中和胃,助消化吸收,保中焦;揉膊阳池可引上焦热下行,止头痛;掐揉少商、合谷可止咽痛、头痛;清肺、清大肠为表里关系,故通便,有泻肺热、止咳化痰、降体温之功能。

(2) 内伤咳嗽

1) 痰热咳嗽

症状:咳嗽痰多,黏稠难咯,发热面赤,目赤唇红,口苦作渴,烦躁不宁甚者鼻衄,小便短赤,大便干燥,舌质红、苔黄、鼻色青黯。

症状分析:肝热心火素蕴,炼液成痰,逆乘于肺,或外感之邪化火入里,灼津成痰,痰随气逆,咳嗽痰多,黏稠难咯;气火上升,肺气不宣,故发热面红目赤;心火亢盛,血热妄行,故口渴烦躁,鼻衄频作;肝气不降,则便干;火热内盛,则溲赤;舌红苔黄,为痰热内盛之象。

治则:平肝清肺化痰。

处方:(主)揉小天心3分钟,补肾5分钟,平肝肺5分钟,清补脾3分钟,分阴阳2分钟,逆运内八卦3分钟,开璇玑2分钟,大清天河水2分钟,退六腑2分钟,揉总筋3分钟,掐中冲3~5次,揉丰隆2分钟,合阴阳2分钟,按弦走搓摩2分钟。

(配)鼻衄时,绳扎端正穴后,平卧休息15分钟(不能扎太紧,以免阻碍血液循环)。

方义:揉小天心、补肾、平肝肺、清补脾均可清肺热;分阴阳可平衡机体阴阳,做法要阴重些,可退热;逆运内八卦、开璇玑可开胸化痰,止咳平喘,理气消食;大清天河水、揉总筋、掐中冲可泻心经之热,清热利尿,镇静安神;退六腑可清营凉血,润燥通便,退高热;补肾、合阴阳、大清天河水、揉丰隆可豁痰利肺;按弦走搓摩可导泻行气,理气化痰。绳扎端正穴,用来止鼻衄。

2) 痰湿咳嗽

症状:咳嗽痰壅,色白而稀,胸闷纳呆,神乏困倦,舌质淡红,苔白腻。面黄稍青,鼻色黯青,鼻唇沟青。

症状分析:痰湿从脾胃滋生,上渍于肺,故咳嗽痰壅,色白而稀;痰湿内停,气失宣展,故胸闷神乏困倦;脾失健运,食欲不振,故纳食呆滞;苔白腻,为痰湿内停之证。

治则:化痰燥湿、利湿。

处方:(主)清补脾10分钟,逆运内八卦3分钟,清四横纹2分钟,清板门5分钟,补肾5分钟,揉小天心2分钟,揉小横纹3分钟,平肝肺3分钟,清大肠3分钟,清天河水2分钟。

(配)按弦走搓摩2分钟,揉丰隆2分钟,合阴阳2分钟,掐肾经一节5~8次

方义:清补脾、逆运内八卦、清四横纹、清板门有运脾作用,既化湿祛痰,止咳,又能清脾燥湿,健脾和胃,进饮食,助消化,加之补肾,除有滋阴清热、调节代谢,又能助脾阳,可泻肺止咳化痰;揉小天心、揉小横纹可肃肺消炎;平肝肺、清大肠均清肺通便,止咳化痰;清天河水可清心经之热,利小便,利湿;按弦走搓摩、揉丰隆、合阴阳、掐肾经一节,可利湿,止咳化痰,消胸腹胀满。

3)阴虚咳嗽

症状:干咳无痰或痰少而黏,不易咯出,口渴咽干,喉痒声嘶,手足心热或咳痰带血,午后潮热,舌红少苔,面青少华,鼻青黯无泽。

症状分析:温热时久,津液耗伤,则阴虚生燥,故干咳无痰,喉痒声嘶;阴虚生内热,故午后潮热,手足心热;热则迫血妄行,故咳嗽带血;肺阴更伤,则口渴咽干;舌红,面青无华,鼻色黯青为胸中有饮,为阴虚之象。

治则:滋阴润燥,润肺止咳。

处方:补肾10分钟,揉二马5分钟,清板门3分钟,揉小天心3分钟,清肺2分钟,揉小横纹3分钟,逆运内八卦3分钟,清补脾5分钟,掐揉足三里2分钟,清四横纹2分钟,清天河水2分钟。

方义:补肾、揉二马、清板门、揉小天心可通经活络散郁结,安神镇静,滋阴清热,润燥,大补元气,止干咳;清肺、清补脾、掐揉足三里、揉小横纹均能肃肺消炎,止咳化痰;逆运内八卦、清四横纹可调中行气,消积滞,引脏腑热外行,消胀;清天河水可清心经之热,利小便,调节水液代谢,巩固疗效。

4)肺虚久咳

症状:咳而无力,痰白清稀,面色㿠白,气短懒语,语声低微,喜温畏寒,体虚多汗,舌质淡嫩。

症状分析:肺为气之主,肺虚则气无所主,故咳而无力,气短懒语,语声低微;肺气虚弱,卫外不固,故喜温畏寒多汗,面色㿠白;肺虚及脾,则水湿不能运化,故痰白清稀;舌淡嫩,属肺脾虚象。

治则:健脾补肺益气。

处方:(主)补脾10分钟,补肺3分钟(只用2~3天),揉足三里2分钟,推上

三关 1 分钟,补肾 5 分钟,揉二马 3 分钟,揉外劳 3 分钟,揉肾顶 3 分钟。

(配)逆运内八卦 3 分钟,清四横纹 2 分钟,清天河水 2 分钟。

方义:补脾为培土生金,补肺为补本脏,揉外劳、揉足三里都有补脾益气的作用,故有加强脾肺的功能;补脾、推上三关可补虚扶弱,补血生肌,改善脾肺虚象;补脾、逆运内八卦、清四横纹可调中助消化吸收,加强中焦作用而保后天之本;补肾、揉二马可大补元气,助气益神,能滋阴清虚热,调节水液代谢,又助脾阳加强脾的功能;揉肾顶可收敛元气,固表止汗;清天河水可清心经之热,利小便。

**【预防护理】**

1. 预防

(1) 加强身体锻炼,增强抗病能力。

(2) 注意气候变化,防止受凉,特别是秋冬季节,谨防外感。

(3) 不宜过食辛辣、肥甘等不宜消化的食物。

(4) 内伤咳嗽常反复发作,久治不愈或暂愈而复发者为肺肾不足,故应在缓解期做长疗程扶正治疗,重在补脾、肺、肾,补虚固本,以求根治。

2. 护理

(1) 注意保持室内空气流通,避免煤气、尘烟等刺激。

(2) 咳嗽期间适当休息,多饮水,饮食易清淡,避免进食腥辣、油腻之品。

**【体会】**

1. 咳嗽是临床一种症状,手法治疗感冒所致的咳嗽效果尤佳。若是炎症,不论是细菌、病毒、支原体所致咳嗽一定要治其本,也就是说要消炎才能治愈咳嗽,以免拖成慢性,故主张服药加手法治疗。

2. 体虚或慢性病,取穴时要扶正与治疗同时进行,这是张汉臣常用之法。

3. 民间常用治疗咳嗽的方法很多,如治疗外感咳嗽:

(1) 症状不太重,用梨、萝卜生熟吃均可。

(2) 早晨冲 1 个鸡蛋花。鸡蛋绞碎,加两三滴醋、香油、冰糖适量,用沸水冲熟,趁热喝下,每晨 1 个。

(3) 生川贝粉 1~2g,无核生梨 1 个(长把梨)。川贝放在梨空心中,蒸熟,分 2 次吃下。

## 七、喉痹(咽炎)

喉痹是以咽喉部肌膜红肿、肥厚或干萎为病理改变,以咽部疼痛或干燥不适为主要症状的急、慢性咽病。急性喉痹是因外邪侵入咽部所致,以疼痛、黏膜肿胀为特征的急性咽病,相当于西医的急性咽炎;慢性喉痹因脏腑虚弱,咽部失养或邪滞于咽所致,以咽部不适、咽黏膜肿胀或萎缩为特征的慢性咽病,相当于西医的慢性咽炎。喉痹一年四季均可发病,但以冬春季为多见。

西医认为,急性单纯性咽炎是咽部黏膜及黏膜下组织的急性炎症,咽部的淋巴组织亦常被侵入。受凉受湿是常见的诱发因素;内分泌失调、慢性全身性疾病、鼻部及咽部的慢性疾病也是本病的起因。病原多以溶血性链球菌等为主,病毒也可致病。慢性咽炎为慢性感染所引起的弥漫性咽部病变,病因涉及多方面,如急性咽炎反复发作以致慢性等。现代已认识到,急、慢性咽炎大都是急性上呼吸道感染的易感病毒和细菌感染引起的。

**【病因病机】**

1. 病因　常见有外感因素和正虚因素。

(1) 外感因素:外感风、寒、暑、热等因素均可致喉痹,而以风邪夹寒或热致病最为常见。咽喉上通口鼻,内连肺胃,肺主皮毛,司呼吸。若风寒及表,肺气不宣,营卫不和,邪郁不能外达,壅结于咽部,则为风寒喉痹。若外感风热或寒郁化热,邪热犯肺,肺经风热上壅咽喉或风热邪毒从口鼻直侵咽喉,则发为风热喉痹。

(2) 肺胃热盛:外感失治,邪热入里,肺胃热盛或过食辛辣炙煿,肺胃积热,火热之邪循经上蒸咽喉,发为火热喉痹。

(3) 肺胃阴虚:热病伤阴,阴液不足,久咳伤肺,以及长期吸入化学气体或粉尘之物,均可致肺阴受损或久病失养,肾阴不足,肺肾阴亏,咽喉失去津液润养,或阴虚,虚火上炎,熏灼咽喉,发为阴虚喉痹。临床常见鼻渊、龋齿等病之余邪犯咽,或急性喉痹,余邪未消,与虚火互结而发为本病。

(4) 肺脾气虚:久病失治损伤肺气,或饮食不节,过食生冷,或寒冷攻伐太过致使脾、肺虚弱,清阳不升,咽喉失于温养,发为气虚喉痹。

(5) 痰热壅结:发热邪毒侵袭,或风寒之邪入里化热,邪热灼炼津液,津液受灼而化为痰,痰火邪毒壅结咽喉,无风则不动痰,无痰则不受风,风痰相搏,结塞咽喉则为喉痹。《医学入门·咽喉》说:"咽喉痛皆属火。火者,痰之本;痰者,火之标。故言火则痰在其中矣。"说明痰热在喉痹发病中有重要作用。

2. 病机

(1) 喉痹的病变脏腑主要在肺、胃,亦常累及肾:咽喉为胃之系、肺之门户,肺主皮毛,司呼吸。小儿肌腠不密,易为邪侵袭,外邪入侵,首当犯肺,侵及肺之门户,则发为喉痹。急性喉痹失治、误治,或患重病、久病,常致肾阴不足,阴精亏损,肾水不足以制相火,则虚火上炎,亦致喉痹。

(2) 病理因素为热毒:喉痹的发病原因分为内因、外因,内因为平素肺胃积热,外因为外感风邪疫疠。痰亦是小儿喉痹发病的主要因素,风热邪毒侵袭或外邪侵袭入里化热,邪热灼津,津液受灼为痰,痰火热毒结于咽喉而发喉痹。可见热毒为喉痹发病的重要因素。

（3）病机属性分虚实：风寒袭表，肺气不宣，邪结咽喉；或寒郁化热，或风热侵袭，经口鼻直袭咽喉；或肺经热盛，或辛辣炙煿饮食，肺胃热盛，火热上蒸，均形成急喉痹（实证）。热病伤津，久病伤肺，或饮食不节，或过用温热药物，均可致肺肾阴虚，虚火上炎，引发阴虚喉痹；或肾阳亏虚，命门火衰，虚阳上浮，均致虚火上扰咽喉，而致慢性喉痹。急性喉痹久病或失治，亦可转为慢性喉痹。

（4）病情演变在寒热：小儿肺卫未固，除风寒之邪由口鼻而入，或侵袭肺卫直接上犯咽喉而致风寒喉痹之外，无论喉痹实证、虚证皆与热邪有关。实证喉痹风热之邪侵袭，或风寒之邪入里化热；虚证喉痹或燥热伤阴，或热病伤津，均致虚火上扰。因此，喉痹病情演变多为初起外感风寒，继而热化而致热速成火。

**【诊断及鉴别诊断】**

1. 诊断要点　按国家中医药管理局颁布的《中医病证诊断疗效标准》中的喉痹诊断依据：

（1）急性喉痹诊断依据

1）咽痛，病情重者有吞咽困难及恶寒、发热等症。

2）咽部检查，黏膜充血、肿胀，咽侧索红肿，咽后壁淋巴滤泡增生。

3）起病急，病程较短。

（2）慢性喉痹诊断依据

1）以咽部干燥或痒、疼、异物感、胀紧感等为主要症状。

2）病情较长，咽部不适，症状时轻时重。

3）常有急性喉痹反复发作史，或因鼻窒而张口呼吸，或因环境空气干燥和粉尘、异气刺激等，导致发病。

4）咽部检查黏膜肿胀，或有萎缩，或有黯红色斑块状、树枝状充血，咽侧索肿大，咽后壁淋巴滤泡增生。

2. 鉴别诊断

（1）乳蛾：乳蛾为单侧或双侧扁桃体肿大，而喉痹尽管有咽喉肿痛，但无扁桃体肿大。

（2）急喉风：急喉风发病迅速，呼吸困难，痰声如锯，语言难出，汤水难下，也可能出现咽喉红肿疼痛。其主要特点为声音嘶哑，呼吸困难。

**【辨证论治】**

1. 证候辨别

（1）辨咽部症状：咽部灼热，红肿疼痛，吞咽不利，为急性喉痹；咽干不适，微感疼痛，咽痒或异物感，吞咽微觉不利，为慢性喉痹。

（2）辨常见症状：咽痛伴恶寒、头痛、鼻塞、流清涕、头身痛，为风寒喉痹；咽痛伴有发热、恶寒、出汗、咳嗽、痰稠厚、鼻塞、流脓涕，为风热喉痹；咽痛伴有纳食困难、咳嗽、痰黏难咯，大便结，小便溲黄赤，为肺胃积热；咽干伴神倦乏力、语声低微、大便溏薄,为肺脾气虚。

(3) 辨病程:发病急骤,病情重,为急性喉痹;病程长,病情反复,为慢性喉痹。

2. 治疗原则　急、慢性喉痹的病机分别为外邪侵袭和卫气内虚,因此治疗原则不外乎祛邪利咽、补益气阴,具体治法视不同辨证分型而异。

3. 分证论治

(1) 急性喉痹

1) 风寒外袭

症状:咽痛、口不渴、恶寒、不发热或微热,面青带滞色,咽黏膜水肿,不充血或轻度充血,舌淡红,苔薄白。

症状分析:因风寒表证而致咽肿充血不重,故见咽痛,口不渴,怕冷,不发热或有微热,舌淡红,苔薄白。

治则:疏风散寒,解表利咽。

处方:(主)揉小天心3分钟,揉乙窝风3分钟,补肾5分钟,清板门3分钟,分阴阳2分钟,清肺2分钟,清天河水2分钟,掐合谷、少商各3~5次,挤捏新建、大椎致局部红紫。

(配)清补脾3分钟,逆运内八卦3分钟,清四横纹2分钟。

方义:揉小天心、揉乙窝风、补肾、清板门、分阴阳疏风解表散寒,滋阴清热;清肺、清天河水可清心肺之热,治咽部充血、水肿;掐少商、合谷,挤捏新建、大椎,可清肺胃之热,消咽部充血、咽痛水肿等;清补脾、逆运内八卦、清四横纹可调中行气,助消化吸收,以固本。

2) 风热外侵

症状:面红带滞色,咽痛,口微渴,发热怕冷,流黄脓涕,咽部轻度红肿或咳嗽,大便干,舌质稍红,苔薄白或微黄。

症状分析:风热之邪,侵入咽部,热盛化火,则咽部灼热疼痛;火盛伤津,鼻咽部失于濡润,故鼻塞、吞咽不利;津煎成痰,可见黄痰脓涕;火热之邪流散于肠胃,可见大便干。

治则:疏风清热,消肿利咽。

处方:(主)大清天河水3分钟,退六腑2分钟,清肺3分钟,揉小天心3分钟,揉乙窝风3分钟,补肾5分钟,清板门3分钟,分阴阳2分钟,点刺少商、合谷出血为度,挤捏天突、新建、大椎红紫为宜。

(配)清补脾5分钟,逆运内八卦3分钟,清四横纹2分钟。

方义:大清天河水、退六腑可退脏腑之高热,清营凉血解毒,消咽部红肿,并安神镇静、利尿、润燥通便;揉小天心、揉乙窝风、补肾、清板门、分阴阳可疏风解表,清热解毒,平衡阴阳,调和脏腑而退热除烦;清补脾、逆运内八卦、清四横纹可调中行气,调和中焦,以利消化吸收,固本;清肺、挤捏天突可降气止咳;点刺少商、合谷,挤捏新建、大椎,可清肺胃之热,消咽部充血水肿等。

3) 肺胃实热

症状:面红燥,热病容,唇干舌燥,咽痛重,口渴多饮,咳嗽,痰黏,发热,大便干,小便短赤,咽部充血重,舌红,苔厚。

症状分析:多种原因积热于肺胃,如外感失治,邪热入里,积食,食温热之品,或其母食辛辣肥甘之品,热传其子造成体热,久之火动痰生发为喉痹。面诊为热病容,面红燥,唇干舌燥;热致咽痛,口渴多饮;热上迫于肺,致肺不宣,故咳嗽、痰黏、大便干;热移下焦,则小便短赤。

治则:清热解毒,消肿利咽。

处方:(主)清补脾 5 分钟,清板门 5 分钟,揉小天心 3 分钟,清肺 3 分钟,退六腑 3 分钟,大清天河水 2 分钟,掐揉少商、合谷各 3~5 次,挤捏大椎、天突、新建致局部红紫。

(配)逆运内八卦 3 分钟,清四横纹 2 分钟,分腹阴阳 2 分钟,点中脘 1 分钟,点天枢 1 分钟,摩腹 1 分钟。

方义:清补脾、清板门可清脾胃之热;揉小天心可通经活络,镇静安神,又能清热利尿;清肺、大清天河水、退六腑能清营凉血,润燥通便退腑热,又清心肺之热,消咽部充血、水肿、止痛,安神镇静,利小便;清补脾、逆运内八卦、清四横纹可调中行气,消食化积,消胀,引中焦热外行,助消化吸收以固本;分腹阴阳可消食化积,理气且降气,治乳食停滞;点中脘可健脾和胃;天枢为大肠募穴,能疏通大肠,消积通便;摩腹可消食化滞,降逆止呕,通便。总之,上穴可消肺胃之热而除积热。天突可消局部炎症而消肿止痛;掐揉少商、合谷,挤捏新建、大椎,可清肺胃之热,消咽部充血、水肿等。

(2) 慢性喉痹

1) 阴虚肺燥

症状:咽喉干痛,灼热,多言后症状加重,呛咳无痰,频频求饮,饮量不多,午后及黄昏时症状明显,咽部充血呈黯红色或有滤泡增生,舌红少苔。

症状分析:由于病情时久,伤津耗液等致阴虚,使咽喉部干痛,灼热,多言后症状加重,呛咳无痰,频频求饮,午后及黄昏症状加重,咽部充血呈黯红色;因病时长,有滤泡增生;阴虚火旺,则舌红少苔。

治则:养阴,清肺利咽。

处方:补肾 10 分钟,揉二马 8 分钟,清板门 5 分钟,清肺 3 分钟,清补脾 5 分钟,分阴阳 2 分钟,掐合谷、少商各 3~4 次,捏挤新建、大椎致红紫。

方义:补肾、揉二马可大补元气,滋阴清热,养肝肾之阴;清板门可清肺胃经之热,调肺胃之阴液,养胃阴;脾与肺为母子关系,清补脾、清肺可以加强清肺作用,益肺之阴;分阴阳可调阴液,养肺利咽;掐少商、合谷,捏挤新建、大椎,可清肺胃之热,消咽部充血、水肿等。

2）肺脾气虚

症状:咽喉干燥,但不欲饮,咳嗽有痰,易咳,平时畏寒,汗多,易感冒,神疲乏力,语声低微,大便溏薄,咽充血不重,病程长,反复发作。

症状分析:脾肺为母子关系,咽为肺胃通路。肺气虚,则咽干而燥,不欲饮;肺有痰而咳嗽易咯;肺为卫表,虚则平时畏寒,汗多易感冒。脾虚则神疲乏力,语声低微,大便溏薄,咽部充血不重,反复发作。

治则:补脾肺,利咽。

处方:补肺3分钟(只推2~3天),补脾8分钟,清板门5分钟,推上三关3分钟,补肾8分钟,揉二马3分钟,清肺3分钟,揉小横纹3分钟,逆运内八卦3分钟,清四横纹2分钟,清天河水1分钟,掐少商3~5次,揉合谷1分钟,大椎针刺出血。

方义:补肺、补脾可补益肺气,补气血,化痰涎;板门属胃,可清胃热;推上三关可促进气血循环,与脾配用补虚扶弱,补血生肌,又能培土生金;补肾、揉二马可大补元气,滋阴清热,有助脾阳加强补脾肃肺的功能,清肺可止咳化痰,润燥通便;揉小横纹有消炎作用,临床观察尤其对肺疾的湿性啰音久揉效果显著;逆运内八卦可开胸化痰,利气利膈;脾与四横纹相配,调中行气,促进中焦消化吸收,消食化积,消胀和引脏腑热外行;清天河水清心利尿,安神镇静除烦,退体温,巩固疗效;掐少商、揉合谷、大椎点刺出血有利咽作用。

【预防护理】

1. 参加户外活动,增强体质,预防本病。

2. 改变居家环境,减少空气污染,尽量减少接触干燥、有毒及多灰尘的空气。

3. 起居有时,寒温适中,谨防感冒。

4. 彻底治愈能引起喉痹复发病,如鼻渊、鼻塞、龋齿等。

【体会】

1. 手法治疗喉痹,临床上只分急、慢性两种。急性外感表证的,应解表清热、利咽;慢性的,应滋阴养阴、利咽扶正,临床效果满意。

2. 在手法上,急性喉痹,手法重、速度快、时间短;慢性喉痹,手法轻、速度慢,时间稍长。

## 八、乳蛾（扁桃体炎）

乳蛾又称喉鹅、喉蛾、双蛾风等,西医称扁桃体炎,是邪客咽喉,核内血肉腐败所致。本病是以咽痛、喉核红肿化脓为特征的咽部疾患,以咽喉两侧扁桃体红肿疼痛、吞咽不利为主症;因红肿形状似乳头或蚕蛾而得名。本病有单双之分,发于一侧为单,两侧为双。本病有急慢之别,急性伴有脓性分泌物者,称烂喉蛾;慢性者,称"木蛾"、"死蛾"。临床上急性以发热、咽痛、吞咽困难,扁桃体化脓为主要特征;慢性以低热、咽异物感,扁桃体上少许脓点为特点。

本病在儿科常见于 4 岁以上小儿,一年四季均可发病。小儿较成人症状重,治疗得当,一般预后良好。但婴幼儿病程较长,可迁延不愈或反复发作。如治疗不及时或失治误治,容易继发鼻窦炎、中耳炎等。学龄儿如治疗的不彻底,易并发变态反应性疾病,如急性肾炎、肾盂肾炎、风湿热等,故学龄儿患扁桃体炎必须治疗彻底。如反复发作,亦可致呼吸道感染,使机体抵抗力降低,影响健康。扁桃体虽是局部病症,也不能忽视,必须积极治疗。

**【病因病机】**

1. 病因　本病的发生多因风热侵袭,脾胃积热,肺肾阴亏、虚火上炎所致。

(1)外感风热:风热邪毒由口鼻而入,热毒相搏结于咽喉。

(2)脾胃积热:小儿乳食过热,积聚胃腑,或先天禀受母体胃热,均可造成胃火内积。

(3)肺肾阴虚:小儿为稚阴稚阳之体,热病久病伤阴,或素体阴虚,均可出现肺肾阴虚,甚至虚火上炎。

2. 病机

(1)病变脏腑在肺胃:咽喉为肺胃所属,风热邪毒从口鼻而入,咽喉首当其冲,风热外侵,肺气不宣,肺经风热循经上犯,结聚于咽喉而为乳蛾;邪毒直接侵袭喉核,气血壅塞,脉络阻塞,肌膜受灼而发乳蛾;咽喉为胃系,脾胃有热,胃火炽盛,亦上冲咽喉。

风热失治或邪毒壅盛,致外邪侵里,里热炽盛,热毒之气不得泄越,由胃上攻,搏结于喉核,灼腐肌膜,咽喉肿痛,也可以发生乳蛾。可见乳蛾的病位主要在肺胃。

(2)病理因素为热毒:乳蛾为病,无论是风热外邪,还是胃火炽盛、肺肾阴虚,均与身热之毒壅聚咽喉有关。

(3)病机属性分阴阳:风火侵袭,胃火积盛,致火热内盛属阳证,是为阳蛾。急性乳蛾缠绵日久,邪热伤阴,或治疗中寒凉攻伐太过,损伤元阳;或温热病后,阴液亏损,余邪未清,以及素有肺肾阴虚,虚火上炎,与余邪互结喉核,发为慢乳蛾,是谓阴蛾。

(4)病情演变分虚实:乳蛾由于致病因素不同,发病原因不同,病情长短不一,其病情演变也有虚实之分。急性乳蛾多为风热外侵,肺胃热盛,内外邪热相搏,一派热象,谓之实证。久病失治,或温热病后阴液不足,虚火上扰致使出现的慢性乳蛾,为正虚邪恋,是为虚证。

现代研究表明,扁桃体炎大部分是病毒感染引起,少数是细菌和支原体引起;其病理变化为局部隐性炎症、充血、水肿、单核细胞浸润。如继发细菌感染,有中性粒细胞浸润,则分泌物为脓性。

**【诊断及鉴别诊断】**

1. 诊断要点　根据《中医药病症诊断疗效标准》,诊断依据为:

(1) 咽痛、吞咽困难为主要症状。急性乳蛾有发热,慢性乳蛾有低热或不发热。

(2) 急性起病急,病程较短,反复发作则转化为慢性,病程较长。

(3) 咽部检查

急性乳蛾:扁桃体充血,呈鲜红或深红色肿大,表面有脓点,严重者有小脓肿。

慢性乳蛾:扁桃体肿大、充血呈黯红色或不充血,表面有脓点或压挤后有少许脓液溢出。

(4) 急性及部分慢性乳蛾患者,白细胞总数及中性粒细胞增高。

2. 鉴别诊断

(1) 喉关痈:是发生在扁桃体周围及其附近部位的脓肿。病变范围较扁桃体大。临床以局部疼痛、肿胀、焮红、化脓,并伴有恶寒发热,言语不清,饮食呛逆等特征。病性发展迅速,咽喉肿痛、吞咽、呼吸均受影响。喉关痈包括西医的扁桃体周围脓肿、咽喉壁脓肿等疾病。

(2) 溃疡性膜性咽峡炎:多以局限性炎症反应和溃疡形成,轻度发热,全身不适及咽痛为主。溃疡多在一侧扁桃体上端,覆盖较厚污秽的灰白色假膜,周围黏膜充血肿胀等,可做咽拭涂片鉴别。

**【辨证论治】**

1. 证候辨别　一辨急慢,二辨虚实,三辨表里,四辨轻重。急性乳蛾起病急,病程短,属热证,当辨风热与胃火。慢性乳蛾属虚证,如小儿伤阴见证,病情迁延不愈。慢性者,复感外邪亦可出现虚中夹实证。邪热浅者在表,为风热上乘,病情轻;邪热重者则由浅入深,变为热毒内蕴,阳明积热,病情重。反复发作或经久不愈者,要分辨心肾变证(如风湿热、急性肾炎)。

2. 治疗原则　应分清虚实、寒热、表里,辨证治疗,但总不离解毒利咽之法。风热外感急性乳蛾,当疏风清热,消肿利咽;胃火炽盛者,当清热解毒,泻火利咽,重者肠腑不通,用通下泻火法;乳蛾肉腐成脓,可用解毒法合并消痈法;肺肾阴虚者,当滋阴降火,清利咽喉。重者除内服药物、推拿治疗外,可结合外用喷药法,对反复发作有变态反应性疾病者,可建议西医治疗。

3. 分证论治

(1) 风热外侵

症状:初起咽痛,轻度吞咽困难,伴高热、面赤带滞色、恶寒、咳嗽等,咽黏

膜充血,扁桃体红肿、未成脓,舌红,舌苔薄白。(属实证)

症状分析:感受风热,邪在卫表或寒从热化,故发热重,怕冷;肺气不宣,则咳嗽;咽为肺胃之门户,风热上乘咽喉,故见咽红肿、疼痛,吞咽困难,舌质红,苔薄白。

治则:疏风清热,消肿利咽。

处方:清板门5分钟,清肺3分钟,退六腑3分钟,大清天河水2分钟,揉小天心3分钟,揉乙窝风3分钟,补肾5分钟,清板门3分钟,分阴阳2分钟,掐少商5次,掐揉合谷5~6次,捏挤或点刺大椎、新建。

方义:风热感冒泻热为先。清板门、清肺可清肺胃之热;退六腑可清营凉血解毒,退实热、大热,又能润肠通便;大清天河水清心除烦,退大小热,促进代谢;揉小天心、揉乙窝风、补肾、清板门、分阴阳疏风清热治感冒,调节机体阴阳平衡;掐少商,掐揉合谷,捏挤或点刺新建、大椎,能消肿利咽。

(2) 胃火炽盛

症状:高热不退,咽痛较甚,口渴多饮,吞咽困难,扁桃体明显充血肿大或见黄白脓点或脓肿,或隐窝脓肿,口臭,大便干结,小便短赤,舌质红、苔黄。(属实证)

症状分析:由于胃火炽盛,上冲咽部,致高热不退,口渴,扁桃体充血肿大或散有脓点或脓肿,口臭,大便干结,小便短赤,舌质红、苔黄。

治则:清热解毒,泻火利咽(隐窝脓肿的,可上病下取、釜底抽薪)。

处方:掐揉小天心3分钟,少商、合谷、新建、大椎点刺出血,清肺3分钟,清板门4分钟,逆运内八卦3分钟,清四横纹2分钟,退六腑2分钟,泻大肠3分钟,清天河水2分钟,水底捞明月2分钟。

化脓性扁桃体炎、隐窝脓肿,高热不退,中毒症状重者,可上穴加分腹阴阳2分钟,点中脘、天枢各2分钟,摩腹(泻法)2分钟,为上病下取、釜底抽薪法。此为重症急救法之一,治当中病即止。

方义:小天心为诸经之祖,诸病皆治,可通经活络,镇静安神,清热泻火;少商、合谷、新建、大椎点刺出血以泻上焦之火,利咽止痛;清板门、逆运内八卦、清四横纹可调中行气,消滞消胀;清肺、退六腑、泻大肠、清天河水、水底捞明月为水火既济,加强退大热作用;分腹阴阳、点中脘、点天枢、摩腹可润燥通便泻腑热,引上焦之邪热下行而解毒,以达上病下取、釜底抽薪之功。

(3) 肺肾阴虚

症状:咽部干赤灼热,微痛不适,干咳少痰,手足心热或午后低热,精神疲乏,面青或㿠白,颧赤,扁桃体黯红肿大或有少许脓液浮于表面,舌红、苔薄或光剥。

症状分析:肺肾阴虚或虚火上炎,致午后低热,咽部干赤灼热,微痛不适,干咳少痰,手足心热,精神疲乏,面㿠白或青,颧赤,扁桃体肿大黯红或少许脓液浮于表面,舌红,苔少薄白。

治则:滋阴降火,清利咽喉。

处方:(主)补肾 10 分钟,揉二马 5 分钟,清板门 7 分钟,揉小天心 3 分钟,揉小横纹 3 分钟,平肝清肺 3 分钟,清补脾 5 分钟,清天河水 2 分钟。

(配)掐少商、合谷各 5 次,挤捏新建、大椎致局部紫红为度。

方义:补肾、揉二马、清板门能滋阴降火,增强体液循环,促进代谢;揉小天心通经活络,镇静除烦;揉小横纹可消炎消肿,除咽痛;平肝清肺、清补脾加强清肺作用,即宣肺泻热,泻肝胆之火,止咳通便,清脾热;清天河水,掐少商、合谷,挤捏新建、大椎,清肺胃心经及上焦之热,能消肿利咽。

**【预防护理】**

1. 预防

(1) 平时注意锻炼身体,多做户外活动,增强体质。

(2) 注意气候变化,随时添加衣物,尽量避免与呼吸道感染者接触,以防止交叉感染。

(3) 注意口腔卫生,教育小儿养成刷牙漱口的卫生习惯。

2. 护理

(1) 保持室内温湿度,注意室内通风换气。

(2) 患儿饮食宜清淡,忌荤腥物、发物,以防助长邪势。

(3) 做好口腔护理,用淡盐水漱口。

(4) 患儿每天保持进水量,可喝冷凉开水,高热时给予降温处理。

**【体会】**

1. 扁桃体炎属阴,故下午发热重,晚间 8—9 点体温高,精神差,烦躁,不吃不喝,经治疗体温不退时可少商、合谷、大椎、两耳尖点刺出血,或背部捏挤五行,可降体温,或口服降温药,或物理降温。总之,体温不能过高,以免脑细胞受高热影响。

2. 扁桃体炎重证,应配合西医治疗。

## 九、肺炎喘咳

肺炎喘咳是小儿呼吸系统常见病之一,以发热、咳嗽喘、气急鼻扇,甚者涕泪闭塞,呼吸困难,张口抬肩,不能平卧,颜面、唇等青紫。本病是婴幼儿时期发病率较高的疾病,我国政府已将其列为儿保四病之一。一年四季均可发病,因冬春二季气候变化较大,小儿体质娇弱,卫外不固,适应能力差,易感受外邪而发病。年龄愈小,肺常不足的生理特点表现愈突出。因此,肺炎喘咳多见于 3 岁以下的婴幼儿,年龄愈小发病率愈高,也很容易加重及发生变症。体质强健,感邪轻,预后良好;年龄小,体质差,感邪愈重,预后愈劣。

**【病因病机】**

1. 病因

(1) 外因:主要是外邪,而引起肺炎喘咳的外邪为风邪。小儿寒温失调,风邪外袭而发病。由于四季气候变化不同,风邪多夹热夹寒为患,其中风热最为常见。现代研究表明,小儿肺炎喘咳的病原体主要是细菌和病毒,绝大部分由于上呼吸道感染而引起。

(2) 内因:为先天不足或后天失调。小儿生理特点是脏腑娇弱,气血未充,肺脏娇嫩,卫外不固。如先天禀赋不足或后天喂养失宜,久病不愈,病后失调,则致正气虚弱,卫外不固,腠理不密而易为外邪所侵。

现代研究证实,年龄越小,发病率越高,许多慢性病如佝偻病、营养不良、先天性心脏病、先天愚型、贫血等易并发本病,且易严重化。

2. 病机

(1) 病变脏腑在肺,常累及心肝脾:小儿肺炎咳喘的病变主要在肺。肺为娇脏,喜清肃,外合皮毛,开窍于鼻。小儿时期肺常不足,感受风邪,首先犯肺卫,或从皮毛而受,或从口鼻而入,致肺气不宣,清肃令不行,而出现发热、咳嗽、呼吸急促等症。本病初起或风寒闭肺,或风热闭肺,均以外邪侵袭、肺气郁闭为主要病机。

本病病位虽然主要在肺,但肺病可及其他脏腑。肺主治节,肺气郁闭,气滞血瘀,心血运行不畅,可致心失所养,心气不足,心阳不振;血瘀及肺闭相互影响,导致心阳虚衰的演变。亦有因邪热炽盛化火,内陷厥阴心肝,出现高热动风的证候。肺主气,宣肃降;肝藏血,喜升发。肺气闭阻,肝失疏泄条达,气滞血瘀,可见肝迅速增大等症。另外,脾胃之升清降浊有赖于肺气之清肃,脾的运化功能也赖于肺的宣降和通调水道,肺病及母,脾失健运,可出现呕吐、腹泻、腹胀等证候。水湿不行,聚而成痰,进而影响宣降,加重咳喘痰多的症状。

(2) 病理因素为痰阻:邪气闭阻于肺,水道通调失职,水液运化无权,留滞肺络,凝聚为痰,或温热之邪,灼伤肺津,炼液成痰,痰热交阻于气道,壅盛于肺,以致出现咳喘加剧,喉间痰鸣,声如曳锯诸症。若小儿素体脾虚湿盛,则以喘促痰鸣为主要特征,并见鼻扇气促,张口抬肩;若痰热炽盛化火,熏灼肺金,则见高热不退、咳嗽、鼻扇气喘加重。本病病因是感受风寒、风热和温热病邪。在病邪的作用下,肺气失于宣发肃降,肺津因之熏灼凝聚,形成肺闭痰阻。肺闭是其病理机制,痰热是其病理产物,二者互为因果,肺闭可加重痰阻,痰阻又进一步加重肺闭,形成恶性循环。

(3) 病机属性分寒热:小儿卫外不固,易感外邪,外感时邪以风热居多,亦有风寒之证。风寒风热外犯束肺,肺气闭塞失于宣降,则气逆而咳喘。又因小儿津液不足,随着用药偏温和病邪的深入,其寒邪易于化热。肺热壅盛者,或兼阳明腑实,胃热上熏者,均致痰热相结,宣肃失司,咳喘加剧。若邪热内蕴,复感风寒,寒邪束肺,形成外寒内热。外邪闭肺,痰热阻肺,痰为有形之邪,痰阻气机,碍于血运则瘀,血因热瘀,以致瘀热互结。

(4)病情演变重虚实:本病的发生、发展是由实转虚的过程。病程演变主要取决于感受病邪与机体正气之间的相互抗争及双方力量的消长变化。由于小儿脏腑柔弱,疾病转化迅速,病理变化易虚易实。初期邪犯肺卫及中期邪热亢盛阶段,邪实而正尚不甚虚,正邪交争,因而出现发热、咳嗽、气急鼻扇等症。如没得到合理治疗,正胜邪却,则疾病渐趋好转。如邪势过甚,正不敌邪,则病情进一步发展,由肺累及其他脏腑,而见临床上所见的各种变证。如邪气盛,肺气衰败,则可见气绝之危象。如气阴耗伤,易造成余邪留恋,使病情迁延不愈,年龄愈小,疾病变化愈快,虚实转化越明显。

**【诊断及鉴别诊断】**

1. 诊断要点 按国家中医药管理局颁布的《中医病证诊断疗效标准》中儿科肺炎喘咳的诊断依据。

(1)起病较急,有发热、咳嗽、气促、鼻扇、痰鸣等,或有轻度发绀。

(2)病情严重时,喘促不安,烦躁不宁,面色灰白,发绀加重或高热持续不退。

(3)禀赋不足患儿,常病程迁延,新生儿患本病可出现不乳,口吐白沫,精神萎靡不典型的临床症状。

(4)肺部听诊:肺部有中、小湿性啰音,常伴有干性啰音或管状呼吸音。

(5)血象大多数白细胞总数增高,分类中性粒细胞增多。若病毒感染所致,白细胞计数可减少,稍增或正常。

(6)X线透视和摄片检查,肺部显示肺纹理增多紊乱,透亮度降低,或见小片斑状模糊阴影,也可呈不均匀大片状阴影。

2. 鉴别诊断

(1)喘息性支气管炎:多发生于 1~3 岁小儿,有发热、咳喘,是一种伴有喘息症状的支气管炎,肺部有哮鸣音,也可有湿啰音,但缺氧症状不明显,喘息随感染的控制而愈。可反复发作,但随年龄的增加,发病次数减少。

(2)哮喘:有反复发作史,家族中常有同样患者,常与某种过敏因素有关。儿童哮喘多数因感染引起。故常伴有发热、咳嗽等呼吸道感染症状,肺部以哮鸣音为主,呼气延长,末梢血可有嗜酸性粒细胞增多。

**【辨证论治】** 推拿治疗肺炎,常证中的轻证及各型恢复期的治疗效果是肯定的。但重证及变证中的重证用推拿治疗,目前在国内外尚无理想方法。因此,我们只谈风邪犯肺为主,而重证没有单用推拿治疗过,故不叙。

1. 证候辨别

（1）辨表证里证：本病初起与感冒相似，均有表证，但肺炎表证时间短，很快入里化热。主要特点为咳嗽、气喘、鼻翼扇动，面青黯无泽，带滞色。

（2）辨风寒风热：本病为风邪所致，初起需分清风寒或风热。感受风寒者，表现为恶寒无汗，咳嗽不畅，痰清稀，舌不红，苔多白，面色青白带滞，鼻色青黯。感受风热者，则表现发热重，咳声响亮，痰黏稠或黄痰，舌边、舌尖红，苔多薄白或薄黄，面色赤带滞，鼻色青黯。

（3）辨痰重热重：热重者，高热稽留不退，面赤唇红，烦渴引饮，烦躁不安，干咳少痰，大便秘结，小便短赤，舌红起刺，苔黄燥。痰重者，咳嗽剧烈，气促鼻扇，喉中痰鸣，甚则痰声辘辘，胸高气急，舌红苔厚腻或黄腻。

（4）辨轻证重证：轻证表现为发热、咳嗽、气急，如兼见鼻翼扇动，高热稽留不退，颜面青紫等，则为重证之候。如病情进一步发展，出现面色苍白，神志不清，四肢不温，精神萎靡或呼吸不整，甚则痉厥抽搐等，则为变证、危证。

2. 治疗原则　本病的基本治则是宣肺平喘，清热化痰。初起时，风邪闭肺，治在辛散外邪，宣肺开闭，此时应注意分清风寒风热之不同，而分别选用辛温或辛凉解表；中期痰热壅肺，肺闭瘀阻，需察清痰热轻重及痰热、瘀热，重在清热解毒，涤痰开肺，或合以活血化瘀。病久气阴耗伤，注意扶正祛邪，并注重调养，以促进正气之恢复。痰多者，重在涤痰；喘甚者，应予平喘；肺热显著者，则宜清泄肺热，如出现变证当随症治之。

3. 分证论治

（1）风寒闭肺

症状：恶寒发热，无汗不渴，呛咳气急，痰稀色白，舌质淡红，苔薄白或白腻，面色青带滞，鼻青黯无泽。年长儿自述恶寒，全身酸痛，此证多发生在冬季。

症状分析：风寒之邪外袭，由皮毛而入，肺为邪侵，肃降无权，其气上逆，则呛咳不爽，并见呼吸急促；卫阳为寒邪所遏，阳气不能输布周身，故恶寒发热无汗；肺气闭郁，水液输布无权，凝而为痰，故痰涎色白，质地清稀，舌苔白，质淡红；面黄青带滞色，鼻青黯无泽，为胸中有饮。

治则：解表，宣肺止咳化痰。

处方：揉小天心3分钟，揉乙窝风3分钟，补肾5分钟，清板门5分钟，分阴阳2分钟，清肺3分钟，逆运内八卦3分钟，揉小横纹3分钟，清补脾5分钟，清天河水1分钟。

症状加减：干咳、呛咳，上穴加二马；食欲不振，逆运八卦后加清四横纹每个100下。

方义：揉小天心、揉乙窝风能通经活络，疏风解表，宣通表里；补肾、清板门可滋阴清热,益气助神;分阴阳平衡阴阳,调和脏腑;清补脾、清肺、揉小横纹、逆运内八卦可宣肺,开胸化痰,止咳平喘;清天河水可解表,清心热利尿,安神镇静,巩固疗效。

(2) 风热闭肺(轻证)

症状:发热恶风,咳嗽气促,微有汗出,口渴痰多,咽红,面红赤带滞色,鼻青黯无泽,鼻唇沟青,舌苔薄白或微黄。

症状分析:风热闭肺轻证是因肺受温邪尚轻,所以症状轻,只有发热、咳嗽、气促、微出汗、口渴痰多;咽喉为肺胃之通路,故咽红。面部望诊有滞色,鼻色黯无泽,鼻唇沟青。

治则:疏风清热,解表宣肺,化痰止咳。

处方:(主)分阴阳2分钟,清天河水2分钟,揉小天心3分钟,揉乙窝风3分钟,逆运内八卦3分钟,平肝肺3分钟,退六腑3分钟。

(配):揉小横纹3分钟,清四横纹2分钟,揉肾纹2分钟,清补脾5分钟。

方义:分阴阳可调节机体阴阳平衡而退热除烦;清天河水可清热解表,利尿泻火;揉小天心、揉乙窝风可镇静,通经活络,透表发汗,退体温;清补脾、揉小横纹、逆运内八卦可宣肺,开胸化痰止咳喘,又能润燥通便;平肝肺可平肝息风,解热镇静,开郁除烦,疏风解表,顺气化痰,止咳利咽,又能通便;退六腑可清营凉血,退体温,润燥通便,退大热,加之揉肾纹可引余热外行;清补脾可清脾胃之热,加逆运内八卦、清四横纹能温中助消化,消腹胀,引中焦热外行,以保后天之本。

(3) 正虚邪恋:多见于疾病后期,特点是虚多邪少,根据病邪性质、体质情况可分阴虚肺热和肺脾气虚两证。

1) 阴虚肺热

症状:潮热盗汗,面色潮红,口唇樱红,干咳无痰,舌苔光剥,舌质红而干。

症状分析:肺炎咳嗽后期,病由久热久咳耗伤肺阴而余热留恋不去,故口唇樱红;阴虚阳越,盗汗潮热;肺阴亏损,而干咳无痰,舌光干红。

治则:养阴清肺。

处方:补肾10分钟,揉二马3分钟,补脾5分钟,推上三关3分钟,清板门3分钟,补肺3分钟,揉小横纹2分钟,揉外劳2分钟,掐揉足三里7~8次,揉肾顶3分钟,揉肾纹2分钟,逆运内八卦3分钟,清四横纹2分钟,清天河水1分钟。

方义:补肾、揉二马可大补元气,助气益神,滋阴清热,调节津液代谢;补脾、推上三关可补虚扶弱,补血生肌,助气和血,改变机体一般情况,又补肺气;补肺为补本经,但肺为空脏,补则满之,只能虚极时可暂补2~3天,继用培土生金法补之为宜;揉外劳、掐揉足三里均有补脾作用,加逆运内八卦、清四横纹可调中健脾,助消化吸收,保后天之本,又可开胸化痰、止咳;揉小横纹可肃肺消炎、止咳化痰;揉肾纹可引脏腑余热外行而降体温;揉肾顶加补脾可固表止汗,补虚扶弱,共奏恢复机体功能之功;清天河水可清虚实热而不伤阴,故常用,是平安穴。(补肾、揉二马养肝肾之阴,清板门、补肺可养肺胃之阴)

2)肺脾气虚

症状:低热起伏不定,面色㿠白无华,鼻色黯青无泽,鼻唇沟青,易汗出,咳嗽无力,喉中痰鸣,气喘不著,精神疲倦不振,消瘦纳呆,大便溏薄,舌苔白滑、质淡。

症状分析:本证多出现于体虚或肺炎咳喘后期,病情迁延不愈,故形瘦神疲,面色㿠白,鼻色黯无泽,鼻唇沟青;肺为气之主,肺虚则气无所主,故咳嗽无力,喉中痰鸣;脾主运化,脾虚则运化不健,痰涎内生,纳食呆滞,大便稀溏;肺气虚弱,卫外不固,故低热起伏,自汗频作;舌淡苔薄,为脾肺气虚之象。气属阳,气阳不足,邪留未解,可形成营虚卫弱,出现汗出不温,动则尤甚。

治则:健脾益气。

处方:(主)补脾8分钟,补肺3分钟,揉外劳2分钟,揉小天心3分钟,揉小横纹3分钟,逆运内八卦3分钟,清板门5分钟,清四横纹2分钟,推上三关3分钟,清天河水2分钟。

(配)补肾5分钟,揉肾顶2分钟,揉肾纹2分钟,掐揉足三里5~7次。

症状加减:小儿睡眠不宁、烦躁不安,多用镇静、镇惊术组;手足凉,补脾、推三关、拿列缺;口舌生疮,参照口疮治疗;面色青黑、五更泻(便色绿、黏、五谷不化),均先用补肾、揉二马补本脏,加揉外劳而改变大便色绿、黏,不消化。

方义:补脾、补肺(只用前2~3天)、揉外劳、掐揉足三里,补肾补脾肺之不足;揉小天心、揉小横纹、逆运内八卦可肃肺、消炎,改善肺部炎症,加揉肾纹可以引肺部余热外行;揉肾顶可收敛元气,固表止汗;清板门、补脾、逆运内八卦、清四横纹促进胃肠蠕动,而调中助消化吸收,改善机体的营养状况,使小儿精神疲倦不振、面色㿠白、消瘦纳呆、大便稀溏等得以改善;补脾、推上三关可补虚扶弱,补血生肌,恢复机体的一般情况;清天河水能清心利尿,巩固疗效。

**【预防护理】**

1. 预防感冒,根据天气变化增减衣被,避免受凉。经常参加户外活动,接纳新鲜空气、阳光。

2. 不要带小儿到公共场所,以免交叉感染,集体单位要注意患儿的隔离治疗。

3. 注意饮食卫生,餐具消毒,合理喂养,饮食清淡,易于消化吸收为宜。

4. 注意休息,室内要安静,空气流通,干湿度适宜。

5. 发热到38.5℃以上者,要给予退热处理,及时观察,以免误诊。

**【体会】**

1. 肺炎重型一定要中西医结合治疗,推拿只能辅助及扶正治疗。

2. 肺炎轻型:如风寒、风热初起,症状轻可单纯推拿治疗,但要每日 1~2 次,手法要跟上。

3. 肺炎治疗手法要按补中有泻的原则选用。

## 十、哮喘

哮喘是小儿时期常见的一种以发作性哮鸣气促,呼气延长为特征的肺部疾患。以呼吸急促、张口抬肩,不能平卧为喘;喘时喉中有吼声,谓之哮。二者互为影响,互为因果,统称哮喘。哮喘包括现代医学的支气管哮喘和哮喘性气管炎。春秋多见,常反复发作,气候骤变而诱发,以夜间及清晨居多,病程越长对患儿影响越大。随小儿生长发育逐渐变化,发作逐渐减少,以致痊愈。

**【病因病机】**

1. 病因　常见的有诱发因素、遗传因素、体质因素 3 类。

(1) 诱发因素:主要有 4 类。

1) 感受外邪:风寒风热最多。

2) 饮食因素:若小儿过食生冷酸咸,可致肺脾受损;过食肥甘,积热成痰,使肺气壅塞不利。能诱发本病的食物很广,如蛋鱼、虾蟹、牛奶等富有蛋白质的食物,其中婴儿牛奶过敏的多见,凉食亦是诱发的因素之一。

3) 接触异物如花粉、尘螨及异常气味,以及动物羽毛的皮屑、杀虫药物等。

4) 情志劳倦。

(2) 遗传因素:有明显的遗传倾向,起病愈早遗传倾向越明显。

(3) 体质因素:在哮喘发作中,体质因素起着重要作用,也是哮喘发作的重要内因,即痰湿内蕴,痰伏于肺为夙根。如秦景明《症因脉治·哮病》云:"哮病之因,痰饮留伏,结成窠臼,潜伏于内,偶有七情之犯,饮食之伤,或外有时令之风寒,束其肌表,则哮喘之症作矣。"

2. 病机

(1) 病变脏腑在肺脾肾:肺主气司呼吸,开窍于鼻,外合皮毛,司腠理开合,肺气充足则皮肤腠理开合正常,外邪不易侵入。肺气虚,开合失职,屏障不固,外邪袭表,或内伤之邪犯肺,触动浮痰,郁于肺经,郁肺之痰随息而动,则发为哮鸣,痰郁气道,肺失宣降,逆而成痰,所以哮与喘多同时发作。

脾胃为水谷之海,脾主运化,脾虚不能为胃行其津液,则积湿蒸痰,上贮于肺;肾主一身之津液,肾虚精损则失于蒸化,其阳虚则水泛为痰,其阴虚则炼液为痰。肺脾肾三脏功能失调,津液代谢障碍。痰湿内盛而致喘。肾有纳气作用,久病及肾,若肾气不足,摄纳无权,气浮于上,也会产生哮喘病变。

(2) 病理因素为伏痰:哮喘的发病,是外束因素作用于内在因素的结果。其发病机理主要在于痰饮久伏,触于诱因而发。发作时,痰随气升,气因痰阻,相互搏结,阻塞气道,宣降失常,而出现呼吸困难,气息喘促。痰饮留伏又与肺脾肾三脏功能失调有密切的关系。痰之本,水也,源于肾;痰之动,湿也,主于脾;痰之处,肺也,贮于肺。肺脾肾虚衰,津液代谢障碍,从而导致痰湿内盛。小儿在生理上存在着肺脾肾三脏不足的特点,故有肺娇易病、脾弱易伤、肾虚易损的病理特点。小儿这些特有的本质因素,不仅反映其机体抵御疾病的能力薄弱,且也容易促成痰湿内蕴的主要原因。痰既易成,又因肺脾肾三脏不足而难以速去,日久痰巢深结,酿成宿根,成为哮喘诱发的内在隐患,也是小儿哮喘发病远比成人为多之原因。现代研究表明,哮喘患者缓解期的气道反应性仍比健康人高 100~1000 倍,这就是哮喘反复发作的原因之一。

(3) 病机属性分寒热:外邪诱发哮喘的主要原因,如外感风寒之邪,内伤生冷者,则寒痰伏肺,或素体阳虚,气不化津,致寒痰内伏,均表现为寒性哮喘;如感受风热之邪,或素体阴虚,痰热郁结,或寒痰久伏化热而致者,则为热性哮喘。

(4) 病情演变重虚实:哮喘的病位主要在肺系,发作时病理环节为痰阻气道,以邪实为主,故呼吸困难,自感呼出为快。若病邪壅盛,深遏于肺,哮喘发作呈持续状态;若哮喘反复发作,肺气耗散,寒痰伤及脾肾之阳,痰热耗伤肺肾二阴,则可由实转虚。在平时表现肺脾肾等脏气虚弱之后,如正气未复,病有转机,邪气消退,诸症告愈。但哮有夙根,触遇诱因又可引起哮喘再次发作,如此反复发作,致使正气不支,疾病迁延,缠绵难愈。

**【诊断及鉴别诊断】**

1. 诊断要点　按国家中医药管理局颁布的《中医病证诊断疗效标准》内中医儿科哮喘的依据。

(1) 发作前有喷嚏等先兆症状,或夜间突然发作,发作时喉间有哮鸣,呼吸困难,咯痰不爽,甚则不能平卧,烦躁不安等。

(2) 常因气候转变,受凉或接触某些过敏物质等因素诱发。

(3) 可有婴儿湿疹史,或家族过敏史。

(4) 心肺听诊,两肺布满哮鸣音,呼气延长或闻及湿啰音,心率增快。

(5) 支气管哮喘白细胞总数正常,嗜酸性粒细胞可升高,可疑变应原皮肤试验常呈阳性,伴有肺部感染时,白细胞总数及中性粒细胞可增高。

2. 鉴别诊断

(1) 毛细支气管炎:好发于冬季,以 2 岁内婴儿多见,多数由病毒引起,起病急骤,发热,呼吸增快,咳嗽,哮鸣,阻塞性肺气肿,喘憋明显,有时有鼻扇,面色发灰,烦躁不安,有遗传倾向,过敏史不明显,喘憋来势凶猛,但中毒症状轻微,病程短,恢复快,对支气管扩张剂疗效差。

(2) 肺炎:咳喘并重,伴发热、气促鼻扇等,有感冒史及其他热病史,发作与间歇界限不清,双肺听诊以湿性啰音为主。

(3) 变态反应性咳嗽:由于腺样体肥大、慢性鼻炎、过敏性鼻黏膜继发感染的分泌物所引起持续性的咳嗽,以清晨频繁而严重,常是哮喘的前期症状,大龄儿童用力呼气后可诱发哮鸣音。

【辨证论治】

1. 证候辨别

(1) 辨寒热:寒性哮喘,气促哮鸣,痰涎稀薄,色白有沫,面㿠色黯,畏寒肢冷,口不渴或喜热饮,苔薄白或白滑。热性哮喘,发作时气息短粗,痰黄而黏,咳嗽不利,面色潮红,胸中烦热,渴喜冷饮,舌红苔黄。

(2) 辨虚实:主要的病程、新久及全身症状辨别。

实证哮喘,来势骤快,气长有余,以呼出为快,胸胀气粗,声高息涌,脉有力。

虚证哮喘,病势虚缓,气短而不续,慌张气怯,声低息短,动则喘促,无明显的发作间歇,脉多虚细无力。

(3) 辨轻重险逆:轻证虽发时哮鸣,呼吸困难,但不久能逐渐平复;重证则久发不已,咳嗽哮鸣气促,不能平卧;若发作急剧,张口抬肩,面色青灰,面目浮肿,肢厥身冷,则为险逆之证。

(4) 辨肺脾肾虚:哮喘缓解期多表现为虚证,属肺气虚者,自汗怕风,少气乏力;脾气虚者,见食少,便溏痰多;肾气虚者,多见腰酸耳鸣,动则喘甚。

(5) 辨哮鸣:哮鸣如哨笛者,风邪外袭;哮鸣如水鸡声者,为风寒犯肺,引起内饮,内外皆寒之证;声如电锯或气粗如吼者,为痰热壅盛之象;哮鸣如鼾者,为寒痰内阻;干哮少痰者,为郁火或虚火犯肺所致。

2. 治疗原则  哮喘为邪实正虚之证。治疗应区别脏腑之所属,了解肺脾肾的主次,邪实当分寒痰、热痰之不同,正虚应审阴阳之偏虚。治疗则根据"发时治标,平时治本"的原则,发时攻邪治标,祛痰降气,并需辨其寒热而施治,如寒邪宜温、热邪宜清、有痰宜涤、有表宜散、气壅宜降等;发时虚实兼见,寒热并存者,治疗时又应兼顾,不宜攻伐太过。

在缓解期应扶正固本。以扶脾益肾,补土生金为主,调理脏腑功能,去除生痰之因,以减少或制止发作,达到治本的目的。久病必有郁滞,可适当配合活血化瘀之品,改善微循环障碍,增强免疫,达到预防的目的,同时多种方法综合治疗。

若病情日久,持续发作而出现重证、危证时,当采用中西医结合治疗。

3. 分证论治

(1) 发作期

1) 热性哮喘

症状:咳喘哮鸣,痰稠色黄,发热面赤,面带滞色,鼻色青黯,鼻唇沟青,胸闷膈满,渴喜冷饮,呼吸声高,呼气延长,小便黄赤,大便干或秘结,舌苔薄黄或黄腻。

症状分析:因小儿素体阳胜或六淫化火或肥甘积滞,热自内生,痰因热动,痰热交阻,上蒸于肺,肺气壅盛,肃降失司,故咳逆作喘,哮鸣有声;气实有余,故胸闷膈满,声高呼吸快,呼气延长;肺胃俱热,故发热面赤,渴喜冷饮;肺气上逆,腑气不通,故大便干或秘结;肺失通调,热蒸津液,故小便黄赤;苔黄腻,为痰热内蕴之象。

治则:清肺化痰定喘。

处方:(主)清补脾6分钟,平肝肺3分钟,清板门5分钟,退六腑3分钟,补肾5分钟,揉小天心3分钟,逆运内八卦3分钟,揉小横纹2分钟,泻大肠5分钟,开璇玑2分钟,按弦走搓摩2分钟,清天河水1分钟。

(配):揉乙窝风3分钟,利小肠2分钟。

方义:清补脾、平肝肺、清板门、退六腑可清热(清脾及肝肺之热),利湿化痰,清胃热,总之大小热、虚实热、腑热均可清泻;补肾可滋阴,益气助神,大补元气;揉小天心、揉乙窝风可疏通经络,开郁散结,解表清热利湿;揉小横纹、泻大肠、逆运内八卦可肃肺止咳喘,化痰涎,使肺热从大肠而下,有利于通便而泄肺实;开璇玑、按弦走搓摩可除胸满胀闷等不适,化痰止咳平喘;利小肠、清天河水可清心利尿,巩固疗效。

2) 寒性哮喘

症状:咳嗽气促,喉有痰鸣,痰清稀白或黏,形寒无汗,面色黯晦带滞色,鼻青黯无泽,鼻唇沟青,四肢不温,口不渴或渴喜热饮,舌苔薄白或白腻。

症状分析:风寒外束,内闭于肺,痰为之动,肃降失司,故形寒无汗,咳逆气促;痰浊留伏于肺,气道受阻,痰气相搏,故呼吸急迫,喉中有哮鸣声;邪为风寒,故痰稀有沫;肺气阻逆,胸中阳气失宣,故面色黯滞,四肢不温。口不渴,为邪未化热;渴喜热饮,为内有寒痰;舌苔薄白,为寒痰之象;鼻梁青黯,多为肺疾痰饮之症。

治则:解表温肺,化痰定喘。

处方:揉小天心3分钟,揉乙窝风3分钟,补肾5分钟,清板门5分钟,分阴阳2分钟,平肝肺2分钟,补脾4分钟,揉小横纹3分钟,揉二马2分钟,逆运内八卦3分钟,清四横纹2分钟,开璇玑2分钟,按弦走搓摩2分钟,清天河水1分钟。

方义:揉小天心、揉乙窝风、补肾、清板门、分阴阳解表清热,祛外邪;平肝肺、补脾(温肺)、揉二马、揉小横纹可肃肺宣肺,化痰止咳(咳喘有湿性啰音可多用小横纹);逆运内八卦、清四横纹可开胸化痰,利气利膈,推之可进饮食(四横纹可调节上下焦之气,引脏腑热外行,尤其可消腹胀);开璇玑、按弦走搓摩可除胸满胀闷等不适,化痰止咳平喘;清天河水可清心利尿,巩固疗效。

(2)缓解期:推拿治疗哮喘的急性期效果差,很难控制症状。但对恢复期治疗优于西医,因推拿以扶正治本为主,扶肺脾益肾以调节脏腑抗病能力,减少疾病的发作,以达到减轻症状、逐渐治愈的目的。

1)肺气虚弱

症状:面色㿠白无泽,鼻色青黯,气短懒言,语声低微,倦怠无力,自汗盗汗,怕冷四肢不温,苔薄质淡。

症状分析:肺主一身之气,肺虚则气弱,故气短懒言声低,倦怠;肺虚则表不固,自汗怕冷,四肢不温,卫外之阳不能充实腠理,易为邪乘而发病。若见面赤、唇红,痰少黏稠,手足心热,汗出易感冒,舌红少苔,则属肺阴耗伤之证。

治则:补脾肺,固卫气。

处方:(主)补脾5分钟,补肺3分钟,揉外劳3分钟,推上三关2分钟,补肾5分钟,揉二马2分钟,逆运内八卦3分钟,清四横纹2分钟,揉小横纹3分钟,清肺2分钟,清天河水1分钟。

(配)揉肾顶2分钟。

方义:补脾、补肺、揉外劳、推上三关可补中益气,补虚扶弱,补血生肌,和血生血,改变面色;补肾、揉二马有助脾阳的作用,可补肾益气,益脑益神,助肾阳,大补元气;逆运内八卦、揉小横纹、清四横纹、清肺有肃肺作用,又可消湿性啰音;揉肾顶可固表止汗,收敛元气;清天河水可清心利尿,巩固疗效。

2)脾虚气弱

症状:咳嗽痰多,食少脘硬,面黄,鼻色黄黯,鼻梁青黯无泽,大便稀,肌肉消瘦,倦怠乏力,苔少色淡。

症状分析:脾虚不能生气,则化源不足,故面黄无华;鼻色黯黄,鼻梁青黯无泽,为脾功能受损,肺气不足;肌肉消瘦,倦怠无力,乃中气衰馁,脾运无权,食物不化精微,故少食脘痞,大便不实,或食油腻后易泄泻,每因饮食不当而诱发;脾湿不运,反为痰浊而上泛,故痰多而咳。脾为生痰之源,肺为储痰之器,故治痰必治脾。

治则:健脾化痰。

处方:补脾5分钟,清板门3分钟,揉外劳2分钟,掐揉足三里3~7次,推上三关2分钟,补肾5分钟,揉二马3分钟,清肺3分钟,揉小横纹2分钟,逆运内八卦3分钟,清四横纹2分钟,清天河水1分钟。

方义:补脾、清板门、揉外劳、掐揉足三里均有补脾和胃、补本脏的作用,可助脾运、进饮食助消化吸收,改变肌肉无力,止咳化痰,改善机体一般状况,加推上三关可补虚扶弱,补血生肌;补肾、揉二马可滋阴,改善机体体液循环,能大补元气,助脾阳;揉小横纹、逆运内八卦、清四横纹、清肺有肃肺作用,又可消湿性啰音;清天河水可清心利尿,巩固疗效。

3) 肾虚不纳气

症状:面色㿠白或青灰无泽,耳垂青灰,形寒肢冷,下肢不温,腰膝酸软,脚软无力,动则心悸气短,小便澄清或夜间遗尿,舌苔薄白。

症状分析:肾为元气之根,肾气亏乏,故下肢不温,脚软无力;阳气不足,故面色㿠白或青,或耳垂青灰无泽,形寒肢冷;元气不能秘藏,故动则心慌气短;肾主二便,澄沏清冷,膀胱不能自约,则小便自遗,舌苔薄白。若见形体羸瘦,腰膝酸软,五心烦热,舌红少津,则属肾阴不足、虚火内生之证。

治则:补肾固本。

处方:补肾 8 分钟,揉二马 3 分钟,补脾 5 分钟,推上三关 2 分钟,逆运内八卦 3 分钟,清四横纹 2 分钟,揉外劳 3 分钟,拿列缺 3~5 次,清天河水 2 分钟。

方义:补肾、揉二马可大补元气,又能滋阴潜阳,改变面色及脚软无力,加揉外劳可温中散寒,改变大便的色绿及黏,逐渐改善遗尿;补脾、推上三关、逆运内八卦、清四横纹可补虚扶弱,补血生肌,可助肾阳,又能调中行气助消化以固后天之本;拿列缺可引上焦热下行,改变下肢皮温;清天河水可清心利尿,巩固疗效。

肾阴不足多用补肾、揉二马,可滋阴清热,改变五心烦热,腰膝酸软,舌红少苔。

其他疗法:缓解期,本人 12 岁在东北,患过哮喘,急性期过后,当地传方:东北五味子 150g、红皮鸡蛋 7 个(洗净,将水晾干),在冬至前 7 天晨,用不见铁的器皿(铝锅里),将五味子加水漫过鸡蛋,放在房间暖和处,待冬至早晨将鸡蛋捞出(软皮蛋),将五味子及蛋皮滤出,余汤沉淀后,放在锅里(原泡鸡蛋的汤)加热烧沸,将蛋液加红白糖各二两半搅拌均匀,趁热服,一次尽量吃完,若吃不完每天早晚再服。本人吃了一个冬至,第二年冬至又巩固一次,至今未犯病。现已近 80 年。(因老人不在世,凭本人记忆,供参考)

**【预防护理】**

1. 预防

(1) 发作期要对家长交代清楚,缺氧对大脑有损伤,故发病时要抓紧时间吸氧,以免加重病情。

(2) 坚持户外活动。

(3) 避免受凉,防止感冒,在季节交换时根据冷暖及时增减衣物。

(4) 注意避免吸入烟尘、绒毛、尘螨、花粉、粉尘和刺激性气味等致敏原。

(5) 注意营养补充,除正常饮食外,要增加补脾、肺、肾的食物,如山药、大枣、银耳、黑米、黑木耳及深色蔬菜等。

(6) 饮食起居要节制,不宜过饱,不食过甜、过咸及辛辣、生冷食物。

2. 护理

(1) 哮喘发作期要保持安静,避免精神刺激加重病情,室内空气要清新、卫生,饮食宜清淡富有营养,少食多餐。对于每次增加的新食物,首次少吃观察有无过敏,如有反应每次少量逐渐增加(用脱敏的办法吃)。

(2) 缓解期注意营养的摄入要多样化,粗细搭配。

【体会】 手法治疗哮喘病,发作期效果不理想,因解痉、止喘西医效果快,但在缓解期或恢复期效果明显(固本治疗)。临床观察发现,只要患儿家长能坚持手法治疗就有效,能延缓发作期,甚至少发或逐渐不再复发。

# 十一、重舌、木舌

重舌、木舌均为小儿常见的口腔疾患。重舌又称"子舌",是指舌系带两侧红肿突起,甚至膨出舌下。木舌是指舌体肿大、麻木不灵而言,舌体不灵妨碍吮乳,若不及时治疗影响健康。

【病因病机】 木舌、重舌主要由于心脾积热所致。舌为心之苗、胃之根,脾络系于舌。若心经或脾胃热炽,火热循经上行,可使舌体肿胀,板硬麻木,满塞口中;或因火炼阴津,舌体枯固而至木硬不灵,形成木舌。如心脾火积,循环上冲舌本,以致血脉肿胀,似小舌,形成重舌。

【分证论治】

1. 木舌

症状:舌体肿大,转动不灵或塞满口,嘴难闭合,啼声不畅,妨碍吮乳,面赤、唇红、口干、烦躁,小便短赤,大便臭秽。严重者,舌部糜烂或干燥,啼哭无声,面色苍白无华,憎寒壮热气喘而转危证。

症状分析:心脾二经积热,循经上炎,气机壅滞,血络闭郁,故舌体肿大,肿塞满口,啼哭不畅,不能吮乳;邪热内盛,故面赤、唇红、口干;邪热内扰神明,故烦躁不安;热移于膀胱,则小便短赤;热郁于大肠,故大便臭秽,亦为邪热内盛之证。由于失治或误治,阴液大亏,则舌体干燥萎缩,啼哭无声。邪毒炽盛,气血两伤,则舌体溃烂,出现危急凶证,而至面色苍白无华,憎寒壮热气喘。

治则:清心泻火、解毒消肿为主,兼育阴扶正。

处方:揉小天心3分钟,大清天河水3分钟,清补脾3分钟,清板门3分钟,补肾5分钟,揉二马3分钟,揉总筋2分钟,逆运内八卦2分钟,清四横纹2分钟,清肺2分钟,退六腑1分钟,揉肾纹1分钟。

方义:小天心、天河水、总筋三穴均在心包经上,直接清心经之热,镇静除烦,清热利尿;清补脾、清板门可直接作用于脾胃(病因),清脾胃之热,消舌体肿胀,使呼吸、哭声通畅,除面红唇赤、口干烦躁;补肾、揉二马可滋阴清虚热及大补元气,改善体液循环,使舌体灵活;清肺、退六腑可清营凉血,润肠通便,除灼热;逆运内八卦、清四横纹、清补脾可调中行气,清上下焦之热,消积滞、消胀助消化吸收,改善机体营养状态;揉肾纹可引余邪外散;清板门、补肾、揉二马、清肺可育养肺胃肝肾阴而抗病散邪。

2. 重舌

症状:舌系带两侧红肿、膨大或突出,形似小舌或连贯而生。轻症不知痛,但吮乳障碍。重症则疼痛,甚者溃烂,一般及时发现治疗,预后良好。

症状分析:由于心脾二经积热,火热上炎,循经上壅舌本,致血脉肿胀似重舌。

治则:清心、泻脾、消肿为主。

处方:揉小天心 3 分钟,泻脾 2 分钟,清板门 3 分钟,逆运内八卦 3 分钟,清四横纹 2 分钟,揉总筋 2 分钟,清天河水 2 分钟,利小肠 2 分钟。

方义:揉小天心、泻脾、清板门、逆运内八卦、清四横纹、揉总筋、清天河水、利小肠可清心经,泻脾经之热,而消舌下之肿。

【体会】 局部有溃烂者,可在上穴基础上,用淡盐水洗后,涂上西瓜霜或碘甘油,每日 2 次,并注意口腔卫生。

此病为火热,治则主要用泻法,故手法要重,一般重舌、木舌 15~20 分钟,每日 1~2 次。疮面恢复后扶正治疗。

# 十二、吐舌、弄舌

吐舌、弄舌均是小儿时期常见口腔疾患。吐舌是指舌伸长、缩缓或伸出不收。弄舌是指舌时收时露,频频玩弄的一种症状,又称"要舌风"、"蛇丝风"。虽见于局部,但多出现在严重的全身性疾病中,应引起重视,尤其病中出现,多属心脾亏损未复之证,预后欠佳。

【病因病机】 心脾积热:心经有热必舌干涩而紧,因而摇动其舌,借以舒缓;脾经有热则舌赤,干涩而紧,同样必须弄舌借以自救。钱仲阳说:"脾脏微热,令舌微紧,时时舒缓。"一般认为,弄舌是脾经有热,吐舌是心经有热。大病体虚津液耗损,水不治火,虚火上炎,可致吐舌、弄舌。

【分证论治】

1. 心经热者

症状:口渴面赤,口中气热,烦躁喜冷,咬牙上窜,频频吐舌和弄舌。

症状分析:心经热甚则火炎于上,且舌为心之苗,热甚生风故频频吐舌、弄舌。

治则:清心泻火。

处方:揉小天心 3 分钟,分阴阳(阴重)2 分钟,大清天河水 2 分钟,利小肠

2 分钟,揉总筋 2 分钟,平肝 2 分钟,补肾 5 分钟,掐五指节各 5 次。

方义:揉小天心、分阴阳可清心热镇静,平衡阴阳;大清天河水、利小肠、揉总筋直接清心热,利小便;平肝、补肾可滋阴清热;掐五指节可镇静除烦。

2. 脾经热者

症状:大便黄赤、黏稠或硬,面黄身微热,舌红,苔黄厚,时时弄舌。

症状分析:脾主湿,脾经热者多湿热相兼。湿热相兼蕴于中焦,故时时吐舌、弄舌。

治则:清脾泻湿热。

处方:清板门 3 分钟,推四横纹 4 分钟,揉小天心 3 分钟,分阴阳(阴重)2 分钟,补肾 5 分钟,揉二马 2 分钟,清天河水 2 分钟,掐五指节各 5 次。

方义:推四横纹、清板门可凉膈清热,消脾中湿热;揉小天心、分阴阳可解热镇静,平衡阴阳;补肾、揉二马可滋阴利尿,泻热祛湿;掐五指节可镇静除烦;清天河水滋阴清热,壮水制火。

3. 心脾亏损,气血两亏

症状:神疲纳差,完谷不化,发育迟缓,易惊易啼,时常吐舌、弄舌,舌软动缓。

症状分析:久病不愈,大病体虚或禀赋不足,致心脾两虚、精血不充、阴虚火旺之故。

治则:补虚扶弱,泻虚火。

处方:补肾 5 分钟,揉二马 3 分钟,清补脾(2~3 天后改为补脾)5 分钟,清板门 5 分钟,揉小天心 3 分钟,推上三关 1 分钟,逆运内八卦 3 分钟,清四横纹 4 分钟,清天河水 1 分钟。

方义:补肾、揉二马可滋阴清虚火,大补元气,益脑益气;清补脾、清板门可调节脾胃功能,助消化吸收,改变全身虚象;揉小天心可通经活络;推上三关、逆运内八卦、清四横纹可调中健脾胃进饮食,改变面色,增强抗病能力,症状自愈;清天河水以泻虚火。

疗程:实证者,每日 1~2 次,3 天基本好转;虚证者,应视情况适当延长疗程。

## 十三、雪口(鹅口疮)

雪口是以口舌黏膜上散在白屑或白膜满布,状似鹅口为特征的一种小儿常见疾病。其色白如雪,故称"雪口"。西医称"鹅口疮",是口腔白色念珠菌感染所致。本病婴幼儿多见,尤其早产儿、新生儿及久病、久泻体虚的乳儿更多见。一年四季均可发病,一般症状不重。个别患儿可因疼痛而减少吮乳。若抵抗力极度低下或治疗不当,病变可向消化、呼吸道甚至全身蔓延,出现呕吐、吞咽困难,声音嘶哑或呼吸困难等严重者危及生命。

现代对鹅口疮的研究主要偏重于临床治疗,方法较多,推拿治疗亦为方法之一,也有不少报道效果满意。

**【病因病机】**

1. 病因

(1) 外感邪毒:先天不足,或久病、久泻之后正气虚怯,或口腔不洁、损伤后邪毒乘虚而入。一般通过乳头、食具、污手入口而发病。现代研究表明,鹅口疮是由于机体抵抗力低,白色念珠菌在口腔内大量繁殖引起,有的与长时间用广谱抗生素有关。

(2) 食伤因素:小儿乳食不知自节,或乳食不洁,则邪毒随之入口;乳食失节,或肥甘之品,湿热滋生,胃热脾火上熏于口,夹邪毒而致鹅口疮。

(3) 先天因素:孕母喜食辛辣、炙煿、肥甘之品,热留脾胃,儿在腹中受其母热毒,蕴积心脾,生后浮邪上攻而发病。

(4) 正虚因素:患儿素体阴虚,或久病、久泻大伤元气,而致肾阴亏损,水不制火,虚火上浮;或热病后邪热灼津,或误用攻下之品,使津液亏耗,虚火上炎,加邪毒感染发为口疮。此外,广谱抗生素致菌群失调也可滋生。

2. 病机

(1) 病变脏腑在心、脾:中医认为,脾开窍于口,络于舌下,口腔黏膜有赖于脾气的滋养;心开窍于舌,络于舌上,口舌为心脾的外窍,因此鹅口疮的病机主要在心脾。心脾积热是其主要的病理变化,正如《外科正宗·鹅口疮》说:"鹅口疮皆心脾二经胎热上攻,致满口皆生白斑雪片,甚至咽间叠叠肿起,致难吮哺,多生啼叫。"舌为心之苗,心主神明,心与小肠相表里,故偏于心热者,多烦躁哭闹、小便短赤等。脾气通于口,脾之液为涎,故偏脾热者,多口臭涎多。

(2) 病理因素为火热:火热炎上,侵入口腔之邪毒多属热性,常与心脾积热、脾经热、阴亏虚火相合而致病。因而,火热上炎是本病的基本病理改变。

(3) 病机属性分虚实:实者常因胎热内留,乳食失节,或口腔不洁感染邪毒而产生。邪毒蕴结心脾,上熏口舌而发病,其病理属实,其中亦有夹湿、夹滞,并可演变为虚实杂证,或失治误治转化为虚证。

虚证则由先天不足,或久泻久病,或失治、误治而产生。体弱易感邪毒,常致虚中夹实,治疗不当常致病情迁延。

(4) 病情演变要重正气:鹅口疮主要由邪毒内侵所致,一般症状较轻,若治疗不当,伤正气以致身体抵抗力更加低下,虚实夹杂,病情难愈,邪毒蔓延,可犯胃入肠或延及气道,影响呼吸、吮乳进食,严重者可危及生命。

**【诊断及鉴别诊断】**

1. 诊断要点　按国家中医药管理局颁布的《中医病证诊断疗效标准》中小儿鹅口疮的治疗依据:

(1) 舌上、颊内、牙龈或口唇、上腭散在白屑可融合成片。重者可向咽喉等处蔓延,影响吮乳及呼吸。

(2) 多见于新生儿、久病体弱儿或长期使用抗生素者。

(3) 取白屑少许,涂片镜检见真菌的菌丝及孢子。

2. 鉴别诊断

(1) 口疮:多见于婴儿、儿童口舌黏膜上,出现淡黄或灰白色小溃疡,周围红赤,不能拭去,拭后出血,局部灼热疼痛。

(2) 白喉:多见于2~6岁小儿,口舌黏膜上出现淡黄或白色多附于咽喉部,虽可向前蔓延至舌根上腭,但其灰白之膜较为致密,紧附于黏膜,不宜剥落,强剥出血,多有发热及全身虚弱症状,病情严重。鹅口疮之白膜洁白,松浮易剥落,而且发热及全身症状较轻。

**【辨证论治】**

1. 证候辨别

(1) 辨别虚实:鹅口疮有心脾积热和虚火上炎之分,可从全身和局部辨证。心脾积热型鹅口疮病程短,体质好,常有发热,面及口舌唇红,白屑较多较厚,甚至蔓延至咽喉鼻腔。虚火上炎型鹅口疮,病情迁延,或反复发生,体质虚弱,面白颧红,无发热或低热,白屑稀疏。

(2) 辨轻重:凡发热不高,纳食稍差,呼吸均匀,鹅口疮范围局限者,为轻证。若高热或体温不升,精神萎靡,白屑范围广泛,密聚壅塞气道,呼吸困难,影响吮乳或进食者,为重证。

2. 治疗原则 分虚实两类。实火者,清热解毒泻火;虚火者,滋阴降火潜阳,引火归原,可以推拿与外用药物涂抹。对于轻证,病变局限于口腔黏膜的患儿,可单用外治法即可取效。

3. 分证论治

(1) 心脾积热

症状:口腔舌面布满白屑,周围嫩红较重,面赤唇红,烦躁不宁,吮乳啼哭或伴发热,口干或渴,大便秘结,小便短赤,舌质红,苔黄厚腻。

症状分析:胎热盛或感受邪毒,久病余热未尽,蕴积心脾,热毒循经上行熏灼口舌,故出现白屑堆积;心火内积者,烦躁多啼;火盛伤津,故口干口渴,大便干,小便短赤;火热上炎,故面赤唇红。

治则:清泻心脾之热。

处方:揉小天心2分钟,补肾3分钟,清天河水2分钟,揉总筋2分钟,利小肠2分钟,逆运八卦2分钟,清四横纹2分钟,清补脾3分钟,清板门3分钟,清肺3分钟,揉小横纹2分钟。

方义:揉小天心、清天河水、揉总筋、利小肠可清心经之热;补肾、清补脾、清肺、清板门可清脾经之热;二者共奏清心脾之热,治其本;加之逆运内八卦、清四横纹、揉小横纹可消炎,调中引脏腑热外行,以消心脾之热,而治心脾之实热型鹅口疮。

（2）虚火上浮

症状:口腔白屑散在,周围红而不重或口舌糜烂,形体怯弱,神疲困乏,面白颧红,口干不渴、低热盗汗或大便稀溏,舌质稍红少苔。

症状分析:患儿素体阴虚,久病、久泻大伤元气而致肾阴亏损,水不制火,虚火上浮,故面白颧红,口不渴或低热盗汗,白屑稀疏,神疲困乏,大便稀溏。

治则:滋阴潜阳,引火归原。

处方:补肾 3 分钟,揉二马 2 分钟,清板门 3 分钟,揉小天心 3 分钟,揉小横纹 2 分钟,逆运内八卦 2 分钟,清四横纹 1 分钟,揉总筋 1 分钟,清天河水 1 分钟。

方义:补肾、揉二马可调补肾阴大亏,滋养肝木,助心火,治心虚,又滋阴清热,扶正益气,治口舌生疮,神疲便溏,改变面色;清板门、逆运内八卦、清四横纹可调中行气助消化吸收,改变机体的一般情况;揉小天心（可生肾水）、揉总筋、清天河水可镇静,泻心火利小便;揉小横纹、清四横纹又可治唇内外及颊内口疮。

**【预防护理】**

1. 注意饮食卫生,食物宜新鲜、清洁,乳母不宜进食辛辣、炙煿及刺激性食物。

2. 注意小儿口腔清洁,哺乳的奶瓶及乳头均应保持清洁,防止损伤口腔黏膜及真菌感染。

3. 集体单位应隔离,以防交叉感染。

4. 因广谱抗生素所致的鹅口疮应设法调药。

**附:临床上常用的外治法**

1. 常局部用 1%~2% 甲紫溶液（紫药水）涂抹患处,3 次／日。

2. 新配制的制真菌素混悬液（制真菌素 50 万 U 加 10ml 冷开水）摇匀涂患处。每日 4~6 次（棉棒沾用即可）。

# 十四、口疮

口疮是指口舌及口腔黏膜上出现淡黄或灰白小溃疡,局部灼热疼痛的一种疾病。此症范围广,凡在口腔、颊、腭、唇舌、黏膜发生点状或融合成片溃疡性损害的病变,均属本病范畴。口疮又称口腔溃疡。前人有记载,发生在口唇两侧的,称燕口疮;满口糜烂,比口疮症状重,色红作痛和糜烂,现代医学称口糜或疱疹性口腔炎、溃疡性口腔炎。现代研究表明,口腔炎是由细菌或病毒感染引起。

口疮为小儿常见的口腔疾病,一年四季均可发病,但近几年发现病毒所致的口腔炎在春秋季多见。任何年龄均可致病,以 2~4 岁为多见。本病可单独发生或在机体抵抗力降低时伴发。口疮一般预后良好,但失治、误治可导致重症反复发作,耗气伤阴液转为疳证。

现代对口疮的研究主要偏重于临床,辨证论治的认识不断提高,多种方法治疗口疮,有许多总结报告,以内服及外用中药为多,其他方法总结也不少。推拿治疗小儿口疮也有不少报道,效果显著。

【病因病机】

1. 病因　多种原因致病,常见的有外感因素、食伤因素、正虚因素 3 类。

(1) 外感因素:外感风、火(热)、湿、燥均可致口疮,而风、燥、湿邪与火邪相结合亦可致病。常见为风、火(热)外感引动心、脾两经内热,蒸于口腔黏膜为口疮。夏天常夹湿,冬天常夹燥。

(2) 食伤因素:小儿素体阴虚或不能自节,饮食无度,过食肥甘辛辣煎炸之品,或进食过量,致心脾蕴热,火热上炎,熏蒸口舌而致口疮。另外,孕母过食厚味,积郁生热,热传胎儿,致使心脾积热。

(3) 正虚因素:小儿素体阴虚,或因其他疾病,如急性感染、久泻、久痢等造成体质虚弱,阴液亏耗,水不制火,虚火上炎,热熏口腔,发为口疮。也有体虚而过食寒凉,或吐泻之后脾胃阳虚,由于阳虚而致无根之火上浮,发为口疮。

现代研究认为,复发性口疮是一种自身免疫性疾病。

2. 病机

(1) 病变脏腑在心、脾、胃、肾:中医学认为,口腔通过经络与脏腑有密切联系。脾开窍于口,其华在唇,脾络布于舌下;心开窍于舌,心脉布于舌上;肾脉连咽系舌本,两颊与齿龈属胃与大肠,牙齿属肾,任督等经脉均上络口腔唇舌,因而口疮的局部病变在口腔,其病变脏腑在心、脾、胃、肾。不管哪种原因致病,其主要病机是心、脾、胃、肾的功能失调。

(2) 病理因素为火热:口疮的发生与火热上炎有密切关系。外感六淫之邪可郁久化热;内伤乳食,蕴热化火;正虚阴亏液耗,水不制火,虚火上炎,说明火热上炎是本病的基本变化。

(3) 病理属性分虚实:一般新病、急病、体质好者,多为实证。久病、反复发生、迁延不愈及体质弱者,多为虚证。小儿口疮以实证为多。

(4) 病情演变重气阴:小儿口疮的病理因素为火热,易耗阴液,故其病情演变必须重视气阴的消长。实火如失治误治,灼阴耗气,转为虚火证。虚火不除,亦伤气阴,易感外邪,转为虚实兼夹证。阴虚日久,由阴及气,转为气阴两虚,迁延不愈。

**【诊断及鉴别诊断】**

1. 诊断要点

（1）初起口腔内黏膜发生红肿或散在小疮，继而糜烂，形成溃疡，流涎疼痛，可伴有发热、颌下淋巴结肿大。

（2）发病多与饮食失调或发热疾患有关。

2. 鉴别诊断

（1）牙疳：多见于儿童及青壮年，发病急骤。好发于前牙牙龈，主要特征为牙龈缘及龈乳头形成穿掘性坏死溃疡，可波及多个牙齿，溃疡边缘不齐，相互融合成大片溃疡面，并向周围及深层侵犯，可波及唇颊、舌、腭、咽、口底等处黏膜，局部形成不规则形状的坏死性深溃疡，上覆灰黄或灰黑假膜，周围黏膜有明显的充血水肿，触之易出血，有特殊臭味。现已罕见。

（2）手足口病：多见于 4 岁以下小儿，口腔黏膜溃疡，伴手、足、臀部皮肤疱疹，春夏流行。口疮为散在，一年四季均可发病，不伴有皮肤疱疹。

**【辨证论治】**

1. 证候辨别

（1）辨常证

1）辨虚实：口疮有虚实之分，辨证可从病史、全身症状及局部病变三方面着手。实火口疮有风热在表、脾胃积热、心火上炎之别，起病急，常有外感或食伤史，病程短，易治愈；虚火口疮常有素体阳虚，或久患他病造成体质虚弱病史，病程长，易复发。全身症状方面，风热在表，多有发热、恶寒；脾胃积热，有发热、口臭、大便干结等症；心火上炎，有心烦不安、小便短赤；虚火上浮，则神疲颧红、手足心热。

2）审病灶：口疮是局部病变，是脏腑功能失调的局部表现，局部病变是辨证的重要依据。辨证时要注意局部与整体的统一，注重局部病变，但必须结合全身症状详察明审。局部辨证主要靠望诊，辨证要点如下：

斑块：疮周见红色斑块多为实火，见淡红或淡白斑块为虚火，肿而不红为湿盛。

疮面：黄色脓膜为热毒，黄而黏腻为湿热。

疼痛：灼热重者多见于实火证，痛轻微或刺激痛多为虚火之证。

深浅：疮面浅者病轻，疮面深者病重，深陷如穴如坑者更重。

（2）辨轻重：口疮轻证，一般发热不高，精神好，纳食稍差，疮面浅、小、少、愈合快；重证者，发热高，精神萎靡，影响进食，口疮面深、大，遍布满口，愈合迟，甚至反复发作，日久不愈。

2. 治疗原则 以清热泻火为基本法则，内治外治相结合。口疮是心、脾、胃、肾脏腑功能失调的局部表现，而口疮刺激又可进一步使内脏失调。内治是治其本,而撤其源;外治是祛腐生肌,直接作用于溃疡病灶。要注意,实热证虽要清热泻火,但不能一清到底,后期应加以调理为主;虚证要以补虚为主,但在急性期要清补结合,重者要以清热为主,待病灶控制后,再用补养之法,调治其本。具体治疗时,应针对火热炎上、病变在口腔的特点,在辨证的基础上,适当用引热下行之法,以提高疗效。外治法同样在辨证的基础上选用治则。重病儿要中西医结合,以提高疗效。

3. 分证论治

(1) 风热在表

症状:唇舌或两颊内出现疱疹、溃疡、红肿、疼痛、流涎,伴发热、恶寒、咽赤、咳嗽、大便干,舌尖红,舌苔薄白或薄黄,面带滞色。

症状分析:因风热之邪,侵入口腔,则起病急骤,见咽赤而痛,身热、咳嗽等上呼吸道症状及食欲欠佳。

治则:疏风解表,清热解毒。

处方:(主)揉小天心3分钟,揉乙窝风2分钟,补肾5分钟,清板门3分钟,大清天河水2分钟,退六腑2分钟,揉总筋2分钟,清四横纹2分钟。

(配)掐少商3~5次、合谷3~7次,揉大椎2分钟,清肺3分钟。

方义:揉小天心、揉乙窝风可通瘀散结,发散风热、解表;补肾、清板门可滋阴清热;退六腑可退营血之热;掐少商、合谷、清肺泻肺经之热而通便泻火;揉大椎可解表,清上焦热;揉小天心、揉总筋、大清天河水可清心经之热;清四横纹消上下焦之热,治口唇内外及黏膜的口疮。

(2) 脾胃积热

症状:身热,口腔溃疡面较多或满口糜烂,根角红赤,溃疡面上有白色分泌物,疼痛拒食,烦躁哭闹不眠,口臭流涎,牙龈红肿,重者发紫,小便黄,大便干结或发热面赤,舌质红,苔黄或黄腻。

症状分析:患儿外感热邪或饮食积滞,热蕴脾胃,上熏口舌,发为口疮、口糜;肠胃积热,津液受劫,故大便干,小便短赤,舌红苔黄或黄腻。

治则:清热解毒,通腑泻火。

处方:(主)清补脾3分钟,清板门5分钟,补肾5分钟,揉小天心5分钟,揉总筋3分钟,清四横纹4分钟,大清天河水2分钟。

(配)清肺3分钟,退六腑2分钟,揉膊阳池1分钟,利小肠1分钟。

方义:揉小天心、清四横纹可通瘀散结,消肿止痛,引脏腑热外行,消上下唇及口腔黏膜溃疡,又能镇静;补肾、大清天河水可壮水制火,消舌尖及舌面溃疡,促进体液循环;清肺、退六腑能清热凉血,清大肠之热,消牙龈红肿而润燥通便;清补脾、清板门能清脾胃之热,除口臭,退热除烦;揉总筋、利小肠可清心经之热,镇静利尿,消舌面口疮;揉膊阳池可引上焦热下行而降火通便消口疮。

(3) 心火上炎

症状:舌上、口腔黏膜糜烂或溃疡,色红疼痛,饮食困难,心烦不安,口干欲饮,流涎,小便短赤,舌尖红,苔薄黄。

症状分析:因心火上炎,故舌上、口腔黏膜糜烂或溃疡,色红疼痛,不敢进饮食;心经热,故心烦、口干欲饮,大便干结,小便短赤,舌尖红苔薄黄。

治则:清心经之热。

处方:(主)揉小天心 3 分钟,揉总筋 3 分钟,揉小横纹 3 分钟,清四横纹 3 分钟,大清天河水 3 分钟或水底捞明月 2 分钟,利小肠 3 分钟。

(配)平肝 3 分钟,补肾 5 分钟,清板门 3 分钟,揉膊阳池 1 分钟。

方义:小天心、总筋、天河水全是心包经穴,加利小肠,用本经穴治本经病;平肝,肝为木,心为火,二者是母子关系,泻肝是泻其母又加强利尿与泻火的作用;补肾、清板门可滋阴清热;揉小横纹、清四横纹可消炎,引上下焦热外行;揉膊阳池可引上焦热下行,降逆通便。

**附:口糜(疱疹性口腔炎)**

口糜属中医"口疮"范畴,比口疮症状重,属实证。现代研究病因为病毒所致(个别可病毒继发细菌感染),同样是口腔黏膜上散在大小不等溃疡面,发热、疼痛、拒食、烦躁哭闹、大便干(或多日不便)、睡卧不宁为其特点,多发生于 1~5 岁小儿,一年四季均可发病,但以春秋季为多见。口糜多是自身免疫性疾病,自然病情一般 5~7 天,长者可达 12 天,用推拿治疗 4~5 天可愈。

**【病因病机】**

实火:多由外邪内侵,如饮食不当,或下焦膀胱之热不得通泄,移热于小肠,上熏心脾二经,循经上行口舌,腐肌成疮。

虚火:多因素体阴虚,或伤津耗液,导致水不制火,虚火上炎,而致口糜。

**【分证论治】**

1. 实火

症状:发热 38.5~40℃,唇、舌、牙龈、口腔黏膜上程度不同、大小不等红肿、溃烂面,溃疡周围红润,上浮白色分泌物,流涎口臭,啼哭拒食,睡卧不宁,大便干结,小便短赤,舌质红,苔黄厚腻或黑(证属心脾积热)。

症状分析:因心脾积热而心火上炎,脾蕴热化火,阴亏液耗,水不制火,虚火上炎,致口腔黏膜上有程度不同、大小不等的红肿及溃疡面。实热致溃疡根底红润,面上有分泌物多,流涎口臭,不敢进食及夜眠不安,大便干结,小便短赤,舌质红,苔黄厚腻或黑。

治则:清热泻火,消口疮。

处方:(主)揉小天心 3 分钟,揉小横纹 3 分钟,补肾 5 分钟,揉二马 3 分钟,揉总筋 3 分钟,清补脾 4 分钟,清四横纹 3 分钟,泻大肠 3 分钟,大清天河水 2 分钟或水底捞明月 1 分钟,点中脘 1 分钟,点天枢 1 分钟,摩腹(泻法)1 分钟。

(配)清板门 1 分钟,清肺 2 分钟,退六腑 2 分钟,揉膊阳池 2 分钟,利小肠 2 分钟。

方义:揉小天心、揉小横纹、清四横纹可通瘀散结,消上下唇内外之疮面溃疡及红肿,又安神镇静;补肾、揉二马、大清天河水或水底捞明月、利小肠能壮水制火,消舌尖、舌体上的口疮,补肾又消灰黑苔;清补脾、清板门可清脾胃之热,调中行气,进饮食,助消化,除口臭,退热除烦,固其后天之本;清肺、退六腑、揉膊阳池可降逆通便;揉总筋能清泻心经之热,消口疮(为治口疮的要穴);泻大肠、点中脘、点天枢、摩腹(泻法)可上病下取,釜底抽薪,中病即止。

2. 虚火

症状:脘腹胀满,嗳气少食,倦怠无力,口舌溃烂,反复发作,稀疏色淡,根角淡红,疮面灰白或灰黄,疼痛较轻,经久不愈,大便稀溏,面色微黄,神疲颧红,口干不渴,盗汗,手足心热,舌质淡红苔少。

症状分析:因心脾功能失调致脾胃受纳、运化功能降低,而致脘腹胀满、嗳气少食、倦怠无力;日久抵抗力低下,而致口舌生疮、溃疡反复发作、稀疏色淡、根脚淡红、疮面灰黄或灰白、疼痛较轻、大便稀溏、面色微黄;经久致阴虚内热、虚火上炎之象,而见神疲颧红、口干不渴、盗汗、手足心热、舌淡红苔少。

治则:滋阴降火,消口疮。

处方:补肾 5 分钟,揉二马 3 分钟,清补脾 3 分钟,清板门 3 分钟,推上三关 1 分钟,揉小天心 3 分钟,揉小横纹 3 分钟,揉总筋 2 分钟,逆运内八卦 3 分钟,清四横纹 2 分钟,揉外劳 3 分钟,利小肠 3 分钟,清天河水 1 分钟。

方义:补肾、揉二马、清板门、揉小天心可通瘀散结,镇静滋阴,大补元气而降火,除神疲颧红、口干不渴、盗汗、手足心热等;清补脾、推上三关、逆运内八卦、揉外劳可扶正,助气和血,温中行气,消腹满胀气,进饮食,改变面色及神疲气短、大便稀溏,以提高抵抗力而使口疮早愈;揉总筋、揉小天心、揉小横纹、清四横纹、利小肠、清天河水可清心经热而泻虚火除烦,治口疮。

【体会】 小儿推拿文献均有治疗"鹅口疮"的记载,并屡有报道,但未见有推拿治疗疱疹性口腔炎的报道。因小儿服药困难,西药效果不甚明显,而我们试用推拿治疗疱疹性口腔炎 80 例,收到满意效果。

1. 患儿多数是由外邪入侵而致 血象不高,单纯用推拿手法治疗,清热解毒、利尿,效果显著。这证明了中医学认为其病因为"心脾二经积热"循经于口的理论是正确的。

2. 辨证 绝大多数为实证,故早期治疗中多用清泻法,症状缓解后,改用扶正治疗以恢复其机体。

3. 推拿手法与治病的关系　实证手法要重、快、时间短(补中有泻的原则),虚证反之。

4. 现代医学认为,疱疹性口腔炎多为病毒所致,属自身免疫性疾病,我们体会确有道理:临床用药物治疗,不论中药、西药效果不明显,多数要5~7天,重者12天好转;用推拿治疗可缩短病程,一般推4~5天明显好转,如患儿精神、饮食、睡眠、局部症状均有好转,可能因推拿能调动机体抗病能力、活跃吞噬细胞、促进抗体形成等,有待实验证明。

5. 患儿口疮疼痛流涎,不能进食,又发热,大便干,小便短赤,烦躁不安,故小儿急需支持疗法。因此,我们临床给予静脉输液,以补充水、电解质及营养。无输液条件的即先将做好的粥、菜汤等凉好,同时给患儿速吃冰糕或冰激凌等,使其口腔变麻木(不知痛),然后给患儿进食准备好的食物,这时小儿因饥饿,即大口吃饭,我们常用此法解决进食问题。因为发热大便干,肠蠕动慢,进点凉食可促进肠蠕动,既达进食目的,又可退热、通便。

## 十五、善食易饥

善食易肌是指小儿多食易饥饿、消瘦、大便干、面黄少华,多发生在学龄前及学龄儿童,近几年多见,应引起家长的重视。本病好发于2~7岁,无明显的季节性及地区性,预后良好。

【病因病机】 多因阳明经热盛,郁结化燥所致。

【辨证论治】

症状:小儿多食,易饥饿、体瘦、精神好、好动、觉少或睡中向上窜,大便干(于盆中水冲即散)小便短少,面黄少华,鼻准色黯,鼻翼色泽俱佳或黄燥,鼻孔干赤,流脓涕,舌质红,舌苔黄燥,甚至手足心热。

症状分析:小儿平时嗜食辛辣、肥腻化热生火,或热邪内犯,致胃中火热炽盛,蕴热化燥,则脾失运化,气血无生化之源,则能食不充形体,不生肌肉,故体瘦,面黄少华;口鼻为肺胃之通道,因热则鼻孔干赤;胃肠结热,津液耗伤,致大便干,而大便因消化吸收差则水冲即散;流脓涕,舌质红,苔黄燥,手足心热,因津液耗伤致阴虚火旺;觉少好动,睡中上窜,因胃不和则睡不安。

治则:清胃肠之热,和中助消化。

处方:(主)清板门6分钟,清肺5分钟,清补脾5分钟,顺运内八卦3分钟,清大肠3分钟,清四横纹4分钟。

(配)补肾5分钟,揉二马3分钟,清天河水2分钟,退六腑2分钟(六腑只用1次),均用重手法,推1~2次后改为一般手法。

方义:清板门、清肺、清大肠可清胃肠之热,润燥通便,除鼻孔干赤;清四横纹、顺运内八卦可用二穴的升提作用而少进饮食;清补脾可清脾胃之热;补肾、揉二马可大补元气,滋阴清热,生津止渴;清天河水可清心火,除烦躁,清热,利小便;清大肠、退六腑可清热凉血,润燥通便;天河水、六腑二穴合用,清脏腑之热,为避免出现虚象,因此六腑只推1次即停。

**【预防护理】**

1. 预防

(1) 平时要参加户外活动,强壮身体,增强抗病能力。

(2) 注意胃肠道疾病,如食欲不振或吐泻等,应及时治疗。

(3) 养成良好的卫生习惯,饭前便后洗手,不吃零食及辛辣、肥腻食物,避免暴饮暴食的习惯。

2. 护理　注意饮食要清淡易消化,富有营养。

# 十六、厌食

厌食是指在较长时间内见食不贪、食欲不振、厌恶进食的病症,是小儿常见病之一。城市小儿较多见,各年龄组均可发病,尤其1~6岁多见,发病没有明显季节性。但夏季暑湿当令,易于困遏脾气,使其症状加重。本病由于饮食喂养不当,导致脾胃不和,脾运胃纳失职。厌食儿一般精神状态均较正常,病程长者常有面色少华、身体消瘦等症状,但与疳病的脾气急躁并精神萎靡症状不同,一般预后良好。但长期不愈者会使气血生化乏源,易感受外邪,可合并虚证。日久见消瘦或转化为其他病症,因此要积极治疗。

**【病因病机】**

1. 病因　小儿脏腑娇嫩,脾常不足,多种原因均可影响脾胃的正常纳运,产生厌食。常见于以下几种:

(1) 饮食不节:家长和保育员缺乏喂养知识,乱投肥甘厚味食品,过食糖类、煎炸、油腻炒香食物或滋补品,损伤脾气或没有及时添加辅食,断奶后不适应普通食物或生活无规律,进食不能定时、定量或贪吃零食饮料,饥饱无度,偏食,均可导致脾胃损伤,产生厌食。

(2) 多病、久病伤及脾胃:如呕吐、泄泻、呼吸道疾患、肝炎等,伤及脾胃或耗损胃阴,病后未能及时调理,脾运胃纳失健,可致长期厌食。

(3) 先天不足,后天失调:先天不足的婴儿脾胃薄弱,往往出生后不能吮乳;若后天失于精心护理,脾胃虚怯,则食欲难以增加。

(4) 情绪变化,思虑伤脾:小儿神气怯弱,易受惊吓,或环境改变,以及有的家长、保育员要求过高,或有的家长过于顺从小儿,使其稍有不遂即哭闹不休,均可使情志抑郁,肝失条达,气机不畅,横逆犯脾,形成厌食。

2. 病机

(1) 病变脏腑在脾胃:厌食不论何原因所致,病变脏腑均以脾胃为主,一般不影响其他脏腑。

（2）病机关键是脾胃失运：脾胃相表里，脾主运化，胃主受纳，脾胃调和方能知饥纳食，食而能化。如果饮食喂养不当，或湿浊影响脾气，脾阳失于舒展，则运化失职，胃纳减少，或素体不足，脾气虚弱，运化无力，或肝气横逆犯胃，致不思饮食。厌食虽多种症状，但病机关键在于脾失健运。

（3）病理属性分虚实：由于病因病程、体质的差异，证候有偏于脾胃运化功能失调和偏于脾胃气阴虚弱。一般偏于运化功能失调者，病程较短，体质好；偏于脾胃气阴虚弱者，病程较长，体质较差。若有偶尔多食或湿滞，又可形成虚实夹杂的证候。

（4）病情演变分轻重：厌食一般属于脾胃轻证，症状表现多与脾胃失调有关，全身症状不重，部分患者似有气虚、胃阴不足证候，虚象也不重。脾胃失调者，病情迁延，可演变成虚证；脾气、胃阴不足者，亦可造成纳运功能失职。厌食日久，失于调治，日久可变成疳病。

**【诊断及鉴别诊断】**

1. 诊断要点　按国家中医药管理局颁布的《中医病证诊断疗效标准》中厌食的诊断依据：

（1）长期食欲不振，而无其他疾病者。

（2）面色少华，形体偏瘦，但精神尚好，无腹膨。

（3）有喂养不当史，如进食无定时、定量，过食生冷，甘甜厚味，零食或偏食等。

2. 鉴别诊断

（1）积滞：积滞指乳食停聚中脘，积而不消，气滞不行，而见脘腹胀满、疼痛、嗳气酸馊、大便腐臭、烦躁多啼等症。积滞可见不思乳食，是由乳食停积不行产生的。厌食患儿不思饮食，可进甚少，故腹坦然无痛苦，一般无食积特征。

（2）疳病：疳病患者，有食欲不振，亦有食欲亢进或嗜食异物者；形体明显消瘦；病可涉及五脏，出现烦躁不宁或萎靡不振，以及舌疳、眼疳、疳肿胀等兼症。厌食者虽食欲颇差，进食少，但形体正常或略瘦，未到羸瘦程度，为脾之本脏证轻，一般不涉及他脏。

（3）疰夏：疰夏亦有食欲不振，同时可见全身倦怠，大便不调，或有身热，其特点为发病有严格的季节性。"春夏剧，秋冬瘥。"秋凉后自行转愈。厌食虽可起病于夏，但秋后不会恢复正常而持续胃纳不开，一般无便溏、身热等症。

（4）肝炎：肝炎亦有食欲不振，乏力，厌油腻，肝肿大，肝功能异常等症。厌食无肝肿大，无肝功能异常，不难鉴别。

**【辨证论治】**

1. 证候辨别

（1）详问病史：厌食儿症状不多，要问新生儿有无胎怯，有无哺乳不当，饥饱不均。既往史曾患何病,教育方式是否妥当。追问发病与以上因素的联系,以了解病因。

(2) 辨证在脾胃:若嗳气、恶心、苔腻,多食后脘腹作胀呕吐,形体尚可者,多属脾运失健;食而不化,大便偏稀,伴面色㿠白,形瘦,多汗易感冒者,多属脾胃气虚;食少饮多,大便干结,面色萎黄,皮肤不润者,多属胃阴不足。

(3) 分证重辨舌:有部分厌食儿症状少,舌象可作为辨证的重要依据。脾运失健者,舌质多正常,苔腻;湿浊重者,为厚腻苔;食滞重者,为垢腻苔;偏气虚者,舌淡而少津,苔薄白;偏阴虚者,舌红而少津,少苔或花剥苔。

2. 治疗原则 "脾健不在补,贵在运,以和为贵,以运为健。"运脾和胃为基本法则。穴宜精,手法轻为主,以解脾气之困,俾使脾胃调和,脾运复健,则胃纳自开。

脾胃失健者,当以运脾开胃为主;若兼有湿滞、食积,需加燥湿、消食之穴;偏虚证者,当补益之法,但不能呆补,应以患儿能运化为度;若需养阴的,须注意用清补佐以助运为宜,而不可用滋腻碍胃之穴。

另外,治疗厌食方法很多,中药、西药、针灸、挑四缝等均可采用。

3. 分证论治

(1) 脾运失健

症状:厌恶进食,食不知味,常伴有嗳气、乏恶、胸闷脘痞,大便不畅,若强迫进食或偶有多食则脘腹胀满,舌淡苔薄或微黄。

症状分析:因患儿脾胃失健,主要因喂养不当或湿浊困遏脾气,使脾气失展,胃纳不开,发为厌食。胃纳功能降低,运化纳食功能下降,则消化能力下降,出现以上症状。

治则:调和脾胃,助运化。

处方:揉小天心2分钟,清补脾3分钟,逆运内八卦2分钟,清四横纹2分钟,揉乙窝风2分(中指揉),分腹阴阳1分钟,点中脘1分钟,点天枢1分钟,摩腹顺逆各1分钟。

方义:小天心为诸经之祖,能通诸经,又能镇静安神;清补脾、逆运内八卦、清四横纹有运脾作用,加中指揉乙窝风与清补脾有醒脾功能,即兴奋脾胃功能而助运;分腹阴阳、点中脘、点天枢、摩腹能促进中焦的胃肠蠕动,而开胃进饮食。

(2) 脾胃气虚

症状:不思饮食,食不知味,形体消瘦为主,面色少华,精神不振,食少便多,大便入水即散,内夹有未消化的食物,患儿易出汗,易患外感,舌体胖嫩,舌质淡,苔薄白。

症状分析:因脾胃气虚,受纳、运化功能降低,故出现厌食,不思饮食,时久形体消瘦,面色少华,精神不振,食量少,消化、吸收差,大便水冲即散,内有未消化的食物残渣;气血生化无源,腠理不固,易出汗,易感冒;舌体胖嫩,舌质淡,苔薄白,为脾胃气虚之象。

治则:健脾益气,佐以助运。

处方:清补脾 4 分钟,清板门 3 分钟,揉小天心 2 分钟,逆运内八卦 3 分钟,清四横纹 2 分钟,揉乙窝风(中指)2 分钟,揉外劳 3 分钟,补肾 5 分钟,揉二马 2 分钟,清天河水 1 分钟。

方义:清补脾、逆运内八卦、清四横纹即运脾,加揉乙窝风,又有醒脾作用;清板门可开胃进饮食,除虚热;揉外劳可温中助消化,化五谷,改变大便的颜色;补肾、揉二马可以滋肾阴,揉二马还有潜阳作用,是滋阴的主穴,又可助脾阳,参与体液代谢;小天心为诸经之祖,能通诸经,又能安神镇静,与清天河水合用,清心利尿,巩固疗效,共奏健脾益气、开胃进饮食之功。

(3) 脾胃阴虚

症状:不思饮食,食少饮多,口舌干燥,大便偏干,小便色黄,面色少华,皮肤不润,舌红少津,苔少或花剥。

症状分析:脾为阴土,喜燥而恶湿,得阳则运;胃为阳土,喜润而恶燥,以阴为用。脾胃阴虚,失于濡润,纳运失常致厌食,见不思饮食,食少饮多,口干舌燥,大便偏干,小便赤,面色少华,皮肤不润,舌红少津,苔少或花剥。

治则:滋脾养胃阴,佐以助运。

处方:清补脾 3 分钟,清板门 3 分钟,分阴阳 2 分钟,清肺 2 分钟,补肾 5 分钟,揉二马 2 分钟,逆运内八卦 3 分钟,清四横纹 2 分钟,掐揉足三里 5~7 次,清天河水 1 分钟。

方义:清补脾、清板门可清补脾胃,滋胃阴;分阴阳、清肺可调节肺胃之阴;补肾、揉二马可滋阴潜阳;逆运内八卦、清四横纹加清补脾可开胃助运化;掐揉足三里有助脾气作用;清天河水可清热利尿,巩固疗效。

【预防护理】

1. 预防

(1) 掌握正确的喂养方法,饮食起居有时有度,夏季不过食冷饮,按不同年龄给予营养丰富、易消化食物,婴儿按时添加辅食。

(2) 对早产儿、新生儿加强护理,注意保暖,预防感染,力争母乳喂养;对患儿不要强加食量,因生病时全身功能降低,脾胃功能也降低,因此不可强迫进食,但水要保证。病情好转后,逐渐给予易消化流质、半流质等饮食。胃纳不健的,及时给予调脾开胃治疗。

(3) 注意小儿情志变化,防止忧思、惊恐损伤脾胃。

2. 护理

(1) 平时要注意饮食调节,掌握正确的喂养方法及饮食习惯,使小儿愉快进食,既不要对小儿百依百顺也不要打骂,不要对学习生活提出过高要求,不要强制、诱导、打骂、任务进食。

(2) 平时不吃零食,饭前不吃水果、糖、饮料及肥甘生冷食物。

(3) 加强户外活动及被动活动如摩腹,每日 2 次,顺、逆各 1 分钟,可促进胃肠蠕动,助消化吸收。

(4) 及时纠正偏食及零食习惯;食物不要太精细,多吃蔬菜及适当粗粮,增加食物种类。

(5) 禁止小儿服用补品及补药。

【体会】

1. 这类患儿单纯用推拿治疗,效果满意,但临床要掌握,诊断要正确,选穴手法轻重要适宜,穴不在多,手法速度一般 180~200 次 / 分钟,时间要稍长,每日 1 次。

2. 治疗这类患儿,不能急,要与家长讲清楚,不是三朝两日之功,不能操作过急,急则反之。

# 十七、腹胀

腹胀是以脘腹胀满、按之濡软、触之无形为特征的一种病症。本病可继发于多种疾病之中,亦可单独出现,任何年龄均可发病,一年四季均可见。功能性腹胀预后良好;器质性病变如感染、中毒、急腹症等发生的腹胀,全身症状严重如不及时正确治疗,预后不良。

【病因病机】

1. 病因　多种因素可致腹胀,如外感、饮食、情志、正虚等因素。

(1) 外感因素:六淫之中以湿、热、寒邪伤儿尤甚,特别是夏秋之间,湿热交蒸,暑湿内扰,脾喜燥恶湿,湿热壅结脾胃致使脾阳失展,健运失职,升降失调,气郁于中焦则腹胀烦闷。

(2) 饮食因素:小儿乳食不能自节,或喂养不当,乳食无度,过食生冷、肥甘及难以消化之食物,停于中焦,壅塞气机,致脘腹胀满。小儿喜食生冷瓜果,又不注意卫生,常有寄生虫随之入体内,如蛔虫卵进入体内在肠道寄生,扰动胃肠,阻碍气机运行而腹胀。

(3) 情志因素:小儿肝常有余,易木旺侮土,且小儿神气未充,易受惊吓。若情志失和,暴受惊恐或被打骂,恼怒伤肝,肝气郁结或思虑伤脾,清阳不升,浊阴不降,气机壅滞而腹胀;或积聚日久,气血瘀滞,加重脉络瘀阻,气机不利而腹胀。

（4）正虚因素：先天不足，后天失养，如早产儿、多胎儿或先天畸形儿，久病久泻或药物攻伐脾胃，劫阴耗气，使脾胃不健，纳运无力，气机阻滞而腹胀。

2. 病机

（1）病变部位在肝、脾、大肠：无论外感、食伤、正虚及情志不遂，其共同的病机都是肝主疏泄、脾主运化、大肠主传导运化水谷功能的失常。正常情况下，脾主运化水谷，布散精微离不开肝气的疏泄，而肝气的疏泄又离不开脾精的供给，二者息息相关，《金匮要略》有"见肝之病，知肝传脾，当先实脾"之明训，古人还有"见脾之病，当先疏肝"之论，可见肝脾在气机运化调理上的失常，可以发生腹胀。糟粕皆由大肠传导运化，若传导失常，亦发生腹胀。腹部胀满，胁肋胀痛，嗳气频作，气郁时加重，则病位在肝；脘腹胀满，纳呆便溏，四肢困倦，体乏无力，则病位在脾；脐腹胀满，大便秘结或稀溏，矢气肠鸣，则病位在大肠。

（2）病理因素为气滞：腹胀的发病，与气滞有密切关系。外感湿、热、寒邪，困阻中州使脾失健运，清阳之气不升而浊阴之气不降，壅塞中焦而腹胀；食伤损害胃气，食积不化，宿食停积胃肠，阻滞气机而腹胀；情志失和，肝气郁结，横犯脾而腹胀；正虚脾胃不健，纳化无力，气机阻滞亦为腹胀。总之，各种原因引起的气滞，皆可导致腹胀。

（3）病机属性分寒热：腹胀的病因不同，因而有寒热之分。感受外寒，过食生冷寒凉，素体阳虚而腹胀者，多为寒胀；多种病因致湿热壅结脾胃，或木亢侮土而腹胀者，多为热胀；病程中寒热还可相互转化，如寒胀郁久可热化，热胀误治可转化为寒热错杂之证。

（4）病情演变分虚实：小儿体质有别，病程长短不一，以及疗效的差异，其病情演变有虚实之分。实证腹胀一般可由外感湿热、伤食、气滞、腑实所致，病情急，病程短；而虚证腹胀主要由于脾胃功能虚弱、运化无力所致，多见于素体脾虚，或久病失调，误治失治诱发，病程长，起病缓。二者常相互转化，如实证腹胀治不及时，易转成实中夹虚证；虚性腹胀每因腹中邪气，或伤食而转为虚中夹实证。一般腹胀早期正盛邪实，正邪相争剧烈，常为结、瘀、热三者互相兼夹；晚期正虚邪少，多现脾胃气虚之象。

【诊断及鉴别诊断】

1. 诊断要点

（1）脘腹胀满，腹部外形胀大而触之无积聚、痞块，或虽自感胀满而腹部不大，腹诊无异常。可伴有腹痛、腹鸣、矢气、大便不调等胃肠道症状。

（2）有乳食不节、感受外邪、情志失和、虫结胃肠等病史。

（3）起病多缓慢，或轻或重，依据脾胃的寒热虚实之不同，而有相应的证候和体征。

2. 鉴别诊断

(1) 鼓胀：以腹部胀大、皮色苍黄、青筋暴露为特点，俗称单腹胀。初期以气胀为主，须与腹胀相鉴别。腹胀见脘腹胀满，虽可见腹部外形胀大，但按之濡，触之无有形之实积；而气鼓者，腹部膨胀，叩之如鼓，按之胁下痞胀疼痛，且转侧时腹部有轻微振水声，尚有四肢消瘦、小便短少。腹胀与气鼓的预后也截然不同，腹胀病情一般不严重，只要得到正确治疗，祛除病因，多能获效；而气鼓若治疗不及时，病情可逐渐发展，一般难以彻底治愈。

(2) 水肿：水肿亦有腹胀之症，但胀必兼水肿，或见目窠微肿，或见足胫肿；而腹胀以气胀为主，唯胀而不肿，可据此鉴别。

(3) 积聚：积者以腹内结块，并有胀痛或刺痛为临床特征，虽有外形胀大及腹胀之感，但按之腹内有坚实之块，且疼痛，据此与腹胀不难鉴别。聚虽腹部无包块可及，但有腹内气聚，攻窜胀痛时作时止之特点，与腹胀以胀为主和胀满持续可作鉴别。

(4) 痞满：又称心下痞，虽亦有痞塞胀满，触之无形，但其症不痛，部位仅限于心下胃脘部，而腹胀的病变部位则位于胃脘以下的大腹部。

【辨证论治】

1. 证候辨别

(1) 察病因：食胀者，食谷不化，痞满腹痛，不能进食；因蛔虫胀者，腹痛绕脐兼异嗜，大便下虫或吐虫，镜检有虫卵；因气胀者，情志郁结，胸腹满闷，按压腹部，随按随起，如按气囊；因积胀者，痞块有形，心腹坚硬；以水裹为主者，摇动有水声，按之囊裹水；若以血瘀为主者，则见腹壁青筋暴露。

(2) 辨病位：肝气郁结，肝失条达，影响脾气的升发，出现精神抑郁、胸胁胀闷、食少腹胀等；若肝气横逆，乘犯脾土，则纳呆腹胀、嗳气、肠鸣或矢气频作；湿困脾胃，则腹满、腹胀、泄泻肠澼；小肠无以受盛，泌别失职，清浊不分，注入大肠，则泻下便溏；脐腹胀满，大肠津液干枯，燥屎内结，则腹胀口干；若肺热肠壅，则喘息腹胀、便秘口臭。

(3) 审虚实：腹胀一般按之不痛为虚，痛者为实；腹胀时减、后复如故为虚，腹满不减为实；伴体弱色悴声短为虚，体强色红气粗多实；小便黄赤、大便秘结者多实，小便清长、大便稀溏多虚；先肿于外而后胀于里者为虚，先胀于里而后肿于外者为实。如腹部冷胀，口淡纳呆，食后胀甚，大便稀溏，畏寒肢冷，舌淡苔白，属阳虚；腹部胀满，便秘体瘦，面部潮红，口干舌燥，五心烦热，舌红少津，属阴虚。病程在短时内进展明显为实证、阳证；反之为虚证、阴证。

(4) 识别轻重：轻证一般来说，注意起居饮食，及时治疗，预后良好。如腹胀时久，气滞血瘀裹结日深，突然出现剧烈胃痛或腹痛，心烦不宁，坐卧不安，可能会发生突变，出现吐血或便血，甚至神志昏迷等危重证候。

2. 治疗原则　腹胀的治疗着重行气导滞。实胀以祛邪为主,如食滞者,消食导滞,以去其积;气郁者,疏肝解郁,以理其气;湿热者,清热化湿,分清上下;虫积腹胀,予以驱虫。虚胀者,以温补为主,因寒致者,则温中散寒;脾胃气虚者,则健脾益气助运。对实中兼虚、虚中夹实的患儿,祛邪后消导疏利,不可攻伐太过,以免耗伤正气,对年幼体弱儿更应如此。对虚胀使用益气补脾时,也应兼顾导滞理气,不可补益过甚,以免滞邪。对危重儿,则应中西医配合治疗,以提高疗效。

3. 分证论治

(1) 实证

1) 湿热腹胀

症状:脘痞腹胀,头昏身重,胸闷不饥,午后身热,汗出不解,口渴不欲饮,大便秽臭或便溏不爽,小便短少,舌体胖质红,苔厚腻或白或黄。

症状分析:由于湿邪所致,尤其夏秋季节,湿热交蒸内扰,壅结脾胃,使脾阳失展,健运失职,升降失调,气郁中焦而不能腐熟变化,积于中焦而化热,热则生湿,引起湿热腹胀,致脘痞腹胀,头昏胸闷不饥;久之化热伤津耗液,致阴虚内热,故午后身热,口渴不欲饮;由于湿重,故大便不爽或秽臭,小便短少,舌胖质红,苔厚腻或白或黄。

本证夏季多见,由于湿热交蒸伤及脾胃,使脾胃气机运化失常,有湿重于热或热重于湿的区别。若伴两胁疼痛,引向肩背,呕吐恶心腹胀,而面目黄染,为肝胆湿热。

治则:清热利湿,行气导滞。

处方:揉小天心 3 分钟,清补脾 5 分钟,清板门 5 分钟,清肺 3 分钟,补肾 5 分钟,逆运内八卦 3 分钟,清四横纹 3 分钟,清大肠 3 分钟,分腹阴阳 2 分钟,点中脘、天枢各 1 分钟,摩腹 2 分钟,大清天河水 1 分钟,赤凤点头 10 次。

症状加减:湿重者,上穴加掐揉足三里、泻大肠、按揉脾俞、按揉胃俞;热重者,加揉膊阳池、按弦走搓摩;午后低热,可补肾、清板门、揉小天心多用;脘痞腹胀的,上穴加掐精宁、多揉小天心,每日 1~2 次(痞块不会消得很快,要长期推之)。

方义:揉小天心、清补脾、清板门、清肺可清热利湿;逆运内八卦、清四横纹、清大肠、分腹阴阳、点中脘、点天枢、摩腹(平补平泻)能调中行气,消滞、消胀、健脾和胃;补肾、大清天河水可滋阴清热除烦,安神镇静,清心利尿;赤凤点头可消胀、通关顺气,补血宁心。

2) 食积腹胀

症状:脘腹胀满,痞块拒按,嗳气吞酸,呕恶不食,腹痛肠鸣或痛则欲泻,泻后痛减,大便酸臭或秘结,睡卧不安,手足心热,舌质淡,苔白厚或白腻,山根青筋横截,鼻准色黯黄无泽,鼻翼青白而硬。

症状分析:乳食入胃,停积不化,壅塞肠胃,气机不畅,故脘腹胀满,不通则痛,痛则欲泻;泻后积滞减轻,气机得畅,故腹痛、腹胀暂缓;乳食内腐,故嗳气吞酸,舌苔白厚或白腻,大便酸臭,不思饮食或欲呕等。山根青筋横截为伤乳食之证。鼻准色黯无泽为伤脾胃。鼻翼青白而硬为上逆欲吐。

治则:消食导滞,调中行气,消胀。

处方:清补脾5分钟,清板门5分钟,分阴阳2分钟,逆运内八卦3分钟,清四横纹4分钟,清肺3分钟,清大肠3分钟,清天河水2分钟,赤凤点头10次。

症状加减:呕吐者,上穴加推天柱骨4分钟,或独穴8分钟;水泻,加利小肠;感冒,加解表穴。

方义:清补脾、清板门可清脾胃之热,又健脾止吐泻;逆运内八卦、清四横纹可调节脾胃,助消化,行气消滞,消腹满腹胀;清肺、清大肠可泻热通便;分阴阳可平衡阴阳,调和脏腑;清天河水可清心火,利小便,巩固疗效;赤凤点头可消胀、通关顺气,补血宁心。

3)气结腹胀

症状:精神抑郁,面青、鼻唇沟青,胸闷胁痛,不思饮食或腹痛,部位不定,可牵引腰及小腹,气聚胀而见形,气散而无迹,舌淡红,苔薄白。

症状分析:多见于年长儿,有情志不畅、肝气郁结之诱因。因气为无形之物,游走不定,故腹胀部位常不固定、时聚时散为本证特点。

治则:疏肝解郁,导滞消胀。

处方:揉小天心3分钟,补肾5分钟,平肝肺3分钟,清天河水2分,清补脾5分钟,清板门5分钟,逆运内八卦3分钟,清四横纹3分钟,清大肠3分钟,掐揉足三里(泻法)5~7次。

症状加减:腹胀重者,上穴加按弦走搓摩。

方义:揉小天心、补肾、平肝肺、清天河水疏肝解郁,因小天心能通经络,通瘀散结,安神镇静;肾为肝之母,平肝即泻肝;肺为金,金能克木,亦泻肝解郁;天河水为火,火为木之子,清天河亦能泻其母,泻其诱因。情志舒畅,其症状逐渐好转,腹胀腹痛消失,机体逐渐恢复。清补脾、清板门可健脾和胃,助消化;逆运内八卦、清四横纹、清大肠、掐揉足三里(泻法)可消食导滞,消腹胀。

4)虫积腹痛、腹胀

症状:腹部胀满,伴脐周疼痛,时起时止,痛止如常人或消瘦神疲,食少乏力或烦躁不安,面色萎黄或苍白或嗜食异物,舌淡、苔薄白或花剥。

症状分析:患儿有蛔虫病史,泻过虫,大便镜检有虫卵或有嗜异物史,加之以脐周腹痛,时发时止,有时有肠形,腹痛停止如常人,时久影响进食而消瘦、神疲乏力、烦躁不安,面萎黄或贫血,舌淡、苔薄白或花剥。

治则:安蛔导滞,调理脾胃、驱虫。

处方:清补脾 5 分钟,清板门 5 分钟,逆运内八卦 3 分钟,清四横纹 3 分钟,揉外劳 3 分钟,清大肠 3 分钟,分腹阴阳 2 分钟,点中脘 1 分钟,点天枢 1 分钟,摩腹顺逆各 2 分钟,赤凤点头 10~20 次。

方义:清补脾、清板门、逆运内八卦、清四横纹可调中理气,健脾和胃,助消化吸收而改善营养状况,又理气止痛;揉外劳能温阳散寒,安虫,止腹痛、腹泻、肠鸣,对大便不消化、便色不正常均有调节改善作用,又能升阳举陷,温固下元,还有扶脾作用,是消化系统的要穴;清大肠、分腹阴阳、点中脘、点天枢、摩腹理气通便,调理胃肠消化功能;赤凤点头可消胀、通关顺气,补血宁心。待症状好转后驱虫。

(2)虚证

1)脾虚作胀

症状:腹部胀满,不思饮食,食则腹胀,腹满喜按或伴消瘦,困乏无力,面色萎黄,大便溏薄,唇舌淡白,舌苔白或黄。

症状分析:脾胃虚寒,则运化失职,清阳不升,故食后作胀,腹满喜按,消瘦困倦乏力,面黄,大便稀溏,唇舌淡白,舌苔白或黄。

治则:健脾益气,佐以消导。

处方:(主)补脾 8 分钟,揉外劳 3 分钟,推上三关 1 分钟,清板门 5 分钟,掐揉足三里 5~7 次,补肾 5 分钟,揉二马 3 分钟,逆运内八卦 3 分钟,清四横纹 3 分钟,清天河水 1 分钟,赤凤点头 10 次。

(配):揉脾俞、胃俞、三焦俞、肾俞各 1 分钟。

方义:揉外劳、掐揉足三里均有补脾的作用;补脾、清板门主要是健脾益气,调中和中;补肾、揉二马可滋阴清热,调节体液,又能助脾阳,加强脾胃功能;逆运内八卦、清四横纹加补脾、推上三关的作用,可消食化积滞,消胀,调中行气,助运化进饮食,消腹胀,而改变面色及形体消瘦、困倦乏力等脾虚之象;揉背部俞穴加强脏腑功能而利康复;赤凤点头可消胀、通关顺气,补血宁心;清天河水巩固疗效。

2)津亏腹胀

症状:腹部胀满,大便干难解,面部潮红,午后低热,唇干舌燥,五心烦热,体瘦乏力,舌红少津、少苔。

症状分析:因先天不足,或久病体弱,素体阴虚,或攻伐脾胃太过,劫阴耗气,阴虚火旺,使脾胃纳运无力,气机阻滞而腹胀、便干难解,面部潮红,午后低热、五心烦热,体瘦乏力,舌红少津,少苔。

治则:滋阴润肠,健脾消胀。

处方:(主)补肾 10 分钟,揉二马 3 分钟,清板门 5 分钟,揉小天心 3 分钟,分阴阳 2 分钟,清补脾 5 分钟,逆运内八卦 3 分钟,清四横纹 3 分钟,清肺 3 分钟,清大肠 3 分钟,清天河水 1 分钟,赤凤点头 10 次。

症状加减:如效果差,可加重刺激中脘、天枢各 1 分钟及神阙四边各 0.5 分钟。

方义:补肾、揉二马、清板门可大补元气,滋阴清热,促进体液循环,润肠通便;揉小天心、分阴阳可通经活络,安神镇静,调节脏腑阴阳平衡而消胀;清补脾、逆运内八卦、清四横纹、清肺、清大肠主要用于调节胃肠蠕动,润燥通便,消胀消滞,调中健脾和胃助消化,改变机体的营养状况而扶正固本;清天河水可泻心火除烦,巩固疗效;赤凤点头可消胀、通关顺气,补血宁心。

**【预防护理】**

1. 预防

(1) 注意饮食卫生,保持饮食清洁,饭前便后要洗手,餐具要消毒。

(2) 饮食要定时定量,随年龄增长逐渐添加辅食,食物要易消化又富有营养。勿食肥甘厚味及辛辣之品。

(3) 预防外感,夏秋季防暑防湿,冬春防风寒。

(4) 保持小儿身心健康,避免精神刺激,以免气机内郁产生腹胀。

2. 护理

(1) 应控制饮食,如虫积胀者,应禁甜食,适当食酸性食物;虚寒胀者,宜食甘温食物。

(2) 严重腹胀,应暂禁饮食,口服补液或静脉补充营养。

# 十八、腹痛

腹痛是指胃脘以下、脐之四周以及耻骨以上部位发生疼痛而言,包括大腹痛、脐腹痛、少腹及小腹痛。大腹痛是胃脘以下,脐部以上腹部疼痛;脐腹痛是指脐周围痛;少腹痛是指小腹部的两侧或一侧痛;小腹痛是指脐以下腹部正中的疼痛。腹痛可见于任何年龄与季节,是儿科临床常见症之一。导致腹痛的原因很多,主要为再发性腹痛,占小儿腹痛的 1/2 以上。这里所介绍的为外感、伤食、正虚、情志 4 种因素所致。

**【病因病机】**

1. 病因

(1) 外感因素:外感风、寒、暑、湿均可引起腹痛。①外感风寒:由于调护不当,衣被单薄,风冷之邪侵入脐腹,或因过食生冷瓜果,寒伤中阳,寒主收引,寒凝气滞则经络不畅,气血不通则腹痛。因小儿稚阳未充,故寒凝气滞多见。②暑湿内犯:外感暑湿内犯胃肠,暑湿秽浊之气与肠胃水谷相互交结,致使气机窒塞,升降失调,上不能发越,中不能运化,下不能传导,吐泻不得,腹部绞痛。

（2）食伤因素：小儿脾常不足，运化能力差，乳食不能自节，故易伤食。如过食油腻厚味，或食多，或误食不洁之物，致食积停滞，郁积胃肠，气机壅塞，致痞满腹胀疼痛；或平时过食辛辣香燥厚味，胃肠积滞或积滞日久化热，肠中津液不足致燥热闭结，使气机不利，传导不及而致腹痛；或喜食生冷瓜果及不洁之物，使虫卵尤其蛔虫在腹内扰动不安，可导致蛔虫性腹痛。

（3）正虚因素：素体阳虚或病后体虚，脾胃虚寒，脾阳不能运展，致寒湿内停，气机不畅，气血不足，失于温养，腹部绵绵作痛。

（4）情志因素：小儿情志怫郁，肝失条达，肝气犯胃，气机窒塞，导致气血运行不畅而腹胀痛。

2. 病机

（1）病变脏腑主要在脾和六腑：无论是以上哪种病因，其共同病理变化是气滞于脾和六腑。脾喜运而恶滞，六腑以通为用，不通则痛。

（2）病理因素为气滞：腹痛的发生与气滞有密切的关系。小儿脾胃薄弱，经脉未充，外易为风寒暑湿之邪所侵袭，内易为饮食所伤。六腑以通为顺，经脉以流为畅，如情志不畅、跌仆外伤均可引起气机壅塞，气血受阻，经脉失调，凝滞不通，不通则痛，故而腹痛。

（3）病机属性辨寒热：腹痛的不同证候，主要由不同的病因产生，加之个体差异，其病机属性有寒热之分。一般外感风寒，或过食生冷，或素体阳虚而腹痛者，多属寒性腹痛；暑湿内犯，过食辛辣、香燥及肥甘厚味成积滞，热结阳明而腹痛，多为热性腹痛。至于蛔虫内扰及气滞血瘀腹痛者，常表现为寒热错杂之证。

（4）病情演变分虚实：腹痛因其致病属性不同，受病脏腑、经络有别，故有不同的表现。其发病急，变化快，因寒热、食积、虫等损伤所致，多为实证。其起病缓，变化慢，常因脏腑虚弱所致者，多属于虚证。但二者常可互相转化，实证未得到及时、恰当的治疗，可转化为虚证或虚实互见，如因失治、误治可速出现腹胀、便血、高热谵语，甚至出现阴阳离决之变证。

【诊断及鉴别诊断】

1. 诊断要点

（1）部位

1）右上腹痛：腹内疾病多为肝胆、膈下病变；腹外疾病多为右膈胸膜炎、肋间神经炎、心功能不全。

2）上中腹痛：可见于十二指肠、胃、胰腺、小肠（急性出血性小肠炎）疾病，肠系膜淋巴结炎。

3）左上腹痛：可见于急性胰腺炎，脾肿大，左膈胸膜炎，左肋间神经炎。

4）脐周痛：可见于肠蛔虫、肠炎、肠痉挛、食物过敏、急性坏死性肠炎等。

5）腰部痛：肾、输尿管疾病。

6）右下腹痛：阑尾炎，回肠、疝、卵巢等疾病。

7）左下腹痛：可见结肠疾病、顽固性便秘等。

8）弥漫性及不定位腹痛：可见腹膜炎，肠穿孔、梗阻等。

（2）应排除器质性疾病：以下情况应请外科诊治。

1）起病急，多无先兆症状，腹痛由轻渐重，由含糊到明确，由局限到弥漫、剧烈，尤其疼痛超过3小时。

2）先有腹痛后发热。

3）先腹痛后有全身症状，如频见呕吐，但不腹泻，尤其便秘、肛门不排气、腹胀时，提示梗阻疾病的可能。

4）有压痛及腹肌紧张等腹膜刺激征或体征局限于腹部，或能扪之有肿块或体征局限于腹部，可有放射痛。

（3）功能性腹痛：由于肠管蠕动异常或肠管痉挛引起腹痛，如婴儿阵发性腹痛、功能性再发性腹痛。前者与饮食不当、胃肠胀气有关，后者多见于儿童，有周期性发作，其病因与精神因素或自主神经功能紊乱有关。

2. 鉴别诊断

（1）全身性疾病及腹部以外器官疾病产生的腹痛

1）呼吸系统疾病引起的腹痛，常有咳嗽、扁桃体红肿，肺部有啰音等。

2）心血管系统疾病引起的腹痛，常伴有心悸、心脏杂音、心电图异常。

3）神经系统疾病引起的腹痛，常反复发作，脑电图异常，服抗癫痫药有效。

4）血液系统疾病引起的腹痛，常有贫血，血象及骨髓象异常。

5）代谢性疾病引起的腹痛，如糖尿病有血糖、尿糖升高，铅中毒有指甲、牙齿染黑色等。

（2）腹部器官的器质性病变

1）胃肠道感染，如急性阑尾炎、肠结核、腹泻等。

2）胃肠道梗阻、肠套叠、嵌顿性腹股沟斜疝，有腹痛、腹胀及梗阻现象，全腹压痛，腹肌紧张，肠鸣音消失，X线可助诊断。

3）肝胆系统疾病如胆道蛔虫、肝炎、胆囊炎、胆石症，常有右上腹阵痛、压痛、肝功能异常，B超可助诊断。

4）泌尿系统疾病如尿道畸形、结石、感染，常有腰痛及下腹痛及尿道刺激征，尿常规异常，X线可助诊断。

5）内脏肝脾破裂所致腹痛常有外伤史，结合影像可助诊断。

（3）再发性腹痛

1）腹痛突然发作，持续时间不太长，能自行缓解。

2）腹痛以脐周围为主，疼痛有轻有重，但腹部无明显体征。

3）无伴随的病灶器官症状,如发热、呕吐、腹泻、咳嗽、气喘、尿频、尿急、尿痛等。

4）有反复发作的特点,每次发作时症状相似。

【辨证论治】

1. 证候辨别

（1）辨常证

1）问病情辨轻重:小儿不能言或言不达意,故要仔细观察及询问家长。一般讲,小儿啼哭,弯腰捧腹,时缓时急,呻吟不已者,多为腹痛。再结合病史、部位、剧烈程度,综合分析,必要时请有关科室会诊。

2）区别气血虫食:腹痛有气滞者,有情志失调病史,腹部胀痛,时聚时散,痛无定处,气聚者痛而见形,气散者平而无迹。属血瘀者,有跌仆、损伤、手术史,腹部刺痛,痛有定处,按之痛剧,局部满硬。属虫积者,有大便排虫史,或镜检有虫卵,脐周痛,时作时止。属食积者,有乳食不节史,症见嗳腐吞酸、呕吐不食、脘腹胀满。

3）明辨虚实寒热:腹痛有虚实之异。急性腹痛多属实证,其痛有定处、拒按,痛剧而有形,饱而痛进,兼有胀满,苔黄腻厚,脉大有力,手法攻下有效。慢性腹痛多虚,其痛无定处、喜按,痛缓而无形,饥则痛重,兼有痛闷胀,舌淡少苔,脉弱无力,温补痛减。

腹痛分寒热。如热内结,疼痛阵作,得寒痛减,兼口渴引饮,大便结,小便短赤,舌红苔黄少津,脉洪大而数者,属热;暴病而无间断,得热痛减,兼口不渴,下利清谷,小便清,舌淡苔白滑润者,属寒。

（2）辨识轻重:腹痛轻证,体质精神好,如积食腹痛,稍加调理即愈;如体质差,病程长,正气不足,患虚寒腹痛,就需要长时间治疗方能见效。单纯腹痛治疗较易,有兼证的治疗较难,腹痛时久或常发作,应中西医结合多种方法治疗,以提高疗效。

2. 治疗原则 腹部为六腑所居,六腑以通为顺,经脉气血以流为畅。腹痛的发生是腹部的经脉、气机不通畅,不通则痛。因此,治疗原则是调理气机、疏通经脉为主,根据腹痛的不同性质,分别采用温散、泻热、攻下、消导、行气、活血、镇痛、运脾、补虚缓急等法,使腑气通畅,通则不痛,而达到止痛的目的。要谨守病机,随证施治,对疑难症、重症要中西医多种方法治疗,以提高疗效。

3. 分证论治

（1）寒滞腹痛

症状:腹部疼痛,阵阵发作痛处喜暖,得温较舒,遇寒痛甚,肠鸣重,面色苍白,额冷汗出,唇色紫黯,肢冷或呕吐、腹泻、小便清长,舌苔多白滑。

症状分析:寒为阴邪,主凝滞收引,腹部中寒,寒邪搏结肠间,凝滞气机,不通则痛,故腹部疼痛;得温则寒凝稍解,阳气暂通,腹痛亦得稍缓;脾阳不振,升降失常,故见呕吐、腹泻,疼痛剧烈;气血流通不畅,故面色苍白,甚者面色紫黯;寒邪内盛,阳气不伸,卫气不行,开阖之机失节,故痛则额冷汗出;阳气不能温达四肢,营血亦不及畅达肢末,故肢冷;小便清长,舌苔白滑,为里寒之证。

治则:温中祛寒,行气止痛。

处方:(主)补脾5分钟,揉乙窝风(中指)3分钟,揉外劳3分钟,捏挤神阙上下左右四点(每点以紫为度),推上三关3分钟,逆运内八卦3分钟,清四横纹2分钟。

(配)拿肚角5~7次,按揉脾俞、胃俞、肝俞、胆俞、三焦俞等穴各1分钟。

方义:补脾、揉乙窝风、揉外劳可温中散寒,止寒积腹痛,又温中健脾;补脾、推上三关可温阳行气,活血化瘀,改变面色及肢冷;捏挤神阙可散结气,祛凝寒及瘀滞,止额冷汗出、肠鸣腹痛;拿肚角可祛一切腹痛;逆运内八卦、清四横纹加补脾的作用,可调中行气助消化吸收,消食化滞,消胀进饮食,引上下焦热外行,止腹痛、呕吐;按揉背部俞穴可增强本脏腑的功能。

(2) 乳食积滞

症状:腹部胀满、腹痛,按之痛甚,嗳气腐臭,口气酸臭,不思饮食,时时矢气,大便秽臭或腹痛欲泻,泻后痛减,时有呕吐,吐物酸馊,夜卧不安,时时啼哭,舌苔多厚腻。

症状分析:乳食是有形之物,停滞胃肠,阻滞气机,故见腹部胀满疼痛;胃气不和,故伴有呕吐及夜卧不安,时时哭闹;宿食腐化,浊气壅塞肠胃,其气上逆,则嗳哕腐浊,口气及吐物酸馊;其气下泄,则时转矢气;得泻则乳积下行,肠胃壅塞暂减,气机稍畅,故疼痛亦得减轻;舌苔厚腻,亦为积滞不化之候。

治则:消食导滞,运脾理气。

处方:清补脾5分钟,清板门5分钟,逆运内八卦3分钟,清四横纹2分钟,清肺3分钟,清大肠3分钟,退六腑2分钟,掐揉足三里5~9次,分腹阴阳2分钟,点中脘1分钟,点天枢1分钟,摩腹(泻法)2分钟,拿肚角5次,清天河水2分钟。

方义:清补脾、清板门、掐揉足三里可清脾胃之湿热,调中行气止腹痛;逆运内八卦、清四横纹加清补脾有运脾之功,促进肠胃蠕动,消滞消胀,止腹痛;清肺、退六腑、清大肠可消脏腑之热,消积消胀,通腑泻便;分腹阴阳、点中脘、点天枢、摩腹可调节脾胃功能而健脾和胃,助消化吸收,通经理气,消滞消腹痛、腹胀;拿肚角可止腹痛;清天河水巩固疗效。

(3) 虫积腹痛

症状:以脐周痛,时痛时止,有时可见腹壁条索状物,浮动不定或扪之条索状物,痛则喜按,按之痛减,痛甚时吐清涎,不思饮食或嗜异食,恶心呕吐,精神倦怠，不痛如常人或突然右上腹钻顶样绞痛，弯腰曲背，辗转不安，恶心呕吐，肢冷汗出，舌苔白或黄腻，有蛔虫病史，大便镜检有虫卵。

症状分析：蛔虫聚团在肠内扰动，阻碍气机运行，则脐周痛；有时虫钻胆道而钻顶样绞痛，弯腰曲背，辗转不安，恶心呕吐，肢冷汗出；虫静则痛止，虫动则痛发，故无定时；虫为有形之物，壅聚肠中，故有时可见或扪及条索状物，时有时无；虫扰胃肠，胃失和降，脾失健运，故出现食异物，恶心呕吐，大便下虫等；脾虚则肝旺，脾不健运则湿热内生，影响精神、气血则精神倦怠；虫吸收水谷的精微，耗伤气血，时久则形体消瘦，面色无华；如虫证失治，脾胃受损，身体营养不良，则转化为疳症。

治则：温中行气，安虫止痛，继驱虫为主。

处方：揉乙窝风（中指揉）3 分钟，揉外劳 3 分钟，推上三关 3 分钟，拿肚角 5~6 次，摩腹、揉肝、揉胆俞及背部压痛点各 1 分钟。

方义：揉乙窝风、揉外劳、推上三关可温阳安虫止腹痛；拿肚角、揉肝、揉胆俞及背部压痛点可安蛔止痛；摩腹可健脾和胃，行气止痛。痛止后，身体情况好转即驱虫。

（4）虚寒腹痛

症状：腹痛绵绵，时作时止，痛处喜按喜温，面色㿠白，精神倦怠，手足清冷，乳食减少或食后腹胀，大便稀溏，唇舌淡白。

症状分析：中焦虚寒，脾阳不振，气血虚弱，脏腑失于温养，脉络凝滞，故见腹痛绵绵，时作时止，喜按喜温；脾阳虚弱，运化失常，故饮食减少或食后作胀，大便稀溏；中阳不足，脏腑虚冷，血脉凝滞，阳气不布，故见面色㿠白，精神倦怠，四肢清冷，唇舌淡白。

治则：温中补虚，益气止痛。

处方：补脾 5 分钟，清板门 5 分钟，推上三关 2 分钟，揉乙窝风 3 分钟，揉外劳 3 分钟，拿列缺 3~5 次，逆运内八卦 2 分钟，清四横纹 2 分钟，掐揉足三里 5~7 次，补肾 5 分钟，揉二马 3 分钟，点中脘 2 分钟，摩腹顺逆各 1 分钟，拿肚角 5~6 次。

方义：补脾、清板门、推上三关、揉乙窝风、揉外劳、拿列缺、补肾、揉二马温补脾肾，温中散寒，且推上三关可通阳益气，加拿列缺可改善手足清冷；逆运内八卦、清四横纹、掐揉足三里、点中脘、摩腹可温中散寒，健脾和胃，顺气消胀，理气止腹痛；拿肚角可止腹痛。

**【预防护理】**

1. 预防

（1）避免感受风寒，并注意腹部受凉及寒凉饮食及瓜果，以免寒邪导致腹痛。

（2）注意饮食卫生，严守古训："乳贵有时，食贵有节。"

（3）寄生虫所致腹痛，要先安虫，痛止后，患儿一般情况好转，再驱虫。

（4）注意饮食卫生，不吃生冷不洁食物，饭前便后要洗手。

2. 护理

（1）剧烈腹痛及持续腹痛应卧床休息，随时查腹部体征及辅助检查，以明确诊断、及时处理。

（2）消除恐惧心理，尤其气滞腹痛者，应避免情绪激动和精神刺激。

（3）根据病情给予相应饮食，如积食腹痛要控制饮食；虫积腹痛要注意忌甜食，适当给予酸性食品；寒性腹痛食甘温之味；热性腹痛不应进厚味、辛辣之品，必要时可给予冷敷及其他降温方法。

【体会】 腹痛非器质性病变，推拿治疗效果较好。在临证治疗时应排除器质性病变，如急腹症。对于非器质性腹痛，急、实证，手法要重、快，以泻为主；虚缓者，手法要轻，时间要稍长，即补中有泻之意。

# 十九、呕吐

呕吐是小儿时期的一种消化系统病症，很多疾病过程中均可出现；由于胃失和降、气逆于上所致，以乳食由胃经口而出为特征。古人谓有声有物谓之呕，有物无声谓之吐，有声无物谓之哕。由于呕、吐同时发生，故合称呕吐。本病无年龄与季节区别，多以夏秋为多见。外感、内伤、惊吓及其他脏腑疾病等，均可导致脾胃功能紊乱而致呕吐。如能及时治疗，预后良好。经常或长期呕吐则损伤胃气，使胃纳失常，导致津液耗损，气血亏虚。

【病因病机】

1. 病因　多种原因可致呕吐，常见有：

（1）外感因素：护理不当，外感六淫或秽浊之气侵犯脏腑，客于胃肠，胃失和降而发呕吐，尤其冬春风寒、夏秋暑湿之邪。

（2）食伤因素：小儿胃小且薄弱，若喂养不当，乳食过多，进食过急，较大儿恣食生冷油腻等不易消化食物，蓄存胃中，致中焦壅塞，以致胃不受纳，脾失健运，升降失调，其气上逆而呕吐。

另外，因乳母过食煎燥辛辣之物，乳汁蕴热，儿食母乳以致热积于胃，较大儿过食辛辣之品，热积胃中，胃气上逆致呕吐。

（3）情志因素：较大儿情志失和，如环境不适、所欲不遂或被打骂，均可致情志怫郁，肝气不舒，横逆于胃，气随上逆而呕吐。

小儿神气怯弱，若骤见异物，暴受惊恐，惊则气乱，气机逆乱，横逆犯胃，发生呕吐。小儿素蕴痰热，偶然受惊恐，以使气血逆乱，痰热上涌，发为夹惊吐。

（4）正虚因素：先天禀赋不足，脾胃素虚，中阳不足，或乳母平时喜食寒凉生冷之品,乳汁寒薄,儿食其乳,脾胃受寒,或小儿恣食生冷瓜果,冷积中脘,或药物寒凉攻伐太过,损伤脾胃致脾胃虚寒,胃气上逆而呕吐。素体阴亏或过食香燥食品,或热病耗伤胃津,病后伤阴未复,病程中过用汗、吐、下之品,或服温燥药物,均可致胃阴受伤,胃失濡润,胃气上逆而呕吐。以上病因,既可单独致病,亦常错杂为患。

2. 病机

(1) 病变脏腑在脾胃与肝:小儿呕吐的病变脏腑主要在胃,与肝脾密切相关。无论外感、伤食、正虚、情志所致,其共同的病理变化,都是脾胃肝三者通降失和。

(2) 病理关键为胃气上逆:胃主受纳,腐熟水谷,正常情况下,胃气以下降为顺,若胃被外邪所伤,或肝气横逆犯胃,胃失和降,气逆于上,皆可致呕吐。

(3) 病机属性辨虚实:呕吐的病因不同,伴随症状亦不同,临证分虚实两类。凡因外邪犯胃,乳食伤胃,胃中积热,肝气犯胃,跌仆惊恐所致呕吐者,多为实证;凡因脾胃虚寒,胃阴不足所致呕吐者,多为虚证。二者可互为转化,实证呕吐失治或久治不愈,可转化为虚证;虚证呕吐者,若复感外邪,食欲不节,可转化为虚实夹杂之证。心肾、颅脑等严重疾病,患儿所出现的呕吐多属虚实夹杂,其病机转化与原发病直接相关。

(4) 病情演变观阴阳存亡:小儿呕吐既耗伤津液,又损伤阳气,故其病情演变需观察阴液、阳气的存亡。轻症呕吐,减少乳食量以米汤、糖盐水代之,不需药物治疗等可自愈,或随病因祛除,呕吐多能自愈。重症呕吐因邪气太盛或久病不愈,胃气已败,引起胃液随吐而出,暴吐易伤阴,久吐易伤阳,而出现阴阳俱伤、阴竭阳脱之象。如呕吐重、出现呕血,需注意气随血脱之危象。

**【诊断及鉴别诊断】**

1. 诊断要点

(1) 乳食痰涎等从胃中上涌,经口而出。

(2) 有嗳腐食臭,恶心纳呆,胃脘胀闷。

(3) 有乳食不节,饮食不洁,感受时邪,情志不畅,惊恐、惊吓等病史。

(4) 重症呕吐者,有阴伤液竭之象,如饮食难进等,形体消瘦,神委烦渴,皮肤干瘪、囟门及眼眶下陷,啼哭无泪,口唇干红,呼吸深长,甚至尿少或无尿,神昏抽搐,脉微细欲绝等。

2. 鉴别诊断

(1) 溢乳:在哺乳后,乳汁自口角溢出,多为哺乳过量或过急所致,应注意正确的哺乳方法;非病态,可随年龄的增长而自愈。

(2) 哕:又称"干呕",多见于较大儿。哕多有声无物,是一种嗳气症状。呕吐则为有声有物。

(3) 反胃：又称"胃反"、"翻胃"，临证以朝食暮吐、暮食朝吐、宿食不化为主要表现。呕吐之吐，吐无定时，或轻或重，吐出物为食物或痰涎清水。

(4) 不同年龄阶段常有不同的呕吐原因及疾病

1) 新生儿：①新生儿出生时经产道吞入较多量的羊水或黏液刺激胃引起呕吐。多见于难产、过期产或有窒息史的新生儿，出生后不久未喂奶前出现呕吐。②消化道先天畸形。先天食管闭锁或狭窄，出生后不断流涎，多见于出生后第1次喂奶时吞咽1~2口后即发生呕吐，以后每次喂奶或水发生呛咳。应排除幽门痉挛或狭窄等。③胎便性肠梗阻或胎便性腹膜炎。④脑部产伤，常有难产史。⑤感染因素等。以上需速请西医鉴别诊断治疗，以提高疗效。

2) 婴幼儿：喂养方法不当，尤其人工喂养，应咨询产科医护人员；呼吸道及其他部位的感染，应小儿科鉴别；肥大性幽门狭窄，常在出生后1~2周开始，逐渐加重，以喷射性呕吐为主症，多在进食后不久呕吐，量多，吐前辗转不安，可见胃形等；另有6个月至1岁小儿，发病较急，喷射性吐，辗转不安，似腹痛，阵发性加重，腹部触诊不合作，大便可有血性便，应外科排除肠套叠；另有顽固性便秘，腹部膨大而致呕吐等，均应小儿科诊治。

3) 学龄儿及学龄前儿童：此期小儿能叙述病情，但不一定说清楚，需有经验的医生鉴定，如有呕吐发热、腹痛、呕吐阵阵、拒按等，应去急诊鉴别，以免误诊。

【辨证论治】

1. 证候辨别

(1) 辨别常证：呕吐常证种类甚多，有外感、食伤、情志、正虚之别，寒热虚实之异，辨证时要问病因，看呕吐物，诊查伴随的全身症状。

1) 审呕吐之病因：外感六淫呕吐，多兼有表证。内伤呕吐，起病缓慢，多兼里证。呕吐清水，多为胃寒或虫证。呕吐黄苦水，多为胆热犯胃。呕吐宿食腐臭，多为食滞。呕吐酸绿水，多属肝热犯胃。呕吐浊痰涎沫，多为痰饮中阻。泛吐少量涎沫者，多为胃阴不足。脑损伤者，呕吐为喷射状。惊吐则频吐清涎，心烦不安，睡中易惊啼。若血随呕吐而出，色紫黯，夹食物残渣，称呕血，是为呕吐的变证危候。此外，还有胃中积热等，应请西医鉴别。

2) 辨呕吐之寒热：呕吐有寒热之分。寒吐常发生在素体阳虚，感受寒邪，或过食生冷之后，频吐，呕吐物清冷淡白，多为未消化乳片、食物；遇寒则呕吐频作，兼全身寒象。热吐则素体阴虚，感受热邪，或平素喜食辛辣之物，郁久化热，积于胃肠之后，吐则食入即吐，随食随吐，吐物酸败腐臭，气热喷人，遇热则剧，兼有全身热象。此外，寒吐久则热化，变为热吐；热吐亦可寒化，转化为寒热错杂之证，更应仔细辨别。

(2) 辨识轻重：呕吐有轻重之分。轻者减少乳食可自愈。重者乃邪气盛，或胃气已败,暴吐伤阴,久吐伤阳,发生厥脱,变证丛生。《医宗金鉴·杂病心法要诀·呕吐秽总括》说:"呕吐而见面色青,指甲黑也,中痛不止,肢厥不回,其凶可知。"

2. 治疗原则 外邪犯胃呕吐者,宜疏邪解表;饮食伤胃呕吐者,宜消食导滞;胃热呕吐者,宜清热和胃;胃寒呕吐者,宜温中散寒;胃阳不足呕吐者,宜滋阴养胃;肝气犯胃呕吐者,宜疏肝理气;惊恐呕吐者,宜平肝镇惊。各型均兼以和胃降逆,即标本同治。除多种方法治疗外,还要重视饮食调护。胃中有痛脓、食滞、痰浊中阻,或误服毒物、药物引起呕吐者,则无需止呕,应助呕将上述之物尽快清除。

3. 分证论治

(1) 伤食呕吐

症状:口吐乳片或宿食,气味酸馊,嗳腐吐酸,口气秽臭,不欲饮食,腹痛腹胀,身有潮热,大便酸臭或溏或秘,面色微黄,山根青筋横截,鼻准色泽俱差,鼻翼青白硬,鼻唇沟青,唇色正常,舌苔薄腻或微黄。此为积滞中脘,胃不受纳。

症状分析:乳食不节,积滞中脘,升降失调,气逆于上,故见呕吐不消化之食物;胃不腐熟,脾失运化,宿食停积,故口气臭秽,呕吐酸馊或泄下酸臭;有形之物,阻滞于中,气机不畅,脾为食困,故不思饮食,乳食内停,腹胀腹痛。鼻准色泽俱差,鼻翼色青白而硬,鼻唇沟青,唇色正常,为伤食表现。舌苔薄腻或微黄,系伤乳食吐之症。

治则:消食导积,调中降逆。

处方:揉小天心 3 分钟,清板门 4 分钟,逆运内八卦 3 分钟,清四横纹 2 分钟,分阴阳 2 分钟,清补脾 5 分钟,清肺 3 分钟,清大肠 3 分钟,清天河水 2 分钟,推天柱骨 2 分钟。

方义:揉小天心、清补脾、清板门可通瘀散结,镇静清热,清脾胃积滞而退热;分阴阳、逆运内八卦、清四横纹可调和阴阳,平衡脏腑,恢复脾胃之功能,调中行气,引脏腑热外行;清肺、清大肠可通便消积滞而止呕吐;推天柱骨可清上焦热止呕吐;清天河水可退热除烦,利尿镇静。

(2) 寒吐

症状:吐物不化或清稀不臭,起病缓,病程长,时吐时止,吐时少而吐物多,朝食暮吐,暮食朝吐,形寒肢冷,腹痛绵绵,神疲或腹鸣伴作泻,泻物清稀,面色青或㿠白,鼻色黯无泽,鼻翼色青白而硬,唇白。如见面滞,为风寒呕吐。

症状分析:脾胃素弱,体虚中寒则脾阳失调,故食入即吐,吐物稀薄或吐不消化之乳食,腹痛绵绵;寒邪内着,客于胃肠,气机凝聚不通,中阳被困,则不能腐熟水谷,故吐出之物无味;鼻色黯无光泽,鼻翼色青白而硬,唇白,为寒吐之证。

治则:温中降逆,调中止呕。

处方:补脾 5 分钟,揉乙窝风 2 分钟,揉外劳 3 分钟,掐揉足三里 5~7 次,分阴阳(阳重)3 分钟,清板门 3 分钟,逆运内八卦 3 分钟,清四横纹 2 分钟,推天柱骨 2 分钟,清天河水 1 分钟。

方义:补脾、揉乙窝风、揉外劳、掐揉足三里可温中散寒,助脾阳,调中止呕,止腹痛,除形寒肢冷;逆运内八卦、清四横纹、清板门可和中降逆,和胃,退潮热,止呕吐;推天柱骨可清热止呕;清天河水可清热,除烦利尿,巩固疗效;分阴阳可调节机体阴阳,平衡脏腑而止吐。如见面滞,加解表治外感。

(3) 热吐

症状:食入即吐,吐物如黄黏水,酸臭或苦味,多似喷射性,吐时多,出物少,口渴喜冷饮,烦躁少寝,小便短赤,身热面赤,鼻准色稍红燥,鼻翼色淡黄而硬,唇干赤,舌红苔黄。(为胃热而吐)

症状分析:胃有结热,热则生火,故食入即吐,呕吐气秽;热结胃中,耗伤津液,故身热烦躁,口渴喜饮,唇干赤,小便短赤,身热面赤,鼻准色稍红燥,鼻翼色淡黄而硬,舌红苔黄等。

治则:清热和胃,降逆止呕。

处方:(主)揉小天心 3 分钟,清补脾 5 分钟,清板门 5 分钟,逆运内八卦 3 分钟,清四横纹 4 分钟,退六腑 3 分钟,补肾 5 分钟,揉二马 2 分钟,分阴阳 2 分钟(阴重),大清天河水 2 分钟。

(配):清肺 3 分钟,泻大肠 3 分钟,推天柱骨 2 分钟。

方义:揉小天心、大清天河水可通经络,清热利尿,安神镇静除烦;清补脾、清板门、逆运内八卦、清四横纹可清脾胃湿热,和中止吐,加强脾胃功能,又能调中消胀、止呕;清肺、退六腑、泻大肠能通泄大便,即引热下行;推天柱骨止吐;补肾、揉二马可滋阴潜阳,大补元气;分阴阳可调节机体阴阳,平衡脏腑而止吐。

(4) 惊吐

症状:暴发性频吐清涎,身热心烦,胸胁胀痛,神志紧张或郁闷,惊哭惊叫,睡卧不宁,面乍青乍白,额及承浆色青,舌红。

症状分析:小儿神志怯弱,元气未充,骤受惊恐,或神志失和,使心气受损,故心神不宁,睡卧不安,面乍青乍白;惊则气乱,恐则气下,气机暴乱,故时时惊惕哭闹;肝气犯胃,则呕吐清涎。

治则:镇静镇惊,和胃止吐。

处方:(主)揉小天心 3 分钟,分阴阳 2 分钟,补肾 5 分钟,揉二马 3 分钟,大清天河水 3 分钟,清板门 3 分钟,逆运内八卦 3 分钟,清四横纹 2 分钟,推天柱骨 2 分钟。

配穴:掐揉五指节5~6次。

方义:揉小天心、分阴阳、补肾、揉二马、大清天河水镇静、镇惊,清热除烦,使精神情志恢复正常;清板门、逆运内八卦、清四横纹、推天柱骨可清热和中,降逆止吐;掐揉五指节镇静。

**【预防护理】**

1. 预防

(1) 哺乳时不宜过急,以防空气吞入;哺乳后,将小儿竖抱,轻拍背部,使吸入的空气排出,然后再让其平卧。

(2) 哺乳小儿时要"乳贵有时,食贵有节"。食物宜清淡而富有营养,不进辛辣、炙煿和有腥臊膻臭异味的食物及药物。

(3) 饮食清洁卫生,不吃腐败变质食品,不恣食生冷。防食物、药物中毒。

2. 护理

(1) 注意饮食,重病者禁食,病轻者及恢复期宜食易消化新鲜食物,定时定量,不宜过饱,禁进煎炒、油腻等食物。

(2) 服药不要过急,可采用小量多次给药。服药用水时不要用温水,因温水本身就是催吐剂,故要用冷或热水。

(3) 婴幼儿呕吐时,一定要侧卧,以免吐物呛入气管,造成窒息或吸入性肺炎。

(4) 根据病情给予补充水分及内容物(电解质)。急重患儿要中西医结合治疗。病情好转后,给予易消化的流食—半流食—稀粥—稠粥,量从少到多。

**【体会】**

1. 呕吐是脾胃功能失调所致,用推拿治疗效果显著。临床只要掌握基本穴位(清板门、分阴阳、逆运内八卦、清四横纹、推天柱骨),根据病因及望诊特点定治则,如面带滞色,应先解表清热治感冒;治疗上病因加基本穴即可,如惊吐用镇惊止吐穴。

2. 一定要搞清诊断,如是炎症、器质性疾病过程中的吐,不要只使用推拿手法治疗,以免误诊。

3. 根据患儿病情选用手法,轻病、身体好、新病患儿手法宜快,根据补中有泻的原则250~280次/分钟,总时间用15~20分钟/次。重病者手法要轻,速度要慢,180~200次/分钟、30~40分钟/次,每天推1~2次。

# 二十、泄泻

泄泻是以大便次数、数量增多,便质稀薄,甚如水样为特征的一种小儿常见病。西医称为腹泻。发于婴幼儿,又称婴幼儿腹泻。一年四季均可发病,以夏秋季占多数,因夏秋季小儿脾胃易受暑湿、风寒和饮食所伤,故易患泄泻。

小儿越小,发病率越高且越重。

**【病因病机】**

1. 病因　多种原因可致本病,但以外感、食伤、正虚因素多见。

(1) 外感因素:外感风、寒、暑、湿、火邪均可致病,唯无燥邪致泻之说,而其他外邪则常与湿邪相合而作泻。最常见的又为暑湿(热)侵袭与风寒(湿)外感。

夏秋季节,暑邪尤重,易受暑湿侵袭,或淋雨、涉水后,更易犯于脾胃,困遏中焦而作泻。感受风寒者,多见于冬春季,或夏季贪凉而遇风受寒,风伤肺卫,寒伤中阳,若与湿结合,留连脾胃,则为洞泄。外感泄泻多因饮食不洁,外邪随之而入,蕴湿蒸热,壅阻肠胃,形成泄泻。

(2) 食伤因素:小儿特别是婴幼儿脾常不足,运化力弱,乳食又不知自节,故易食伤。小儿尤其婴幼儿若哺乳过量,超过小儿运化能力,造成乳积而呕吐作泻,亦有母乳饮食失调,病自母传,母病及子者作泻,或乳类变质,腐败污染而致泻,均称伤乳泻。

若因婴儿突然改变饮食,辅食添加太多、过快,或小儿饮食无度、进食过量,或过食肥腻煎炸滑肠、黏滞干硬难化、生冷瓜果伤阳之类食品,或因不注意卫生、误食污染食物,皆可致食积胃肠,脾运失司,产生伤食泻。

(3) 正虚因素:脾胃生理功能为升清降浊。若脾胃虚弱,则清浊不分,并走于下,形成泄泻。小儿先天不足或后天娇养,均能造成脾胃虚弱。也有本为暴泻实证,没得到正确处理,迁延不愈,则损伤脾胃而由实转虚。另脾虚致泻者,一般先耗伤脾气,续伤脾阳,日久则脾损及肾,造成脾肾两虚,也有先天不足等原因形成。脾肾两虚体质者,脾阳虚则水湿不化,肾阳虚则脾失温煦,水谷不能腐熟,易致虚寒泄泻。

惊泻之说,如《幼科心法要诀·泻症门》说:"惊泻因惊成泄泻。"多见于素体脾虚者,由于卒受惊恐或暴怒悲愤,或所欲不遂,致肝失条达,横逆乘脾犯胃,使泄泻发生或原有泄泻加重。

2. 病机

(1) 病变脏腑在脾胃:泄泻的病变脏腑主要在脾胃。无论外感、食伤、正虚,其共同的病理变化都是脾胃运化功能失常。正如《幼幼集成·泄泻证治》所说:"夫泄泻之本,无不由于脾胃……而泄泻作矣。"说明脾胃升降失司,精华糟粕不分,清浊合污下流,是形成泄泻的基本机理。

(2) 病理因素为湿滞:泄泻的发病与湿浊内阻有密切关系。外感泄泻不论暑热或风寒,皆夹湿。乳食停积酿生湿浊,脾胃虚弱湿自内生。脾性喜燥而恶湿,湿困中焦,运化失司,下泄作泻。故《幼科全书·泄泻》有"凡泄泻皆属湿"之说。脾病与湿盛皆为因果,是泄泻发生的关键所在。现代对腹泻的研究发现,尽管其病因多样,而在病理方面均有肠功能紊乱、肠黏膜上皮细胞分泌增加,或吸收功能障碍,肠道液体增多而使大便水分增加。说明脾主运化功能失常,肠道水液代谢紊乱是本病的基本病理改变。

乳食伤脾也是小儿泄泻发病的主要因素。或饮食停滞,滞于中焦,下趋肠腑,形成伤食泄泻;或在其他原因形成泄泻之后,乳食未节,造成夹食泄泻。小儿泄泻,湿滞与食滞常同时存在,它们的发生,既与外来致病因素有关,也是脾胃病变后形成的病理产物,即水湿、水谷不能正常输化,水反为湿,谷反为滞,湿滞相合,泻下大量水液及未化之乳食。

(3)病机属性分虚实:泄泻的不同证候,主要以不同的病因而产生。由于泄泻的病因不同,身体素质有差异,因而在病证的发生、发展过程中,病程有长短之分,病情有寒热之别,而其病机属性,则可分虚实两大类。

一般来说,暴泻起病急,病程短,邪气盛,正未虚,多属实证,常由外感湿、热、风、寒之邪,或伤乳、伤食,因实邪壅遏中焦,枢机转化不利而致泻。以湿困脾气、寒伤脾阳、热结肠腑、风走大肠、乳食停积胃肠等,碍滞脾运,为其主要病机,故属实。其中也可演变转化或兼夹,如风寒化热、积滞生热、外感夹滞等。

久泻常因素体亏虚,或病程迁延,邪气伤正,或失治误治而产生,病机属性以虚为主,或虚中夹实。一般以脾虚为主,脾气亏虚水湿不化,脾阳不振中气失举,使泄泻迁延难治。脾虚则肝木失抑,或有受惊郁怒,横逆脾胃,酿成肝郁脾虚之惊泻。久泻全身气虚津伤日久,铸成疳病。先天失后天之补,脾虚及肾,阳衰而阴寒内盛,成为脾肾阳虚泻。

(4)病情演变重阴阳:小儿生理上阳即未盛,阴亦未充,故称稚阴稚阳。小儿泄泻,既耗阴液,又伤阳气,故其病情演变,必须重视阴液的消长和阳气的存亡。

暴泻易伤阴液。尤其多见于湿热泄泻,泻下如注,次频量多,水走肠间而大量下泄,易造成阴液耗伤,脾气受损,产生气阴两伤之重证。

久泻易伤阳气。多见于脾肾两虚泄泻,泄泻经久,气耗阳衰,先伤脾阳,续损肾阳。阳气衰微,阴寒四布,甚者阳脱而亡,或二阳重伤,纯阴无阳,脾败肝贼,虚极生风,变成慢脾风症;也有因暴泻,泻下无度,阴津耗竭,阳随之亡者。

阴阳互根,阴竭者,阳随之脱;阳衰者,阴随之亡。因此,阴津重伤,必致气耗、阳虚;阳气衰微,必致阴液失摄,泻下无禁。故小儿泄泻重症的病机演变,常见气阴两伤、阴竭阳脱。

【诊断及鉴别诊断】

1. 诊断要点　按国家中医药管理局《中医病证诊断疗效标准》中小儿泄泻的诊断要点:

(1)大便次数增多,一日数次或10次以上,数量显著增加。大便形状稀薄,可如稀糊、稀溏或蛋花汤样,或夹少量黏液,重者大便如水下注。或伴恶心、呕吐、腹痛、发热、口渴等。

（2）有乳食不节、食物不洁或感受外邪的病史。

（3）重症泄泻、呕吐严重，可见小便短少，烦躁不安或精神萎靡，皮肤干燥，眼窝、囟门凹陷，啼哭无泪，口唇樱红，呼吸深长，四肢逆冷等症。

（4）大便常规可有脂肪球，少量白细胞、红细胞，或为检查无异常的水样便。大便培养、镜检、电镜检查可以确诊。

2. 鉴别诊断

（1）生理性腹泻：多见于6个月内的婴儿，外观虚胖，常伴湿疹，生后不久即腹泻。除大便次数增多外，食欲好，不呕吐，生长发育不受影响，添加辅食后大便渐好转，1周岁基本正常。

（2）痢疾：细菌性痢疾大便呈黏液脓血便，次频量少，里急后重明显，大便镜检或见成堆的脓细胞，并有红细胞及吞噬细胞，大便培养痢疾杆菌阳性可确诊。

【辨证论治】

1. 证候辨别

（1）辨别常证：常证泄泻有外感、食伤、正虚泄泻。辨证可从病史、全身及大便症状三方面着手。

外感泄泻起病急，有外感病史，伴有外感症状；食伤泄泻有伤乳食史；正虚泄泻病程较长，有暴泻迁延不愈或素体虚弱史。全身症状方面，外感泄泻多有发热、恶寒；食伤泄泻有腹胀、呕恶等；正虚泄泻有形瘦、倦怠、怯冷等。

大便情况是泄泻辨证的重要依据。一般便次多，如水注、色黄褐、气臭秽、夹黏液者，属湿泻；便清稀、臭气轻、夹泡沫、腹痛著者，属风寒；便稀薄、色淡白、夹乳片、气酸臭者，属伤乳；腹胀痛、泻后减、矢气臭、夹食物残渣者，属伤食。粪便稀溏酸臭，多伤于米面食；臭如败卵，伤于蛋鱼食；表面油花或便检脂肪球，多伤于肉类、煎炸食品。便稀薄色淡不臭，夹未消化物，食后作泻，属脾虚；便清稀，夹完谷，气清冷或每五更作泻，属脾肾阳虚；便色青，受惊、啼哭作泻，肠鸣作响，泄泻、嗳气后腹痛减，属肝脾不和泻。

（2）辨识轻重

1）轻症：大便一日10次以内，精神可，能进食，少呕吐，无明显的阴竭阳衰症状。

2）重症：暴泻日十余次到几十次，久泻则病情久延不止，小便短少甚至无尿，为伤阴；四肢不温，大便清冷，为伤阳。腹泻伴腹胀，得矢气或药物后减轻者，为中焦气滞，症状轻；腹胀如鼓，不矢气，药物无效者，为脾胃衰败，证候重。疳泻患儿不哭不闹，莫误认为证轻，可能为气液阴阳虚衰，尤其在夜半之后，要警惕其阴竭阳脱而亡。

2. 治疗原则　治疗泄泻以运脾、化湿为基本法则。在治疗上，暴泻有清肠化湿、散寒化湿、消食化乳之别,因湿浊困脾,必使邪有去路。一法燥湿于中,使其消于无形,常取清补脾、逆运内八卦、清四横纹;二法渗湿于下,使其从水道而去,常取揉小天心、清补脾、利小肠、清天河水等。

久泻虚泻多因脾不化湿,阳失温煦,须以健脾化湿、温阳化湿为法,使脾运复健,阳气振奋,则水湿自化;正虚泻还多有乳食不化,常需加健脾助运之穴,如揉外劳、逆运内八卦、清四横纹;重症儿应予扶正穴,如补脾、推上三关、补肾、揉二马、揉外劳等。尤其要中西医配合治疗,以提高疗效。

3. 分证论治

(1) 外感泄泻

1) 湿热泻

症状:起病急,面赤带滞色,泻势急迫,便下稀薄或冲蛋花样便,色黄而气味秽臭或夹黏液,肛门灼红,发热烦闹,口渴喜饮,腹痛阵发性哭闹,恶心呕吐,食欲减退,小便黄少,舌质红,苔黄腻,重者有脱水症。

症状分析:外感湿热之邪,蕴结脾胃,下注大肠,传化失职,故泻下稀薄或如水注;湿性黏腻,热性急迫,湿热交蒸,蕴结肠胃气机,故见泻下色黄而臭或见少许黏液,腹部时痛;湿热困脾,则食欲不振。若伴外感,可见发热;热重于湿者,见口渴苔黄;湿热在下,故见小便短赤。

治则:解表清热,和中化湿止泻。

处方:揉小天心3分钟,揉乙窝风2分钟,清肺3分钟,清板门5分钟,补肾5分钟,清天河水2分钟,分阴阳2分钟(阴重),清补脾4分钟,逆运内八卦3分钟,清四横纹2分钟,利小肠3分钟,清大肠2分钟,推天柱骨1分钟,推下七节骨1分钟(推1~2次后停用推下七节骨)。

方义:揉小天心、揉乙窝风、分阴阳、补肾、清板门、清肺、清天河水可滋阴清热,通经疏风解表,安神镇静,平衡机体阴阳,调和脏腑;清补脾、逆运内八卦、清四横纹、清大肠、推下七节骨通便,清营凉血,调中化湿,清肠通便,泻腑热,退体温;揉小天心、利小肠、清天河水可泻心热,利尿镇惊;推天柱骨可清上焦之热而止吐。

此型泄泻,最易出现脱水酸中毒,所以临床应特别注意,以免误诊。

2) 风寒泻

症状:面带滞色,泻物清稀多泡沫,便色淡黄,臭气不重,肠鸣腹痛,喜按喜暖,常见鼻塞,怕冷怕寒或发热恶寒,唇舌色淡,舌苔薄白或腻。

症状分析:调护失宜,因外感风寒或腹部受凉,寒邪客于胃肠,寒凝气滞,中阳被困,运化失司,故见腹泻清稀,粪多泡沫,臭气不重;风寒郁阻,气机不易宣通,故见肠鸣腹痛;外感风寒,邪在卫表,则见发热恶寒,面带滞色。

治则:解表清热,温中散寒,调中止泻。

处方:揉小天心 3 分钟,揉乙窝风 4 分钟,分阴阳 2 分钟,补脾 5 分钟,揉外劳 3 分钟,逆运内八卦 3 分钟,清四横纹 2 分钟,推上三关 2 分钟,清补大肠 3 分钟,掐揉足三里 3~5 次,揉龟尾 1 分钟。

方义:揉小天心、揉乙窝风、分阴阳可疏风解表清热;补脾、揉外劳、推上三关温中散寒并收敛,健脾化湿止泻;逆运内八卦、清四横纹可调中益气助消化,又消肠鸣腹痛腹胀;清补大肠、掐揉足三里、揉龟尾可固肠涩便。

(2) 食伤泄泻

症状:脘腹胀满,面色微黄,山根青筋横截,鼻准色黯无泽,鼻翼色青白而硬,肚腹作痛,痛时欲泻,泻后痛减,粪便酸臭或臭如败卵,夜卧不安,舌苔白腻或微黄。

症状分析:乳食入胃,停积不化,壅积胃肠,气机不畅,故见脘腹胀满,不通则痛,痛则欲泻,泻后痛减(气机通畅,故腹痛暂缓);乳食内腐,气秽上冲,故舌苔微黄或白腻,大便臭或如败卵等;望诊见面黄、山根青筋横截、鼻准色黯无泽、鼻翼色青白而硬,皆是乳食积滞之证。

治则:消食导滞,调中止泻。

处方:清补脾 5 分钟,清板门 4 分钟,逆运内八卦 3 分钟,清四横纹 2 分钟,清大肠 3 分钟,清天河水 2 分钟,分腹阴阳 2 分钟,点中脘 1 分钟,点天枢 1 分钟,摩腹(泻法)2 分钟。

方义:清补脾、清板门、逆运内八卦、清四横纹、清大肠可调中清热,助运行气,消积消胀止腹痛,止呕吐;清天河水可泻热利尿,安神镇静;分腹阴阳、点中脘、点天枢、摩腹可调中行气,助运,消积消胀,止吐止泻,开胃进饮食。

(3) 正虚泻

1) 脾胃气虚泻(脾虚泻)

症状:病情迁延,时轻时重或时发时止,大便稀溏,色淡不臭,夹未消化之食物残渣,食后即泻,多食则脘腹胀硬、多便,食欲不振,个别患儿纳亢,面色萎黄,甚至发黄成绺,鼻准、鼻翼色黯无泽,神疲倦怠,睡时露睛,形体消瘦,舌质淡,苔薄白。

症状分析:脾胃虚弱,则清阳不升,运化失职,故大便稀溏,色淡不臭,时轻时重;运化无权,故食后作泻,食欲不振;脾虚不运,精微不布,生化无源,气血不足,故见面色萎黄,神疲倦怠,舌淡苔白,且易反复发作,发黄成绺。

治则:健脾益气,温阳止泻。

处方:(主)补脾 5 分钟,推上三关 2 分钟,清板门 5 分钟,揉乙窝风 2 分钟,揉外劳 3 分钟,补肾水 5 分钟,揉二马 3 分钟,清天河水 1 分钟。

(配)逆运内八卦 3 分钟,清四横纹 2 分钟,补大肠 2 分钟,掐揉足三里 3~5 次。

症状加减:纳亢的,逆运内八卦改为顺运内八卦;泄泻好转后,改为捏脊疗法,每日 1 次,14 天为 1 个疗程,一般 1 个疗程后休息 3~5 天,再继续第 2 个疗程或根据病情而定。

方义:补脾、揉乙窝风、揉外劳、掐揉足三里、逆运内八卦、清板门能健脾和胃,温中理气,进饮食,改变大便质、量,固肠涩便而止泻;补脾、推上三关可补虚扶弱,补血生肌;补肾水、揉二马可补肾益气助神,滋阴潜阳,大补元气,助脾阳,提高脾的功能;逆运内八卦、清四横纹加补脾的作用可调中和中而进饮食,助消化;补大肠可调节肠腑,固肠涩便而止泻;清天河水可清心热利尿,巩固疗效。

2) 脾肾阳虚泻

症状:久泻不止,入食即泻,便质稀薄,完谷不化或见脱肛,形寒肢冷,面色㿠白,鼻色黯无泽,精神萎靡,睡时露睛,舌淡苔白。

症状分析:久泻不止,脾肾阳虚,命门火不足,不能温煦脾土,故食入即泻,便色清稀,完谷不化;脾虚气陷,或见脱肛;命门火衰,阳不温布,阴寒内生,故形寒肢冷、面色㿠白;鼻色黯无泽,精神萎靡,睡时露睛,舌淡苔白,皆为脾肾阳虚之证。

治则:补脾温肾,温中提气止泻。

处方:(主)补脾 8 分钟,推上三关 3 分钟,补肾水 5 分钟,揉二马 2 分钟,揉乙窝风 3 分钟,揉外劳 3 分钟,清板门 3 分钟,逆运内八卦 3 分钟,清补大肠 3 分钟,清天河水 1 分钟。

(配)清四横纹 2 分钟,掐揉足三里 3~5 次。

症状加减:有脱肛者,加按揉百会、猿猴摘果上提、揉关元、揉龟尾。

方义:补脾、推上三关可扶正祛邪,通阳改变面色,治本脏,补脾、清板门助运,补气和血,健脾和胃,温中理气,进饮食,改变形寒肢冷及面色;补肾水、揉二马可滋阴扶正,补益气血,助脾阳温下元,止虚火;揉外劳、揉乙窝风、逆运内八卦、清四横纹能温阳散寒,改变大便的颜色,又能温中调中,助消化进饮食,化湿止泻;清补大肠、掐揉足三里、清天河水可助脾运,固肠涩便,利尿止泄泻。

3) 惊泻

症状:面色青或乍青乍白,上额及承浆青尤著,胸腹胀满,嗳气少食,肠鸣腹痛,时作啼哭,腹痛则泻,泻后痛减,睡中惊惕不安,唇淡,苔薄白。

症状分析:小儿神气怯弱,突闻异声,乍见异物或不慎跌仆,暴受惊恐,惊则伤神,恐则伤志而致神志不宁,加之小儿脾胃虚弱,易发泄泻;惊属肝,肝属青,以印堂及承浆为著;肝气不舒,则胸腹满闷,嗳气少食,肠鸣腹痛,痛则即泻,泻后痛减。

治则:安神镇惊,调中止泻。

处方:揉小天心 4 分钟,分阴阳 3 分钟,补肾 6 分钟,揉二马 3 分钟,大清天河水 2 分钟,补脾 5 分钟,清板门 3 分钟,逆运内八卦 3 分钟,清四横纹 2 分钟,揉外劳 3 分钟,清大肠 3 分钟。

方义:揉小天心、分阴阳、补肾、揉二马、大清天河水安神镇惊;补脾、清板门、逆运内八卦、清四横纹、揉外劳、清大肠加补肾的作用,调便止泻,改善大便色绿及黏。

(4) 重证:气阴两伤、阴竭阳脱者,为重症,必须中西医结合治疗,以提高疗效。

**【预防护理】**

1. 预防

(1) 提倡母乳喂养,避免冬夏季断奶和改变乳食种类,乳食不要过饱,少进难消化食物。

(2) 注意饮食卫生,保持饮水及食品清洁,饭前便后要洗手,食具要消毒。不食肥甘油腻食物,合理添加辅食,不能强制、诱导进食。

(3) 按时参加户外活动,注意气候变化,随时添减衣被,避免腹部受凉。

(4) 避免接触泄泻患儿,以防传染。

2. 护理

(1) 控制饮食:轻症儿适当减少乳食,缩短哺乳时间;重症患儿要根据情况禁食,病情好转后,逐渐加易消化食物,改变质量,由稀到稠,由少到多。

(2) 保持臀部清洁及干燥,及时换尿布以免红臀。

(3) 室内空气要清新流通,保持适当的温湿度,夏季防暑降温,冬天防寒保暖。

(4) 对感染性腹泻要注意消毒隔离。

(5) 根据病情给予饮水或补液,忌油腻及各种不易消化食物,忌生冷辛辣之物。

**【体会】**

1. 泄泻患儿中尤为注意湿热泻的患儿,它来势汹汹,短时可引起伤阴、伤阳证,重者不宜单用推拿治疗,以免脱水酸中毒,应速到医院诊治,以防误诊。

2. 在治疗泄泻时,对大肠的应用很重要,故要掌握好。在急性期要用泻大肠,随症状好转改为清补大肠,或逐渐改为补大肠。

3. 要求医务人员要有对泄泻患儿的一般喂养知识,以及鉴别患儿病情轻重和处理的经验。

## 二十一、滞颐(流口水)

滞颐是指小儿涎液不自觉地从口内流溢出来的病症。因涎液常滞渍于颐下而得名,俗称流涎、流口水,西医称流涎症。本病多见于 3 岁以内的婴幼儿,一年四季均可发病。若因出牙、口疮、鹅口疮、软瘫、痴呆等症所致,不属此病范畴,当治原发病。

本病症轻,预后良好,但治疗非一二日之功。因时久不愈,易导致颐部潮红糜烂,故应积极治疗。

**【病因病机】**

1. 病因

(1) 食伤因素:小儿脾常不足,运化力弱,乳食不知自节,易进食过量,较大小儿过食肥甘、煎炸之品,致食积肠胃,脾运化失司,或湿热内蕴脾胃,使湿浊上犯,迫津液外泄。

(2) 正虚因素:小儿先天禀赋不足或后天失养,久病体虚,均能使脾胃虚弱,阳虚不运,不能收摄其津液,使湿浊上犯而流涎不止。另外,尚有热病后湿热滞留脾胃,致津液外泄。

2. 病机

(1) 病变在脾胃:脾之液为涎,廉泉乃津液之路,脾运正常则水津四布,胃和则浊气下行。脾胃虚寒及湿热,均可导致廉泉不闭,津液失约而口中流涎不止。正如《保婴撮要·滞颐》所说:"脾之液为涎,由脾经虚寒不能收摄……若脾经实热,即廉泉不能制约者……"

(2) 病理因素为湿浊:滞颐发病与湿浊上犯,饮停中焦有密切关系。无论脾胃湿热或虚寒,均致水津不布,湿浊上犯,导致廉泉不闭,涎无制约。

(3) 病机属性分虚实:由于病因不同,身体素质有差异,因而在病证发生、发展过程中,病程有长短之分,病情有寒热之别,其病机属性可分虚寒、实火两类。

一般说来,实证形态多壮实,常因乳食所伤,即乳食停积胃肠,湿热碍滞脾运,其病机属实。虚证形体多虚弱,脾胃虚寒,水津不布,其病机属虚。其中亦可演变、转化或兼夹实证,迁延不愈,邪气伤正或失治误治转化为虚证。脾胃虚寒,再伤乳食,可致虚实兼夹。

**【诊断及鉴别诊断】**

1. 诊断要点

(1) 涎流过多,不自觉地从口中流出,常滞渍于颐下。

(2) 排除口疮、鹅口疮、软瘫、痴呆等疾病。

2. 鉴别诊断 生理性流涎,乃新生儿唾液腺不发达,涎液分泌少,至4~5个月后涎液分泌量显著增加,6个月后乳齿始萌,又刺激神经,唾液分泌上升,而这时小儿吞咽口水的功能尚未健全,多余涎液外流,不属病态。

**【辨证论治】**

1. 证候辨别 滞颐分脾胃湿热和脾胃虚寒两类,辨证可从病史、涎液性质、全身症状三方面区别。实热者,病程短,体质好,涎液黏稠,甚至色黄气秽;虚寒者,病程长,体质虚弱,涎液多清稀,色淡如水,气味腥。

2. 治疗原则　滞颐皆从脾胃论治。实热者,清热燥湿,泻脾和胃;虚寒者,健脾益气,温中化湿。

3. 分证论治

(1) 脾胃湿热

症状:面黄或黄赤,鼻准、翼红燥,口角流涎,涎液黏稠,颐间红赤,甚则口角赤烂,兼有大便干结或秽臭,小便短赤,唇红口臭,舌质红,苔黄腻。

症状分析:小儿脾常虚,先天不足,加之后天喂养失调,致食积肠胃,脾运失司,或湿热内蕴脾胃,湿浊上犯,迫液外出,经口角流涎,涎黏稠,时久颐间红赤,重者口角糜烂,并有大便干或秽臭,小便短赤,唇红口臭,舌红苔黄腻。

治则:清热燥湿,泻脾和胃。

处方:(主)泻脾5分钟,清板门3分钟,清肺3分钟,清四横纹4分钟,补肾5分钟,揉二马2分钟,大清天河水3分钟或水底捞明月2分钟。

(配)揉小天心3分钟,揉小横纹2分钟,退六腑2分钟。

方义:补肾、揉二马可滋阴清热,泻火,大补元气;清肺、清板门、清四横纹增加泻脾的作用,可泻脾、肺、胃之热,又能调中和胃,消滞消胀,引上焦热外散,使水液正常运行而止流涎;揉小天心、揉小横纹可通经活络,通瘀散结;退六腑可泻脏腑之热,清营凉血,润燥通便而利湿;大清天河水或水底捞明月可泻心火,安神镇静,利尿利湿。经上治疗可恢复脾的运化及制水功能,湿浊运行正常,流涎自愈。

(2) 脾胃虚寒

症状:面色黯黄,少气懒言,纳呆,口角流涎,涎清稀,颐部皮肤湿烂作痒,形体消瘦,大便稀溏,小便清长,舌质淡,苔白滑。

症状分析:由于脾胃虚寒,故面色黯黄,神疲,口角流清涎;病程较久,故颐部皮肤因流涎致湿作痒,形体消瘦,兼大便稀溏,小便清长,舌质淡,苔白滑。

治则:健脾益气,温中化湿。

处方:补脾8分钟,推上三关2分钟,清板门5分钟,逆运内八卦3分钟,清四横纹2分钟,揉乙窝风3分钟,揉外劳3分钟,补肾水5分钟,揉二马2分钟,清天河水2分钟。

方义:补脾、推上三关、揉外劳可补虚扶弱,补血生肌,益气助神,利湿化湿,改善脾胃虚寒证的表现;清板门、逆运内八卦、清四横纹、揉乙窝风、揉外劳可调中温中,助消化吸收,调治大小便,消食化积,消胀;补肾水、揉二马可益脑,助气益神,滋阴清热,补肾阳,助脾阳,加强脾的功能,又能大补元气,改善脾胃虚寒证;清天河水能清心经大小热,又不伤阴,以巩固疗效。

【预防护理】

1. 注意饮食卫生,防止损伤脾胃。

2. 勿常吻或按压腮部,以免刺激腮腺管口而流涎。

3. 勤换口兜布,以免湿刺激颐部而溃烂;擦口水巾应细软,经常换洗、日晒,避免感染。

**【体会】**

1. 滞颐患儿临床不多,以虚性好治,一般要坚持每日或隔日 1 次。

2. 临床上伴有口疮的先治口疮,口疮治愈后再治滞颐效佳。

# 二十二、积滞

积滞是指小儿内伤乳食,停滞中焦,积而不化,气滞不行所形成的一种脾胃疾患;以不思乳食,腹部胀满,食而不化,嗳腐呕吐,大便酸臭或便秘为特征,与西医消化不良的临床主要表现相似。本证一年四季均可发生,以夏秋季多见。暑湿易于困遏脾气,发病率略高。小儿各年龄组均可发病,以婴幼儿多见,此症预后良好。

积滞与伤乳、伤食、疳证关系密切。伤乳食,经久不愈,病情进展,可变成积;积久不消,迁延失治,影响小儿的营养和生长发育,形体日渐羸瘦,可转化成疳。故前人有"积"为疳之母,无积不成"疳"之说。

**【病因病机】**

1. 病因

(1) 正虚因素:小儿素体脾阳不足,或多种原因而失调,脾气虚损,或过食寒凉,或攻伐之品致脾胃虚寒,运化力弱,乳食易停蓄不消,形成积滞。

(2) 食伤因素:小儿脾常不足,乳食不知自节,饥饱不均,或喂养不当,损伤脾胃,受纳运化失职,升降失调,积而不消,形成积滞。

2. 病机

(1) 病变脏腑在脾胃:无论正虚或食伤所致积滞的共同病理变化,都是胃主受纳、脾主运化的功能失常。

(2) 病理因素为食滞:积滞的发生与乳食内积有直接关系。《医宗金鉴·幼科杂病心法要诀》云:"夫乳与食,小儿资以养生者也……若父母过爱,乳食无度,则宿食不消而成疾矣。"乳食壅积,损伤脾胃,或脾胃素弱,复伤乳食,均可导致脾胃不和,运化呆滞,形成积滞。可见,食积脾胃是本证的基本病理改变。

(3) 病理属性分虚寒:凡素体脾阳不足,嗜食生冷,或病后寒凉药物攻伐,致不思饮食,腹部胀满,喜温喜按,遇冷胀甚,大便清稀、酸腥或完谷不化,面白肢凉,舌淡苔薄者,多为寒积;凡素体阴虚,或嗜食肥甘辛辣之品,致不思饮食,食入即呕,吐酸腐乳食,腹部胀满拒按,得热胀甚,大便秘结臭秽,舌红苔黄腻者,多为热积。亦有寒热错杂之证。

(4) 病理演变分虚实:由于患儿素体差异,病程长短不同,临证有实证和虚中夹实之别。一般平时体健,乳食不节而食积脾胃者,多属实证;平时脾胃虚寒,消化乳食力弱,而致乳食停蓄中焦,日久形成积滞者,多为虚中夹实。若不及时调治,即可转化为疳病。

**【诊断】** 根据《中医病证诊断疗效标准》中对积滞的诊断依据:

1. 以不思饮食,食而不化,腹部胀满,大便溏泄或便秘为特征。

2. 伴有烦躁不安,夜间哭闹或呕吐等症。

3. 有伤乳食史。

4. 大便化验检查有不消化的食物残渣及脂肪滴。

**【辨证论治】**

1. 证候辨别

(1) 辨积滞轻重:轻证仅表现为不思饮食,伤乳者,则呕吐乳片,口中有乳酸味,大便中有乳块;伤食者,则呕吐酸馊,大便中有酸臭食物残渣。若脘腹胀满,胸胁苦闷,面黄恶食,手足心及腹部灼热感,或午后发热,或心烦易怒,夜寐不安,口干口苦,大便臭秽,时干时稀,或下痢赤白,为积滞日久、湿热中阻的重证。若素体脾虚,或中焦虚寒,多为虚实夹杂之证。若失治误治,迁延日久,常易转化为疳病。

(2) 辨虚实多少:《证治准绳·幼科·腹痛》说:"按之痛者为积滞,不痛者为里虚。"若肚腹胀满,拒按,按之疼痛,食入即吐,吐物酸腐,大便秘结或臭秽,便后胀减,舌红苔黄厚腻,为积滞实证;若腹胀而不痛,喜按,面色㿠白或萎黄,神疲乏力,不思饮食,朝食暮吐或暮食朝吐,吐物酸腥,大便溏或完谷不化,或气味腥酸,小便清长,舌淡胖,苔薄白,为积滞脾虚重而积轻证。

2. 治疗原则 治疗积滞以消食导滞为基本法则。积滞轻者,只需调节饮食,或辅以食疗,病可自愈;积滞重者,宜用通导积滞法,中病即止,不能过用。积重而脾虚轻者,宜用消中兼补法;积轻而脾虚甚者,则用补中兼消法,消积为辅,扶正为主,所谓"养正而积自除"。

本病有实证和虚中夹实之分,纯虚证少见。实证以消导为主,虚中夹实证宜消补兼施。

3. 分证论治

(1) 乳食内积

症状:面黄肌瘦,山根青筋横截,色深黯,烦躁哭闹,夜卧不安,伤乳食则呕吐乳片,口中有乳酸味,食欲不振或呕吐酸馊,腹胀或疼痛,小便短黄或米泔,大便酸臭或溏薄、便秘或兼低热,舌红苔腻。

症状分析:乳食内积,气机郁结,故腹胀或疼痛;胃肠不适,则睡卧不安,烦躁哭闹;胃气上逆,则呕吐酸馊;中焦积滞,则食欲不振;腐秽壅结,化热化湿,则大便酸臭或稀溏或秘结,小便短黄如米泔或兼发低热,舌红苔腻;山根青筋横截,色深黯,多为积滞实证。

治则:消食导积滞,和中健脾胃。

处方:(主)揉小天心 3 分钟,清补脾 5 分钟,清板门 5 分钟,逆运内八卦 3 分钟,清四横纹 2 分钟,清肺 3 分钟,清大肠 3 分钟,清天河水 1 分钟。

(配)分腹阴阳、点中脘、点天枢(双)、摩腹(泻法)各 2 分钟,掐揉足三里 5~7 次。

方义:揉小天心可通瘀散结,有利于消积和镇静;清补脾、清板门、清四横纹能清泻脾土湿热,清胃热、利湿、止吐泻、健脾和胃、消胀助消化,因补脾可使胃酸浓度升高,胃蛋白酶增加,胃收缩频率加快而助消化;逆运内八卦调节胃的功能状态,使胃由兴奋状态转向抑制,因胃具有在抑制及平稳状态可转向兴奋的二重性,故患儿食欲不振及呕吐、腹胀都推逆运内八卦;清大肠、清肺、点天枢清泻肠腑湿热而通便;清天河水可清心利尿,泻心火;分腹阴阳可行气止痛,调理胃肠,止吐泻;点中脘可调理脾胃,理气助消化;摩腹、掐揉足三里可消食化积,降逆止呕,健脾止泻、通便。

推 2~3 次后症状好转,改为调中健脾胃:分阴阳 2 分钟,补脾 5 分钟,推上三关 3 分钟,补肾水 5 分钟,揉二马 3 分钟,清板门 5 分钟,逆运内八卦 3 分钟,清四横纹 2 分钟,揉外劳 3 分钟,补大肠 3 分钟,清天河水 1 分钟。

(2) 脾虚夹积

症状:面色萎黄,鼻准黯晦,鼻翼色青白而硬,困倦无力,夜卧不安,不思饮食,食则饱胀,腹满喜按,呕吐酸馊,大便稀溏、酸臭,唇舌色淡,舌苔薄白或腻。

症状分析:脾胃虚弱,中气不运,不能化生精微,气血俱虚,故面黄困倦、唇舌色淡;脾阳不振,运化失职,乳食积滞,气机失畅,故不思饮食,食则饱胀,腹满喜按,呕吐酸馊,大便溏薄酸臭。

治则:健脾助运,消补兼施。

处方:(主)补脾 5 分钟,推上三关 3 分钟,分阴阳 2 分钟,逆运内八卦 3 分钟,清四横纹 2 分钟,揉外劳 3 分钟,清大肠 3 分钟,清天河水 2 分钟。

(配)补肾 5 分钟,清板门 3 分钟,分腹阴阳 2 分钟,点中脘、天枢各 1 分钟,摩腹顺逆各 1 分钟。

方义:补脾、推上三关可补虚扶弱,补血生肌,助脾阳,改善中焦脾胃功能,助消化吸收,改变气血亏损、面黄困倦、唇舌色淡;分阴阳可平衡阴阳,调和脏腑;逆运内八卦、清四横纹、揉外劳、清大肠加补脾的作用,可调和中焦,扶脾理气,进饮食,消腹胀,止呕吐,改变大便颜色及气味;肾为先天之本,补肾能补肾阳助脾阳;清板门有清虚热及调节胃的作用;分腹阴阳、点中脘、点天枢、摩腹能改善中焦运化,消积滞、消腹胀,进饮食,止呕吐及恢复大便的质与量,达到消补兼用的目的;清天河水可泻心火利尿,巩固疗效。

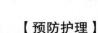

**【预防护理】**

1. 预防

(1) 提倡母乳喂养,乳食要定时定量,不宜过饱。食物宜新鲜,不食生冷、肥腻之品。

(2) 小儿随年龄的增长给予相适应的辅食,要按时逐渐、逐样增加,切忌偏食。

2. 护理

(1) 常到户外活动,呼吸新鲜空气,多晒太阳,促进钙的吸收,增加抗病能力。

(2) 饮食有节,不吃零食,纠正偏食,少进甜食及饮料,不进滋补品。

(3) 有积滞的应及时查明原因并给予治疗,症状好转后,饮食要逐渐恢复。

(4) 晚餐要清淡,不要进餐太晚,以免消化不好,胃不和则睡不安。

**【体会】**

1. 积滞之证不论乳食积或脾虚夹积,主要病理变化是因为积,故临床治疗主要是消食导积最为有效。一般用:清补脾、清板门、清四横纹、逆运内八卦、分腹阴阳、点中脘、点天枢、摩腹(泻法)将中焦的积(热痰、积食、便结)均清泻后,再根据情况处理其他症状。如脾虚,用补脾、三关、补肾、外劳,以扶脾理气;若腹中不适,食欲不振,可加板门、逆运内八卦、四横纹;如呕吐重,除腹中不适的穴位外,加推天柱骨;如有低热(因积食化热),用清补脾、清板门、逆运内八卦、清四横纹、清肺、退六腑,通便泻热;若腹胀重,可用独穴清四横纹,每个 800~1000 次(或每个 2 分钟),效果不显者再掐揉足三里(泻法),或点神阙 0.5 分钟(神阙四周 0.5 寸)。

2. 若积滞已久,无条件推拿治疗可用挑四缝、割大鱼际之法。(一般都能做)

3. 治疗后要扶正处理,这类儿一般均体质差,故在较长时间内需扶正治疗,可用捏脊法 1~2 个疗程。(有条件可推拿保健合手法治疗,恢复快)

# 二十三、脱肛

脱肛是指肛管、直肠外翻而脱垂于肛门之外的病症。西医称直肠脱垂或直肠黏膜脱垂。小儿较成人多见,尤其 2~4 岁多见,5 岁以上则少见,四季均可发病。

**【病因病机】** 小儿脱肛的病因主要有正虚因素及伤食因素 2 类。

1. 病因

(1) 正虚因素:小儿气血未充,元气不实,或禀赋怯弱,加之久泻伤脾,久痢伤阴,久哭耗气,久咳伤气等原因,易生脱肛。另外,中气不足,气虚下陷,不能收摄而脱出;或因肺肾两虚,固摄无力而脱出;或因气血两虚,湿热下注,固涩无权而脱出。

(2) 伤食因素:小儿脾常不足,运化力弱,饮食不知自节或不洁,较大儿恣食肥甘辛辣厚味,以致湿热滋生,蕴积胃肠,下迫肛门,而致脱肛。

现代研究表明,盆腔各种组织发育不健全,久病体虚及营养不良使支持直肠的组织较弱,以及久哭、百日咳、便秘或腹泻,包茎及膀胱结石等所引起的长期腹压增加,也是小儿发生脱肛的重要因素。

2. 病机

(1) 病变部位在大肠:无论是气虚还是湿热下迫,其共同的病机是大肠失约。但由于肺与大肠相表里,胃是六腑的大源,脾为肺之母气,肾开窍于二阴,所以,肺、脾、胃、肾的病变与脱肛的发生也有密切关系。

(2) 病机属性分虚实:由于患儿身体素质有差异,脱肛的病因不同,其病情有寒热之别,而其病机属性则可分为虚实两类。虚证多因久病中气不足和脾肾两虚;实证是由恣食肥甘及辛辣厚味,积湿酿热,湿热下迫而致。其中也可有演变转化或兼夹,如气虚兼夹湿热,湿热日久,伤阴耗气,致气虚下陷。

(3) 病情演变重中气:脱肛之本质属虚,中气不足,气虚下陷,大肠失约而致肠脱不收,则病情严重。中气不虚则升举有力,病情易恢复。因此,病情演变,必须重视中气的盛衰。

【诊断及鉴别诊断】

1. 诊断要点

(1) 多发生在 2~4 岁的婴幼儿。

(2) 常患有某些增加腹压的疾病,如百日咳、慢性气管炎、慢性腹泻、痢疾、便秘等。

(3) 排便时直肠从肛门脱出,便后可自行回纳或需有外力助纳。

(4) 脱出直肠呈球形、表面呈放射纵沟者,为不完全性黏膜脱垂;脱出呈圆锥形、表面有多数折叠状环沟者,为完全性直肠脱垂;脱出长度为 10cm 以上者,为乙状结肠脱出。

(5) 经常脱垂者,直肠黏膜受损而充血水肿、溃疡出血,甚至坏死。

临床分度:目前有 3 度分类法:

Ⅰ度脱垂:为直肠黏膜脱垂,又称部分脱垂。排便和增加腹压时,直肠黏膜下移,脱出肛门外,长度在 3cm 左右,便后可自行复位。脱出黏膜松弛呈淡红色,触之柔软,无弹性。

Ⅱ度脱垂:为直肠全层脱垂,脱出长度约 4~10cm,呈圆锥形,表现为环状黏膜皱襞,触摸脱出部分肌厚有弹性。便后需用手压迫复位。

Ⅲ度脱垂:为肛管直肠全层和部分乙状结肠脱出,脱出长度在 10cm 以上,呈圆柱形,黏膜表面光滑,环状皱襞消失,肛门松弛无力。不仅在排便时脱出,行走、咳嗽、负重、劳累等情况下均可脱出。

儿童多为Ⅰ度脱垂,偶有Ⅱ度脱垂,Ⅲ度脱垂者极少见。

2. 鉴别诊断

(1) 直肠息肉:如果息肉附着的位置低或有较长的蒂,可在排便时脱出至肛门外。息肉呈带蒂的葡萄状或颗粒状突出,色鲜红,可活动,易出血。脱肛的脱出部分呈环形,粉红色,表面光滑,常可见黏膜皱襞,一般无疼痛,亦少出血。

(2) 严重的晚期肠套叠:肠套叠常见于2岁以下的婴幼儿,严重者偶有套入部脱至直肠外,颇似脱肛,但伴有阵发性腹痛、便血,右下腹比较松软而有空虚感。晚期常伴有严重脱水、中毒或休克等症状。

**【辨证论治】**

1. 证候辨别　脱肛常证有中气下陷和湿热下注,辨证可从病史、全身及局部症状三方面着手。中气下陷脱肛,常有久泻、久痢、久咳等久病体虚或素体虚弱史;湿热下注脱肛,常有恣食辛辣厚味等饮食不节史。全身症状方面,中气下陷脱肛,常有形体虚弱、气短倦怠、面色少华等症;湿热下注脱肛,多有面赤身热、便干溲赤。局部症状也是辨证的重要依据,如肛门脱出,无瘿瘤赤肿,脱出肠段一般不能自行还纳,为中气下陷;脱出直肠的黏膜充血水肿,甚至糜烂,肛门疼痛者,为湿热下注。

2. 治疗原则　小儿脱肛有自愈倾向,故应保守治疗为主,以补虚生阳固涩为基本法则。偏中气虚者,补中益气;肺肾虚寒者,温阳固脱;湿热下注者,清热除湿;血虚者,补血。但脱肛的本质属虚,治疗以培本为主,苦寒攻下宜慎用,即使是湿热下迫至脱肛,也应中病即止,不宜久用,以防伤脾。另外,可选外治法治疗或西医手术治疗。

3. 分证论治

(1) 中气下陷

症状:常见于久泻、久痢、久病体虚儿,直肠脱出肛门外,一般在便后脱出,亦可见于咳嗽、打喷嚏时,脱出肠段能自行回纳,个别不能自行回纳、需外力助纳,面色少华,口唇淡白,气短纳少,腹胀,舌质淡,苔薄白。

症状分析:肛门为大肠的门户,肺与大肠相表里,故脱肛与肺和肠道疾病有关。小儿禀赋不足,肠胃薄弱,如长期腹泻、痢疾、久咳,脾胃虚寒使中气下陷,腹压加大时可使肛门脱出。

治则:补中益气,升阳固脱。

处方:(主)补脾5分钟,清板门3分钟,揉外劳5分钟,推上三关3分钟,顺运内八卦3分钟,补大肠3分钟,补肾5分钟,掐揉足三里、按揉百会各3次,按揉关元2分钟。

（配）按揉龟尾 1 分钟，捏脊（捏三提三）。

方义：补脾、清板门、揉外劳、掐揉足三里、推上三关、捏脊可补益中气，补虚扶弱，补血生肌，助消化吸收，改变虚象；顺运内八卦可提气固涩；补大肠、按揉龟尾可调节大肠的功能，固肠涩便；按揉百会可升阳举陷，提气；按揉关元、补肾可培补元气，温补肾阳，又助脾阳。

（2）湿热下注

症状：多见于百日咳、痢疾、泄泻及内热便秘者，直肠脱出肛门外，直肠黏膜充血水肿，甚至糜烂。脱出物红紫，呈翻叠菜花样，上浮有血或脓性分泌物，红肿疼痛，重者便后不能自行回纳，口干、苔黄腻，小便赤少，大便干结。

症状分析：由于湿热下注，液燥肠干，大便结热，排便时气迫于下，故致脱肛。

治则：清肠解热，除湿升阳。

处方：清四横纹 8 分钟，清补脾 5 分钟，泻大肠 3 分钟，利小肠 3 分钟，退六腑 2 分钟，掐揉膊阳池 3~5 次，点天枢 2 分钟，推下七节骨 2 分钟，揉龟尾 1 分钟，按揉关元 2 分钟。（此型用泻法）

方义：清四横纹可调中行气，消积滞及肠热、腹胀、散瘀结；清补脾可清中焦湿热，助脾运；泻大肠、退六腑、点天枢可清理肠腑之湿、积、热；利小肠能清利湿热；掐揉膊阳池、推下七节骨可降逆通便；揉龟尾可理肠提肛；按揉关元可培补元气，温补肾阳，又助脾阳。

（3）脾肾两虚

症状：面色青黄或㿠白，鼻青黄无泽，鼻翼青、色黯无泽，直肠脱出不回纳，肛门松弛，常见神疲乏力，遗尿或小便频数，久泻不止，畏寒怕冷，夜间哭闹不安，舌淡苔薄白。

症状分析：久病及肾，脾肾两虚，脾伤运化无力，致消化吸收无权，精微不足，故面色㿠白，神疲无力，畏寒怕冷；久病伤肾，肾司二便，肾虚，故遗尿或尿频，夜间哭闹不安，直肠脱出不回纳，肛门松弛，并见其他虚象。

治则：温补脾肾，升阳固脱。

处方：补肾水 8 分钟，揉二马 3 分钟，补脾 5 分钟，推上三关 2 分钟，揉外劳 3 分钟，顺运内八卦 3 分钟，补大肠 3 分钟，按揉百会 4~5 次，掐揉足三里 3~5 次，点天枢、揉关元各 2 分钟，揉龟尾、推上七节骨各 2 分钟。

方义：补肾水、揉二马可大补元气，温补肾阴肾阳，又滋阴促进体液循环，改善肾虚的一般症状及助脾阳；补脾、推上三关、揉外劳、掐揉足三里有助脾功能，四穴合用，补虚扶弱，补血生肌，改善脾虚症状，又助肾阳；揉外劳、顺运内八卦、补大肠加之补脾的作用，可调中止泻，助消化吸收，改善机体一般情况，如面色、精神可逐渐好转，加之推上七节骨、揉龟尾、点天枢，可以调节大肠而止泻及脱肛;按揉百会升阳举陷,提气而恢复脱肛;揉关元能培补元气,补肾壮阳,助脾阳。总之,根据患儿体质选用穴位,此型证虚,推拿手法宜慢,时间要长。

**【预防护理】**

1. 预防

(1) 及时治疗可增加腹压的疾病,如百日咳、腹泻、便秘等。

(2) 注意改变营养不良的状况、提高机体的抗病能力,增强体质。

(3) 注意饮食卫生,避免暴饮暴食,节制刺激性食物,以减轻对直肠的刺激。

(4) 纠正不良的排便习惯,积极治疗便秘。

2. 护理

(1) 饮食要清淡、易消化、少渣滓,以免粪便太多,平时多吃香蕉、芝麻、蔬菜、蜂蜜等食物,以保持大便通畅。

(2) 脱肛后要及时回纳,对回纳困难的患儿及时用药熏洗、外敷脱出肠段,并注意脱出肠段有无感染、坏死等。

(3) 患儿少做腹压加大的活动如蹲、跳等,以免加重脱肛。

(4) 尽量不用蹲位排便,以防直肠脱出。

**【体会】**

1. 治疗脱肛,中气下陷易治,因病机属虚,补虚即可。因而用补益中气的穴位,加百会、猿猴摘果提气,手法用补法。

另外,中气下陷可用熏蒸提气法,或将砖块烧热,坐上或熏蒸加热,临床观察效果显著。

2. 翻肛因肠湿热所致,故先要泻热利湿,再提气,较中气下陷治疗时间长,调方亦要适当。处方:清四横纹 200 次 / 个、清补脾 5 分钟,清板门 4 分钟,顺运内八卦 3 分钟,利小肠 3 分钟,泻大肠 3 分钟,退六腑 2 分钟,点天枢、关元各 1 分钟。推 2~3 天后热解,再补肾、二马、三关以扶正,再加揉百会、推上七节骨提气而调治之。手法上应先泻,再补中有泻,逐渐改为补法。

## 二十四、便秘

便秘是指大便干燥坚硬,便结不通,排便次数减少,间隔时间延长或虽便意频而排便困难的一种病症,也称便闭、便结、大便不通。便秘可作为一种独立病变,也可继发于其他疾病的过程中。西医学中,因肠动力缺乏、肠道刺激不足引起的便秘,或因腹泻、痢疾而过服止泻药物引起的便秘,"先天巨结肠"引起的便秘等,多属于中医学便秘的范畴。本病在儿科发病率较高,可见于任何年龄段及任何季节。便秘日久会导致腑气不通,浊阴不降,引起腹胀、腹痛、头晕、食欲减退、睡眠不安等,个别小儿由于便时努挣,引起肛裂或脱肛,故要引起家长的注意,抓紧治疗。

**【病因病机】**

1. 病因 多种原因可引起小儿便秘,常见的有饮食因素、情志因素、燥热内结及正虚因素等。

(1)饮食因素:小儿乳食不知自节,若喂养不当,饥饱失常,损伤脾胃,或进食过少,气血生化乏源,脾气运化无力;或多食辛酸香燥、油煎、烧烤之品,致肠胃积热;或过食生冷肥甘等难以消化的食物,损伤脾胃致运化失常,乳食停滞中焦,久而成积,积久化热,积热蕴结而致肠腑传导失常,引起便秘。

现代研究表明,大便性状与食物成分的关系密切,如食物中含大量蛋白质,而碳水化合物不足,肠道菌群继发改变,肠内容物发酵减弱,大便易呈碱性、干燥;如食物中含较多碳水化合物,肠道发酵菌增多,发酵增强,产酸多,大便多呈酸性,便次多而软;如食入脂肪和碳水化合物都多,则大便润利;如进食大量钙化酪蛋白,粪便中含有多量不能溶解的钙皂,粪便增多,且易便秘。碳水化合物中米粉、面粉类食品较谷类食品易引起便秘。少吃或不吃蔬菜,食物中的纤维素太少,也易引起便秘。因此,食物与便秘有密切的关系。

(2)情志因素:久坐少动,情志失和,或环境突然改变,或环境、生活习惯突然改变,均能致气机郁滞,脾胃运化传导失常,糟粕内停,不得下行,致大便秘结。另有个别小儿常因贪玩抑制排便,或某些原因使小儿排便时过度紧张,也会影响正常排便反射的建立而致便秘。

(3)燥热内结:小儿为稚阴稚阳之体。若过用辛温药物,或过食炙煿、辛辣之品,伤津耗液,或热病后肺燥,病及大肠,或胎热素盛,燥热内结肠道等,均可导致肠道津液不足,失润干涩、传导不利而致便秘。

(4)正虚因素:小儿脾常不足,脏腑娇嫩,血气未充,先天不足,后天失养,或吐血、衄血、便血,或壮热大汗,或过用发汗、通便、燥热制剂,耗气损阴、伤津,致身体虚弱,血气虚衰。气虚则脾胃运化传导无力,血虚则津液不足以滋润大肠,均可致大便下行不利。久病及肾,真阴渐亏,则肠道随之干涸;阴损及阳,则温煦无权,不能蒸化津液、温润肠道,使糟粕难行,而致便秘。

2. 病机

(1)病位在大肠,与五脏气血密切相关:各种原因影响大肠传导功能异常,粪便在肠内停留时间过长,便质干或坚硬即成便秘,故病位在大肠。但与肺、肝、脾、肾等关系至为密切,肺与大肠相表里,肺气壅滞或肺气虚可导致气机升降失调,肺之燥热亦可移于大肠致传导失职;脾的运化功能与大肠的传导密不可分,若脾虚运化失常,大肠必然受累;肝气不疏,气机壅滞,木郁侮土,或气郁化火伤津,则肠道失润;肾主五液,司二便,若肾阴亏耗,肠津涩少,肾阳不足,火不暖土,气机凝滞等,影响大肠传导功能失调,皆致便秘。

(2) 病机属性分虚实:由于便秘病因不同,身体素质差异,本病临床可见寒、热、虚、实4种性质的证候。肠胃积热者,属"热秘";气机郁滞和饮食积滞,腑气不通者,属"气秘";气血亏虚者,属"虚秘";因寒凝滞,津液不行者,属"冷秘"或"寒秘"。四者之中若以虚实为纲,则热秘、气秘属实,虚秘、冷秘属虚,而寒热虚实之间,又常相互兼夹或演变。

**【诊断及鉴别诊断】**

1. 诊断要点

(1) 大便干燥或秘结不通,次数减少,间隔时间延长,常2~3天以上方排便1次。

(2) 虽大便间隔时间如常,但排便艰涩,便质坚硬。

(3) 便意频频,但难以排出或难以排净。

(4) 可伴有腹胀、腹痛、食欲不振、夜寐不安、生长发育迟缓,长期便秘者可诱发肛裂、痔疮。

2. 鉴别诊断　先天性巨结肠的主要临床表现为顽固性便秘,新生儿胎粪排出延迟,婴儿便秘呈进行性加重;常有营养不良,食欲不振,高度腹胀;肛肠指诊检查有空虚感及裹手感;被灌肠后X线片显示,近直肠-乙状结肠处狭窄,上段结肠异常扩大。

**【辨证论治】**

1. 证候辨别　首辨虚实,次辨寒热。实证多乳食积滞、燥热内结和气机郁滞所致,一般病程短,病情轻浅,粪质干燥坚硬,腹胀拒按。食积者,伴有不思饮食或恶心呕吐;气滞者,常伴嗳气频作。虚证多因气虚血亏、失于濡润、传导无力所致,体虚病程长,病情顽固,粪质不甚干结,但欲便不出或便出不畅,常腹胀喜按。气虚者,伴神疲气短;血虚者,常面白无华,唇甲色淡。热证者,多有面赤身热、口干、尿黄、腹胀满而痛,得温反重,舌红苔黄等实热兼证;寒证者,常见面色青白、四肢不温、喜热恶寒、小便清长、舌淡苔白之寒象。

2. 治疗原则　治疗便秘以润肠通便为基本原则,针对病因用消积、增液润燥、理肺、健脾疏肝、益肾等治本之法。应推拿、食疗并举,通下法只可暂用,不可攻伐太过,以免损伤正气。另外,可中药、针灸等多种方法治疗。

3. 分证论治

(1) 实秘

1) 食积便秘

症状:大便秘结,面黄青,鼻色黯无泽,鼻翼色青白而硬,鼻唇沟青,不思饮食,脘腹胀满,恶心呕吐,手足心热,小便短黄,苔黄腻。

症状分析:乳食停滞胃肠,阻塞气机,故见不思饮食,脘腹胀满;食停中焦,久而成积,积久化热,积热蕴结而致肠腑传导失常,引起便秘;热移膀胱,则小便短黄。

治则:消积导滞,清热化湿。

处方:揉小天心3分钟,清补脾5分钟,清板门5分钟,逆运内八卦3分钟,清四横纹2分钟,清肺3分钟,清大肠3分钟,退六腑3分钟,清天河水2分钟,揉膊阳池1分钟。

随症加减:有呕吐,加推天柱骨

方义:揉小天心、清补脾、清板门、逆运内八卦、清四横纹可通瘀散结,清脾胃之湿热,调中行气,消胀消积滞,止痛,进饮食;清肺、清大肠、退六腑可清肠腑之热,消积滞而通泄秘结;清天河水可清心、肝经之热,又能安神镇静,利尿;揉膊阳池可降逆通便。

2) 燥热便秘

症状:大便干结,排便困难,重者秘结不通,面红身热,口干口臭,腹胀或痛,小便短赤或口舌生疮,舌质红,苔黄燥。

症状分析:患热病后,余热未除,或素食肥甘炙煿之品化热,或胎热内盛,蕴于肠腑,导致传导失调而致便秘不通,循经上口则口干、口臭、口疮,下移膀胱则小便短赤。

治则:清热润肠通便。

处方:(主)揉小天心3分钟,清板门5分钟,清补脾5分钟,退六腑3分钟,泻大肠5分钟,大清天河水3分钟。

(配)清肺2分钟,逆运内八卦3分钟,清四横纹3分钟,补肾5分钟,揉二马2分钟,揉膊阳池1分钟,分腹阴阳1分钟,点中脘1分钟,点天枢1分钟,摩腹(泻法)2分钟。

方义:揉小天心、大清天河水通经活络,利尿,泻心火;清板门、清补脾能清脾胃之湿热,健脾利湿;清肺、退六腑、泻大肠可清营凉血,消积滞通便;逆运内八卦、清四横纹可调中,引上下焦之热下行,排便消积,进饮食;补肾、揉二马可滋阴益气,助神清热,扶正,有利于机体的恢复;揉膊阳池可降逆通便;分腹阴阳、点中脘、点天枢、摩腹可清热通便。

3) 气滞便秘

症状:多见于年长儿有情志不畅或素体活动量少,大便秘结,欲便不及,嗳气频作,胁腹痞闷,胀痛,舌质红,苔薄白。

症状分析:较大儿有思维,遇到不顺心事,情志不和而致心情怫郁,导致肝气不畅,横逆犯胃,气机阻碍,运化功能紊乱,致便秘或欲便不及,嗳气频作,胁腹痞满、胀痛等,舌红、苔薄白。

治则:疏肝理气,导滞通便。

处方:(主)揉小天心 5 分钟,补肾 5 分钟,平肝肺 2 分钟,分阴阳 3 分钟,清补脾 5 分钟,清板门 5 分钟,逆运内八卦 3 分钟,清四横纹 3 分钟,清大肠 2 分钟,退六腑 2 分钟,清天河水 1 分钟。

(配)分腹阴阳 2 分钟,点中脘 2 分钟,点天枢 2 分钟,摩腹 2 分钟,加揉背部膈俞、三焦俞、大肠俞、胃俞、脾俞、肾俞各 1 分钟。

方义:补肾、平肝肺、揉小天心、分阴阳、清天河水可镇静安神,疏肝理气,平肝肺又可助脾气;清补脾、清板门、逆运内八卦、清四横纹可调中和中,调气助运、消胀,又可化滞;清大肠、退六腑可消积滞通便;清天河水可协助平肝木,泻心宁神,利尿;分腹阴阳、点中脘、点天枢、摩腹可调中下焦之腑气,通便;揉背部俞穴加强理气及津液代谢,促进排便。

(2) 虚秘

1) 气虚便秘

症状:常见于先天不足儿及病后未愈者,面色㿠白,鼻准色黯无泽,虽有便意,但努挣乏力,难以排出,挣则汗出气短,便后疲乏,神疲懒言,舌淡苔薄,伴全身气虚征象。

症状分析:因小儿气虚传导无力,故大便不下,有便意,努挣或便后乏力。面色㿠白,神疲懒言,舌淡,苔薄,均为气虚征象。

治则:健脾益气,温阳通便。

处方:(主)补脾 5 分钟,补肾 5 分钟,揉二马 3 分钟,补肺 2 分钟,推上三关 3 分钟,揉外劳 3 分钟,清板门 5 分钟,逆运内八卦 3 分钟,清四横纹 3 分钟,清大肠 3 分钟,退六腑 2 分钟。

(配)分腹阴阳、点中脘、点天枢、摩腹(平)各 1 分钟,揉背部脾俞、胃俞、三焦俞、大肠俞各 0.5 分钟,清天河水 1 分钟。

方义:补脾、推上三关、揉外劳可补虚扶弱,补血生肌,以助消化吸收,又能温阳散寒,提中气;补肺、清大肠(只推 1~2 次)可提肺气,以助腑气,通便;清板门能健脾和胃,助脾运;逆运内八卦、清四横纹可增强胃运动功能,改善胃功能状态;退六腑能退热凉血通便,退六腑、推上三关为大分阴阳,即平衡阴阳;分腹阴阳、摩腹、点中脘、点天枢及揉背部俞穴可消食化滞,健脾通便,促进肠蠕动,兴奋脏腑,提高各系统功能,以助机体恢复;清天河水可清心利尿,巩固疗效。

气虚下陷者,症见多次去厕所而努责,肛门坠迫,甚至脱肛,治当补中益气,气虚日久需兼补肾、二马以大补元气;病久及肾,肾阳不足,阴寒内生,温煦无权,不能蒸化津液,温润肠道,症见大便不干、排出困难、腹中冷痛、四肢不温,治宜温阳通便,加补脾、三关、外劳等。

2) 血虚便秘

症状:气虚无力,面白无华,精神萎靡,大便干结,努挣难下,唇甲色淡,头晕心悸,舌淡嫩红,苔薄白。

症状分析:由于贫血,故出现贫血貌。

治则:养血润肠通便。

处方:(主)揉小天心3分钟,补脾5分钟,推上三关2分钟,清板门5分钟,逆运内八卦3分钟,清四横纹2分钟,按揉足三里3~5次,补肾5分钟,揉二马3分钟。

(配)捏脊。

方义:揉小天心可通经活络;补脾、推上三关可补虚扶弱,补血生肌;清板门、逆运内八卦、清四横纹、按揉足三里可调中进饮食,助消化吸收;补肾、揉二马可滋阴补虚益气、益神,补脾阳以助脾气,保后天之本。疗效欠佳者,可捏脊,或中西医结合治疗。

**【预防护理】**

1. 预防

(1)注意饮食:婴幼儿注意早添加辅食,幼儿应多加蔬菜、水果,主食不能太细,适当加粗粮。

(2)进饮食应以稀软、易于消化吸收为原则,不宜吃煎煿之品、辛辣食物,纠正偏食。

(3)参加体育锻炼,避免少动久坐,久卧。

(4)避免过度情绪刺激,保持精神舒畅。

(5)养成定时排便的习惯。

2. 护理

(1)饮食宜清淡,多饮水,多吃水果、蔬菜、豆类、红薯、土豆等食物,主食不能太精细,适当添加粗粮。

(2)便秘时用甘油栓纳入肛门,使大便滋润易于排出,避免肛裂,但不能常用,以免产生依赖性。

(3)因排便困难而怕排便的小儿要诱导,并用温淡盐水放入便盆坐盆熏蒸,使肛门括约肌松弛,易于排便。

(4)热病后由于进食少而日久不大便,不必急于大便,只需抚养胃气,将饮食增加,大便自能正常。

# 二十五、疳病

疳病是由于喂养不当或多种疾病的影响,使脾胃受损、气液耗伤而引起的一种内伤性病症。临床表现为形体消瘦,饮食异常,精神不振,烦躁不宁,面黄发枯,大便不调。病久易合并其他疾病而危及生命。故古人将疳病列为儿科四大要证之一(痧、痘、惊、疳)。

疳的含义有两种:一为"疳者,甘也",为其病因,乃多食肥甘所致;二为"疳者,干也",是指全身消瘦、肌肤干瘪、气血津液不足的临床征象。

疳证又称"疳积",是虚实并见的夹杂证候,所以有"积为疳之母,无积不成疳"以及"疳之为病,皆虚使然"。故疳病不治,可传余脏,除脾胃病之外,他脏亦受影响。

疳证包括西医的小儿营养不良和多种维生素缺乏症。各年龄组均可发病,一般以 1~6 岁发病率较高。

【病因病机】

1. 病因　多种原因可致疳病,常见的有伤食因素、正虚因素、用药过度因素。

(1)伤食因素:小儿饮食不知自节,过食肥甘厚味及生冷瓜果,或过于溺爱,喂养不当,妄投高营养滋补品,饮食不能定时、定量或不能按时添加辅食,或乳食数量、质量不足,长期不能满足小儿机体的需要,导致胃不受纳,脾失健运,时久气血亏损,形体日渐消瘦成疳。

(2)正虚因素:小儿的生理特点是"脾常不足,肾常虚"。先天不足,脾肾两虚,形体消瘦,特别是呕吐、泄泻、泄痢等直接损伤脾胃的疾病,易演变成疳。

(3)用药过度:患病后过用苦寒攻伐、峻下之品,损伤脾胃,亦可成疳。

2. 病机

(1)病变脏腑在脾胃:无论何种原因,其共同的病理变化都是脾胃的运化功能失常。其发展由浅入深,由轻而重,由脾胃而及其他脏腑,所以虽说疳病不离脾胃,亦不局限于脾胃。

(2)病理基础是津液的消亡:疳证的发病与津液气血的消亡有密切的关系。由于喂养不当或多种疾病的影响,使脾胃受损,气液耗伤,致使全身虚弱羸瘦。正如钱乙所论:"疳皆脾胃病,亡津液之所作也。"

(3)病机属性本虚夹实:疳病的不同证候,由于病因不同,先天差异,病程有长短之别,其病机属性以虚为本,亦有虚实兼夹者。病初,各种原因损伤脾胃,脾失升运,胃失和降,纳谷不香,食而不化,水谷精微不敷,以致机体失于营养;或胃气未损,脾气已伤,脾弱胃强,则能食善饥,但腐熟转输无权,故虽能食而不充形骸,为轻浅阶段,正虚不著,运化失健,或夹食滞湿浊等实邪。若脾胃失和未能及时调治,运化功能未恢复,积滞内停,壅塞气机,阻滞络脉,则肚腹膨胀,或虫团聚散,或肝脾肿大,积滞久蕴易于化热;土虚木亢,又常见肝脾不和、虚火内扰之象,为本虚标实、虚实夹杂的中期疳积阶段。若疳病迁延日久,或病因未除,失于调治,脾胃日趋衰败,津液消亡,气血亏损,渐致五脏皆虚,形成干疳,是为虚证重症。

(4)病情演变渐涉五脏:疳病的病情演变由浅入深,由轻入重。轻者,病变仅在脾胃,如脾胃不和或胃强脾弱;重者,渐涉五脏。干疳、疳积患儿失于调治,可产生脾脏本身之兼证,如泄泻、呕吐、肿胀、紫癜。脾病及肝,土虚木旺,则性情急躁、咬指磨牙等;肝阴不足,精气不能上注于目,目失所养,则目翳遮睛;脾病及心,心失所养,心火内积,循经上炎,则口舌生疮;脾病及肺,土不生金,肺卫不固,则易患外感,肺闭咳喘;脾病及肾,肾精不足,骨失所养,久则骨骼畸形,成永久后遗症。干疳可涉及五脏,危者直至阴竭阳脱而亡。

**【诊断及鉴别诊断】**

1. 诊断要点　按国家中医药管理局颁布的《中医病证诊断疗效标准》中小儿疳病的诊断依据:

(1) 饮食异常,大便干稀不调或脘腹膨胀,明显脾胃功能失调。

(2) 形体消瘦,体重低于正常儿平均值15%以上,面色不华,头发稀疏、枯黄,重者干枯羸瘦。

(3) 兼有精神不振,或好发脾气、烦躁易怒,或喜揉眉擦眼,或吮指磨牙等症。

(4) 有喂养不当或病后饮食失调及长期消瘦史。

(5) 因蛔虫引起者谓之"蛔疳",大便镜检可见蛔虫卵。

(6) 贫血者,血红蛋白及红细胞减少。

(7) 出现肢体浮肿属营养性水肿,血清总蛋白大多在45g/L以下,血清白蛋白约在20g/L以下。

2. 鉴别诊断

(1) 积滞:积滞与疳积同为脾胃疾病。积滞以不思饮食、食而不化、嗳吐酸腐、大便酸臭或便秘、腹部胀满为特征,与疳病以形体消瘦为特征有明显区别。二者亦有密切关系。《证治准绳·幼科·疳》说:"积是疳之母,所以有积不治乃成疳候。"积滞为实证,积久可成疳,但临证可见疳病并非皆由积滞转化而成。疳有夹积滞者,称为疳积。

(2) 痨瘵:现代医学认为,痨瘵专指痨虫(结核杆菌)感染而生之慢性消耗性疾病。疳是喂养不当或多种疾病的影响,使脾胃、气液受伤导致的病症。两者绝然不同。

**【辨证论治】**

1. 证候辨别

(1) 辨别常证

1) 辨形体:疳病患儿皆有形体消瘦,但病情长短、病情轻重不同,消瘦程度亦有较大差别。初期体重不增,形体渐消瘦,但不是太瘦,病情为轻,体重减轻在正常的15%~25%;病情发展,四肢枯细,肚腹胀满,出现腹大肢细的典型体征,体重减轻到正常的26%~40%,多为虚实夹杂之证;如全身肌肉消瘦,皮包骨头、腹凹如舟,体重渐至正常体重的 40% 以上,则为后期重症,须防虚脱。

2)辨精神:精神正常为病在脾胃,未涉及他脏。精神不振为血不养心,心怯神弱;性急易怒,好动多啼,为脾虚失抑,肝木亢旺;心神失主,精神萎靡,少气懒语,为精气俱耗。

3)辨食欲:受纳食物依靠胃气调和,知饥纳运须脾气健运。脾病常有饮食异常,初期脾胃不调,久则脾胃气虚;若不思饮食,则胃气全无,脾气将竭。或有食欲亢进者,但食而不化,形体不充,为胃强脾弱所致。嗜食异物者,与食积或虫积久蕴、内蒸生热有关。

(2)辨识轻重:疳病有疳气、疳积、干疳之分。初期,脾胃不和或胃强脾弱,能食善饥而不充形骸,为轻浅阶段。疳气未能及时调治,积滞内停,壅塞气机,久蕴化热,土虚木亢,心肝之火内扰,则为虚实夹杂的疳积阶段。迁延日久,脾胃日趋衰败,津液消亡,气血亏耗,渐至五脏皆虚的干疳重症。危重者随时可阴竭阳脱而死亡。

2. 治疗原则　治疗疳病时应务必处处以顾护脾胃为本,调脾和胃,以助受纳和运化,使后天生化渐充则可趋向康复。疳病病情复杂,虚实有别,应灵活采用先攻后补、先补后攻或攻补兼施。江育仁提出"疳气以和为主,疳积以消为主,干疳以补为主"的治则可供参考。还应配合支持疗法,以减少猝变。

3. 分证论治

(1)疳气

症状:形体略见消瘦,面黄少华,食欲不振或食多便多,大便干或不调,精神不振,好发脾气,舌苔腻。

症状分析:疳病初期,形体消瘦不著,厌食和食欲不振,因脾胃升降失和;清升不升,则便溏;浊气不降,则便秘;土虚木亢,则易发脾气。

治则:调和脾胃,益气助运。

处方:清补脾 5 分钟,清板门 5 分钟,逆运内八卦 3 分钟,清四横纹 2 分钟,揉外劳 3 分钟,平肝 3 分钟。

方义:清补脾、清板门可补脾助运,补血生肌,助气和血进饮食,消食化积,调理大便,且清板门有调节胃的作用,清胃、膈大小热,除烦消积;逆运内八卦、清四横纹可开胃,消食除胀,调节胃的功能状态;四横纹清之可调中行气,和气血、消胀,掐之能除烦散瘀结;揉外劳能温阳散寒,温固下元,是补元阳的主穴,性温热,能内达外散,协助脾的作用;平肝可平肝胆之火,开郁除烦,息风镇惊,解热镇静,和气生血,防止木克土。

(2)疳积

症状:形体消瘦明显,脘腹胀满,甚至青筋暴露,面色萎黄,鼻准、翼色黯无华,发稀黄成绺或结穗,烦躁或见揉眉挖耳,吮指磨牙,食欲减退或善食易饥,大便下虫或嗜食生米、泥土等异物,舌质淡,苔黄腻。(多见于本病的中期)

症状分析:本病其本为虚,标为实,形瘦为虚,肚大为实,腹大肢细为本病的典型证候。疳积有积无积,需看腹满与不满,满者多为积。本证是由疳气发展而来。食欲不振者,脾胃气虚,运化失职,能食而不生肌肉,是胃有虚火,脾弱失运,所谓胃强脾弱。

治则:消积理脾,和中清热。

处方:(主)清补脾8分钟,清板门5分钟,逆运内八卦3分钟,清四横纹2分钟,揉外劳3分钟,平肝3分钟,补肾5分钟,清天河水1分钟。

(配)分腹阴阳1分钟,点中脘1分钟,点天枢1分钟,摩腹(泻)2分钟。

方义:清补脾可消积,理脾助运;清板门可清胃热,育胃阴进饮食,降逆止呕;逆运内八卦、清四横纹可调中导积理气,升清降浊,清热消胀,引热外行;揉外劳能温阳散寒,温固下元,是补元阳的主穴,性温热,能内达外散,协助脾的作用;补肾、平肝可平肝胆之火,开郁除烦,息风镇惊,解热镇静,和气生血,防止木克土;清天河水可清心除烦,利尿,巩固疗效;分腹阴阳、点中脘、点天枢、摩腹可调理脾胃,消食导滞,消积消胀。

(3) 干疳

症状:极度消瘦,皮包骨头,面黄青晦暗,鼻色黯晦无泽,呈小老人貌,皮肤干枯有皱纹,精神萎靡,啼哭无力,且少泪或肢体浮肿,或见紫癜、鼻衄、齿龈出血等,舌淡或光红少津。(为晚期)

症状分析:本病由于病情迁延日久,调治不当,全身极度消瘦。全身衰竭,气血两败,易发各种兼证,要从心、肺、肾等脏早期识别,对不哭不闹、多睡少动需加警惕,重者以防虚脱。

治则:干疳及兼证、合并证应中西医结合治疗,推拿轻者可治,重者只能扶正。

**【预防护理】**

1. 预防

(1) 提倡母乳喂养。

(2) 饮食要定时定量,纠正偏食、零食及进食不均匀、暴饮暴食的不良习惯。

(3) 按时添加辅食。

2. 护理

(1) 房间温湿度要适宜,保持空气清新,注意保暖,防止交叉感染。

(2) 定时体检,注意体重、身高及病情变化。

(3) 对重症疳病儿加强护理。

(4) 根据病情变化按需配制相应的食谱,有利于患儿的康复。

【体会】

1. 疳病在疳气阶段推拿效果明显,可单纯推拿治疗。病情进展到疳积阶段的患儿,一般情况尚可单纯推拿治疗。若体质差兼有合并症,以及干疳或兼合并症,应及时中西医结合治疗,以提高疗效,而推拿只能扶正。

2. 根据我们的体会,患儿在恢复期进行推拿对扶正的效果优于西医。

# 二十六、佝偻病

佝偻病是小儿时期的一种慢性营养缺乏症。本病的致病因素为先天不足,后天营养失调。现代医学认为,本病主要是由于维生素 D 不足而引起全身钙、磷代谢失调,以骨骼的改变为主要临床特征。由于钙盐不能沉着于骨骼的生长部位而使骨骼发育障碍。虽然不能直接影响生命,但因发病缓慢,易被忽视,一旦骨骼发育明显病变,同时已影响神经、肌肉、造血、免疫等组织器官的功能,机体抵抗力下降,容易并发呼吸、消化系统疾病,对小儿健康危害较大,故应引起重视。

本病好发于北方寒冷地区。由于日照时间短,户外活动少,故 9 个月至 2 岁儿多见,人工喂养儿高于母乳喂养儿。本病属于小儿弱证范畴,国家设立了妇幼保健系统,对预防本病极为有益,这类小儿大大减少。

【病因病机】

1. 病因　本病的发生多与季节、气候、孕期情况、喂养方式、生活习惯、环境有关,中医强调先天禀赋不足,后天调护失宜。

(1) 先天禀赋不足:父母精血不足,体虚受孕,则其母育儿多病;不思饮食及坠胎未成而成胎者,或高龄得子,早产、多胎以致胎元失养,使胎儿禀赋不足,出生后肝肾内亏,气血虚衰而致病。

(2) 后天调护失宜:多与日照不足或喂养不当有关。

1) 少见阳光,居住阴暗,户外活动少,日照不足。如温室里的花朵,娇嫩柔弱,见风就容易受邪,患外感夹证,一般有咳嗽、呕吐或纳差。另外,不见阳光,体内因缺乏维生素 D 而逐渐钙不足。

2) 喂养不当,断乳早,人工喂养,没能及时添加辅食,或辅食的质、量不能满足小儿生长发育的需要,气血虚弱、营养不足,全身失于滋养。

2. 病机　多因脾肾虚弱,不能正常吸收转运食物中的某些营养物质。

(1) 肾虚骨骼不充:肾藏精生髓主骨。肾虚则髓海不足,精气不充,骨化不全,筋骨软弱,以致坐立行走无力,颅骨软化,囟门迟闭,牙齿迟出,甚至鸡胸、龟背等。

(2) 脾虚肌肉失养:脾主四肢肌肉。脾虚则气血营卫亏损,不能化精微以充养肌肉四肢,致使手足软弱无力。

(3) 脾肾不足:脾虚则肝旺,肾虚则肝失涵养条达,肝阳内亢,阳失潜藏,致烦躁不安、夜啼汗多、寐而不宁等。

现代研究表明,维生素D缺乏是本病的主要原因,常与下列因素有关:日照不足,喂养不当,不及时补充维生素D制品(如母乳、牛乳、蛋黄、动物肝脏等),使维生素D摄入不足。另外,其他疾病的影响,由于疾病的消耗,如麻疹、结核病、食物补充不及时也易引起本病。

【诊断及鉴别诊断】

1. 诊断要点 可从症状、体征、血生化、X线片骨骼改变征象作出诊断。

(1) 临床分期:依据年龄、病史、症状、体征、X线片及血生化检查等综合资料,可分为活动期(初期、激期)、恢复期和后遗症期。

1) 初期:多自3个月左右开始发病,早期常有非特异性神经精神症状,如夜惊、多汗、烦躁不安等,枕秃也较常见。同时可有轻度骨骼改变。X线片可无异常或见临时钙化带模糊变薄,干骺端稍增宽;血生化改变较轻微;血钙血磷正常或稍低;碱性磷酸酶正常或稍高。

2) 激期:常见于3个月至2岁的小儿,有明显的夜惊、多汗、烦躁不安的症状。同时可有骨骼中度改变的体征,X线片可见临时钙化带模糊消失,干骺端增宽,边缘不整,呈云絮状,毛刷状或杯口状,骨骺软骨加宽;血钙、磷均降低;碱性磷酸酶增高。

3) 恢复期:活动期经日晒或维生素D治疗后,症状逐渐好转而至消失,体征逐渐减轻、恢复。X线片可见临时钙化带重现、增宽、密度加厚;血钙、血磷、碱性磷酸酶恢复正常。

4) 后遗症期:多见于3岁以后的小儿,经治疗或自然恢复,症状消失,骨骼改变不再发展,X线及血生化检查正常,仅留有不同程度的骨骼畸形。

(2) 临床分度:依据骨骼改变体征的程度可分为以下3度。

1) 轻度:可见颅骨软化,囟门增大,轻度方颅,肋串珠,赫氏沟等改变。

2) 中度:可见典型的串珠肋、手镯环、肋膈沟(赫氏沟),轻或中度鸡胸,漏斗胸、"O"或"X"型腿,也可有囟门晚闭,出牙迟缓等明显改变。

3) 重度:可见明显的赫氏沟,鸡胸,漏斗胸,脊柱畸形,"O"或"X"型腿,病理性骨折等严重改变。

2. 鉴别诊断

(1) 维生素D依赖性佝偻病:系隐性遗传性疾病,可在1岁内发病,有严重的佝偻病症状,生长、发育迟缓,齿釉质发育差,血钙、磷均低,碱性磷酸酶增高,并伴有氨基酸尿症,患儿需终生服大剂量维生素$D_3$等。

(2) 低血磷性抗维生素D佝偻病:为遗传病,可见散发病例。因肾吸收磷发生障碍,使血磷降低。

(3) 肾性佝偻病:因肾疾患引起慢性肾功能障碍,而致钙磷代谢失常,从而发生佝偻病。

以上须请中西医有经验的医生鉴别。

**【辨证论治】**

1. 证候辨别

(1) 辨脾虚、肾虚:本证早期表现为脾运失健、气血不足之状,常见纳少、乏力、面色少华,肌肉松弛,动则易汗,容易感冒或兼便溏等症。日久脾虚及肾,肾不能藏精主骨生髓,出现骨骼改变,如乒乓球头、囟门迟闭、方颅、出牙晚、赫氏沟、串珠肋、脊柱侧弯、手镯环、"O"或"X"型腿等。

(2) 辨病涉及他脏:脾肾不足致肝旺,若见烦躁不安、夜间哭闹、惊惕不安多汗等则病系涉及心肝。

2. 治疗原则

(1) 重在调补脾肾:本病因先天不足,后天失调,气血耗损,积弱而成,故应用补益之法。先天不足以补肾为主,后天失调以补脾为先;脾肾俱虚,病情迁延者,脾肾兼顾,须在脾健胃和的情况下,使用补肾之法。

(2) 应从全身症状改善着手:在辨证论治的前提下,注意维生素 D 及钙、磷的补充,在调补脾、肾之外,要注意宁心平肝、调和营卫等治法,改善症状,同时加强护理,改善体质,才能标本并治。

3. 分证论治

(1) 气血不足,脾虚肝旺(初期)

症状:多在 3 个月开始发病,常见面青黄少华,形体虚胖,发黄稀,多数儿大便稀、不消化,常见烦躁、夜啼、纳差、多汗、枕秃、囟门迟闭、出牙少或晚,肌肉松软或轻度贫血,有的肝脾大,表情淡漠,舌质淡红,苔薄白。

症状分析:脾气不足,运化功能失常,故形体虚胖,肌肉松软,大便稀,不消化,面青黄少华,汗多、枕秃、贫血,个别肝脾大;肾气不足,则发黄稀,表情淡漠,囟门逾期不合,出牙晚或少等。

治则:健脾柔肝,培土抑木。

处方:揉小天心 3 分钟,补脾 5 分钟,推上三关 2 分钟,清板门 3 分钟,补肾 3 分钟,揉二马 2 分钟,平肝 2 分钟,逆运内八卦 3 分钟,清四横纹 2 分钟,揉肾顶 3 分钟,分阴阳 2 分钟,清天河水 1 分钟。

方义:揉小天心、分阴阳、平肝、清天河水可安神镇静,改善烦躁不安及睡眠;补脾、推上三关可补虚扶弱,补血生肌,调中行气,平肝护阳;清板门、逆运内八卦、清四横纹加强脾胃的消化吸收功能,以保后天营血的来源;补肾、揉二马可大补元气,补先天不足,补脑充髓,强壮筋骨而益阴;揉肾顶可固表止汗。

(2) 精血虚损,肾虚骨弱(激期)

症状:常见于 3 个月至 2 岁儿,除只有初起症状外,齿、坐、立、行发育均迟缓,有明显的赫氏沟、手镯环、鸡胸或漏斗胸、"O"和"X"型腿、脊柱畸形等(贫血、五软等虚象),舌质淡红,苔薄白,贫血、血钙磷均低,碱性磷酸酶增高,X线片轻度改变。

症状分析:本期除精神症状外,还有中度的骨骼改变,个别有五迟之证。肾虚骨弱,骨髓不充,骨质不坚则骨软,发育迟缓(五迟),重者畸形;脾气不足,则营血亏损,形体消瘦,面青白无华,舌淡红苔薄。

治则:补脾补肾,滋养气血,强筋壮骨。

处方:补肾7分钟,揉二马3分钟,补脾3分钟,推上三关1分钟,清板门5分钟,逆运内八卦3分钟,清四横纹2分钟,捏脊及按揉背部肾俞、肝俞、脾俞、膈俞、肺俞、三焦俞各0.5分钟,按揉足三里5~7次,按揉关元、三阴交各1分钟。

方义:补肾、揉二马、按揉关元可温肾固本,培补下元;补脾、推上三关可补虚扶弱,补血生肌;捏脊及按揉背部俞穴可兴奋督脉及脏腑功能,尤其益阴壮阳,强筋壮骨;三阴交为脾、肾、肝三脏的交点,故按揉之有补脾、强肝、壮肾之功,即健脾扶正,护阳益阴,通经活络,矫正畸形;清板门、逆运内八卦、清四横纹、按揉足三里加强脾胃的消化吸收功能,以保后天营血的来源。

(3) 脾肾两虚,骨骼畸形(后遗症期)

症状:多见于3岁后小儿,常见鸡胸、龟背、"O"和"X"型腿,并见面色㿠白,走路不稳,易跌仆,平时易患感冒及吐泻等消化系统症状,舌质红,苔薄白。

症状分析:小儿经上治疗,症状基本稳定,骨骼改变亦有好转,表现为运动障碍,伴有全身营养不良,智力发育迟缓或贫血,血钙、血磷及碱性磷酸酶均正常,X线片见骨骼无异常。

治则:健脾补肾,温养真元,矫正畸形。

处方:

1) 补脾10分钟,推上三关3分钟,补肾10分钟,揉二马5分钟,揉小天心3分钟,分阴阳3分钟,捏脊及背部肺俞、肝俞、脾俞、胃俞、三焦俞、肾俞各0.5~1分钟,按揉足三里5~7次,逆运内八卦3分钟,清四横纹2分钟。

2) 矫正畸形:肢体畸形,如"O"型腿重点按揉外侧肌群,"X"型腿重点按揉内侧肌群,每日1~2次,每次5~10分钟;胸部畸形,可做俯卧位抬头展胸运动,每次2~3分钟,每日1~2次。

方义:补脾、推上三关、补肾、揉二马、按揉足三里、捏脊及背部俞穴均为扶正;逆运内八卦、清四横纹调中进饮食,逐渐改善消化吸收,亦是扶正;揉小天心、分阴阳均能安神镇静,调节机体的阴阳平衡。

**【预防护理】**

1. 预防

(1) 宣传强调日照的重要性,多晒太阳,冬季要坚持户外活动,且要根据季节、年龄而定。

(2) 按期进行保健检查,以及早发现、早治疗。

(3) 妊娠期、哺乳期要按规定时间检查胎儿及孕妇情况,要及时添加维生素 D、钙、磷等,有利于胎儿的健康。

(4) 新生儿强调母乳喂养,随着年龄增长及时添加辅食如肝泥、蛋黄等。

(5) 小儿出生 1 个月开始补充维生素 D(根据医生指导进行)。

2. 护理

(1) 居室阳光充足,及时开窗,让阳光直射或折射到房间,使小儿(特别是婴儿)有充足的阳光照射,风和日丽之时抱到阳台及户外接受阳光照射。幼儿要户外活动每日 1 小时以上。晒太阳要注意时间、光线、面积,同时注意阳光对眼睛有刺激。

(2) 预防受凉,注意呼吸道感染,预防跌碰等外伤。

(3) 不要过早让小儿站立或行走,以免骨骼变形。

**【体会】**

1. 佝偻病儿均是脾肾不足而继发,所以平时应注意对小儿脾肾的护养,发现问题及时纠正。只要脾健运,消化吸收功能好,补肾充髓壮骨,保证充足的阳光照射,佝偻病就不易发生。

2. 发现佝偻病后要及时治疗。

# 二十七、惊证

惊证是指小儿烦躁、哭闹、神差、惊悸不安、睡中易惊,食欲不振;重者发稀黄,四肢摇动,体重不增,日久影响生长发育。

**【病因病机】** 本病的病因较复杂,多因惊恐或养护失宜,如触及异物,耳闻异声,或跌仆,或外感、内伤等所致。因为小儿神气怯弱,知觉未开,病理特点是心气有余,见闻异动,惊则伤神,恐则伤志;外感高热,热则生风。乳食积滞,日久影响脾胃功能,致食欲不振等症。

**【辨证论治】**

症状:烦躁不安,惊惕不眠或惊哭惊叫,食欲不振或呕吐,大便稀黏、色青绿,面青或青黄少华、发稀黄、直立或成绺,印堂及承浆尤青,重者时时弄舌,少数有四肢摇动或摇头等,时久体重不增,影响生长发育。

症状分析:小儿神气怯弱,知觉未开,易闻异动,易发惊恐,为肝肾不足所致;肝肾不足,故心神不定,睡卧不宁,烦躁不安,面色青或青黄无华,印堂和承浆色青,大便黏、色绿,惊哭惊叫,时久影响脾胃消化功能,食欲不振或呕吐,影响消化吸收,肌肉不健,四肢摇动。

治则:安神镇静为主。

处方:揉小天心5分钟,分阴阳2分钟,补肾8分钟,揉二马3分钟,大清天河水2分钟。

随症加减:面及印堂、承浆青,鼻准色黯无泽,大便色绿黏,四肢抽动,多为惊泻,上穴加揉二马、揉外劳、清补脾、大肠;消化吸收差、食欲不振、呕吐、发稀黄成绺,为脾胃功能失健,加清补脾、清板门、逆运内八卦、清四横纹以调脾胃;面带滞色,为外感,加小天心、乙窝风可疏风解表治感冒。

方义:揉小天心、分阴阳、补肾、揉二马、大清天河水为镇惊、镇静的要穴。可根据辨证加病因治疗。

【体会】

1. 惊证这一大组症状很多,归纳到一起,先治惊、除烦,患儿病症即除了一大半。

2. 再根据症状,归纳到哪一经,按五行规律治疗,绝大多数儿能奏效。

3. 根据患儿体质选择补泻手法。

长期以来,我们如此治疗烦躁不安、睡卧不宁或惊悸抽搐,食欲不振或伴有发育迟缓等均有明显效果。我们曾总结推拿治疗"小儿惊证69例临床观察"发表于《按摩与导引》杂志1991年6月16日,又以推拿治疗"小儿夜游症4例治疗观察"刊于《山东中医杂志》1989年3月26日,同行读后说:"你们写的惊证及夜游症的治疗,我们已验证,穴位不多,效果不错。"等等。

病例:林某,女,6岁,1987年6月27初诊,其母代叙病史:

患儿生后4个月开始夜间睡卧不宁,有惊哭,会走后常于夜间起床或抱物乱走,近月余因感冒,又常夜间开门、开窗乱走或坐起来2~3分钟再躺下睡,每夜起5~6次,连续7~10天。患儿系第三胎,顺产,一直很健康,姐妹三人中老二有同样病史。家族史:其父兄弟三人(其父为老大),其中有两人(老二、老三)有此病史,老三有两个孩子也有此病史。

查体:神清,发育营养好。面黄带新滞色,咽稍红,心、肺、腹、四肢(-),舌尖红,舌苔薄白,故诊为:①感冒;②夜游症。

治则:解表清热,安神镇静。

处方:揉小天心3分钟,揉乙窝风4分钟,补肾6分钟,清板门5分钟,分阴阳2分钟,大清天河水2分钟,揉心俞、肝俞各2分钟。

方义:揉小天心、揉乙窝风、补肾、清板门、分阴阳、大清天河水解表发汗治感冒;揉小天心、补肾、分阴阳、揉心俞、揉肝俞、大清天河水能安神镇静。

第2天叙一夜未醒,次日晨其母叫醒。因面滞已去,感冒症状消失,故上穴去掉乙窝风。但第2次推后,夜间又起来1次,见面又有滞色,故又加推乙窝风。第3次推后未犯病,从第4次推去乙窝风,又继推5次,每日1次,共计治疗10次。半年后追访,未再犯病。

# 二十八、惊风

惊风是指小儿时期常见的一种以抽搐、伴神昏为特征的证候,又称"惊厥",俗称"抽风";临床以全身或局部肌肉抽搐为主要表现,常伴有神志不清,是小儿常见症。一年四季均可发生,一般以 1~5 岁的小儿多见,年龄越小,发病率越高,且病情亦重,变化亦快,常威胁生命,故被列为中医儿科四大症之一。

惊风的症状,临床常有八候之说,即搐、搦、颤、掣、反、引、窜、视。八候的出现表示惊风在发作,但惊风发作之时,不一定八候都有。发作时急、慢强度不同,由于发病有急有缓,症状表现有虚、实、寒、热。凡病急暴,属阳属实者,统称急惊风;久病中虚,属阴属虚者,统称慢惊风。慢惊风中若出现纯阴无阳的危重证候,可称慢脾风。

惊风是一种证候,可发生在许多疾病过程中。急惊风可见于高热惊厥,急性中毒性脑病,各种颅内感染性脑病等。慢惊风常为代谢性疾病,与水电解质紊乱,颅脑发育不全及损伤、出血、缺血、缺氧,以及各种脑炎、脑膜炎、中毒性脑病恢复期出现的惊厥有关。

## 【病因病机】

1. 病因

(1) 急惊风:急惊风的病因与外感时邪、饮食内伤、猝受惊恐有关。

1) 外感时邪:时邪包括六淫之邪和疫疠之气。小儿肌肤薄弱,卫外不固,若冬春之季,寒温不调,气候突变,感受风寒与风热之邪,邪袭肌表或从口鼻而入,易于传变,郁而化热,热极生风;小儿元气薄弱,真阴不足,易受暑邪,暑为阳邪,化火最快,转变急骤,内陷厥阴,引动肝风;暑多夹湿,湿蕴热蒸,化为痰浊,蒙蔽心窍,痰动则风生;若感受疫疠之气,则起病急骤,化热化火,逆传心包,火急动风。

2) 饮食内伤:饮食不节,暴饮暴食,致使水停为湿,谷反为滞,郁结肠胃,壅塞气机,生湿酿痰,痰湿内阻,肝失条达,郁极生风;或饮食不洁、误食污秽或毒物,湿热疫毒,蕴结肠腑,化火动风。

3) 猝受惊恐:小儿元气未充,神气怯弱,若突见异物,乍闻异声或不慎跌仆,暴受惊恐,惊则气乱,恐则气下,致使心失守舍,神无所依,轻者神志不定、惊惕不安,重者痰涎上壅,引动肝风,发为惊厥。

(2) 慢惊风:常见病因有脾胃虚弱、脾肾阳虚、肝肾阴亏等。

1) 脾胃虚弱:由于暴吐暴泻,久吐久泻,或有他病妄用汗、下,或禀赋不足,喂养不当,均可导致中焦受损,脾胃虚弱。中土即虚,则土虚木贼,肝亢风动,致成慢惊之证。

2) 脾肾阳虚:胎禀不足,脾胃素虚,复因吐泻日久或误服寒凉,伐伤阳气,以致脾阳不振,阴寒内盛,不能温煦筋脉而致时时搐动之慢脾风证。

3）肝肾阴亏:肝肾阴亏,急惊风迁延失治,或温热病后期,阴液亏耗,肝肾精血不足,筋脉失于濡养,以致阴虚阳亢,虚风内生而成慢惊风。

2. 病机

（1）病变脏腑主要在心肝脾肾:急惊风多与心肝有关;慢惊风的病理变化主要责于脾胃肝肾。急惊风多由外感时邪引发,时邪入里化热化火,内犯心包,引动肝风,则见神昏抽搐,或由食积郁滞肠胃,生湿酿痰,蒙蔽心包,郁极生风;亦可因暴受惊恐,忧心伤神,气机阻滞,痰郁化火,引动肝风,发为惊厥。慢惊风多由脾胃先伤,肝木侮土,脾虚生风;或因素体虚寒,脾胃阳气衰败,阴霾四布,筋脉失于温煦而致抽动;亦有因热邪久留,热烁真阴,以致肾阴不足,肝血亏损,阴虚而风动。

（2）病理因素为痰热惊风:外感风热之邪或外感风寒入里化热,或感受暑湿疫毒,化热化火,动风惊厥,正如《幼科铁镜·阐明发惊之由兼详治惊之法》所说:"热盛生风,风盛生痰,痰盛生惊。"痰热惊风是急惊风的主要病理机转,且可相互影响,互为因果。慢惊风可由急惊风后邪恋不解,迁延不愈,正气已虚,邪热久留,其邪入里、入络,以致心火上炽,肝风未平,脾虚痰盛,发为抽搐;也可由肝肾亏损,阴虚内热,灼伤阴精,筋失润养,水不涵木而致虚风内动。

（3）病机属性分虚实:惊风由于病因不同,病程长短各异,病情有寒热之别,体质虚实不同,因此,病机也可分虚实两类。

实证多为急惊风,一般患儿体质强壮,起病急,病程短,多伴有高热等症。常由外感六淫、内伤饮食、暴受惊恐而致,因其病程较短,正气未虚,故属实证。

虚证多指慢惊风,多素体虚弱。素有脾胃虚弱或脾肾阳虚,而致土虚木亢或虚极生风。此外,急惊风后,祛邪未尽,而致肝肾阴虚,虚火内动,常为虚证。

（4）病情演变重阴阳:急惊风多为阳盛之证,由外感六淫之邪化热化火,热盛生风;或由内伤饮食,痰浊内生,郁而化热,痰热风动;亦有突受惊恐,惊则伤神,恐则伤志,神志不宁,惊惕不安,气机逆乱,出现一时性惊厥。

慢惊风有伤阳、伤阴之不同,如暴吐暴泻,损伤脾胃,迁延不愈,而致脾肾阳虚,虚极生风,发为慢脾风;感受外邪,治疗不当则见正虚邪恋,日久可致肝肾阴虚,筋脉失养,水不涵木而致慢惊风。

**【诊断及鉴别诊断】**

1. 诊断要点

（1）本病以 3 岁以下婴幼儿多见,5 岁以上逐渐减少。

（2）本病以四肢抽搐,颈项强直,角弓反张,神志昏迷为主要临床表现。

（3）有明显的原发病,如感冒、发热、肺炎、麻疹、猩红热、乙型脑炎、慢性腹泻等。

（4）急惊风发热高,惊、风、痰、热之证俱备;慢惊风其势缓,虚、寒之象必见。

2. 鉴别诊断

（1）痫证:痫证发作多以突然仆倒、不省人事、四肢抽动、须臾自止为特点。鉴别要点:

1）急惊风多发生在 3 岁以下的幼儿,5 岁以上儿童出现抽风多为痫证。

2）急惊风患儿发作前常多伴有高热,多在 38.5℃以上;痫证发作前常体温正常,也有发作后体温升高者。

3）急惊风患儿的发作,多在体温上升阶段,且一次发作中,大多只抽 1 次,很少有抽搐 2 次以上者。痫证儿童可有多次发作。

4）急惊风的患儿脑电图正常,痫证患儿脑电图异常。

（2）脐风:多在生后 4~7 天抽搐,以唇青口撮,牙关紧闭,哭笑面容,甚者四肢抽搐,角弓反张为主症。与急惊风有相似之处。另外,各年龄小儿均可因外伤等出现与脐风相同的破伤风,也应与急惊风加以鉴别。

（3）厥证:因阴阳失调、气机逆乱所致,以突然昏倒、不省人事、四肢逆冷为主要表现的一种病症。其鉴别点在于,厥证多出现四肢厥冷而无四肢抽搐或强直等表现。

【辨证论治】

1. 证候辨别

（1）辨急慢惊风:急惊风病史较短,起病急骤,多伴有高热等症状,神昏、抽搐较重。一般外感风邪者,多伴有咳嗽流涕;感受暑邪者,多见于盛夏之季,可伴有反复抽搐,轻者恶心呕吐、烦躁嗜睡,重者深度昏迷、狂躁不安,甚至出现呼吸困难等危象。痰湿惊风常见于夏秋之季,是部分疫毒痢患儿的早期表现,抽搐多频繁发作,初期可无大便,后期大便多夹脓血。惊恐惊风常有惊吓史,发作多不伴高热,面色乍青乍赤,神志不宁,喜投母怀。

慢惊风病史较长,起病缓慢,多不伴有发热症状,神昏、抽搐症状相对较轻,有时手足蠕动。脾胃虚弱者,常见精神萎靡,嗜睡露睛,不欲饮食,大便稀溏,抽搐无力,时作时止;脾肾阳衰者,精神委顿,昏睡露睛,面色㿠白,四肢厥冷,手足瘛疭震颤;肝肾阴虚者,低热虚烦,手足心热,肢体拘挛或强直,抽搐时轻时重,舌绛少津。

（2）辨识轻重:一般来说,惊风的轻证指发作次数少(仅 1 次),持续时间较短(5 分钟以内),发作后无神志、感觉运动障碍。若发作次数较多( 2 次以上)或反复发作,伴高热或抽搐时间较长,或发作后神志不清、感觉运动障碍,甚至有偏瘫,为重证。尤其高热不退,并反复发作时,应积极寻找原发病,尽快早期治疗,控制发作,否则可危及生命。

2. 治疗原则 急惊风发病时应首先开窍醒神,待神志清醒后治惊风主证,即痰、热、惊、风,因此治疗应以清热、豁痰、息风、镇惊为基本法则。然而急惊之痰有痰火和痰浊的区别,热有表热和里热的不同,风有外风和内风的差异,惊有恐惧、惊惕的虚证和惊跳、号叫的实证。对此,在治痰取穴上要有别;清热有透表解毒或清心火、上病下治等区别,治风有疏风和息风的不同;镇惊有平肝息风、滋水涵木的类别。在急惊治疗中首先通经开窍,安神镇静,又要顾全身情况,分清主次,辨证施治。

慢惊风一般属虚证,有虚寒和虚热的区别,因此治疗法则应以补虚治本为主,常用之法有温中健脾、温阳逐寒、育阴潜阳、柔肝息风。

3. 分证论治

(1) 外感惊风

1) 感受风邪(风热)

症状:多见于冬春季节,起病急,面色青带滞色,乍青乍赤,症见发热、头痛、咳嗽、流涕、咽红、烦躁、神昏、惊厥,舌苔薄黄。

症状分析:风热之邪郁于肌表,故发热;风邪上扰,则头痛;风邪侵肺,则咳嗽、流涕;风热上熏咽喉,则咽红;热甚风动,故烦躁、神昏、惊厥,舌苔薄黄。

治则:疏风清热,息风镇静。

处方:醒神:掐人中、老龙、十宣、仆参、精宁、威灵等可选用;再加息风:揉小天心3分钟,分阴阳(阴重)2分钟,补肾7分钟,揉二马3分钟,大清天河水2分钟。

祛外邪:揉小天心3分钟,揉乙窝风5分钟,清板门3分钟,清肺3分钟,揉小横纹2分钟,退六腑1分钟,水底捞明月1分钟。

(配)清补脾3分钟,逆运内八卦3分钟,推四横纹2分钟。

症状加减:咽红肿、疼痛、体温高而不退,可在大椎、少商穴点刺出血后加局部捏挤出血,除瘀。止抽、角弓反张,拿或按双膝眼;向前仆,拿委中;足外翻,拿太溪;向内翻,拿悬钟等。

方义:惊风的总治则为先开窍醒神、镇惊止抽。

大清天河水、水底捞明月、退六腑可清高热息风;分阴阳可平衡阴阳,调和脏腑,息风;揉小天心、揉乙窝风、补肾、揉二马、清板门、清肺可通经活络,开郁,疏风解表,镇静镇惊,清肺胃之热而解表,宣肺止咳化痰;清补脾、逆运内八卦、揉小横纹、推四横纹可调中和胃,助消化吸收,保后天之本。小天心为诸经之祖,诸经皆通,又能矫正筋脉的拘急及偏胜。

若风寒束表,郁而化热,上穴改为:揉小天心3分钟,揉乙窝风2分钟,补肾5分钟,清板门5分钟,分阴阳2分钟,清肺3分钟,逆运内八卦3分钟,揉小横纹1分钟,清天河水1分钟,可解表清热。镇静穴同上,可根据病情选穴。

2）感受暑邪

症状：多见于盛夏季节，起病急，症见壮热多汗，头痛项强，双目斜视或直视，恶心呕吐，烦躁嗜睡，牙关紧闭，角弓反张，四肢抽搐，舌红苔黄腻。（病情重者高热不退、神昏、反复抽搐等，要中西医结合治疗）

症状分析：暑热之邪炽盛，郁蒸于外，故壮热多汗；上扰清阳，故头痛项强；阳明热盛，胃降失和，故恶心呕吐；暑邪伤心，神明无主，故昏沉嗜睡或烦躁不安；热盛伤津，筋脉失其濡养，则肝风内动，故四肢抽搐，惊厥不已，舌苔黄腻。

治则：开窍醒神，镇惊止抽，清热祛湿。

处方：先开窍醒神、止抽镇惊，穴位同前。

醒神后，继清热祛暑：捏挤曲池紫红为宜，掐合谷5~8次，揉小天心3分钟，揉乙窝风3分钟，清肺3分钟，分阴阳、清补脾各5分钟，逆运内八卦3分钟，清四横纹2分钟，补肾3分钟，清板门5分钟，水底捞明月1分钟，退六腑2分钟，掐揉颊车5~7次，掐揉膊阳池5~7次，捣小天心2分钟。

方义：捏挤曲池、掐合谷可除湿热，止呕吐；揉小天心、揉乙窝风、清肺、分阴阳、补肾、清板门、水底捞明月、退六腑解表清热除暑热，清营凉血，又利尿清心热；清补脾可清脾热，利湿；揉乙窝风可出汗散热加清肺可解表解暑；逆运内八卦、清四横纹可开胸化痰，调中助消化；掐揉膊阳池可引上焦热下行，降逆止头痛；捣小天心可治目斜视直视，上视下捣，下视上捣，左视右捣，右视左捣；掐揉颊车可治牙关紧闭。

（2）痰食惊风

症状：面黄青少华，山根青筋横截，鼻准色黯黄，鼻翼青白硬，鼻梁青黯浊，鼻唇沟周围青，纳呆，呕吐腹痛，便秘及痰多等，继而发热神呆，迅速出现昏迷痉厥，喉间痰鸣，腹部胀满，呼吸气粗，舌苔黄厚而腻。

症状分析：望诊面黄青少华，鼻准色黯黄，山根青筋横截，为伤乳食；鼻翼青白硬，为待吐。纳呆、呕吐腹痛，便秘，舌苔厚腻，为伤食的主症；乳食结于胃肠，谷反为滞，气机不利，腹部胀满，呼吸气粗，又复郁而生热；运化不健，易于生痰，痰热上壅，则激动肝风，故神昏痉厥。

治则：消食导滞，涤痰镇惊。

处方：先开窍息风。

（主）清补脾7分钟，清板门5分钟，逆运内八卦3分钟，清四横纹2分钟，水底捞明月1分钟，清肺2分钟，合阴阳2分钟，揉丰隆2分钟。

（配）清大肠3分钟，分腹阴阳、点中脘、点天枢、摩腹（泻法）、点气海、按弦走搓摩各1分钟，掐肾经一节0.5分钟。

方义：清补脾、清板门、逆运内八卦、清四横纹、清大肠、分腹阴阳、点中脘、点天枢、摩腹、按弦走搓摩消食导滞，开胸化痰，又调中行气，固本，恢复机体的一般情况;掐肾经一节、水底捞明月、清肺、合阴阳、揉丰隆、点气海加脾的作用,可健脾利湿,化痰豁痰,引痰下行。

(3) 惊恐痉厥

症状:面色乍青乍赤,频频惊惕不安,惊哭惊叫,甚至惊厥,偶有发热,大便色青、黏、无味,舌无特殊变化。

症状分析:小儿神气怯弱,易受惊吓,心气受损,真火不安本位,上越于面,故面乍青乍赤;肝主筋脉,其色青,故出现筋肉抽掣、跳动,面色泛青,大便色青、黏。

治则:镇惊安神。

处方:(主)揉小天心 10 分钟,分阴阳 2 分钟,补肾水 5 分钟,大清天河水 2 分钟,掐五指节每个 5~7 次。

(配)清补脾 5 分钟,逆运内八卦 3 分钟,清四横纹 2 分钟,揉外劳 3 分钟,清大肠 3 分钟。

方义:揉小天心、分阴阳、补肾水、大清天河水、掐五指节可安神镇惊;清补脾、逆运内八卦、揉外劳、清四横纹、清大肠可调中助消化吸收,治腹痛腹泻及改变大便不调。

急惊风的治疗,必须审病求因,把握病机,分清主次。急惊来之凶猛,多属实属热。但少数儿正气虚弱,阳气不足,病程中往往出现昏迷不醒、四肢厥冷、面色苍白、气息微弱、额头冷汗、便泻、四肢抽搐等,是为厥脱。尤其感受暑邪者,更易发生,此时应抓紧时间入院治疗,以免误诊。(即速加补脾、补肾各 10 分钟,手法要轻慢,有助于稳定病情)

(4) 慢惊风

1) 土虚木亢

症状:形神疲惫,面色萎黄,不欲饮水,嗜睡露睛,大便稀薄、色青绿,时有腹鸣,四肢不温,足跗及面部轻度浮肿,神志不清,不时抽搐,舌质淡、苔白。

症状分析:久泻伤阳,脾阳伤则形神疲惫,面色萎黄;阳衰则寒湿内生,故大便稀薄、色渐青绿,腹中鸣响,甚至肢冷浮肿;土弱则木乘,故时作抽搐,嗜睡露睛;苔白质淡,为脾阳虚弱之象。

治则:温运脾阳,扶土抑木。

处方:补脾 10 分钟,推上三关 3 分钟,清板门 5 分钟,揉小天心 3 分钟,分阴阳 3 分钟,平肝 3 分钟,补肾 5 分钟,清天河水 2 分钟,逆运内八卦 3 分钟,清四横纹 2 分钟,揉外劳 2 分钟,清补大肠 1 分钟。

症状加减:浮肿重者,可上穴加利小肠,只用 1~2 天后慢慢调之,因肿可能为病后营养不足或电解质紊乱所致,因此不能利得太快,应以扶正为主而浮肿自消。

方义：补脾、推上三关可补虚扶弱，温运脾阳，补气血，统血，改变形神疲惫、睡眠状态、四肢不温；揉小天心、分阴阳、平肝、补肾、清板门、清天河水可安神镇惊，能平肝抑木而止抽，改善神疲肢冷、睡眠露睛；补脾、逆运内八卦、清四横纹、揉外劳、清补大肠可以调中行气，助消化吸收，止腹痛腹泻，调理大便。

2）脾肾阳衰

症状：面色㿠白或灰滞，囟门低陷，精神极度萎靡，沉睡或昏迷，口鼻气冷，额汗涔涔，抚之不温，四肢厥冷，手足蠕动或震颤，大便澄澈清冷，舌质淡，舌苔薄白。

症状分析：脾主运化，须依赖肾之命门火温煦，才能发挥其健运功能，而肾阳又需依赖脾阳运化水谷精微，以不断补充和化生，故脾阳损伤到一定程度时，必殃及肾之真阳。肾阳衰微则元气虚弱，火不生土，寒水上泛，故面色㿠白或灰滞、舌苔薄白；阳气不足，故口鼻气冷、四肢厥冷、额汗涔涔、抚之不温，甚至沉睡昏迷。此即所谓"纯阴无阳"的慢脾风证。其实质是阴盛阳衰，属于慢惊风后期，气阳衰竭的危重阶段，病情重，应速请中西医结合治疗，以提高疗效。

治则：温补脾肾，回阳救逆。

处方：补脾10分钟，补肾8分钟，揉二马3分钟，推上三关2分钟，揉小天心5分钟，揉外劳3分钟，掐精宁威灵、拿列缺各3~5次，掐印堂、山根、延年、鼻准、人中、承浆各2~3下。

方义：补脾，脾为后天之本，补之可补虚扶弱，补血生肌，助气和血，进饮食化痰涎，清热利湿，消食化积；补肾可滋肾阴肾阳，推上三关可扶正气，揉外劳温中助消化、止腹痛，揉二马作用强、与补肾合用疗效更高；掐精宁、掐威灵、揉小天心可开窍醒神，镇静止抽；拿列缺发散风寒，清脑降逆，可改变下肢皮温；掐印堂、山根、延年、鼻准、人中、承浆（均在任、督二脉上），可通窍，安神镇惊、镇静，使任督二脉交通。手法速度要慢、轻，时间要长，起到补的作用，每日1~2次。

3）阴虚风动（肝肾阴亏）

症状：虚烦疲惫，面色潮红，身热消瘦，手足心热，肢冷拘急或强直，时有抽搐，大便干结，舌光无苔、质绛少津。

症状分析：此由急惊或他病经久不愈而来，热久伤阴，肝肾之阴不足，阴虚则生内热，故见虚烦低热，形疲神衰，下午面潮红；阴虚不能潜阳，水不涵木，筋脉失养，故肢体痉挛，时有抽搐，手足心热，大便干结；舌光红绛，少津，为阴液干涸之象。

治则：育阴潜阳，滋水涵木。

处方：育胃、肝、肾之阴。

补肾7分钟，揉二马3分钟，揉小天心3分钟，分阴阳3分钟，清板门5分钟，补脾5分钟，推上三关2分钟，逆运内八卦3分钟，清四横纹2分钟，平肝肺3分钟,清大肠3分钟,揉肾顶2分钟,清天河水1分钟。

方义:补肾、揉二马可以滋阴清热;揉小天心、分阴阳、清板门加补肾的作用可以镇静镇惊,止抽搐;补脾、推上三关可补虚扶弱、通阳,改变机体一般情况,如虚烦疲惫、消瘦,加之揉小天心以通经活络,矫正筋脉的拘急及偏盛,可改善肌体的拘挛或强直;补脾、逆运内八卦、清四横纹、揉肾顶可调中助运,改善中焦的胃肠功能,收敛元气,固表止汗,保后天之本;平肝肺、清大肠,平肝即抑肝木,保脾抑肺,加清大肠可润肠通便,清泻肠腑之热;清天河水促进代谢,能清心经之热。上穴共奏育阴潜阳、滋水涵木之功,治疗阴虚风动。如有夹证,要辨证加减。本证治疗时间较长,需坚持,并要中西医结合治疗以提高疗效。

**【预防护理】**

1. 预防　平时设法加强户外活动,接纳新鲜空气及阳光,注意卫生,提高抗病能力,以防惊恐及惊风的发生。

2. 护理

(1) 抽搐时切勿强制牵拉,以免扭伤筋骨,导致瘫痪后遗症。

(2) 抽搐时要侧卧,以免窒息,用纱布缠紧压舌板或筷子,将其放在患儿的上下门牙之间,以免咬破舌头。

(3) 随时将咽部的分泌物吸出,保持呼吸通畅,防止窒息发生。

(4) 注意患儿的呼吸、脉搏、血压、瞳孔、面色、体温等变化并记录在案,以备巡查。

(5) 昏迷儿要经常更换体位,受压处要及时对症处理,以防压疮发生。

(6) 抽搐已止,要环境安静,阳光充足,空气新鲜流通,避免刺激,使其机体早日恢复。

(7) 对患儿饮食从质到量应逐渐改变增加,总之要符合患儿,开始要禁太油腻的食物,以原味素食流汁—半流—软饭,适当给予水果泥。痰多,可加萝卜水或荸荠汁。

惊风诸证治疗取穴,多数根据当时症状而定1~2次治疗,症状改善后根据辨证而施治。

## 二十九、痫证(癫痫)

痫证是小儿常见的一种发作性神志异常的疾病。临床以突然仆倒,不省人事,口吐白沫,两目直视,四肢抽搐或伴猪羊叫声,发过即醒,醒后如常人为特征。

西医学称癫痫。根据发病原因不同,分为症状性癫痫和特发性癫痫两类。前者是指脑部有器质性病变或由于代谢紊乱或中毒性疾病引起的癫痫。后者是因原因不明或有遗传因素的患儿,但随着对癫痫认识的深入和诊断技术的进步,所谓特发性癫痫的病因也逐渐提高。

癫痫是一种常见病,多发生在 4~5 岁小儿,以神昏抽搐为主要临床特征。少数患儿癫痫发作后,昏迷未醒又继以另一次发作。如此持续 30 分钟者,称为"癫痫持续状态",如不及时抢救则预后不良,甚至导致死亡。(此类患儿发作无定时,预防跌仆、水溺、车祸等意外)

【病因病机】

1. 病因　病因较复杂,不外乎顽痰内伏、暴受惊恐、惊风、颅脑外伤等。

(1)顽痰内伏:痰之所生,常因小儿脾常不足,内伤积滞,水聚为痰,痰阻经络,上逆窍道,阻滞脏腑气机升降之路,致阴阳气不能顺接,清阳被蒙,而发作癫痫。

(2)暴受惊恐:惊吓是小儿癫痫常见原因之一。惊有先后天之分:先天之惊多指先天胎中之惊,儿在母腹之中,动静随母,若母惊于外,则胎感于内,势必影响胎儿,生后若有所犯,则发为癫痫;后天之惊与小儿生理特点有关,小儿神气怯弱,元气未充,尤多痰邪内伏,若乍见异物,猝闻异声或不慎跌仆,暴受惊恐,可致气机逆乱,痰随气逆,蒙蔽清窍,阻滞经络,则发为癫痫。

(3)惊风频发:惊风未得根除,风邪与痰阻相搏,进而扰乱神明,闭塞经络,亦可继发痫疾。《证治准绳·幼科》曾有"惊风三发便为痫"之论,所谓三发是指惊风多次发作不愈,迁延所致痫。

现代研究认为,有相当一部分癫痫是由高热惊厥(急惊风)移行而来。据报道,高热惊厥随访 5 年以上有 9.9%~18.5% 的患儿转为癫痫。反之,在癫痫病例中有 5.1% 的患儿曾有高热惊厥史。由此可知,高热惊厥是导致癫痫的病因之一。

(4)颅脑外伤:难产手术或外伤颅脑,血络受损,血溢络外,瘀血停积,脑窍不通,以致精明失主,昏乱不知人,筋络失养,一时抽搐顿作,发为痫证。

另外,先天元阴不足,肝失所养,克土伤心,故小儿出生后亦可发为痫证。

现代研究表明,癫痫和遗传因素有关。遗传可影响神经元放电,降低惊厥阈,无论从双胎的癫痫符合率的研究,或从家系中脑电图的研究,都提示癫痫性体质是属于常染色体显性遗传所致。

2. 病机

(1)病位在心、肝、脾、肾四脏:肾脾为先后天之本,先天禀赋不足、元阴亏乏,后天调摄失宜、脾失运化,均可造成气机不利,津液运行不畅,日久使痰浊内生,若复受于惊,惊则气乱,痰随气逆,上蒙心窍,则神昏;横窜经络,引动肝风,则抽搐;发作日久,耗伤气阴,又可损伤脾肾。由此可知,癫痫的病变脏腑与心肝脾肾皆有关。

(2)病理因素为痰瘀:痰与痫的关系密切,痰能引起发病。由此可见,痰气逆乱是小儿癫痫的病机关键。血瘀是导致癫痫发作的又一重要因素。各种原因导致颅脑外伤致使经络破损,血气外溢,瘀血停滞或痰阻气滞,脑络血瘀,均导致孔窍不通,筋脉失养,引起神昏抽搐之症。

(3) 病机属性分阴阳:本病的原因不同,体质各异,故在病证的发生、发展过程中有阴阳之分。阳痫多属实热,阴痫多属虚寒。阳痫者,素体阳盛,外感邪毒化火最速,火盛生风,风盛生痰,痰火阻窍,故见抽搐有力、神昏号叫。阴痫者,素体阴盛阳虚,痰浊内伏,暴受惊恐,气机逆乱,痰气内闭心窍,横窜经络,故有失神呆滞、肢体抖动或颤动等症。

(4) 病情演变分虚实:癫痫由于致病原因不同,病情长短不一,以及疗效优劣差异,故病情演变有虚实之分。实证癫痫多病程短,症状轻,次数少,正未虚;常由外感瘟疫邪毒或暴受惊恐而来,风火相扇,痰气逆乱,为其主要病机,故属实证。

癫痫反复发作,次数频繁,症状较重,病程迁延或失治、误治,使寒痰凝滞,阻塞经络,蒙闭孔窍,属虚证或虚实夹杂。一般以脾虚较为常见。脾虚日久可致肾虚,最后形成脾肾阳虚之证。

**【诊断及鉴别诊断】**

1. 诊断要点　按国家中医药管理局全国脑病急症协作组讨论的诊断标准:

(1) 主症

1) 猝然仆倒,不省人事。

2) 四肢抽搐,项背强直。

3) 口吐涎沫,牙关紧闭。

4) 目睛上视。

5) 瞳孔散大,对光反射迟钝或消失。

(2) 反复发作可自行缓解。

(3) 急性起病,经救治多可恢复,若日久频发,则可并发健忘、痴呆等症。

(4) 发病前先有预兆症状,发病可有诱因。

(5) 脑电图表现异常。

主症有(1)、(2)、(5),并具备(2)、(3)两项条件者,结合先兆、诱因、脑电图等方面的特点,即可确定诊断。

2. 鉴别诊断

(1) 晕厥:多见于年长儿,有晕厥家族史。发作前常有精神刺激等诱因,昏厥儿平时都发生在站立时,先有面色苍白,出汗后肌肉无力,跌倒于地,可有摔伤,严重可有四肢抽动,一般无遗尿,数秒或数分钟后恢复。神经系统脑电图检查正常。

(2) 癔病性发作:偶见于年长儿,发作特点有明显的精神刺激,无先兆,发

227

作时意识不完全丧失,慢慢倒下,无摔伤,抽动动作杂乱无规律,面色正常,无神经系统阳性体征,脑电图检查(−)。

**【辨证论治】**

1. 证候辨别

(1) 辨别常证:常证有惊痫、风痫、痰痫和瘀血痫。根据病史、诱因及症状表现区别之。

惊痫发病前常有惊吓史,发作时常伴惊叫、恐惧等精神症状;风痫多由外感发热而诱发,发作抽搐明显,或伴发热等症;痰痫发作以神识异常为主,常有一过性失神、摔倒,手中持物坠落及智力低下、痴呆等;瘀血痫常有明显的颅脑外伤史,头部疼痛位置较为固定,结合脑电图、脑 CT 检查确诊。

(2) 辨识轻重:癫痫的发作有轻重之分。轻者,仅有眨眼、点头、愣神、凝视、咀嚼动作,而无叫声,吐涎沫,短时发作即可恢复,事后对发作情况全然不知。重者,起病急骤,猝然仆倒,口吐涎沫,四肢抽搐,神志不清,喉中异声,二便自遗,数分钟或十余分钟方可恢复,发作后乏力嗜睡。严重者,反复发作不止,或抽搐后昏睡未醒,又接下一次抽搐,连续超过 30 分钟,为癫痫持续状态,应及时抢救。

2. 治疗原则 癫痫的治疗原则应分标本虚实。频繁发作者,以治标为主,着重豁痰顺气,息风开窍定痫;发作间隔时间较长者,以治本为重,宜健脾化痰,柔肝缓急;癫痫持续状态,可用中西医配合抢救。对于反复发作者,不能单一治疗,要配合中西医药、针灸、割治埋线等方法综合治疗。

本病治疗时间较长,一般认为临床症状消失后,仍要服 2~3 年,若遇青春期再延 1~2 年。此后结合脑电图等理化检查,才能逐渐停药。切忌不能骤然停药,以防引起反跳,加重病情,要在医生指导下用药、停药。

3. 分证论治

(1) 惊痫

症状:发作时吐舌、惊叫、急啼,面色时红时白,惊惕不安,如人抓捕之状,苔色薄白。

症状分析:心者,精神之舍,智意之源,常欲安静,则精神内守。若神气怯弱,突然遭受意外惊恐,必致精神伤动,神气溃乱,因而出现惊叫急啼;面色时红时白,惊惕不安,如人将捕之状,也属精神失守、恍惚多惊之象;舌为心之苗,心经积热则多吐舌。

治则:镇惊安神,止抽。

处方:揉小天心 10 分钟,分阴阳 3 分钟,补肾 7 分钟,揉二马 3 分钟,平肝 2 分钟,大清天河水 3 分钟。

症状加减:如惊痫日久,发作无常,惊悸不寐,多为气血亏虚,加用补脾、推上三关、逆运内八卦、清四横纹,可补虚扶弱,助阳,补血活血,同时可健脾和胃助消化,以恢复机体。

方义:揉小天心、分阴阳、补肾、揉二马、平肝、大清天河水能安神镇惊止抽;清补脾、推上三关、逆运内八卦、清四横纹调中助消化。

(2) 风痫

症状:发作常由外感高热引起,多由急惊反复发作变化而来,发作前有高热或低热或不热证候,表现以抽风为主。发作突然仆倒,颈项及全身强直,继而四肢抽动,神志不清,上视或斜视,牙关紧闭,口吐白沫,口唇及面色青,苔薄白。

症状分析:诸风掉眩,皆属于肝,肝风内动,心神被蒙,故见神志不清,牙关紧闭,口吐白沫;肝阳炽盛,故面色青,一般抽时先强直后阵挛、抽搐、发作时间较长,可有持续状态,走窜筋脉,颈项强直;舌苔白,为风痰上壅之象。

治则:息风定痫。

处方:揉小天心8分钟,分阴阳2分钟,补肾10分钟,平肝3分钟,清肺3分钟,揉二马3分钟,大清天河水3分钟。

方义:揉小天心、分阴阳、补肾、平肝、揉二马、大清天河水镇惊止抽,加清肺用金克木、抑肝泻火、平肝息风。小天心用捣法纠正斜视,向矫正方法捣。

(3) 痰痫

症状:发作时痰涎壅盛,喉间痰鸣,口角流涎,面黄不华,鼻唇周围色青黯,两目直视,神志模糊,似痴呆,失神,手足抽搐不甚明显,或局部抽动,时久智力低下;亦可无神昏抽搐,仅有头痛、呕吐、腹痛。骤发骤止,久治不愈,多为痰气逆乱,扰腑阻络,气机阻滞,腑气不通所致。

症状分析:脾为生痰之源,脾气不升则停湿成痰,故痰涎壅盛,喉间痰鸣,口流涎沫;肝气被郁,则目瞪直视,有时手足抽搐不停;气郁痰结,阻蔽心窍,故神志模糊,似如痴呆;痫证时发,正气多虚,故面黄不华。

治则:涤痰开窍。

处方:补脾10分钟,揉外劳3分钟,揉小横纹2分钟,清肺3分钟,逆运内八卦3分钟,清四横纹2分钟,平肝肺2分钟,掐肾经一节横纹5~7次,揉丰隆2分钟,合阴阳2分钟,揉小天心5分钟,分阴阳3分钟,补肾7分钟,大清天河水2分钟。

症状加减:便干,加清泻大肠、揉二马、退六腑;若饮食损伤脾胃,内生痰热致痫,多用逆运内八卦、四横纹加清板门、清补脾、清肺、清大肠、分腹阴阳、点中脘、点天枢、摩腹。

方义:补脾、揉外劳、清肺、揉小横纹、逆运内八卦、清四横纹、平肝肺、掐肾经、揉丰隆、合阴阳均健脾利湿化痰,宣肺豁痰;揉小天心、分阴阳、补肾、大清天河水镇惊止抽。

（4）瘀血痫

症状：有外伤、产伤史，发作时有头晕、眩仆、神昏窍闭、四肢抽搐，大便硬如羊矢，形体消瘦，肌肤干枯色紫，面色泛青，舌红少津、可见瘀斑。

症状分析：人之一身无不是气血周流，痰亦随之，气行则血行，血行痰亦行，血瘀气亦滞，气滞则痰滞。外伤、产伤则脉络受损，停瘀脑内，一时血滞心窍，故突然眩仆、神昏窍闭；血瘀则气结，肝脉不舒，则四肢抽搐；痫证时发，耗伤正气，则形体消瘦；血瘀不行，肠失润泽，故大便干结如羊屎；肌肤枯燥色紫，为瘀血内停；舌红少津有瘀斑，面色泛青，也为瘀阻、血行不畅之象。

治则：活血化瘀，通窍定痫。

处方：揉小天心8分钟，补脾8分钟，推上三关3分钟，掐人中5~6次，掐中冲5~6次，掐十宣5次，分阴阳2分钟，补肾7分钟，揉二马3分钟，大清天河水2分钟，掐精宁、威灵各3~5次。

方义：揉小天心通经活络，开窍散结，又镇惊、镇静；补脾、推上三关能活血化瘀，统血活血，补虚扶弱，畅通经络；分阴阳能平衡阴阳，调和脏腑而止抽；掐人中、中冲、十宣等强刺激可兴奋五脏六腑，使脏腑气血经脉通畅，痰亦随行之；揉小天心、分阴阳、补肾、揉二马、大清天河水止痫；掐精宁、威灵可止抽镇惊。

**【预防护理】**

1. 预防

（1）孕妇要注意健康和保持营养均衡，避免惊恐、跌仆和情志抑郁。

（2）产期要注意保护胎儿，避免产伤及窒息。孕期要定时产检，产前注意保护胎儿，及时处理难产，助产要慎重，避免窒息，防止颅脑外伤。

（3）平时注意治疗发热、抽风，避免惊风多发，而致痫。

（4）平时注意儿童身心健康，减少忧思愁虑，避免惊恐和精神刺激。

（5）防止后遗症，对急惊风、小儿暑温、疫毒痢等治疗必须彻底，除痰要尽，慎防留有痰湿、阻络扰心等后遗症。

2. 护理

（1）随时注意天气变化，调节寒温，增减衣物，避免感冒，控制诱发因素如高热、惊吓、劳累、情绪激动等。发作期少让患儿看电视，禁止玩电子游戏等。

（2）注意饮食，不要暴饮暴食，以免伤乳食停滞。

（3）告知患儿不到河边、水湾、马路玩耍，外出有人相随，以防意外。

（4）发作时不要强行扳动以防止损伤，应使患儿侧卧，解开衣领，保持呼吸道通畅，将纱布裹压舌板等插入上下齿间，以防舌被咬伤或保持呼吸道通畅。

（5）抽搐后，疲乏昏睡，应保持患儿休息，避免噪声，不宜急于呼叫，使其正气恢复。

**【体会】** 癫痫患儿不太多，治疗时间要长，有信心。我们体会碰到发作的即用：

1. 掐人中、中冲，如憋气即用老虎吞食（见仆参穴），一般可醒。

2. 醒后继用镇静安神穴即可。

## 三十、夜啼

夜啼是指婴幼儿入夜啼哭，时哭时止，或每夜定时啼哭，甚至通宵达旦，白天安睡的一种病症。古人称儿啼，民间俗称"夜哭郎"或"哭夜郎"，患此病有时持续数日或数月，多见于新生儿及 6 个月内小儿。（哭是婴幼儿时期极好的呼吸运动，适量啼哭有利于生长发育。但不能太过）

对因急腹症或因饥、渴、热、湿、痒等原因引起夜间啼哭，或有见灯的习惯、无灯则哭者，不属于夜啼范畴。新生儿昼夜睡眠 20 小时左右到周岁 12~13 小时，足够的睡眠是健康的保证；啼哭不止，睡眠不足会影响生长发育，因此应积极治疗。

【病因病机】

1. 病因　新生儿初离母体，由于胎内环境转变为胎外环境，脏腑幼稚，阴阳二气稚弱，调节能力差，不论是外感六淫还是乳食所伤，都可导致脏腑功能失调，阴阳气血失衡，一旦感到痛苦，即只能用啼哭来表达，病愈啼止。但确有少数无其他病症而夜间啼哭不止者，其病因大体有以下几方面：

（1）环境改变：小儿初生，由胎内转为胎外，环境不适应，当寐不寐，时时哭闹，这种随时间推移逐渐适应即愈。

（2）不良习惯：如夜间开灯而寐，摇篮中摇摆而寐，怀抱而寐，边走边拍而寐等，一旦条件改变，则啼哭不止。

（3）脾寒、心热、惊恐、肝火旺：胎禀脏气失和，喂养调护失宜，而致脾寒、心热、惊恐、肝火旺等诸因，皆可夜啼不止。这里所说的夜啼，以此类病因为主。

2. 病机

（1）脾寒腹痛：脾为太阴，为阴中至阴，喜温而恶寒。若孕母素体虚寒，恣食生冷，胎禀不足，脾寒乃生；若冷乳喂儿，中阳不振；或调护失常，腹部中寒，以致寒邪内侵，凝滞气机，不通则痛，因而啼哭。由于夜间属阴，阴盛则脾寒愈盛，故啼在夜间。白天阳气盛，阴寒之气因得阳而暂散，故白天能安然入睡。

（2）心热内扰：若孕母内蕴郁热，恣食辛热动火之食，或过服温热药物，蕴蓄之热遗于胎儿或将养过温，受火热之气熏灼，心火上炎，心中懊恼难言，烦躁不安而啼。夜间阴盛而阳衰，阳入于阴则入静而寐。由于心火过亢，阴不能潜阳，故夜间不寐而啼不止。彻夜啼哭之后，阳气耗损，无力抗争，故白天入寐，正气稍复，入夜又啼，周而复始，循环不已。

（3）暴受惊恐：心主惊而藏神，小儿神气怯弱，若暴受惊恐，惊则伤神，恐则伤志，神志不宁，寐中惊惕，因惊而啼。

（4）脾虚肝旺：若喂养不当，少见阳光，营养失调，积滞内生，郁而生热，肝失条达疏和，难伸刚直之性，烦躁叫扰而哭闹不安。

**【诊断及鉴别诊断】**

1. 诊断要点

（1）入夜定时（多在子时左右），啼哭不止，轻重表现不一，但白天安静。

（2）多无发热、呕吐、泄泻、口疮、疖肿、外伤等表现。

2. 鉴别诊断

（1）生理性哭闹：哭时声调一致，余无其他症状，在经过详细检查时未发现病理状态。此时应考虑为生理性哭闹。大多因喂养不当，缺乳或护理不当引起。

（2）病理性哭闹：应与以下疾病作鉴别。

1）中枢神经系统疾病：新生儿中枢神经系统感染或颅内出血，常有音调高、哭声急的"脑性尖叫"声。

2）消化系统疾病：各种肠道急性感染性疾病或消化不良时，可由肠痉挛所致阵发性腹痛引起，哭声呈阵发性，时作时止，昼夜无明显差异。脱水时，哭声无力或嘶哑；急腹症（如肠套叠）时，可引起突然号叫不安，伴面色苍白、出汗等症状；佝偻病及手足抽搐症患儿，常烦躁不安、易咳、好哭；营养不良儿，常好哭，但哭声无力，易烦躁。

3）甲状腺功能减退症：由于声带发生黏液性水肿，虽能哭闹，但声音发哑。

4）其他常见病：如感冒鼻塞、重舌、腹股沟斜疝、口腔炎、疱疹性咽峡炎、中耳炎，以及皮肤感染、蛲虫感染等，常伴有夜间哭闹。

**【辨证论治】**

1. 证候辨别

（1）辨疾病轻重：小儿啼哭，白天入睡，哭时声调一致，又无其他病证，此等夜啼病情轻，可按脾寒、心热、惊恐、肝旺等辨证。若分娩有损伤，哭声尖厉、持久、嘶哑或哭声无力、昼夜无明显差异，多属严重病变早期反应，病情较重。

（2）辨虚实寒热：哭声微弱，时哭时止，四肢不温，便溏，面色白，属虚寒；哭声响亮，啼哭不止，身腹温暖，便秘、尿赤者，属实热；惊惕不安，面青灰，紧偎母怀，大便色青，面色时青时白，属惊啼。

2. 治疗原则　调整脏腑的虚实寒热，使脏气安和，血脉调匀，是治疗夜啼的主要原则。若五脏元真通畅，气血循环有度，昼夜阴阳交替有序，既能安然入睡。因此，一般不用镇静安神之剂。

3. 分证论治

（1）脾虚中寒

症状：入夜啼哭，睡时俯卧，曲腰而啼，哭声低弱，面色青白，鼻唇沟青，四肢欠温，得热则舒、纳呆，大便溏薄，小便清，舌淡红，苔薄白。

症状分析:脾喜温恶寒,脾寒愈盛,寒邪凝滞,腹中作痛而夜啼不安;寒主收引,故曲腰而啼;脾阳不足,则哭闹无力,神怯肢冷;脾脏虚寒,运化失司,故不思饮食,大便溏薄,面色青白,舌质淡红,苔薄白。

治则:温中散寒,理脾止痛。

处方:(主)补脾5分钟,按揉足三里2~3次,清板门3分钟,揉外劳2分钟,揉乙窝风(中指揉)2分钟,推上三关1分钟,逆运内八卦2分钟,清四横纹2分钟,清大肠2分钟。

(配)揉小天心3分钟,分阴阳2分钟,补肾5分钟,清天河水1分钟。

方义:补脾、清板门、按揉足三里、揉外劳可温中散寒,调动脾胃的运化功能,再用推上三关可温通周身的阳气;揉外劳、揉乙窝风能温中散寒,又祛脏腑寒凝,止腹痛便溏;逆运内八卦、清四横纹、清大肠可调中行气止泻,消积滞,助消化吸收;揉小天心、分阴阳、补肾、清天河水安神镇静,清热利尿,改善、恢复机体一般情况。

(2) 心热内扰

症状:睡喜仰卧,哭声响亮,入夜儿啼,见灯则啼哭作甚,面赤唇红,烦躁不安,便秘溲赤,舌尖红,舌苔黄。

症状分析:心主火,热伏于内,扰动神明,故入夜心烦而啼;若见灯火,因心主火,则烦热内生,两阳相搏,故仰身而啼;邪热炽盛,故哭声响亮;面赤唇红,大便干结,为热象;小便短赤,舌尖红,均为心经有热。

治则:清心泻火,安神镇静。

处方:揉小天心5分钟,揉总筋3分钟,大清天河水2分钟,利小肠3分钟,清肝经3分钟,分阴阳2分钟,补肾5分钟。

方义:揉小天心可通经活络,安神镇静,清心利尿而泻心火;揉总筋、大清天河水、利小肠、清肝经能泻心火,利小便,引心火下行;分阴阳可调节脏腑,平衡阴阳;补肾可滋阴降火,以水制火。

(3) 惊恐

症状:睡中惊惕不安,神色恐惧,惊哭惊叫,稍闻响声则惊啼不已,面、唇色乍青乍白,喜抚抱,舌无变化。

症状分析:暴受惊恐,惊则伤神,恐则伤志,故入睡惊惕哭闹不安,神色恐惧,稍有声响则惊恐不安;心虚胆怯,故唇面乍青乍白,喜抚抱。

治则:安神镇静,镇惊。

处方:揉小天心8分钟,分阴阳2分钟,补肾水6分钟,大清天河水3分钟,平肝2分钟。

症状加减:待惊恐症状好转后,加清补脾、逆运内八卦、清四横纹,以调中和胃,保后天之本。

方义:揉小天心、分阴阳、补肾水、大清天河水为安神镇静、镇惊要穴;平肝可泻肝胆之火,开郁除烦,安神镇静。

(4) 乳食积滞

症状:面色黄,山根青筋横截,鼻准黯无泽,鼻翼色青白而硬,鼻唇沟青,发稀黄或成绺,日久则枕秃或方颅,夜间阵发性哭闹,脘腹胀满拒按,烦躁不安,辗转不宁,时有呕吐,大便稀溏或秘结,吐物及大便酸臭,舌苔厚。

症状分析:乳食积滞,伤及脾胃,"胃不和则卧不安",故夜间阵发性哭闹;积滞内停,壅滞肠胃,气机不畅,而脘腹胀满拒按;吐物及大便酸臭,舌苔厚,皆为乳食积滞之证。

治则:健脾和胃,消积宁神。

处方:揉小天心3分钟,清补脾5分钟,清板门5分钟,逆运内八卦3分钟,清四横纹2分钟,清肺3分钟,清大肠3分钟,分阴阳3分钟,补肾3分钟,清天河水2分钟,掐揉足三里5~7次。

方义:揉小天心能开郁散结,畅通经络,又能安神镇静,清热利尿;清补脾、清板门可清脾胃之热而调其本脏功能;逆运内八卦、清四横纹、清肺、清大肠、掐揉足三里可调中和胃、消胀、消食导滞,通便,调和肠腑;揉小天心、分阴阳、补肾、清天河水可清心除烦,镇静镇惊,巩固疗效。

【预防护理】

1. 注意平时让小儿到户外活动,接纳阳光,呼吸新鲜空气,以防缺钙。

2. 注意营养搭配及调养,提倡母乳喂养。乳母饮食应注意不食生冷、辛辣、厚味、油腻食物等。

3. 脾虚寒啼儿要注意保暖;心热啼儿勿过暖;惊啼儿平时给予安神镇静。

4. 乳食积滞要注意调配饮食,饮食应易消化吸收,定时定量。

【体会】

1. 夜啼不管什么原因所致,先给予安神镇静,疾病去一大半。

2. 夜啼儿用推拿手法镇静治疗,效果显著。

# 三十一、产瘫(臂丛神经损伤)

产瘫又称产伤麻痹,西医称臂丛神经损伤。臂丛神经是支配上肢的主要神经,分根、干、束3段,各段均有分支支配相应的肌肉。臂丛神经经锁骨与第1肋之间时,被锁骨筋膜固定在肋骨上,然后在肱骨、喙突下经过。当外力使第1肋骨、喙突间的距离加宽时,臂丛神经受强力牵拉而损伤,称产瘫。

【病因病机】

1. 头位分娩

(1) 肩难产:多见于巨大儿分娩困难,而采用强力压前臂法,使胎儿头颈部

234

尽力向对侧肩方向牵拉,使臂丛上干处于紧张状态,致上干损伤。这是臂丛神经麻痹的主要原因。

(2)胎方位判断错误:胎头外旋转时,误将胎头转向对侧,致使胎头和胎肩向相反方向分离,拉宽了第1肋间与喙突间的距离而致臂丛神经麻痹。

2. 臀位分娩

(1)胎臀娩出时手法不正确,使胎臀以外展方式娩出,致臂丛神经下干处于紧张状态,造成下干损伤麻痹。

(2)后出头娩出困难,强力牵拉胎儿肩颈部可致臂丛神经完全性麻痹。临床根据损伤部位而异。表现为患肢松弛悬垂于体侧,不能外展、外旋等。轻症经治疗,短时间可愈。重者给个人、家庭、社会造成一定的损失,故应预防为主,产前估计胎儿体重;识别难产信号,掌握剖腹产指征与头、臀位分娩的机制,做到正确处理难产,确保母婴安全。

臂丛是支配上肢的主要神经,是由第5~8颈神经及第1胸神经的前支合并组成,分为根、干、束3段。其中第5、6颈神经合成上干;第7颈神经延伸成中干;第8颈神经及第1胸神经前支合成下干。各段均有分支支配相应的肌肉。分支有腋神经、正中神经、肌皮神经、尺神经、桡神经,分别支配三角肌、旋前圆肌、肱二头肌、小鱼际肌等。手部骨间肌分布尺神经;手背皮肤分布尺、桡神经;手掌皮肤分布尺神经和正中神经。根据以上这些肌肉的瘫痪情况,可间接判断臂丛神经麻痹的部位和程度。一般分上臂麻痹、下臂麻痹、全臂麻痹3种。

【辨证论治】

1. 上臂麻痹

症状:表现为患肢下垂,肩部不能外展、外旋,肘部微屈和前臂旋前,因三角肌、冈上肌、冈下肌、部分胸大肌、旋后肌等不同程度受累所致。

2. 前臂麻痹(又称下干麻痹、干臂型麻痹)

症状:手指屈肌和手部伸肌受累。早期症状不明显,出生后短时间内未能发现,以致手掌大小鱼际肌萎缩,屈指肌也较弱,常有感觉异常。

3. 全臂麻痹

症状:出生后即发现全臂不能自主运动,锁骨上窝可因出血而肿胀,一般上肢有内收、内旋的肌肉挛缩,肱骨头半脱位和肩峰下垂现象,甚者前臂桡侧感觉消失,日久肌肉萎缩。

症状分析:因第5、6颈神经损伤而致上臂麻痹;第7颈神经延伸成中干损伤,临床症状不明确;第8颈神经与第1胸神经损伤致前臂麻痹;臂丛神经束损伤则产生全臂麻痹。因组成臂丛的3个干均损伤,造成患肢运动与感觉全部麻痹。如损伤近椎间孔处,可出现患侧面部无汗,上睑下垂,眼裂变形,瞳孔变小,尺神经分布区感觉障碍。

治则:通经活络,行气活血

处方:取手法治疗,要求达到刺激受伤的神经干及其附近的神经末梢,促进麻痹的神经兴奋,反射加强,加速神经组织修复、纤维再生,改善血液循环和神经缺血缺氧状态,唤醒瘫痪的肌肉,解除粘连,减少瘢痕,达到疏通气血、活血化瘀、调整阴阳平衡的作用。

具体作法:首先在颈后第 3~4 颈椎向下直到第 1~2 胸椎,用轻柔手法,往返揉 1~2 分钟,刺激神经根部位,继续按揉三阴三阳经及重点穴位。每行按揉经络加穴位共 4~5 分钟。

第一行:同时顺经按揉肺经与大肠经,往返 3 次。

肺经起于中府直达少商:重点按揉少商、鱼际、太渊、经渠、尺泽。

大肠经起于商阳到肩髃:重点按揉商阳、二间、三间、合谷、阳溪、曲池。

第二行:同时按揉心经与小肠经

心经起于极泉直达少冲:重点按揉少冲、少府、神门、灵道、少海。

小肠经起于少泽直达天宗:重点按揉少泽、前谷、后溪、腕骨、阳谷、小海。

第三行:同时按揉心包经与三焦经

心包经起于天池直达中冲:重点按揉中冲、劳宫、大陵、间使、曲泽。

三焦经起于关冲直达肩髎:重点按揉关冲、液门、中渚、阳池、支沟、天井。

按揉三行后,继依次摇肩、肘、腕关节,向矫正方向摇(关节周围穴位,时间要长,手法要重),每关节 1~2 分钟(根据麻痹程度选用穴位、手法及时间)。再做屈伸、旋转肩、肢体及赤凤点头,活动全臂,最后从肩向下搓至手腕(搓热为止),按肩井穴结束,最后放松背部肌肉及三角肌、旋前圆肌、肱二头肌、小鱼际肌及手部骨间肌分布的尺神经,手背皮肤分布的尺、桡神经,手掌皮肤分布的尺神经和正中神经。

注意手法不能粗暴,尤其 1~3 个月小儿要轻重相兼,注意保护皮肤,介质用滑石粉或按摩乳、麻油等均可。

【预防护理】

1. 预防

(1)产前要按时检查,如有巨大儿或肩宽,尽量剖腹产,以免引起臂丛神经损伤。

(2)妊娠后期,多食蔬菜水果等,适当进豆类及鱼肉,少进淀粉类(米面类),以免胎儿过大。

(3)孕妇多活动,尤其后期,每天多走路。

2. 护理

(1)患儿要平卧位,保持上肢外展、外旋位(投降姿势)。

(2)按医嘱服神经营养药(西医诊治时已开的维生素 $B_1$、维生素 $B_6$、维生

素 B$_{12}$(甲钴胺)或复合维生素 B,以及他巴唑、加兰他敏、生长因子等)

(3)家长在医生指导下协助医务人员给患儿活动肢体及肌肉,促进恢复。

**【体会】**

1. 臂丛神经损伤患儿行手法治疗,一般在生后 7~10 天开始为宜,这时局部肿胀已吸收。手法治疗过早,小儿局部红肿为炎性期,应保守治疗给予营养神经的口服药物。

2. 生后 1~3 个月为最佳保守治疗期(称黄金时段),这时应用轻柔手法按揉。

3. 对于推拿手法,小儿体弱宜用补法,用轻柔法。

4. 治疗中,如在深秋及冬天,患肢要保温,有利于恢复。

**附:肢体恢复的时间**

屈肘 3~6 个月;肩关节 4~9 个月;腕关节伸屈 6~10 个月;手指活动 9~10 个月;24 个月未能恢复功能,一般多为恢复慢,建议请西医诊治。

## 三十二、小儿肌斜颈

肌斜颈(先天性肌斜颈、原发性肌斜颈)是一侧胸锁乳突肌挛缩而致头颈部偏向患侧,颜面部转向健侧,下颌中转向健侧肩部,颈部活动受限的一种小儿常见病。以婴儿多见,学龄前儿则少见。应早期抓紧时间治疗,否则早期得不到合理治疗,随年龄增长,畸形越来越明显,引起面部及头颅不对称。患侧腮及眼裂变小,甚至出现胸椎弯曲的代偿性改变。将对患儿心身、工作、婚姻等带来很大影响。因此,应及早治疗,如手法不能治愈,应在 1 岁左右手术治疗为宜。

**【病因病机】**

1. 病因 中医认为,局部气血瘀阻及局部受损经脉阻滞,经血失畅,凝集而成肿块。现代医学认为,胸锁乳突肌挛缩,初起见纤维细胞增生和肌纤维变性,最终为颈部的其他软组织,如斜方肌、深筋膜等因适应畸形也发生纤维性挛缩。病因尚未统一,多数倾向:①产伤血肿学说;②静脉受阻学说;③胎内头位活动受限;④病毒学说。

2. 病机 导致斜颈的病理为气血瘀滞,筋脉挛缩。

(1)产伤:分娩时一侧胸锁乳突肌受产道或产钳挤压,受伤出血,血肿机化,形成肌纤维变性挛缩,致斜颈。

(2)胎头位不正:胎儿在宫内或分娩时胎头位置不正,阻碍了一侧胸锁乳突肌血液的供应,引起该肌缺血、坏死,造成缺血性肌挛缩。

(3)宫内异常压力及胎头位置不良:胎儿在宫内长期偏向一侧或脐带绕颈造成颈部长期受压,必影响颈部肌肉血液的供给,发生缺血性纤维病变,使胸锁乳突肌在宫内即已挛缩,故患儿在出生时虽没有产伤,或系剖腹产,也有斜颈发生。

(4) 病毒学说:临床上确有就诊时,相继几个患儿,年龄差不了几天到十几天,症状相同。因此,推断为病毒感染所致。

【诊断及鉴别诊断】

1. 诊断要点

(1) 有难产史。

(2) 出生 1 周后见胸锁乳突肌有梭形或椭圆形肿块,无压痛,可随肌肉移动,局部颜色正常。

(3) 头向患侧倾斜,面部转向健侧。患儿手足及其他部位均活动正常。X线检查无阳性发现。

2. 鉴别诊断

(1) 颈椎畸形:虽同样有斜颈症状,但 X 线片显示畸形,且无肿块可及。

(2) 肌痉挛:为一过性肌肉挛缩(多见于年长儿),可致斜颈,很快自愈。

【辨证论治】

1. 证候辨别

辨轻重:①轻症,生后 1~2 周发现胸锁乳突肌上出现卵圆形、大小不等肿物,无红肿及压痛,可随肌肉活动。头部偏向患侧,面部稍向健侧。颈部活动受限,经手法治疗,可恢复。②重症,面部及头颅不对称,患侧腮及眼裂变小,甚至出现胸椎弯曲的代偿性改变,经手法治疗恢复慢或在 1 年左右不能恢复,建议外科治疗。

2. 治疗原则　活血化瘀,改善局部血液循环,促进血肿及肌挛缩的吸收恢复。

3. 分证论治

(1) 血肿期

症状:婴儿出生 1 周至数周,可见头偏向一侧,可以用手扶纠正,但松手又照样倾斜,在这期间内可发现颈部有卵圆形、质地较软、方向与胸锁乳突肌一致的肿块,无红肿、压痛,可随肌肉移动。晚期可有一侧枕部扁平。

症状分析:由于出生时一侧胸锁乳突肌受产道或产钳挤压造成局部血瘀气滞,气血运行受阻,故产生肿块不化。另外,宫内胎头位置不良,或胎头偏向一侧,血流受阻,引起气滞血瘀,发生缺血性纤维病变(宫内发生),因各种原因或病毒感染而致局部挛缩。

治则:活血化瘀,通经活络。

处方:手法治疗。

按揉法:令家长给患儿解衣领、扣、带,仰卧位,头低于肩,暴露患侧,双手固定儿两肩部。医者左手固定患儿头部,右手拇指或中、食指及无名指并拢,以指螺纹面(根据患儿大小选几个指面)按揉胸锁乳突肌,一般从乳突按揉到胸骨柄附着点,可以单向亦可来回双向按揉 1~2 分钟;再从乳突起按揉到锁骨附着点 1~3 分钟。这时一般应达到肌肉松软、肌肤温热,继续在肿块上按揉,力量要由轻到重,再由重到轻,力求深透而均匀,不能损伤皮肤(这点切记),以免损伤后长时间不能恢复而耽误治疗,且易再次损伤,以防感染,这段时间要 3~5 分钟。使局部松软且有温热感为宜。(下面用扳拉法一起交待)

(2) 挛缩期

症状:出生后 2 周左右,一侧出现硬块或条索状物,有的个别似弹弦感,少数患儿在胸锁乳突肌附着点周围有骨疣样改变物,若不及时治疗或治疗不当,将会影响颜面部及眼裂变小,头颅或颜面不对称,个别患儿有代偿性胸椎侧凸。

症状分析:由于血肿机化,形成挛缩致胸锁乳突肌处如条索状或骨疣样改变;由于挛缩的肌肉牵拉,造成适应性畸形及颜面部不对称或胸椎侧凸。

治则:软坚消结,纠正畸形。

手法治疗:继活血化瘀、通经活络治疗后,弹拨、提拿、扳拉、旋转、擦法等具体如下:

按揉胸锁乳突肌及条索状、硬块、骨疣物,手法由轻到重,由重到轻,反复进行。但手法比血肿期要重,时间要长。继用拇指端或偏锋插入肿块或条索状物间进行分离,或从条索周边向里插,达到分离的作用。总之,在肿块、条索、骨疣上下功夫,每处 2~3 分钟左右,待局部皮肤发热、肌肉松软为度。变软或温热后再做局部提拿。

提拿:即右手拇指和余四指,对拿挛缩的胸锁乳突肌或条索或肿块、骨疣物,分别拿起拉长、放下,再提起,反复操作 3~5 次,再用拇、食指弹拨胸锁乳突肌,使其肌肉放松、拉长。

弹拨:即用右拇指在胸锁乳突肌及周围,再以垂直肌肉方向弹拨胸锁乳突肌,引其向左右方向拨动或用其余四指和拇指拨动。

再行扳拉:令家属双手固定患儿双肩,同时用与医者用力方向相反的力拉住;医者用左手固定小儿肩部,同时向外用力推,右手固定患儿头部,双手同时反方向用力向外分推,即拉胸锁乳突肌使其延长。然后,医者用双手抱小儿头部向患侧用力,使小儿患侧颜面部及头尽力向患侧肩部倾斜和尽量使患儿的患侧颜面侧屈 4~5 次。继用转头,医者双手抱小儿头部两侧,使其面颈部向左右侧屈,下颌向患侧外上方抬高,做 7~8 次,再向患侧变小的颜面及耳周围搓热,促进血液循环加快(搓擦到局部发热为宜)。最后,擦搓背部斜方肌、冈上肌、冈下肌等,拿肩井结束。

一次治疗时间不能太长,尤其按揉胸锁乳突肌时间太长会影响血运。一般 10~15 分钟,重者 15~20 分钟,每日 1~2 次。

**【预防护理】**

1. 预防

(1) 注意产前检查,胎位不正应及时纠正。

(2) 新生儿出生后,医务人员及家长要及时检查,有无斜颈,早发现早治疗。(新生儿出生后 10 天即可进行手法治疗,可由家人抱出治疗,因有母体的抗体,小儿不易生病。这是我们的经验)

2. 护理

(1) 要注意患儿头位,保持不偏,可用硬枕头。

(2) 手法治疗后,天冷时局部可给予保温。

**【体会】**

1. 介质　用滑石粉或按摩乳等。(减少摩擦,保护皮肤,也可用药物通经活络)

2. 保温　对治疗有促进作用,可温通经络,活血化瘀,有利于肿块或瘀血的吸收。夏季,天气热,怕起痱子,不能用。冬天可用热宝(即市场卖的蜡袋)、热水袋等。在推后继将调好的热宝用毛巾包好(一定不能造成烫伤)放在胸锁乳突肌肿物上,在颈上扎紧即可。温度以不能烫伤为宜,但温度太低则无效。(皮肤嫩的可以涂上点油,以免起疱)

3. 颈部康复训练　由家长抱小儿头部,边喊口令,有节奏地做颈部被动活动,使小儿愉快地配合家长完成颈部前屈、后伸、左右侧屈活动,重点放在患侧,次数比(患、健侧)以 3∶1 为宜,运动的次数及量,根据家长的时间安排。总之,次数越多越好,从少到多,逐渐增加活动量,从 30 次增至 100 次,每日 3~4 次;有条件的运动后可洗个热水浴或局部热敷,有利于血液循环,促进肿物的吸收。

4. 姿势矫正

(1) 小儿颜面部及下颌经常向患侧转动时,下颌稍抬起,转向外上方。此姿势每日做 4~6 次。每次时间长些,逐渐增加为宜,也可借用光线、玩具、喂奶等机会进行。总之,使其头转向患侧,时间长、次数多为宜。

(2) 头偏矫正:睡觉时可用小米或书本等做成的枕头,耳的两侧设法固定以调整头形。

5. 家长可用柔和的手法,在患处按揉、提拿、弹拨,使其肌肉松软拉长,直到恢复。

6. 治疗过程中一定要始终保护皮肤,使皮肤保持干燥、老化、不破是治疗的关键。皮肤娇嫩儿早期可用 75% 乙醇溶液每天涂局部 2~3 次,以促使皮肤老化。

**附：手法参考**

1. 按揉法 拇指和食、中、无名指并拢，用螺纹面在患处(胸锁乳突肌及肿块挛缩物或骨疣上)按揉，或将拇指或将偏锋插入挛缩物中间分离。本法使局部通经活络，舒筋活血，达到局部温热、松软、消散、消结、软坚的作用。力要由轻到重，再由重到轻，反复进行，时间一般要看松解物大小、质硬程度，一般按揉3~4分钟，达到局部皮肤温热、实物松软为宜。力量要均匀深透。

2. 弹拨、提拿法 弹拨是在按揉的基础上，如按揉胸锁乳突肌使其温热有松软感，在其上及周围以垂直肿物、挛缩物等方向弹拨，或向左右弹拨，或拉长弹拨。提拿是拇指与四指对拿，如胸锁乳突肌上下左右来回提起放下，再提起放下，或边捻边转3~5次，力量宜轻柔。

弹拨、提拿可缓解痉挛，矫正畸形，促进实物、肿块的消散、消结、软坚。

3. 侧扳、旋转法

(1) 侧扳法：双手配合，一起向反方向拉动称侧扳法，一般需要助手合作。如侧扳胸锁乳突肌，助手双手固定患儿双肩以配合术者，向术者反方向用力固定；术者左手固定患儿肩部，右手按住患儿头部，双手反方向牵拉胸锁乳突肌，使其拉长。力量要协调，可缓解挛缩，一般5~6次。

(2) 旋转法：指术者双手抱小儿头部(侧屈或周转)，先做侧屈，一般向患侧旋转，使小儿颜面转向患侧，下颌向患侧外上方转动，头转向健侧，做3~5次；继而向健侧转，方法同前，次数要少于患侧，一般为3:1为宜，继转一周。双手抱小儿头部，从某侧转一周复原为周转活动颈部，注意转动用力不能太猛，角度应在生理范围内，头要前倾，后伸位牵拉头部时应注意手法轻柔。此法主要缓解挛缩，使患处放松。

4. 擦法、搓法 二法接近，用大小鱼际或掌根擦患部。如斜颈患侧颜面部及眼裂周围肌肉变瘦小，用手掌部在患处搓擦局部肌肉，通经活络，活血化瘀，以达局部气血通畅，肌肉、神经、血运改善，恢复其神经肌肉的发育，改善局部畸形。

5. 结束手法 用掌推揉局部皮肤肌肉和神经，使其气血流畅，改善局部皮肤、肌肉及神经组织功能的落后状态。提拿肩井：在肩井穴用双手按揉后，双手提拿肩井(主要是患侧肩井)，可通一身之气，通窍行气，发汗。临床作为结束手法。《幼科推拿秘书》说："总手法，诸症推毕，以此法收之，久病更宜用此，永不犯。"

# 三十三、尿频

尿频是以小便频数为特征的疾病，是儿科临床常见病。一年四季均可发病,多见于学龄期儿童。本病经恰当治疗,预后良好,但若迁延日久则影响小儿的心身健康。泌尿系统感染或结石、肿瘤、神经性尿频等疾病,均可出现尿频。

**【病因病机】**

1. 病因

(1)肺脾气虚:病后失调,肺脾气虚;肺气虚则宣降失常,不能将水津布散周身;脾气虚则运化无力,升清无能,清气不能输布于肺而布全身,导致水津不布而下行,以致尿频发生。

(2)肾气不足:先天不足或后天营养失调或久病失养,终致肾气不足,肾与膀胱相表里,肾虚膀胱失约,则约束无力致尿频。

(3)阴虚火旺:素体阴虚或热病后阴液耗伤,肾阴不足、不能潜阳,虚火内生、下移膀胱,膀胱约束无力而尿频;或肾阴不足,不能上济心火,心火下迫,移热膀胱,亦可导致尿频的发生。

(4)湿热蕴结:外感湿热或食积日久,酿湿生热,湿热内蕴,下注膀胱,膀胱失约而尿频自生。

(5)肺经蕴热:外感热邪,或食积化热,热邪郁肺,升降失常,随经络影响及膀胱,清气不升,精化为浊,故小便增多,膀胱失约,开合失常则尿频。

(6)神经性尿频:临床观察发现,70%~80%的患儿均有受惊史,多因小儿正在小便时突受刺激,如被打一下或喊一声吓一跳所致。我们认为,与神经有关,继而发生尿频,称为神经性尿频。

2. 病机

(1)关键部位在肾与膀胱:肾主水,与膀胱相表里。膀胱的气化主要靠肾气主司,各种原因只要导致肾气不足,则使膀胱气化失司,尿频乃生。若外邪侵袭,湿热蕴结,惊恐致气下、惊则气乱而下迫膀胱,则膀胱失约而发生尿频。除肾与膀胱外,尿频的发生也与脾、心、肺有关。中气不足,运化失常,升清无能,水津下输,则尿频;心阴或肾阴不足,不能上济心火,心火亢盛,或肺经热郁,移热于膀胱,使膀胱失约,则小便频数。

(2)病机属性分虚实:小儿尿频的发生有虚有实。肾气不足,膀胱失约;肺脾气虚,水津不布;肾阴不足,心火过亢,皆脏腑虚弱为患,属虚。肺经热郁,膀胱湿热,则病实。临床上,虚实之间可相互转换,脏腑虚弱,卫外不固,易感外邪,外感风热,湿热内侵,则可见虚中有实、实中有虚之象;湿热内蕴日久,可损伤肾气,而见肾气亏虚之证。

**【诊断及鉴别诊断】**

1. 诊断要点

(1)白天小便次数增多或难以计数,甚至几分钟一次,尿量少、几滴或无尿,但无尿痛,入睡则不尿。

(2) 尿常规(-)。

(3) 尿液培养(-)。

2. 鉴别诊断

(1) 热淋:小便频数,淋漓不尽,往往有尿痛、尿道灼热或尿血等表现,常伴有发热、腰痛,尿常规、尿培养有阳性发现。尿频只是小便频数而无其他不适。

(2) 石淋:小便淋漓,尿流突然中断,或尿有沙石,尿血。B超有阳性发现,与尿频易于区别。

(3) 消渴:以多饮、多食、多尿和消瘦为特征,在小便方面也可表现为小便次数增加,但其每次小便量大,与尿频之小便频数、点滴而出不同。

【辨证论治】

1. 证候辨别

(1) 辨别虚实:尿频虚证为多,以肺、脾、肾三脏亏虚为主,但也有实证者,以湿热内蕴为主。虚证除尿频外,多伴面色萎黄或㿠白,形瘦疲倦,多静少动,易汗纳少,便溏溲清,甚者畏寒怕冷,腰膝酸软,舌淡脉弱等。实证则表现小便频数,尿道口红,烦躁易怒,睡眠不宁,舌质红,苔黄等。

(2) 分清寒热:寒证多由脏腑虚弱,脾肾阳虚所致,多见面色㿠白,便溏溲清,畏寒怕冷,腰膝酸软等。热证由外感所致者,表现为小便频数,尿道口微红,食欲不振,腹胀便秘,舌质红,苔黄腻;也有内伤所致者,常由肾阴不足、虚热内生所致,多表现为颧红盗汗、口干口渴,舌质嫩红,苔少而干。时久则可有虚实夹杂之证发生。

2. 治疗原则 以鼓气化、缩小便为总治则。临床根据导致膀胱气化失常的原因不同,分别采用温补肾阳、补脾益肺、滋阴降火、清利湿热、安神镇静等法。

3. 分证论治

(1) 肾气不足

症状:小便频数,点滴而下,反复发作,病程较长,体弱神疲,面青少华,少气懒语,便溏溲清,手足心热,或见方颅、鸡胸、齿迟等,舌淡、边有齿痕,苔白。

症状分析:多种原因致肾气不足,肾虚膀胱气化失常,约束无力而致小便频数,点滴而下;由于肾虚,则神疲,面青少华,少气懒言,便溏溲清;肾主骨,肾虚则见方颅、鸡胸、齿迟等。

治则:温肾化气,固涩下元。

处方:(主)补肾10分钟,揉二马3分钟,分阴阳2分钟,掐揉三阴交、关元(三阴交、曲骨交替使用)各1分钟,按揉三焦俞1分钟。

(配)补脾5分钟,揉外劳3分钟,逆运内八卦3分钟,清四横纹2分钟,清天河水 1 分钟。

方义：补肾、揉二马可补益肾气不足，大补元气，纠正小便频数或点滴而下，改变面青少华、懒语及便溏溲清等；分阴阳可平衡阴阳，调和脏腑，改善肾气不足；按揉三焦俞可支配、通调全身水液；关元、曲骨属任脉，又在膀胱区上，掐揉可刺激膀胱收缩，加强制约作用而调通路；三阴交属三阴经，掐揉可通经活络，清利下焦湿热而治尿频、涩痛不利，通调水道，又能健脾和胃，助运化；补脾、掐揉三阴交有补脾经作用；揉外劳除有补脾经作用外，又能温中助消化，改变大便的质与量；逆运内八卦、清四横纹可调中行气，消积滞、消胀、助消化吸收；清天河水可清心利小便，除湿热。

(2) 肺脾气虚

症状：小便频数，点滴而下，不能自控，入睡即止，面色萎黄或黄白，易出汗，形体消瘦，精神倦怠，食欲不振，舌淡苔白。

症状分析：肺气虚，宣降失常，不能将水输布周身而小便频数、点滴而下，不能自控；脾虚运化无力，升清无能，清气不能上输于肺而下行，营血不能输布全身而出现面色萎黄或黄白、出汗、形体消瘦、精神倦怠、食欲不振、舌淡苔白、小便频数。

治则：补脾肺益气，固摄下元。

处方：(主)补脾 5 分钟，补肺 2 分钟，补肾 5 分钟，揉二马 3 分钟，清板门 3 分钟，逆运内八卦 3 分钟，清四横纹 2 分钟，点关元或曲骨、三阴交(双)各 1 分钟，清天河水 2 分钟。

(配)揉外劳 3 分钟，掐揉足三里 5~7 次，推上三关 2 分钟。

1) 偏脾气虚：面色黄白，鼻准色黯无泽，形体消瘦，精神倦怠，食欲不振，四肢乏力伴肢冷，补脾、推上三关、清板门多用。

2) 偏肺虚者：面色㿠白气短，易出汗，可加补肺穴 1~2 天后，改为补脾穴。

方义：补脾、推上三关、清板门可补脾和胃，调中益气，调动制水功能而调小便；补肺直接改善肺脏之虚，加强肺的功能，改善小便频数；补肾、揉二马可滋阴潜阳，固涩下元；逆运内八卦、清四横纹可调中进饮食；揉外劳、掐揉足三里有扶脾之功，制水之能；清天河水可清心利小便，除湿热；点关元、点曲骨可刺激膀胱收缩，加强制约作用而调通路；点三阴交可通经活络，清利下焦湿热而治尿频、涩痛不利，通调水道，又能健脾和胃，助运化。

(3) 阴虚火旺

症状：五心烦热，下午低热、盗汗、两颧红赤，口干欲饮，大便干结，小便频数，舌淡红，苔少。

症状分析：由于阴虚火旺，故五心烦热，下午低热，盗汗，颧赤，大便干结，小便频数等。

治则:滋阴清热,固涩下元。

处方:补肾 10 分钟,清板门 5 分钟,揉二马 3 分钟,分阴阳 2 分钟,补脾 5 分钟,清天河水 2 分钟,按揉曲骨、关元、三阴交(双)各 3~5 次[应用时分两组:①曲骨、三阴交(双);②关元、三阴交(双)。两组交替使用,每日 1 次]。

方义:揉二马有助肾的作用;多用补肾可大滋肾阴,清板门可清虚热,二穴合用有滋阴清热之良效,大补元气以扶正;分阴阳可平衡阴阳,调和脏腑,改善肾气不足;补脾可调脾制水而止尿频,以助脾阳而扶正,调中开胃进饮食,助消化改变大便干结、小便频数;清天河水可泻心火,利小便,泻实热;按揉关元、曲骨可刺激膀胱收缩,加强制约作用而调通路;按揉三阴交可通经活络,清利下焦湿热而治尿频、涩痛不利,通调水道,又能健脾和胃,助运化。

(4)湿热蕴结

症状:小便频数,点滴而下,尿色较深,尿道口轻度发红,烦躁不安,口渴不欲饮,肢体困乏,腹胀不欲饮食,舌尖红,苔黄厚。偏热者:烦躁不安,尿道口红明显;偏湿者:肢体困倦,腹满,不欲饮食,舌苔厚腻等症状较为突出。

症状分析:由于外感湿热或食积日久,酿湿生热,湿热内蕴,下注膀胱,膀胱失约而出现尿频,点滴而下;由于热,则尿色较深,尿道口轻度发红,烦躁不安,口渴欲饮;由于湿重,故四肢困乏,腹胀不欲饮食;由于热传心经,而舌尖红;因热致舌苔黄厚,加之有湿故苔腻。

治则:清热利湿,固涩下元。

处方:(主)揉小天心 3 分钟,清补脾 5 分钟,补肾 5 分钟,清板门 5 分钟,逆运内八卦 3 分钟,清四横纹 2 分钟,清肺 3 分钟,退六腑 2 分钟,清大肠 3 分钟。

(配)曲骨、关元、三阴交(双)快速针刺不留针、日 1 次。

方义:揉小天心、清补脾、补肾、清板门、清肺、清大肠、退六腑等清热化湿,凉血,恢复膀胱制约功能,固涩下元,用补肾阳、助脾阳加强脾的制水功能,而减轻尿频;逆运内八卦、清四横纹可调中和胃,进饮食;曲骨、关元、三阴交利尿。

(5)神经性尿频

症状:一般情况好,偶尔尿频,夜间睡沉无异常发现,在精神紧张、注意力集中时不尿。如小学生在上课时不尿,玩时也不尿,但休闲时,尤其晚饭后,家人围在一起看电视时,一会儿去厕所,去个不停,越去越频,甚至几分钟 1 次,1 次几滴或无尿,家人越注意他去越频。

治则:安神镇静,固涩下元。

处方:揉小天心 3 分钟,分阴阳 2 分钟,补肾 5 分钟,揉二马 3 分钟,大清天河水 2 分钟,曲骨、关元、三阴交(双)快速针刺不留针、日 1 次(一般 3~5 次)。

方义:揉小天心、分阴阳、补肾、揉二马、大清天河水安神镇静;曲骨、关元均在任脉上,膀胱在任脉循行部位,刺激任脉兴奋任脉及膀胱以促进排尿,刺三阴交能兴奋膀胱促进排尿。

**【预防护理】**

1. 要注意个人卫生,常洗澡,勤换衣裤以防尿路感染。

2. 神经性尿频患儿家长在小儿面前要藐视病情,在思想上要重视且抓紧时间治疗。

**【体会】** 尿频临床推拿治疗效果明显,但比针灸要慢,推拿一般用 1 周左右,针灸只要 3~5 天,且每次的治疗时间短。不论大人、小儿,针灸效果都佳,除个别顽固性尿频外,都能治愈。

具体做法:针之前令患者排尿后放松平卧,使患者精神及肌肉放松。取曲骨、三阴交(双)、关元交替使用。根据患儿肌肉厚度进针 0.5~1.5 寸,快速进针不留针,成人可短时留针。一般针 3~5 次即愈,成人针 7 次,顽固性、反复发作者可针次数一般 15~20 次。神经性尿频效果更佳。

# 三十四、遗尿

遗尿是指 5 岁以上小儿不能自控排尿,经常自遗、醒后方知的一种病症,又称尿床。5 岁以下神经发育尚未健全,故不在其范围之内。本证无严重后果,但时久必影响小儿心身健康,故应及时治疗。

遗尿分原发和继发两种:原发是持续或持久的遗尿,其间控制排尿的时间从未超过 1 年;继发是指小儿控制排尿至少 1 年后又出现遗尿。临床原发遗尿占绝大多数。年龄小的发病率高,甚至到青少年后期或成人期也还有 10%~20% 的人患遗尿,但有的儿童可自行缓解。个别男性因遗尿不能结婚。本病多数病程长,反复发作,故应抓紧时间治疗,以免影响小儿心身健康。

现代中医明确指出"膀胱不约为遗尿"。历代医家均认为小儿遗尿多系虚寒所致,常用温补之法。

**【病因病机】**

1. **病因** 尿液的生成人人皆知,略而不谈。尿液的排泄,有赖于膀胱和三焦的气化,而三焦的气化又与肺、脾、肾等脏有关,故遗尿的发生,虽然主要在膀胱不能约束,但造成膀胱不约的原因是多方面的。

(1) **下元虚寒,肾气不足**:肾为先天之本,主水,藏真阴而寓元阳,下通于阴,职司二便,与膀胱相表里,膀胱为津液之腑,小便乃津液之余,小便的排泄与贮存全赖肾阳之温阳气化。若小儿肾气不足,下元虚冷,不能温养膀胱,膀胱气化功能失调,闭藏失职,不能制约水道而遗尿。

(2) **脾肺气虚,膀胱失约**:肺主一身之气,有通调水道、下输膀胱的功能。脾喜燥恶湿而制水,脾肺功能正常方能维持机体的正常水液代谢。若肺气虚,治节不行,气虚下陷,不能固摄,则决渎失司,膀胱不约,津液不藏;若脾气虚,不能散津于肺,水无所制。所以当脾肺气虚,上虚不能制下,下虚不能上承,致使无权约束水道,则小便自遗,或睡中小便自出。

(3)肝经湿热,火热内迫:肝主疏泄,调畅气机,通利三焦,疏通水道。若肝经湿热郁结,热郁化火,迫注膀胱而遗尿。

(4)器质性病变:少数小儿因器质性病变而致遗尿,如蛲虫病、尿道畸形、脊柱裂,脊髓损伤、脑发育不全等。

(5)其他原因:情志失调,或突然惊吓,或没有养成夜间排尿的习惯,或白天玩得过度而夜间睡过深,或因换环境等,均可致遗尿。

另外,如小儿素有痰湿内蕴,入睡后沉睡不醒,呼叫不应,也常自遗;亦有自幼缺乏教育,没养成排尿习惯,任其便于床,久而久之形成习惯性遗尿。

2. 病机

(1)下元虚寒:肾为先天之本,职司二便,与膀胱互为表里。膀胱藏溺,小便的贮留和排泄为膀胱气化功能所司约,而膀胱的气化功能发挥又依赖于肾的气化功能来调节。若小儿先天不足或后天病后失调,素体虚弱,则肾气不固,下元虚寒,膀胱气化功能失调而致遗尿。

(2)脾肾两虚:肾主水液,脾主制水,脾肾功能正常,则水液固涩有权,气化有序。由于小儿有"脾常不足"、"肾常虚"的生理特点,若失于调养或因他病导致脾肾虚弱,则水代谢紊乱而发生遗尿。

(3)肺脾气虚:肺为水之上源,有通调水道、下输膀胱的作用,脾主运化水湿而能制水,肺脾功能正常,方能维持机体水液的正常输布和排泄。若病后失调,致肺脾气虚,则水运制约无权,而见遗尿。

(4)心肾失交:心主神明,内寄君火;肾主水液,内藏相火;心火下炎以温肾水,肾水升腾以济君火,水火既济则心有所主,肾有所藏。若因教养不当,或睡眠较深,不易唤醒,失去对排尿的警觉,则与心主神明功能失调有关,心神不宁,水火不济,故夜梦纷纭,梦中遗尿,或欲醒而不能,小便自遗。

(5)肝经湿热:肝主疏泄,肝之经脉循阴器抵小腹。若因湿热之邪蕴结肝经,致肝失疏泄或湿热下注,移热于膀胱,致膀胱开合失司而遗尿。

现代研究认为,遗尿是因神经发育尚未成熟,大脑皮质或皮质下中枢的功能失调,或为膀胱、脊髓神经支配的兴奋性发生改变所致。

【诊断及鉴别诊断】

1. 诊断要点 按国家中医药管理局颁布的《中医病证诊断疗效标准》中遗尿的诊断依据:

(1)睡眠较深,不易唤醒,每夜或隔几天发生尿床,甚至一夜尿几次。

(2)发病年龄在 5 岁以上。

(3)小便常规及尿培养无异常。

(4) X 线摄片检查,部分患儿可有隐性脊柱裂,泌尿系 X 线造影可见结构异常。

2. 鉴别诊断

(1) 尿失禁:其尿液自遗而不分眠或醒,不论昼夜,出而不禁,在小儿多发于先天发育不全,或脑病后遗症的患儿。

(2) 神经性尿频:其特点是患儿在白昼尿频尿急,入睡后尿频消失。与遗尿迥然不同。

【辨证论治】

1. 证候辨别　遗尿的辨证重在辨其虚、实、寒、热。遗尿日久,小便清长,量多次频,兼见形寒肢冷,面白神疲,乏力自汗者,多为虚寒;遗尿初起,尿黄短涩,量少灼痛,形体壮实,睡眠不宁者,多为实热。虚寒者,多责于肾虚不固,气虚不摄,膀胱虚寒;实热者,多责于肝经湿热;虚实夹杂者,又当责于心肾失交。临床所见,虚寒者居多,实热者较少。

2. 治疗原则　虚证以扶正培本为主,采用温肾阳、健脾运、补肺气、醒心神等法;肝经湿热之实证,宜清热利湿为主。

3. 分证论治

(1) 下元虚寒

症状:睡中常遗,多者一夜数次,醒后方知,神疲乏力,面色苍白,肢凉怕冷,腰腿酸软,下肢无力,智力较同龄儿差,小便清长,舌苔较淡。

症状分析:肾气虚弱,膀胱虚冷,不能制约,故睡中常遗尿;肾虚真阳不足,命门火衰,故神疲乏力,面色苍白,肢凉怕冷;腰为肾府,肾主骨,肾虚则腰腿酸软;肾虚脑髓不足,故智力较差;下元虚寒,故小便清长,舌质淡。

治则:温补肾阳,固涩小便。

处方:(主)补肾 8 分钟,揉二马 5 分钟,补脾 5 分钟,推上三关 2 分钟,揉外劳 3 分钟,分阴阳 2 分钟,按揉关元 1 分钟,掐揉足三里 5~7 次,掐揉曲骨、三阴交各 1 分钟。

(配)逆运内八卦 3 分钟,清四横纹 2 分钟,清天河水 1 分钟。

症状加减:下肢冷凉,上穴加拿列缺、揉膊阳池

方义:补肾、揉二马可调节先后天肾气不足,益气助神,温下元,助膀胱气化功能而止遗尿;补脾、推上三关、揉外劳、掐揉足三里均有补脾的作用,脾为后天之本,能补血生肌、调节水代谢及运化吸收,以保后天营养之源,又为肺之母,故能助肺调气通上焦之道,脾阳又能助肾阳;分阴阳能调和脏腑,平衡阴阳而治下焦之寒;逆运内八卦、清四横纹加之补脾可调中和中、助运化功能,调节吸收营养输布全身;按揉关元可培补元气,温肾壮阳,曲骨位于任脉,又在膀胱区,掐揉刺激能兴奋膀胱而止遗;三阴交为三条阴经的交点,掐揉刺激能兴奋

肝脾肾三经,提高肝脾肾三脏功能而止遗;清天河水清心热以巩固疗效。

(2) 脾肺气虚

症状:睡中遗尿,少气懒言,面色苍黄,鼻色黯欠泽,食欲不振,大便稀溏,自汗,舌质淡,苔薄白。

症状分析:脾肺气虚,上虚不能制下,故遗尿;肺气不足,则懒言、神疲乏力;脾肺气虚,则输布无权,气血不足,则面色苍黄;脾虚则运化失司,故食欲不振,大便溏薄;体虚不能固其表,故常自汗;舌质淡,鼻色黯欠泽为脾虚表现。

治则:补益脾肺,固涩小便。

处方:(主)补脾 7 分钟,补肺 3 分钟,清板门 5 分钟,推上三关 3 分钟,揉外劳 3 分钟,逆运内八卦 2 分钟,清四横纹 2 分钟,补肾 5 分钟,揉二马 3 分钟。

(配)按揉关元 1 分钟,点揉曲骨 5~7 次,揉三阴交 1 分钟,按揉百会 2~5 次,揉肾顶 1 分钟,清天河水 1 分钟。

方义:补脾、补肺为治本病之本,故应多用,肺为空脏,一般不用补,若太虚可补 2~3 次,再用培土生金法补之,板门属胃与脾为表里关系;揉外劳助脾气;推上三关可补虚扶弱,提高机体抗病能力,加强脾肺功能;逆运内八卦、清四横纹加之补脾可调中和中、助运化功能,调节吸收营养输布全身;补肾、揉二马补肾,膀胱与肾相表里,肾气充足,膀胱开合有度而止遗;点揉曲骨能兴奋膀胱而止遗;揉三阴交能兴奋肝脾肾三经,提高肝脾肾三脏功能而止遗;按揉关元可培补元气,温肾壮阳而止遗;按揉百会可升阳举陷、提气;揉肾顶可收敛元气,固表止汗;清天河水可利尿,巩固疗效。

(3) 肝经湿热

症状:尿量不多,但尿味腥臊,尿色较黄,平时性情急躁或夜间说胡话,乱语咬牙,唇红,苔黄。

症状分析:肝经郁热,蕴伏下焦,热迫膀胱,故睡中遗尿;湿热郁结膀胱,热灼津液,故尿腥臊、色黄,尿量短少;湿热内蕴,郁而化火,肝火偏亢,故性情急躁;肝火内扰心神,故梦语切齿;苔黄,为湿热内蕴所致。本证多见于脾气燥的小儿。

治则:泻肝清热,固涩止遗。

处方:(主)揉小天心 3 分钟,补肾 7 分钟,揉二马 5 分钟,平肝 3 分钟,清板门 5 分钟,清天河水 2 分钟,利小肠 3 分钟,清肺 3 分钟,清补脾 5 分钟,揉关元 1 分钟,按揉三阴交 1 分钟,点曲骨 5~6 次,重揉肾俞、肝俞、胆俞各 1 分钟。

(配)逆运内八卦 3 分钟,清四横纹 2 分钟。

方义:揉小天心、补肾、重揉肾俞、揉二马、清板门可滋阴清热,补肾、平肝、揉二马镇静利湿,治性情急躁、梦语切齿、唇红、尿少腥臊;清天河水、利小肠可清心经之热,利尿而利湿热;清肺可清上焦湿热;清补脾可泻脾肺之湿热,又能制水;揉肝俞、胆俞可泻肝胆之湿热。点曲骨能兴奋膀胱而止遗;按揉三阴交能兴奋肝脾肾三经,提高肝脾肾三脏功能而止遗;揉关元可培补元气,温肾壮阳而止遗。

**【预防护理】**

1. 预防

(1) 自幼培养小儿睡前排尿的良好习惯。

(2) 白天不能过度疲劳,下午4点以后注意控制饮水量及少进流汁饮食,汤药应尽量在白天服用,以减少膀胱的尿量,睡前令患儿排空小便。

2. 护理

(1) 对患儿不要因尿床给予压力,造成精神负担,切忌打骂责罚,给予信心和支持。

(2) 夜间尤其在发生遗尿的时间前及时提醒排尿。

(3) 积极寻找遗尿的原因而治疗。

## 三十五、癃闭

癃闭是指排尿困难或点滴而下,甚至不通。轻者涓滴不利为癃,重者点滴皆无为闭,合称癃闭。西医称尿潴留。小儿一年四季均可发病,一般预后良好。这里介绍的只是我们临床常见的几种。

**【病因病机】**

1. 病因 多种原因可导致癃闭的发生,总的来说可分为外感、内伤及邪恋3个方面。其中以湿热内侵、脾肾亏损等原因比较常见。

(1) 外感因素

1) 湿热内侵:素嗜辛辣之品,或恣食肥甘,或接触雨水,或久居湿地,致使湿热内侵、下注膀胱,或下阴不洁,秽浊之邪上袭膀胱,均可致膀胱湿热阻滞,气化不利,小便不通而成癃闭。

2) 热邪壅肺:肺主宣发肃降,通调水道,为水之上源,因外感六淫,饮食积滞,化热化火,壅塞于肺,肺气不降,津液输布失常,水道通调不利,也可因热邪积盛,下移膀胱,气化不利,而致癃闭。

(2) 内伤因素

1) 心火积盛:思虑忧愁,气郁化火,或因偏食辛辣炙煿而致热邪内生,或素体热盛,热蕴心经,移于小肠,壅塞下焦,而致小便不利。

2) 中气不足:素体脾胃虚弱,或久病伤气,劳倦伤脾,以致小便癃闭不通。

3) 肾气不足:禀赋不足,脾胃素弱,失于调养,或劳倦伤阳,以致脾肾不足,膀胱气化无权,而见小便不通。

(3) 邪恋因素

1）湿浊内闭：湿热蕴结，或热邪内炽，或肺脾肾亏虚，致三焦闭塞，气化不行，小便不通，湿无出路；或其他原因致癃闭发生后，小便不通，水湿浊邪内停，均可致湿浊内蕴，而湿浊为有形之邪，停于体内，影响气机运行，终致全身气机紊乱而产生各种严重证候。

2）瘀滞内阻：先天发育畸形，或跌仆损伤，或因肿块、结石阻塞尿路，而致瘀血凝滞，水道不利，发生癃闭。

2. 病机

（1）病变部位：癃闭之病变脏腑主要在肾与膀胱，与脾肺也有关系。因肾为水脏，主津液，尿液的生成和排泄与肾中精气蒸腾气化直接相关。如肾中精气蒸腾气化失常，可引起水道关门不利，使水液代谢障碍而发生癃闭等证。肾与膀胱相表里，膀胱贮尿和排尿的开合作用，全赖肾的气化功能。肺主宣发肃降，通调水道，为水之上源；脾主运化水湿，为制水之脏，故癃闭的发生与肺脾也有密切关系。另外，三焦能通行元气，为水液运行的通路，是气化场所，虽尿液的生成和排泄与肺、脾、肾、膀胱等诸多脏腑相关，但必须以三焦为通路。如果肾的气化功能失调，三焦的通调失司，膀胱的开合失权，均可致癃闭的发生。

（2）病理因素为湿热虚瘀：本病多由湿热蕴结膀胱，或热邪壅滞，致三焦气化失常，而致排尿困难。小便不通，水湿不能下流而排出体外，湿浊内蕴则化热化火，形成恶性循环。故湿热既是本病致病之因，也是其病变过程中的病理产物。湿热即生，可产生一系列病理变化。湿为有形之邪，阻碍气机运行，气滞不通，瘀血则生。其次，湿为阴邪、易伤阳气，热为阳邪、易伤真阴，病程日久则虚证产生。

（3）病机演变分虚实：本病初起，膀胱湿热或三焦热盛，多属实证、热证。日久不愈，邪伤正气或素禀不足，可致脾气亏虚，肾阳不足，肾阴亏损诸症，而出现脏腑亏虚、实邪内蕴的虚实兼杂证。若湿热邪盛，三焦壅塞，气化不利，或因肾气衰微，命门火衰，气化无权，形成无尿，则病情转重，使湿浊内闭，气机紊乱，可出现面色灰黯、头痛、头晕、全身浮肿、腹胀、恶心、呕吐、尿少、尿闭、畏寒怕冷、四肢不温、腰膝酸软等一系列复杂证候。

【诊断及鉴别诊断】

1. 诊断要点

（1）癃闭可突然发作，亦可逐渐形成，表现为小便细小不利或无尿，每日尿量少，但尿道无疼痛感。

（2）癃闭表现为欲解尿而不能尿，欲解完而不能尽，或见小腹窘迫，排尿无力，尿行中断，夜尿增多等表现。

（3）尿闭者，可有头痛、头晕、恶心、呕吐、水肿、胸闷喘促，甚至出现神昏抽搐等重症。

(4) 当出现上述尿闭的严重症状时,血液生化有明显改变。

2. 鉴别诊断　癃闭应与淋证、关格、水肿等相鉴别。

(1) 淋证:以小便频数短涩、滴沥刺痛、欲出未尽为特征。量少、排尿困难与癃闭相似,但尿频而疼痛,且每天小便总量正常;癃闭无刺痛,每日排出总量低于正常,甚至无尿排出。

(2) 关格:也是小便不通。上见吐逆称格,下见小便不通称关。

(3) 水肿:是指体内水液潴留、泛滥肌肤,引起头面、眼睑、四肢,甚至全身浮肿的一种疾患。其小便量少、小便不利与癃闭相似,但癃闭不伴有水肿。二者临床可相互转化。

(4) 鼓胀:是指腹大如鼓、皮色苍黄、脉络显露为特征的疾患。每日小便明显减少与癃闭相同,但鼓胀有腹部胀大、青筋暴露、面色青黄等,临床易于鉴别。

**【辨证论治】**

1. 证候辨别

(1) 细审主证:癃闭若小便短赤,舌红、苔黄,属热属实;若口渴不欲饮,小腹胀满,为热积膀胱;若小便不畅,排出无力,舌淡苔白,属虚;若神乏无力,气短声低,食欲不振,时欲小便而不得出,则为中气不足;若腰膝酸软,畏寒怕冷,则为肾阳不足;若咽干,心烦,手足心热,则为肾阴不足。

(2) 详辨虚实:癃闭有虚实之分。小便不通而小腹胀急者,属实;小便淋漓、尿流无力,需用腹肌助力者,属虚。外邪而致癃闭者,属实,必见湿、热、风等相应症状,亦有标实兼本虚而以标实症状为主者;内伤而致癃闭者,属虚,必见脏腑虚弱相应的症状,亦有本虚兼标实而以本虚症状为主者。本虚标实,孰多孰少,可以从病情长短、体质强弱、起病之缓急、尿流有力无力加以辨别。若病程长,起病较缓,体质差,尿流无力,则以本虚为主,多伴有面色无华或㿠白、神疲乏力、气短声低等。反之,则多以标实为主,多伴有小腹胀满或疼痛、小便短赤、舌红苔黄等。

(3) 权衡轻重:本病轻重悬殊,轻者仅表现小便不利,其他症状不明显,重者可见神昏、烦躁、抽搐等危重证候。本病初起病癃,后来转成闭者,是病情由轻到重;若由尿闭转为尿癃,则为病势由重转轻,有好转倾向。癃闭见全身浮肿,胸闷气急,不能平卧,呕吐不止,甚至昏迷、抽搐者,则病属危重、急症。

2. 治疗原则　癃闭的治疗原则根据"六腑以通为用",着眼于通,但通之之法,又因证候性质不同而各异。实证宜清宜利;虚证宜补脾肾,助气化,而达气化得行则小便自通之目的。根据癃闭的病变脏腑不同,有治上焦法、治中焦法及治下焦法之不同。凡治上焦法以肺为主,治中焦法以脾胃为主,治下焦法以肝肾为主。癃闭者,见急迫不通、下腹胀满难忍,内服药物缓不济急,则要按急则治标的原则,以解燃眉之急,应中西医结合治疗。

3. 分证论治

(1) 膀胱湿热

症状:小便点滴而下,甚则不通,尿少短赤,伴有口干、口苦、口黏,渴不欲饮或腹胀便秘,舌质红,苔黄腻。

症状分析:本证属实热癃闭,发病突然,病势急,因湿热内侵,下注膀胱。湿重于热者,见肢体困倦,口中发黏,舌苔白、厚腻;热重于湿者,则见口干、口苦、口渴,小便灼热疼痛,舌质红,苔黄燥。

治则:清热利湿,通利小便。

处方:揉小天心5分钟,清天河水3分钟,清补脾5分钟,清肺5分钟,逆运内八卦3分钟,清四横纹2分钟,揉三焦俞1分钟,推箕门2分钟,拨龙头适量。

方义:揉小天心、清天河水可通瘀散结,清热利尿,镇静安神;清补脾、清肺能利湿散湿;逆运内八卦、清四横纹可调中和中,引脏腑热外行,消积消胀;揉三焦俞可通调支配水液;箕门属脾经,推之可兴奋脾经,运化全身水湿之气,促进水液的循环及排泄,维持体液代谢平衡;拨龙头能刺激兴奋任脉及膀胱区,以利排尿。

(2) 瘀滞内阻

症状:初期见排尿用力,渐致滴沥不畅或时通时阻或尿如细线,小腹胀满,隐隐作痛,面色紫黯。

症状分析:本证主要原因是先天尿路畸形,或狭窄,或各种原因的外伤致尿路损伤等,瘀血凝结,阻塞尿道而致排尿不畅,时通时阻,或尿如细线,伴有面色紫黯等血瘀之症,请中西医治疗。

治则:化瘀散结,通利小便。

处方:揉小天心7分钟,清补脾5分钟,清板门5分钟,逆运内八卦3分钟,清四横纹2分钟,清肺2分钟,清大肠3分钟,退六腑3分钟,清天河水2分钟,揉三焦俞、脾俞、肺俞各1分钟,推箕门3分钟,揉三阴交2分钟,拨龙头适量以解燃眉之急。

方义:揉小天心可通瘀散结,畅通经络,又清热利尿,安神镇静;清补脾、清板门、逆运内八卦、清四横纹、清肺、清大肠能利湿燥湿,清热通便;退六腑、清天河水能清营凉血,润燥通便,又清心热,利湿利尿,除烦;揉三阴交、三焦俞、脾俞、肺俞能输布水液,通调水道;箕门属脾经,推之可兴奋脾经,运化全身水湿之气,促进水液的循环及排泄,维持体液代谢平衡;拨龙头能刺激兴奋任脉及膀胱区,以利排尿。

癃闭症状加减:

1）有心经症状的，多用镇静术组，以安神镇静。

2）大便不畅的，加推下七节骨。

疗程及疗次：只要对症，手法用的得当，疗效显著（是指单纯尿潴留——膀胱湿热型）。

病例1：1963年，我院儿科收治一位男婴，出生第2天祖母喂了1个鸡蛋黄，第3天小儿不吃不喝，无小便，哭闹不安，发现患儿腹满胀硬，即从胶县赶来入院，院内要求查三大常规（大便、小便、血），护士执行医嘱，但小儿太小，导尿管插不上，即找推拿医师取尿。到病房检查患儿，发现腹满胀硬，但摸到膀胱底，叩浊。结合病史，按尿潴留（实证）处理：给予推箕门2分钟，拨龙头后，尿直冲而出。

病例2：唐山地震时，我院收了很多截瘫患儿，排尿困难，导尿管不足时，均用推拿排尿（推箕门、拨龙头代替导尿术）。

【体会】

1. 临床我们对病情轻的，不论虚实，膀胱充盈有尿即用推箕门、拨龙头。根据小儿体质选手法。一般用重、快，即泻法，如小儿体虚应先补虚，用补脾、肾、二马、三关、小天心、逆运内八卦等推后，加推箕门、拨龙头，待排尿后再治本。

2. 临床遇到原发病，时间长或外伤、畸形等，均应速请西医治疗以免误诊。

3. 我们体会，对先天不足，早产儿、低体重儿、个子小的导尿管不好插者，只要膀胱充盈有尿，用推箕门、拨龙头，疗效显著，治本还得辨证论治处理。

# 三十六、五迟

五迟是以立、行、发、齿、语言发育缓于正常儿为特征的一种疾病，属发育障碍性疾病。正常儿一般出生后头发黑密，6个月左右开始萌牙，7~9个月发出"爸爸、妈妈"等复音，10个月能站立，1岁能独立行走，13个月能说出简单的语言。若1周岁多，头发稀细、黄枯，不萌牙，不能平稳站立，1岁半不能行走，不会说爸妈以外的字，即可能为五迟。

西医学认为，小儿生长发育迟缓，大脑发育不全，佝偻病等多种慢性疾病均可引起五迟。五迟是生长发育迟缓的一种疾病，如经积极治疗，大多可以改善和恢复，但部分可成痼疾。因此，这类病症预防胜于治疗。随着优生优育知识的普及，人口素质逐渐提高，五迟的发病率逐渐降低。

【病因病机】 主要是先天禀赋不足，后天调摄失养，肾脾不足累及五脏所致。又因五脏不足的程度不同，在病理变化上，可表现五脏俱亏，也可有一二脏或数脏亏损为主，故临床表现有五迟各候俱见者，亦有各类迟候单发，或多个迟候联合发生者。

(1) 肾精亏损:肾主骨生髓,具有促进生长发育和滋生骨髓、脑髓、脊髓的作用。若先天胎禀怯弱,肾精亏虚,骨髓生化乏源,不能很好地营养骨骼,则可出现骨骼脆弱无力而见立迟、行迟;肾主骨生髓,而牙齿为骨之余,所以牙齿的生长亦有赖于肾中精气的充养;若肾精不足,则牙齿不生而见齿迟;肾藏精,"其华在发",说明头发的生长与润枯与肾中精气有关,如肾精亏虚,可见发迟。

(2) 脾胃虚弱:脾胃为"后天之本"、"气血生化之源"。小儿生长发育所需营养全赖脾胃运化水谷精微与气血以供给。若饮食失节,或生活失宜,或疾病影响,导致脾胃损伤,则化源不足,五脏失养,影响小儿正常的生长发育,也可出现五迟。

(3) 肝血亏虚:头发的生机根于肾,而营养来源于血;肝藏血,肝血不足,血虚失养,则头发生长缓慢、干枯无泽。肝藏血,在体合筋,肝血充足,筋得其养才能运动灵活;若脾肾不足,肝血亏虚,筋骨失养,则见立迟、行迟。

(4) 心血不足:心主血脉,开窍于舌。若心气不足,脑髓不充,则智力发育差,语言迟缓。心之声为言,小儿心气不足,脑髓不充,则不能按时说话而语迟。

【诊断及鉴别诊断】

1. 诊断要点

(1) 小儿生长发育较正常儿迟缓,即超过 12 个月发稀细黄枯,未见萌牙,不能平稳站立;18 个月不能行走,不会叫爸妈以外的字,可诊断为五迟。

(2) 五迟症状不一定全具备,但见一二迟者,可以分别作出诊断。

2. 鉴别诊断

(1) 痿病:以下肢不能随意运动,碍于行走为主症,与立迟、行迟的发育迟缓有别。

(2) 五软:以头项、口、手、足、肌肉软弱无力为主症,以运动障碍为特点,常伴五迟。

【辨证论治】

1. 证候辨别

(1) 辨轻重:临证见行走不稳,囟门闭合较晚,出牙延迟,心烦易惊,汗多,而无运动功能障碍者,多属轻证;若筋骨痿弱,不能站立,头发稀疏萎黄,不能言语,身体瘦弱,精神萎靡不振,伴神思迟钝,甚至痴呆者,多属重证。

(2) 辨兼证:五迟发自五脏,常伴五脏不足之症。如肾不足,兼见形体瘦弱,生长发育缓慢;脾不足,则肌肉松软,大便多稀;肝不足,则乏力易倦;肺不足,兼见汗多易感冒;心不足,则易惊善惕。

2. 治疗原则 五迟的治疗以扶正补虚为主。若偏于肾脾气虚,治宜补脾益肾;偏于肝肾亏损,着重补益肝肾;偏于心肾不足,又当补肾养心。此外,可配合中西药、针灸疗法以提高疗效。本证治疗时间长,方可见效。

3. 分证治疗

(1) 肝肾不足

症状:筋骨痿软,发育迟缓,坐、立、行、出牙等明显迟于同龄儿,甚至4~5岁尚不能行走,亦有10多岁行走不稳者,平素活动少,易疲倦喜卧,面色青黯无泽,全身无力,舌质淡,苔少。

症状分析:肝主筋,肾主骨,齿为骨之余。肝肾精气不足,不能营养筋骨则筋骨不健,故不能随年龄的增长而行、立、生牙;肾为作强之官,肾精不足,全身无力而智力低下;肝肾虚衰,不能上荣于面,故面色无华,舌质淡,苔少。

治则:补肾养肝,充养精血。

处方:(主)补肾10分钟,揉二马5分钟,补脾5分钟,推上三关2分钟,揉小天心3分钟,捏脊(捏三遍,提三遍,共六遍)。

(配)逆运内八卦3分钟,清四横纹2分钟。

方义:补肾、揉二马、揉小天心均能滋肾养肝,揉二马兼能滋阴潜阳、大补元阳,揉小天心又能镇静利尿;补脾、推上三关可补虚扶弱,补血生肌,助肾阳;逆运内八卦、清四横纹能调中益气,助消化吸收,有利于机体的恢复;捏脊:脊属督脉,督贯脊属脑络肾,督率阳气,统摄真阳,推捏自下向上能调阳气,理气血和脏腑,通经络培元气,可强身健体,临床常与脾、肾经、三关、足三里等配用,对先后天的慢性病有强壮之功,同时按揉或提拿膀胱经的脾俞、肾俞、肝俞、心俞、肺俞、胆俞等穴以加强本经的疗效。

(2) 心血不足

症状:智力低下,精神呆滞,不哭不闹,数岁不语或言语不清,肌肤苍白,发稀萎黄或成绺,纳少,大便秘结,舌光无苔。

症状分析:心主神明,神气不足,脑髓不充,故智力低下,精神呆钝;心之声为言,心气不足,神窍不利,到说话年龄而不能说或说不清晰;心血不足,则面色无华苍白;发为血之余,血不足则不能充养毛发,故发稀成绺或萎黄;舌光无苔,为心气血虚之象。

治则:补心养血。

处方:补肾5分钟,揉二马3分钟,补脾8分钟,推上三关3分钟,逆运内八卦2分钟,清四横纹2分钟,清肺3分钟,清大肠3分钟,按揉足三里5~7次,按揉膀胱经的脾俞、胃俞、肝俞、胆俞、大肠俞等穴各0.5分钟。

方义:补肾、揉二马可滋养肝木,即能加强藏血,又能助心生血,养血;补脾可补益气血,推上三关可补虚扶弱,二者协同可补益气血,和血统血,改变面色无华、消瘦;补脾、按揉足三里、逆运内八卦、清四横纹加强脾胃功能,调中和中,行气助消化吸收;清肺、清大肠可调气润肠通便;按揉背部俞穴以加强本经的疗效。上穴合用,增强体质,促进大脑发育,逐渐增强抗病能力,恢复其不足。

(3) 脾胃虚弱

症状:面色青白或㿠白,头发稀疏萎黄,牙齿生长迟缓或生而质不良,囟门宽大,逾期不合,智力低下,形体消瘦,骨软无力,肌肉松软,生长缓慢,食欲不振,大便稀溏,舌淡苔少。

症状分析:脾为"后天之本"、"气血生化之源"。小儿生长发育所需要的营养全赖脾胃运化水谷精微与气血的供给,若脾胃虚,功能降低,则化源不足,五脏失养,影响小儿的正常生长发育,出现五迟;肾虚则牙齿迟缓,质量差;头发生机根于肾,而其营养来源于血,肝藏血,肝血不足,血虚失充,则头发生长缓慢,干枯无泽,发稀细、萎黄。

治则:补脾和胃,助肾。

处方:补脾 8 分钟,清板门 3 分钟,推上三关 2 分钟,补肾 5 分钟,揉二马 3 分钟,逆运内八卦 3 分钟,清四横纹 2 分钟,揉外劳 3 分钟,清大肠 3 分钟,按揉足三里 5~7 次,捏脊(捏三遍,提三遍),揉背部俞穴各 0.5 分钟。

方义:补脾、清板门、推上三关、补肾、揉二马可健脾和胃,补虚扶弱,补血生肌,又可助肾阳;补肾、揉二马可滋阴潜阳,大补元气、元阳,又助脾阳;逆运内八卦、清四横纹、揉外劳、清大肠、按揉足三里可调中益气,助消化吸收,改变大便稀溏,又可助机体恢复;捏脊:脊属督脉,督贯脊属脑络肾,督率阳气,统摄真阳,推捏自下而上能调阳气,理气血和脏腑,通经培元气,强壮身体,同时按揉兴奋膀胱经上的脾俞、肾俞、肝俞、心俞、肺俞、胆俞等穴可提高该脏腑的功能。

【预防护理】

1. 预防

(1) 大力开展宣传优生优育知识,避免近亲结婚,婚前要健康检查,杜绝遗传性疾病的发生。

(2) 孕妇要保持精神舒畅,营养丰富,多晒太阳,慎用对胎儿不利的药物。

(3) 婴儿出生后加强调护,提倡母乳喂养,及时添加辅食,尽量营养均衡,并加强身体锻炼。

2. 护理 五迟属虚证,更应加强饮食调理,以富有营养和易消化的食物为主,并注意营养合理搭配,定时定量。

## 三十七、五软

五软是指头项软、口软、手软、脚软、肌肉软而言,均属发育障碍、成长不足的疾病,又称"胎弱"或"胎怯"。软有迟缓和瘘软之意。西医学的先天性遗传神经肌肉疾病、脑性瘫痪等疾病可出现五软。古人认为,本病之因与先天胎禀不足和后天邪毒感染有关,病变以损伤脾气为主,日久累及肝肾、气血。

**【病因病机】**

1. 病因

(1) 先天因素：父精不足，母血气虚，以致禀赋不足，精气未充，脏气虚弱，筋骨肌肉失其润养而成。《古今医统·五软五硬》云："有日月不足而生者，或服坠胎之剂不去而竟成胎者，耗伤真气。"

(2) 后天因素：生后护理不当，或平时乳食不足，喂养失调，或体弱多病，或大病后失于调养，以致脾胃受损，致气血虚弱，筋骨肌肉失于润养所致。

2. 病机

(1) 脾肾两虚：脾主运化，主肌肉四肢，开窍于口，脾功能健旺，则肌肉丰满，四肢健壮；肾主骨生髓，通于脑，肾精充足，骨髓生化有源，骨得髓之滋养，则坚韧有力。若先天胎禀不足，后天调摄失宜，致脾肾两虚，则运化无源而见五软。

(2) 肝肾亏损：肝藏血主筋，肾藏精主骨，肝肾精血充足，筋骨得养，才能骨骼强健，运动灵活有力。若因素禀亏损，或疾病影响，伤津耗液，致肝肾亏损，筋骨失养，则见头项四肢痿软不能用。

(3) 气血两虚：脾为气血生化之源，若调护失宜或疾病影响，损伤脾胃，脾失健运，生化乏源，气血不荣四肢、口唇，则见手足口软，不养肌肉则肌肉软。

**【诊断及鉴别诊断】**

1. 诊断要点

(1) 以头项、口、手、足、肌肉部位软弱无力为特征。

(2) 五软不一定全部出现，或见一二软，或见于局部。

(3) 因先天因素、生产因素以及后天抚育喂养因素所致。

2. 鉴别诊断

(1) 痿证：虽有肢体软弱无力，但以下肢不能随意运动较为多见，不伴有头项口等部位的肌肉较弱无力，多因后天疾病影响所致。

(2) 五迟：五迟中的立迟、行迟是指发育障碍，站立行走迟缓，与本证头项手足软弱无力有别。

**【辨证论治】**

1. 证候辨别

(1) 辨轻重：五软部位少，神清气爽者，病情轻；部位多，范围广，神志呆滞者，病情严重。

(2) 辨兼证：兼肾虚者，可见发育落后，精神萎靡；兼肝虚者，可见烦躁不安，筋惕肉瞤；兼脾虚者，可见纳差便溏，倦怠无力。

2. 治疗原则　主要是补脾、肾、肝，固其本源则气血充盛，乃是治本之法。

3. 分证论治

（1）脾肾两虚

症状：头项软弱倾斜，不能抬举，口软唇弛，咀嚼乏力，常有流涎，手软下垂、不能握举，足软松弛、不能站立，肌肉松弛、活动无力，唇淡苔少。

症状分析：头为诸阳之会，骨为肾所主，肾中无阳，精气不能营注，则天柱软弱，故头项倾斜不能抬举；脾主唇口、四肢肌肉，脾虚则口唇软薄，咀嚼无力，四肢肌肉瘫软，手不能举，足不能立；唇淡苔少，为脾肾两虚之象。

治则：健脾，补益肝肾。

处方：(主) 补脾 8 分钟，推上三关 2 分钟，清板门 5 分钟，补肾 5 分钟，揉二马 5 分钟，揉小天心 3 分钟，揉大椎 2 分钟，捏脊并重揉脾俞、胃俞、心俞、肝俞、胆俞、肾俞等穴各 0.5 分钟。

配：逆运内八卦 3 分钟，清四横纹 2 分钟，按揉百会 4~5 次，拿肩井 3~5 次，常给予四肢被动活动。

方义：补脾、清板门可调节脾胃的运化功能，以濡养四肢肌肉而改善机体的一般情况；补肾、揉二马可补先天肾气不足，改变骨软无力；补脾、推上三关可生血、统血和血，改变肌体及面色虚象；揉小天心可通经活络，又补肾水；逆运内八卦、清四横纹加脾胃作用，能调中行气，助消化吸收，与捏脊及重揉膀胱经俞穴共奏补虚扶弱、恢复机体功能之功；揉大椎可通经活络，改善、提高颈部的肌肉功能；按揉百会、拿肩井可提气，巩固疗效。

（2）气血两虚

症状：肢体软弱，四肢关节柔软，可以任意攀翻，神情呆滞，智力迟钝，面色苍白，四肢不温，口开不合，舌伸口外，食少不化，唇白苔光。

症状分析：脾为生化之源，脾虚则气血不足，肾虚则骨软脑髓不充，故肢体软弱，四肢关节柔软，可以任意攀翻；气血不足，则脑髓不充，故见神情呆滞，智力发育差；阳气不运，则四肢不温；血不上荣，则面色苍白；口为脾窍，脾气虚弱不能收摄津液，故口开不合，舌伸口外而流涎；脾不能健运，故食少不化；唇白苔光，为气血虚之象。

治则：补气养血。

处方：(主) 分阴阳 2 分钟，揉小天心 3 分钟，补脾 8 分钟，推上三关 3 分钟，补肾 5 分钟，揉二马 5 分钟。

(配) 逆运内八卦 3 分钟，清四横纹 2 分钟，掐揉足三里 5~7 次，推脊（上推）3~4 次，重揉膀胱经上肺俞、心俞、肝俞、胆俞、脾俞、肾俞等穴各 0.5 分钟。

方义：分阴阳能平衡阴阳，调和脏腑；补脾、掐揉足三里、推上三关能补益气血，补虚扶弱，统血和血而改变肌肉的紧张性，使面色变红润有光泽，总之改善虚象；补肾、揉二马可补脑生髓助骨，调补元气，有扶脾阳助脾运之功；推脊可强身壮骨;揉小天心可通经活络,又补肾水;逆运内八卦、清四横纹增加脾胃作用,能调中行气,助消化吸收,与推脊及重揉膀胱经俞穴共奏补虚扶弱、恢复机体功能之功。

**【预防护理】**

1. 预防

(1) 加强卫生宣教工作,普及妊娠、哺乳期保健常识和育儿知识。

(2) 孕期加强自我保护,避免一切不利胎儿发育的因素,如中毒、外伤等。

2. 护理

(1) 平时要耐心持续按摩及加强四肢被动活动,促进血液循环和肌力,有利于五软恢复。

(2) 加强营养的调配,平时多食用山药、银耳、大枣及黑色蔬菜等。

# 三十八、五硬

五硬是指小儿头项硬、口硬、手足硬和肌肉硬而言,其临床症状与五软相反。头项、胸腹、腰背等处紧张强硬而不柔软,伴手足凉、全身不温,是新生儿、早产儿常见疾病。

本病在寒冷季节发病较多,好发于早产儿、体弱儿或伴有其他疾病的小儿。必须及早治疗并配合复温、保暖等措施,可使病情好转。严重者,面青抽搐,心腹硬急,常危及生命。

**【病因病机】** 多由小儿体质虚弱或生后受寒,以致阳气不运,肌肤失其温煦而成。

1. 阳气虚弱 先天禀赋不足,小儿体质虚弱,气血未充,元阳不振,以致阳气不能温煦肌肤、营于四肢,故见肌肉不温,苍白肿亮,压之凹陷;头项缺乏气血润养,则显板硬,不灵活,难以伸屈俯仰。

2. 寒凝血涩 气候寒冷,生后护理不当,保温不够,或因感受他病,气血运行失常,以致寒凝血涩,出现肌肤拘急,肿硬而凉,患处皮肤色黯、发紫似冻伤。此外,尚有风邪内袭,所谓"诸暴强直,皆属于风",出现面颊肌肤僵硬,关节强直,难以活动,不能吮乳,昏昏欲睡如"小蜡人"。病变多在肝脾二经。

**【辨证论治】** 本证的临床特点为头项强硬,不能俯视,难以转动,肌肉紧张,四肢板硬,面青气冷,肚大青筋隐现,皆因阳气虚衰或寒凝血涩所致,故治则应以保温、益气温阳、活血通络为主。

1. 阳气虚弱

症状:患儿体弱,全身冰冷,僵卧少动,昏昏多睡,气息微弱,哭声低怯,仰头取气,关节不利,全身难以动摇,局部皮肤板硬如木、苍白肿亮、按之凹陷,硬肿范围较广,唇舌淡白。

症状分析:禀赋薄弱,先天不足,则体质虚弱。阳气虚衰,元阳不充,故哭声低怯无力,气息微弱,昏昏多睡;阳气不振,气血运行失常,不能温煦肌肤,故全身冰冷,板硬如木,全身难以摇动,关节不利;阳气虚衰,风寒凝滞,经络不通,故皮肤苍白肿亮、压之凹陷,唇舌淡白。

治则:保温、疏风散寒,温阳调气,活血通络。

处方:补脾5分钟,推上三关2分钟,揉小天心3分钟,揉乙窝风3分钟,拿列缺3~4次,清板门3分钟,分阴阳2分钟(阳重),揉外劳3分钟,清天河水1分钟。

(配):补肾3分钟,揉二马1分钟。

复温是治疗本病的重要措施之一,可用热水袋等使被褥温暖或由人贴身抱儿于怀,卧于棉被中,使患儿体温逐渐上升。有条件者可用暖箱,自26℃开始,每小时上升1℃为宜,4~6小时逐渐至30~32℃,不宜升温过快,以免引起突然死亡。

方义:补脾、推上三关、拿列缺可通阳,调和全身气血循环达末梢,补脾除有以上作用外,还可助脾运进饮食,补虚扶弱,助气活血,温补肌肤使肌肉变软,加清板门有清胃凉膈之功,可促进脾胃运化水谷精微,逐渐恢复机体功能;揉小天心、揉乙窝风、揉外劳可镇静,通经活络,温阳散寒;分阴阳可调和机体阴阳平衡;补肾、揉二马可大补元阳,补先天不足,调节机体津液代谢;清天河水能清热利尿,安神镇惊,巩固疗效。

病例:王某之子,因7个月剖腹生产,产后无窒息,不会吮乳,全身凉,下肢硬直。查体:发育营养差,囟门平坦,安静无青紫,呼吸正常,心肺(-),腹软,四肢及背部皆有凹陷性水肿,诊断为硬皮症(水肿型)。除保温等处理外,依上方推拿,推2次后(一日2次),体温升至正常,见右侧下肢较软并能自行蜷伸;推4次后全身柔软,推5次后见全身皮肤转红润,浮肿消失,四肢活动自如,硬皮症愈。

2. 寒凝血涩

症状:四肢发凉,全身欠温,皮肤失去柔软常态,僵硬不能捏起,多见于小腿、臀、臂、面颊等部位,患处皮肤色黯发紫,或红肿如冻伤,面色晦暗,唇舌黯红。

症状分析:血得热则行,得寒则凝,寒邪内侵,气血运行被阻,不能温煦肌肤,故全身欠温,手足发凉,皮肤失去柔软而僵硬如木;寒邪凝滞则血涩瘀阻,故皮肤色黯发紫或红肿如冻伤,小腿、臀、臂等处为血运较差部位,故硬肿更为明显;面色晦暗,唇舌黯红,为寒凝血涩之象。

治则:保温、温通经络,活血化瘀。(保温:用人体保温、热水袋保温,有条件的用保温箱)

261

处方:揉小天心3分钟,补脾3分钟,推上三关2分钟,补肾3分钟,揉二马1分钟,揉乙窝风3分钟,揉外劳2分钟。

方义:揉小天心能通窍散结,又能畅通全身经络,镇静安神;补脾、推上三关可通阳助气和血,补虚扶弱,补血生肌,活血化瘀,提高全身温度;补肾、揉二马可补先天不足,大补元阳,补肾益气,改善体液循环;揉乙窝风、揉外劳可温阳散寒,温中行气,加之保温使体温逐渐恢复正常以达康复。气行则血行,气滞则血滞,故活血必先益气行血。

**【预防护理】**

1. 分娩时加强保温设备,以免受凉。

2. 新生儿沐浴时,不要把胎脂擦得太干净,因胎脂有保暖作用。

3. 耐心喂养,吮乳力差的小儿可用滴管喂奶,供给足够的水及营养。

4. 密切观察小儿呼吸、心率、温度,室内要通风,温湿度要适宜。

**【体会】**

1. 治疗五迟、五软、五硬要有信心、耐心,要看到丝毫的进步。临床治疗这类病要建立信心(中西医一起治疗)。我们治疗中有的小儿恢复得不错。

2. 在手法上用补法、补穴,另外要配合被动活动。

3. 五硬患儿一定要保温,且很重要。

# 三十九、小儿夏季热(暑热病)

暑热病是婴幼儿特有的一种季节性疾病,多见于3岁以下,有严格的发病季节及区域。临床以长期发热、口渴、多饮、多尿、汗少或汗闭为特征。因发热于夏季而称为"夏季热",易发生于我国南方(华东、中南、西南等)。本病发病季节多集中在6月、7月、8月3个月份,与气候炎热有密切关系,气温越高,发病率、体温亦越高。秋凉后,症状自行消退,或到凉爽地区症状随之减轻。但在原地的患儿有的可连续发病数年,次年发病较上年症状轻,病程亦短,以后逐年减轻。随着年龄增长,病情也不再发生。5岁以后的小儿基本无本病。

本病病名不一,有"阳明经热"、"小儿暑天发热、口渴、多尿综合征"、"婴儿汗闭性暑热病"、"暑热消渴症"等不同名称。本病虽发病于夏季,以发热、口渴、汗闭、多尿、少汗等为主症,病情一般多无急性变化,至秋后自愈,预后良好;但因病程较长,往往致津液耗损,影响小儿生长发育或感染他疾而发生他病,故临床应引起重视,积极预防。

**【病因病机】**

1. 病因　本病的发生主要与患儿体质因素密切相关,并由暑气危害所致。

(1) 体质因素:先天禀赋不足如未成熟儿、早产儿,或后天失养、脾胃虚弱,或病后失调,气阴亏虚,不能耐受炎热气候熏蒸,是本病发生的内因。

（2）暑气为外因：本病有明显的季节性和地区性，若避开炎暑，病情可随之好转，说明暑气熏灼亦是本病发生的重要原因之一。

2. 病机

（1）暑热蕴于肺胃，伤津耗气：暑热多由口鼻而入，蕴于肺胃，伤津耗气，津液内伤，致暑热更盛，耗气伤津更甚。气伤不化水，水液直趋膀胱而见发热、口渴、多饮、多尿、汗闭等症。汗与尿同属阴液，汗闭则尿多，尿多伤津，必饮水自救，形成汗闭、尿多、口渴、多饮的病理循环。

（2）气阴不足，上热下寒：若患儿素体脾肾不足，外为暑热熏蒸，则可致病势缠绵，并见元气亏虚所致下肢清冷、小便澄清、频数无度等下虚之证，以及虚阳浮越于上而发热、口渴等上热之证。西医认为，本病的病因尚未肯定，可能因气温炎热时，发育不健全小儿体温中枢调节功能暂时失常所致，亦有疑为病毒感染所致。

【诊断及鉴别诊断】

1. 诊断要点

（1）婴幼儿在炎热夏季长期发热，体温明显随气温变化。

（2）一般情况好，无感染征象，体检和理化检查无异常。

（3）秋后热退或经空调设施即可控制发热，预后良好。

2. 鉴别诊断　须与疰夏、消渴、湿温等病证鉴别。

（1）疰夏：发热、季节与本证相似，但无长期发热等。

（2）消渴：无发热，无季节性，一般有多食、多饮、多尿、消瘦，即三多一少症。

（3）湿温：虽有发热持续之症，但无消渴（糖尿病）的三多一少症，且伴有湿阻脾胃或湿热蒙蔽清窍等其他明显症状。

【辨证论治】

1. 证候辨别

（1）辨病位：暑热之气多从口鼻而入，蕴于肺胃，故病初即见肺胃炽热之证，为肺胃受病；若病势缠绵，因暑气长期熏蒸，或素体元阳不足，耗气伤津，则可由肺胃及肾，致真阳不足而形成上盛下虚之证。

（2）辨虚实：本病因暑气为害，而暑性酷烈，熏蒸肺胃，易伤津耗气，故临床证候多虚实并见。病初暑伤肺胃，以实证为主；若病程较长，至上盛下虚证时，则以虚证为主。

2. 治疗原则　以清泻暑热、生津益气为主，若久病及肾，真阴亏损，真阳不足，则宜温肾清心，佐以潜阳固涩。

3. 分证论治　本病发生于盛夏时节，疾病渐起发热，持续不退，无固定热型，体温常在38~40℃，下午较高，早晨较低。本病体温与气候有密切关系，天气越热，体温越高；天气转凉，体温也随之下降，病程可达两三个月，甚至更长，但秋凉后多能自愈。本病初起口渴不甚明显,病迁日久,体温愈高则口渴愈甚,一昼夜饮水可达 4~4.5kg,甚至更多。小便一昼夜可达数十次,饮水愈多,小便亦多,其色清而长,体温虽高,但大部分不见汗出,甚至无汗。

疾病初期多不显病容或偶有消化不良或多饮等症,但不重。由于持续发热或多饮多尿,食欲减退,而见面色苍白、身体日见消瘦、唇干、皮肤灼热、肢端欠温、精神疲乏等虚弱症状。

辨证时应与一般暑湿病证作鉴别。一般暑湿病证虽有高热持续之症,但口渴不明显,或渴不思饮,尿不多,还有湿阻脾胃或湿热蒙蔽清窍等其他明显症状。

(1) 暑伤肺胃

症状:发热持续不退,午后高或稽留不退,气温愈高,体温愈高,口渴引饮,头额较热,皮肤干燥灼热,无汗或少汗,小便频速清长,精神烦躁,唇干燥,舌质红,苔薄黄。

症状分析:本证见于病初中期,患儿禀赋不足,胃受暑气,蕴于肺胃,灼伤津液,津亏而内热积盛,暑气熏蒸,故长期发热,口渴引饮,烦躁不安;气温愈热,不耐暑热,故发热愈高;肺津伤则化源不足,水液无以敷布,故头额、肌肤灼热,无汗或少汗;暑伤气,则气不化水,频频喝饮,而水液下趋膀胱,出现尿多而清长;唇干燥,舌质红,为肺胃阴液被灼之象;舌苔薄黄,为暑气所伤之证。由于本病不属一般外感温热病,所以发热虽高,多无头痛、身痛、恶心等表证现象;病程虽长,亦无化火入营入血而产生神昏、惊厥之证。

治则:滋阴清暑益气,调理肺胃。

处方:(主)补肾 5 分钟,揉二马 3 分钟,揉小天心 3 分钟,揉乙窝风 3 分钟,分阴阳(阴重)2 分钟,清补脾 5 分钟,清板门 5 分钟,清肺 3 分钟,逆运内八卦 3 分钟,清四横纹 2 分钟,清天河水 1 分钟,退六腑 2 分钟或水底捞明月 1 分钟,揉肾纹 2 分钟。

方义:暑重伤阴,故先用补肾以滋阴清热,调节体液循环(养阴生津),且补肾阳可助脾阳加强脾的作用;揉二马可大补元气,又有协助补肾的功能;揉小天心、揉乙窝风可温通经络,透表发汗,解暑热,退体温;分阴阳(阴重)可平衡机体阴阳,调和脏腑,退热除烦;清补脾、清板门、清肺、逆运内八卦、清四横纹清肺胃暑热,育肺胃之阴,清脾利湿,加逆运内八卦、清四横纹可调中助消化进饮食;揉肾纹可引余热外行;清天河水、水底捞明月可清解暑热,利尿,泻心火,除烦躁及舌赤、口唇干燥;退六腑可退高热(营热)除烦,润燥通便。

(2) 上盛下虚

症状:精神萎靡不振或烦躁不安,面色苍白,鼻黯黄,下肢清冷,食欲不振,小便澄清频数,大便稀溏,身热不退,朝盛暮衰,口渴多饮,舌淡苔黄。

症状分析:本证多见于体虚儿,病势缠绵的后期,虚实并见,虚多于实。脾肾两虚,气阳不足,命门衰微,不能温煦脾土,故见面色苍白,精神萎靡不振,食欲减退,大便稀溏,下肢清冷,小便澄清如水等。但本病究属暑气为患,阴液必耗,心火易旺;命门虽属肾阳,而寓于肾阴之中,肾又称水火之脏,水火不济则阳易浮越,故见身热不退、朝盛暮衰诸症。

治则:清上温下,寒温并用。

处方:(主)补脾 5 分钟,推上三关 1 分钟,拿列缺 5~6 次,补肾 5 分钟,揉二马 2 分钟,清板门 4 分钟,揉膊阳池 1 分钟,揉小天心 3 分钟,清天河水 2 分钟。

(配)揉肾纹 2 分钟,逆运内八卦 3 分钟,清四横纹 2 分钟。

方义:补脾、推上三关可补虚扶弱,补血生肌,活血以调节机体营养;拿列缺、揉膊阳池引上焦热下行,改变下肢皮温;补肾、揉二马可大补元气,滋阴清热,改善体液循环;清板门、逆运内八卦、清四横纹加补脾的作用,可调中助消化,保后天之本;揉小天心、清天河水可泻心火,安神镇静;揉肾纹可引余热外行。

恢复期治疗:

1) 患儿热退后体虚需复原者:可补肾、二马、补脾、推上三关、清板门、逆运内八卦、清四横纹加掐揉足三里(多用),每日 1~2 次,连用 14 天,一般康复。

2) 捏脊,每次捏三提三,重提或按揉重要俞穴如脾、肺、肾、胃、肝、三焦等。14 天为 1 个疗程。轻者 1 个疗程,重者 2 个疗程。

【预防护理】

1. 增强体质,注意营养。

2. 房间空气流通,保持凉爽或异地避暑。

3. 患病后要加强护理,注意防止并发症,多饮水,食欲不好的要设法给予每日身体的营养消耗量。

# 四十、热疖

热疖即所说的疖肿,多见于毛囊处,现代医学称毛囊炎,多因感受暑热所致。

【病因病机】 多因感受暑热(细菌感染,一般为球菌),不能外泄,阻于皮肤之间,而致红肿热痛、化脓、溃破。

【辨证论治】

症状:初起局部发红,次日肿痛,但无根脚,范围不大,随见脓点,逐渐见脓头,初见 1~2 个,逐渐十几个不等,溃破流脓。顺毛囊根感染,继而此起彼伏,渐渐增多,故一定迅速用强有力的抗菌药物,一般我们常用 1:2000 的新洁尔宁(灭)液洗患处,效果显著。每日 1~2 次,洗 1~2 天,一般不再见新生。

症状分析:患儿及家长不注意局部卫生使毛囊根部的细菌繁殖致毛囊炎,开始局部为红色的丘疹、稍痛,继而红头变脓点。在此期或更前可用推拿手法治疗。若未能及时治疗,成囊脓需外科治疗。

治则:推拿治疗要早期发现,初起则以清热凉血、解毒消肿为主。

处方:揉小天心 5 分钟,退六腑 5 分钟(上二穴重手法),每日 2 次,推后一般不消,但不再发展,不再新起,继消退。疖子未见脓头用清热消之,揉小天心 3 分钟,大清天河水 2 分钟,退六腑 3 分钟,补脾 5 分钟,推上三关 3 分钟,逆运内八卦 3 分钟,每日 1 次,推 3 天一般可治愈。

局部如时间长,有红肿热痛,似要化脓或有脓头,此时治则以速化脓溃破为主。用揉小天心 5 分钟,补脾 5 分钟,推上三关 3 分钟,分阴阳 2 分钟,清天河水 2 分钟,每日推 1~2 次即化脓溃破,再用新洁尔宁(灭)液洗患处(抗炎治疗),即不再新起。

方义:小天心为诸经之祖,一指揉之,诸经皆动,诸病皆效,能清热解毒,通经活络,安神镇静,利尿;退六腑可清营凉血,调肠腑通便,退大热,解毒,故消肿;补脾、推上三关助气和血,促进血液循环,因此促进化脓、溃破快;分阴阳可调节机体阴阳平衡,使机体恢复;清天河水可清心经之火,清热利尿;逆运内八卦可促进胃肠蠕动,使排泄加快,加速消化吸收,调中行气进饮食。

**【体会】**

1. 疖肿的治疗,关键是早期发现,初起推 1~2 次(用消散法),一般 3 次即愈。已经开始化脓时,即促进快速化脓溃破,再扶正,即很快恢复。

2. 可用强有力的外用消炎药抗感染,如果脓液流散,我们常外用新洁尔宁(1∶2000)溶液涂洗患处(以防再蔓延),效果显著。明显优于口服消炎药物。

# 四十一、解颅(脑积水)

解颅是以颅缝解开、叩之似破壶声、落日眼为特征的一种疾患。"解"即解开之意,是指小儿头骨解开不合,西医称脑积水。本病多见于 6 个月至 7 岁小儿,疾病发展过程中常有烦躁、嗜睡、纳呆、呕吐等症,甚至出现惊厥,重者失明,营养不良,智力障碍,大多不宜养育,预后不良,但部分轻证患者如能及时发现治疗,常可逐渐缓解或渐愈。

**【病因病机】**

1. 病因

(1) 先天因素:多因父精母血亏损,以致先天禀赋不足,肾气亏损,脑髓不足,头颅开解而致解颅。

（2）后天因素：由于外感时邪，热毒壅滞，上攻于脑，或后天失养、失调，脾虚水泛，或水不涵木，肝阳上亢，风水上泛，或瘀血阻络，压迫脑髓，阻塞脑窍，终致囟宽颅裂而致解颅。

现代研究认为，解颅的病因主要是脑脊液循环障碍，而导致脑脊液循环障碍的主要原因有先天畸形、新生儿缺氧和产伤所致的颅内出血，以及脑膜炎续发的粘连、脑瘤等。

2. 病机

（1）肾气亏损：肾主骨生髓，通于脑，脑为髓之海，若小儿禀受父母精血亏损，先天肾气不足，不能生髓养骨，故髓脑不充，头颅失养，以致逾期囟门不合，颅缝开裂，头颅增大。

（2）肾虚肝亢：肾为水脏，水火相济则阴阳平衡。病后肾虚，水不胜火，火性上炎，火热蒸腾，其髓则热，髓热则颅解，或因肾虚水不涵木，木亢则生风，风水上泛，故囟门应合不合或合而复又开解，逐渐膨大而成解颅。

（3）脾虚水泛：小儿先天不足，后天失养，真阳不足，火不暖土，脾阳气虚，不能运化水湿，水湿不化，日久成饮成痰，水湿痰浊乘虚上泛于脑，停聚脑络致头颅解开。

（4）热毒壅滞：外感时邪，热毒壅滞，炼液成痰，痰热之邪，上攻于脑，闭塞脑窍而为本病。

（5）瘀血阻络：胎禀不足，后天失养，病后失调，以致气虚精亏，血行涩滞，阻塞脑窍，或邪毒外侵，上攻于脑，毒热壅遏，阻塞脑络，血瘀不行，脑窍不通，水液停聚而致本病。

**【诊断及鉴别诊断】**

1. 诊断要点　按国家中医药管理局颁布的《中医病证诊断疗效标准》中解颅的诊断依据：

（1）头颅呈普遍均匀性增大，且增长速度较快，骨缝分离，前囟明显饱满而扩大，头皮青筋暴露。颅部叩诊呈破壶音，头重、颈肌不能支持而下垂，两目下视，可有烦躁、嗜睡、食欲不振，甚至呕吐、惊厥。

（2）CT 检查提示脑实质菲薄，脑组织面积减少，脑室增宽扩大；头颅 X 线片可见骨板变薄，颅缝分离，蝶鞍增宽；眼底检查可见视神经萎缩或视乳头水肿。

2. 鉴别诊断

（1）慢性硬脑膜下血肿（请西医鉴别）。

（2）佝偻病：头多为方颅，无颅缝分离和脑室扩大。

（3）头大畸形：头颅大，增长快，有明显的智力不足，无眼球下转现象，脑室造影正常。

**【辨证论治】**

1. 证候辨别

(1) 辨肾虚、脾虚：肾虚者，头颅增大，面青，颅缝开解，神情呆钝，目无神采，面色淡白；脾虚者，面淡黄，发稀成绺，头缝裂开不合，头皮光急，食少便溏，神情呆滞。

(2) 辨热毒血瘀：热毒壅滞者，颅缝闭而复开，两目下垂，发热烦躁，溲赤便秘；瘀血阻络者，头颅胀大，颅缝开解，神志呆滞，青筋暴露，唇舌发紫。

2. 治疗原则　治疗原则以补肾利水、益髓健脑为主，并根据风邪、水湿、痰浊、瘀血的不同而分别运用健脾利水、化痰降气、平肝息风、清热解毒、活血化瘀等法，同时配合外敷药物、针灸等综合措施以提高疗效。由于本病为疑难症，故需长时间治疗，一般 2~6 个月见成效。

3. 分证论治　解颅的症状多以面色㿠白，白睛多而无精彩，肢体消瘦，头缝裂开，头皮光急，智力低下，精神呆滞，属虚证为主。治疗时应补肾生髓，然而亦有不少本虚标实之证，临证时应据证审因，进行施治。

(1) 肾气亏损

症状：小儿囟门逾期不合反逐渐加宽开解，头颅明显增大，颅缝开裂，头皮光急，面色淡白，青筋暴露，眼楞小，目珠下垂，白多黑少，头大颈细，头倾不立，身体瘦弱，发育落后，神志呆钝，食少便溏，舌淡苔少，重者可见斜视、呕吐、惊厥。

症状分析：正常儿颅骨缝多在 6 个月内骨化，前囟在 1~1.5 岁闭合，后囟在生后或生后 2~4 个月闭合。若先天不足，肾气亏损，髓脑不充，故囟门裂开逐渐加宽，头颅增大明显，颈细不立，头颅开裂；血络受阻，气血循环不利，故头皮光急，青筋暴露怒张；气血不足，故身体瘦弱，发育落后；髓脑不实，则神气不健，或神志呆钝；肾之精气不能上注于目，故眼珠下垂，白睛多，目无神采。

治则：补肾益髓，保后天之本。

处方：(主) 补肾 8 分钟，揉二马 5 分钟，揉小天心 6 分钟，揉膊阳池 2 分钟，拿列缺 5~7 次，揉肾顶 3 分钟。

(配)：补脾 5 分钟，清板门 5 分钟，逆运内八卦 3 分钟，清四横纹 2 分钟，清天河水 2 分钟。

方义：补肾、揉二马，其中揉二马有补肾的作用（有人说："二马为八味地黄丸，补肾为六味地黄丸"），又能大补元阳，故二者同用加强补肾的作用，可补肾益脑、滋阴潜阳，以防肝阳上亢加重病情，为本病的主穴。揉小天心可畅通经络，解郁通滞，清热利尿；揉膊阳池、拿列缺能降逆，引上焦积水下行，减低颅内压力，改善颅骨缝开解而止头痛；揉肾顶有收敛元气，调节水液代谢，减低颅缝开裂的作用；人以脾土为本，要调中保本，故用补脾、清板门、逆运内八卦、清四横纹加强脾胃功能,促进消化吸收,改善气血循环,有利于恢复机体,且补脾能调节水代谢,利湿、补血和血而保后天生机;清天河水能清心利尿,散湿。

（2）肾虚肝亢

症状:颅缝解开,前囟宽大,头额青筋暴露,目珠下垂,白睛特别显露而无神采,头颅明显增大,头皮光亮,筋惕肉瞤,青筋暴露怒张甚则瘼疭,烦躁不安,手足心热,口干舌红。

症状分析:肾阴虚火旺即髓热,髓热则颅缝解开,故见囟门变大,骨缝开而不合;肾精不足,不能上注于目,故见落日眼,白珠多而无神采;肾虚肝亢,肝亢则生风,风水上泛,故头颅明显增大,头皮光亮,筋惕肉瞤,青筋怒张;阴虚火旺,则烦躁不安;手足心热,口干舌红,亦属肝亢阴虚之象。

治则:滋肾养阴,平肝息风。

处方:补肾 8 分钟,揉二马 5 分钟,平肝 8 分钟,揉小天心 5 分钟,分阴阳 2 分钟,揉肾顶 2 分钟,补脾 5 分钟,清板门 3 分钟,大清天河水 3 分钟。

方义:补肾、揉二马,其中揉二马有补肾的作用(有人说:"二马为八味地黄丸,补肾为六味地黄丸"),又能大补元阳,故二者同用加强补肾的作用,可补肾益脑、滋阴潜阳,以防肝阳上亢加重病情;平肝、大清天河水可平肝阳上亢,因颅内压高、骨缝加大,泻之使颅内压降低,骨缝缩小,头皮光亮、落日眼、青筋暴露好转;肝亢则肝风动,筋惕肉瞤时或惊叫抽搐,即用镇静穴,揉小天心、分阴阳可缓解其症,安神镇静;补脾、清板门以保中焦;揉肾顶收敛元气,调节水液代谢,减低颅缝开裂。

（3）脾虚水泛

症状:面色㿠白,白睛多而目无神采,头缝裂开不合,精神倦怠,纳呆、便溏、腹胀腹满,头皮光急,肢体消瘦,食欲不振,大便稀溏,小便不利,质淡苔白,心烦不安,手足心热。

症状分析:真阳有亏,火不生土,则脾虚不能运湿,上泛清窍,故头缝裂开,头皮光亮胀急;脾虚弱,精气不足,则面色㿠白,眼无神采,白多黑少,神情呆滞;脾虚失其健运,而肢体消瘦,食欲不振,大便稀溏,小便不利。

治则:补脾利水。

处方:补脾 10 分钟,推上三关 3 分钟,清板门 5 分钟,揉外劳 3 分钟,补肾 5 分钟,揉二马 3 分钟,揉肾顶 2 分钟,揉膊阳池 2 分钟,拿列缺 3~5 次,逆运内八卦 3 分钟,清四横纹 2 分钟,清天河水 2 分钟。

方义:补脾、清板门、推上三关、揉外劳可调节脾胃,增强脾胃本身的功能,助脾健运利水湿,使脑积水逐渐减轻,改变颅内压力,减轻症状,改变机体的一般情况;补肾、揉二马可滋肾阴助肾阳,调节体液代谢,改善解颅症状,同时补肾阳助脾阳,改善形体消瘦、少食懒语、四肢欠温;揉肾顶收敛元气,调节水液代谢,减低颅缝开裂;揉膊阳池、拿列缺能降逆,引上焦积水下行,减低颅内压力,改善颅骨缝开解而止头痛;逆运内八卦、清四横纹加强脾胃功能,促进消化吸收,改善气血循环,有利于恢复机体;清天河水能清心利尿,散湿。

(4)热毒壅滞

症状:骨缝合而复裂,按之浮软,头皮光急,青筋暴露怒张,两目下垂,头痛口干,身热气促,烦躁哭闹,面赤唇红,小便短赤,大便干结。

症状分析:外感时邪,火热之气壅遏上攻于脑,故骨缝合而又复开,按之浮软;气血流通不畅,脑络阻塞不通,故头皮光急,青筋怒张,压力大精气不能上营,两眼下垂;里热炽盛,故身热头痛,口干面赤,气粗唇红;热移于膀胱,故小便短赤;传导失司,故大便干结。

治则:清热通络。

处方:(主)揉小天心6分钟,补肾7分钟,清板门5分钟,大清天河水3分钟(或水底捞明月1分钟),退六腑2分钟,清肺3分钟,清大肠3分钟,揉膊阳池3分钟,拿列缺3~5次,揉肾顶3分钟,揉肾纹2分钟,补脾3分钟。

(配)逆运内八卦3分钟,清四横纹2分钟。

方义:揉小天心可通窍散瘀结,畅通经络,和血化瘀,又能镇静、镇惊,清热利尿;补肾能补肾生髓,益脑益神,滋阴清热;再加清板门、退六腑、大清天河水(或水底捞明月)、清大肠、清肺可清肺胃、大肠之热,清营凉血,退体温,润肠通便;揉肾纹可引余热外行;揉肾顶收敛元气,调节水液代谢,减低颅缝开裂;揉膊阳池、拿列缺能降逆,引上焦积水下行,减低颅内压力,改善颅骨缝开解而止头痛;补脾、逆运内八卦、清四横纹加强脾胃功能,促进消化吸收,改善气血循环,有利于恢复机体。

(5)瘀血阻络

症状:头颅膨大,骨缝开解不合,青筋暴露,神情呆滞或聋哑失语,智力低下,四肢瘫痪,唇舌发紫或舌面瘀斑,CT或磁共振扫描可见某部梗阻。

症状分析:瘀血阻于脑络,压迫脑髓致脑窍不通,故脑膨大,青筋暴露,神情呆滞,唇舌紫,为辨证的依据;瘀血痰浊交夹互结,堵塞脑窍,脑窍失用,则见聋哑失语,四肢瘫痪。

治则:化瘀通窍,行气和血。

处方:(主)揉小天心10分钟,补脾5分钟,推上三关3分钟,逆运内八卦3分钟,清四横纹3分钟,退六腑3分钟,掐揉精宁、威灵各3~5次,清天河水2分钟。

(配)补肾5分钟,揉二马3分钟,揉膊阳池2分钟,揉肾顶3分钟。。

方义:揉小天心可通窍散瘀结,畅通经络,和血化瘀,又能镇静、镇惊,清热利尿;补脾、推上三关加强气血循环,补血活血,开瘀散结,补虚扶弱;逆运内八卦、清四横纹加补脾,可行气导滞,调中助消化吸收,保后天之本;退六腑可清营凉血,退热除烦,散瘀结;掐揉精宁、威灵治四肢瘫,掐揉精宁又消积破积;补肾、揉二马可补肾生髓,益脑助神,补元阳,治智力低下、耳聋耳鸣;清天河水、揉小天心可清热利尿,化湿散湿,减轻或消脑积水;揉膊阳池可引上焦热下行,降低颅内压,止头痛、头胀;揉肾顶可收敛元阳,使头围缩小。

解颅治疗过程中症状加减:有外感,面带滞色的,加解表术组;咳嗽,上穴加清肺、揉小横纹;呕吐,上穴加下推天柱骨;腹泻,上穴加揉外劳、清大肠;烦躁不安,哭闹不眠的,用镇静术组。此证治疗不易,应多种方法,尤其要中西医结合治疗,以提高疗效。

**【预防护理】**

1. 预防

(1) 积极宣传优生优育。

(2) 分娩时尽可能避免颅内出血,新生儿窒息。

(3) 预防感染,应及时治疗新生儿肺炎、败血症、化脓性脑膜炎、高热惊厥等病。

(4) 加强围生期保健。

2. 护理

(1) 要保护头部,以免受伤。

(2) 注意观察头围及病情变化,及时记录。

(3) 这种病治疗不易,轻症也要半年以上有所改变,故家属要有心理准备。

**【体会】** 我们体会,早期发现头围增大即中西医治疗,效果较满意,经按期追访,绝大多数没有再发展,头围、智力影响不甚明显,但治疗晚的患儿效果差,有的智力差或养不大。

# 四十二、汗证

汗证是指在正常生活环境中不正常出汗的一种病症,即在安静状态下或无故而全身或其他部位较正常儿汗出过多的一种病症。汗是皮肤排出的一种津液,能润泽皮肤,调和营卫,清除废秽。新生儿及未成熟儿多因汗腺尚未发育完善,在数月内极少出汗,随着发育日趋完善,加之小儿生机蓬勃,代谢旺盛,活泼多动,腠理疏松,出汗较成人多。尤其在头部,汗多为正常现象。在正常情况下(如天气炎热,室温高,衣被多,或进食快、热,或有突遇奇来的惊恐等)出汗多,为正常,不在其内。因此,所谓汗证是指小儿体虚而致汗出过多,俗称"虚汗"。一般包括自汗、盗汗两种。由于小儿常自汗、盗汗并见,与成人有所不同,因此常称汗证。

中医对汗证极为重视,认为出汗既可发病又可治病,提示病的转机,又能反映某种疾病的临床表现。如对外感病各种证象,可从性质、程度、部位等方面来推断疾病的转机辨证治疗。现代研究表明,汗证是汗腺分泌过多所致,而汗腺是人体调节体温的重要结构之一。出汗可调节体温,同时可丢失一定量的钠、钾、氯等电解质及人体必需元素,如丢失过多,也可影响健康或加重病情。故治疗时要辨证,一般不直接止汗,重在寻找导致出汗过多的原因,如甲状腺功能亢进、风湿病、结核病、低血糖、虚脱等,以及传染病发热期、恢复期。因此,应首先排除以上疾病原因,方能按辨证论治的原则进行治疗。

小儿"盗汗"是指睡中汗出,醒时汗止;"自汗"是指不分寤寐,无故出汗者。盗汗多为阴虚;自汗多为阳虚。不论盗汗、自汗,又各有阴阳之见证。《景岳全书·汗证》说:"自汗、盗汗亦各有阴阳之证,不得谓自汗必属阳虚,盗汗必属阴虚也。"

**【病因病机】**

1. 病因　汗是人体五液之一,是由阳气蒸化津液而来。"汗发于阴,而出于阳",此其根本。心主血,汗为心之液,阳为卫气,阴为营气,阴阳平衡,营卫调和,则津液内敛;反之,阴阳脏腑气血不调,营卫不和,卫阳不固,腠理开阖不利,则引起汗液外越。如《证治准绳·幼科·汗症》说:"夫汗者,心之所藏,在内为血,在外者为汗。盖汗乃心之液,故人之气血平则宁,偏者病。"

(1) 表虚不固,卫失外护:小儿脏腑娇嫩,元气未充,腠理不密,所以易汗出,若先天禀赋不足或后天脾胃失调或病后失养,皆可导致营卫虚弱。皮毛不固,则营失所藏,卫失外护,津液因气虚腠理不密而外泻,故时时出汗。《景岳全书·汗证》说:"自汗者属阳虚,腠理不固,卫气之所司也。人以卫气固其表,卫气不固则表虚自汗,而津液为之发泄也。"

(2) 营卫失调,腠理不密:营卫为水谷之精气,化生血脉,而行于经隧之中者是为营气,其不循经络,而直达肌表,充实于皮毛分肉之间者为卫气,故有营行脉中、卫在脉外之说。正常情况下,营卫之行不失其常。小儿时期,营卫之气不足,肌肤疏薄。若四时杂感,或过用发散,卫阳受损,营阴内亏,均可致营卫失和,开阖失司,卫气虚则不能外护而固密,营气虚则不能内守而敛藏,故汗液外泄。《小儿卫生总微论方·诸汗论》云:"小儿有遍身喜汗出者,此营卫虚也。"并指出:"营卫相随,通行经络,营周于身,环流不息,荣阴卫阳,荣虚则津液泄越,卫虚则不能固密,故喜汗出遍身也。"

(3) 药物因素:四时感冒,辛温发散太过,虚其表而耗其气,损其阳而泻其阴,迫津外泻而成汗证。

2. 病机

(1) 表虚不固:体表之卫气,为人身之藩篱,外御邪气,内守营阴,由脾精所化生,经肺气而敷布。表气实者,腠理固密,营阴不致外泄,若因病邪所侵,或病后失调,或发散太过,致使表气虚弱,卫阳不固,腠理开泄,均可导致津液外泄而汗出溱溱。《景岳全书·汗证》说:"自汗者属阳虚,腠理不固,卫气之所司也。人以卫气固其表,卫气不固则表虚自汗。"由于肺主气属卫、外合皮毛,脾为卫之本、主肌肉,所以表虚不固与肺脾两脏的虚损关系尤为密切。

(2)营卫失调:营为阴,卫为阳,营行脉中,卫行脉外,营卫和谐,则运行有度,营阴内守,卫阳外固,玄府致密,不令汗出。若营卫失和,阴阳失调,即可导致汗证;这是因卫弱营强,阳失固密,阴不内守,津液外泄为自汗。若卫强营弱,阳气郁蒸于肌表,内迫营阴,津液外越而为盗汗。

(3)气阴两虚:脏腑气血阴阳平衡,则津液内守。若气血虚弱,气虚不能敛阴,血虚心失所养,心液失藏,汗自外泄。

(4)阴虚火旺:小儿阴常不足,阳热易亢。若热病后阴液耗伤,或泻痢后阴血受损,或病后失调,心阴不足,虚火内生,迫汗外泄。

(5)脾胃积热:小儿脾胃运化功能尚未健全,若恣食肥甘、积滞不化,郁而生热,积热蒸腾而汗出;或热病后,里热未清,余邪郁积脾胃,脾胃受损,积滞化热,蒸迫津液外泄而为汗。

**【诊断及鉴别诊断】**

1. 诊断要点

(1)白天或夜间全身或某些部位汗出较正常小儿为多。

(2)无其他病症。

(3)排除环境客观因素的影响。

2. 鉴别诊断

(1)脱汗:发生在病情严重之时,出现大汗淋漓,或汗出如油,伴肢冷、脉微、呼吸低弱,甚至神志不清等。

(2)战汗:在恶寒发热时全身战栗,随之汗出淋漓,或单热不寒,或汗出身凉,过候再发作,常出现在热病过程中。

(3)黄汗:汗色发黄,染衣着色如黄柏色,多见于黄疸及湿热内盛者。

另外,小儿疾病过程中出汗过多时,应排除急慢性感染性疾病,如伤寒、大叶性肺炎、败血症、脊髓灰质炎前驱期、多发性(感染性)神经根炎、结缔组织疾病(如风湿热活动期、类风湿病、红斑狼疮等)、营养性疾病(如佝偻病活动期、Ⅱ~Ⅲ度营养不良等)、代谢性疾病(如糖尿病、尿毒症等)、内分泌功能异常疾病(如甲状腺功能亢进、肾上腺皮质功能亢进等)。

**【辨证论治】**

1. 证候辨别

(1)辨生理性汗出与病理性汗出:因环境及活动后因素而致汗多,不在其范围之内,因不属病态。如单纯头部出汗,亦不属病态。《幼科发挥·诸汗》说:"心属火,头汗者炎上之象也,故头汗乃清阳发越之象也,不必治之。"一般来说,病态出汗,除头部汗多外,胸背、四肢甚至全身皆有汗,且比正常要多。在疾病过程中,若出现汗证,不能局限于汗出过多一症上。

(2) 辨阴虚阳虚:醒时汗多,多属阳虚、表虚;寐则汗出,寤则汗止,多属阴虚、里热。但小儿汗证往往自汗、盗汗并见,故不可拘泥于自汗属阳虚、盗汗属阴虚之说。"火盛而汗出者,以火炼阴,阴虚可知也;无火而汗出者,以表气不固,阳虚可知也。"

2. 治疗原则 治疗汗证,以治本为主,治标为辅。所谓治本,即治其表里、气血、脏腑、阴阳。所谓治标,是指敛汗止汗而言。临证总以辨证为要,审因论治,则不止汗而汗自止。李中梓在《医宗必读·汗》中说:"肺虚者,固其皮毛;脾虚者,壮其中气;心虚者,益其血脉;肝虚者,禁其疏泄;肾虚者,助其封藏。"皆虚者补之之意。阴虚火旺及脾胃积热之汗证不在此列。

3. 分证论治 小儿汗证虽有自汗、盗汗之分,但不可拘泥不变,总以辨证为主。但自汗、盗汗并见,又自汗属气虚、阳虚,盗汗属血虚、阴虚;因表虚不固者,治以益气固表;因营卫不合者,治以调和营卫;因气阴虚弱者,治以益气养阴。

(1) 表虚不固

症状:以自汗为主或伴盗汗。汗出以头、肩背部明显,动则易甚,神倦乏力,面色少华,肢端欠温,平时易感冒,舌质淡或舌边齿印,苔薄。

症状分析:本证见于平时体虚儿。阳主卫外而主固,卫阳不足,表卫不固,津液不藏,故自汗出;表虚卫弱,动则气耗,津液随气泄,故汗出更多;头为诸阳之会,肩部属阳,故汗出以头、肩背部明显;气阳不足,津液亏损,故神倦乏力,面色少华,肢端欠温;表卫不固,腠理不密,时邪易袭,故易感冒;舌质淡或有齿印,为阳气虚弱的表现。

治则:益气固表,敛汗止汗。

处方:补脾5分钟,推上三关2分钟,补肺3分钟,揉外劳3分钟,补肾5分钟,揉二马3分钟,揉肾顶2分钟,掐揉足三里5~7次,揉背部肺俞、脾俞、胃俞、肝俞、心俞穴各1分钟。

方义:补脾、补肺、推上三关可益气固表止汗,补虚扶弱、生血,改变面色,四肢变温,提神助气;揉外劳为补元阳的主穴,性温热,功能升降,能内达外散,揉之能发汗,凡脏腑凝寒痼冷,用之有温通作用,但温通之中又有收敛作用,而不致温通太过,在此主要用其补元阳及收敛作用;补肾、揉二马滋阴液,调节体液循环(因汗出多,津液耗伤,出现阴虚火旺);揉肾顶能收敛元气,固表止汗;掐揉足三里能健脾和胃,强壮机体;揉肺俞、脾俞、胃俞、心俞、肝俞等能调动各俞穴功能,加强益脾肺的固表作用,使机体恢复。

(2) 营卫不和

症状:自汗为主,汗出周身,微寒怕风,不发热或伴有低热,精神疲倦,胃纳不振,舌淡红,苔薄白。

症状分析:本证多为表证,病后正气未复,营卫失和,卫气不能外固,营阴不能内守,津液无以固敛,故汗出周身,微寒怕风或伴低热;肺脾受损,故精神疲倦,胃纳不振;舌淡红,苔薄白,为营卫失和之象。

治则:调和营卫。

处方:补脾 5 分钟,推上三关 2 分钟,清板门 5 分钟,补肾 5 分钟,揉二马 3 分钟,分阴阳 2 分钟,揉外劳 3 分钟,揉小天心 3 分钟,掐揉足三里 5~7 次,逆运内八卦 3 分钟,清四横纹 2 分钟,揉肾纹 1 分钟,揉肾顶 1 分钟,清天河水 1 分钟。

方义:补脾、推上三关可通阳补气、扶正,温补脾肺,益气固表;补肾、揉二马可调补肝肾之阴,调和营卫;补脾、清板门、逆运内八卦、清四横纹、揉外劳以调和中气而增加食欲,改变疲倦,减少汗出;本症主要见于急慢性疾病后,虽邪已除,但正气未复,导致营卫失和,故用揉肾纹来引脏腑余热、余邪外出;加用补脾、掐揉足三里、补肾、揉二马、推上三关来扶正、敛汗;用揉肾顶来止汗,使身汗少出或不出,逐渐用饮食调补,即慢慢痊愈;揉小天心可安神镇静;分阴阳可调和脏腑,平衡阴阳,使阴阳平衡而病愈;清天河水可滋阴养营泄热。

(3) 气阴虚弱

症状:以盗汗为主,也常伴自汗。小儿消瘦,汗出较多,神委不振,心烦少寐,寐后汗多或伴低热口干,手足心热,哭声无力,形体虚弱,口唇淡红,舌质淡,苔少或花剥苔。

症状分析:本证多因急、重、久病之后失调或素体气阴两虚,故身体消瘦;气虚不能敛阴,阴虚则生内热,迫津外泄,故汗出较多;汗为心之液,汗出则心血暗耗,血虚则心神不宁,故神委不振,心烦少寐,寐后汗多或伴低热;气阴亏损,则形体虚弱,哭声无力,口唇淡红,舌质淡,为气血不足之象,而苔少或花剥苔则为阴亏之象。

治则:益气养阴。

处方:补脾 5 分钟,推上三关 3 分钟,补肺 3 分钟,揉外劳 3 分钟,清板门 5 分钟,补肾 5 分钟,揉二马 3 分钟,掐揉足三里 5~7 次,揉肾纹 2 分钟,揉肾顶 3 分钟,清天河水 1 分钟。

方义:补脾、推上三关、补肺、揉外劳、掐揉足三里均有益脾的作用,可补脾益气;补肾、揉二马、清板门、补肺以养肝肾肺胃之阴,又能补肾滋阴液,调节机体水液代谢;揉肾纹能引余热、余邪外散;揉肾顶可收敛元气,固表止汗;掐揉足三里能健脾和胃,强壮机体;清天河水能泻心火,利尿,巩固疗效。

**【预防护理】**

1. 增强小儿体质,进行各种有益的体格锻炼,合理喂养。

2. 积极治疗各种急慢性疾病,并注意病后调护。

3. 汗出谨防风邪,擦汗勿用冷湿毛巾,避免受凉。

# 四十三、奶麻(幼儿急疹)

奶麻又称假麻、奶疹,是以急性发病,突然高热 3~4 天后,体温骤降,同时全身出现玫瑰红色皮疹为特征的一种婴幼儿较轻的出疹性传染病。由于形似麻疹,故又称"假麻"。西医称幼儿急疹。本病是一种急性出疹性传染病,似麻疹但症状较麻疹轻,好发年龄在 6~18 个月,1 岁内发病率较高。一年四季均可发病,以冬春多见,预后良好,多能顺利康复可获终身免疫,很少见第二次发病。

现代对奶疹的研究,在临床方面,提出幼儿急疹疾病中婴幼儿可出现囟门饱满,认为在无中枢神经系统感染及药物因素影响下,前囟门饱满对幼儿急疹的早期诊断有意义;实验研究方面,从患儿外围血淋巴细胞和血浆中分离出幼儿急疹病毒,为幼儿急疹的疾病感染、在发病机制方面的研究提供了良好的基础。

**【病因病机】**

1. 病因

(1)外感因素:由于感染风热时邪,冬春之际,风热时邪由口鼻而入,袭于肺卫而发病。

(2)正虚因素:小儿肺气不足,且为娇脏。肺主皮毛属卫,风热时邪其性属温,温邪上受,犯于肺卫而发病;肺气虚弱者,卫外不足,易为风热时邪侵袭,发为奶麻。

2. 病机　奶麻发病是由风温时邪,侵袭于肺而致,《温病条辨·上焦篇·风温》云:"凡病温者,始于上焦,在手太阴。"故邪在上焦,以手太阴肺经为病变中心。病变脏腑在肺卫,初起见肺卫表证,但为时不长,继而邪郁化热,邪热蕴郁肺胃,肺胃气分热盛,则骤见高热、烦躁口渴或伴见咳嗽、呕吐、纳呆,个别小儿囟门饱满等症。风热时邪,与气血相搏而发于肌肤,风热时邪已得外泄,则热退或个别不退热,疹出而安。

**【诊断及鉴别诊断】**

1. 诊断要点　按国家中医药管理局颁布的《中医病证诊断疗效标准》中小儿奶麻的诊断依据:

(1)患儿以 2 岁以下的婴幼儿为多。

（2）起病急骤，突然高热，持续 3~4 天，全身症状轻微。

（3）身热开始退或热退后，即出玫瑰红色皮疹。

（4）皮疹以躯干、腰部、臀部为主，面部及肘、膝关节等处少见，皮疹出现 1~2 天后消退，疹退后无脱屑及色素沉着。

（5）实验室检查，末梢血象呈白细胞减少，分类则以淋巴细胞增多为主。

2. 鉴别诊断　临床除与麻疹、风疹、丹痧区别外，还需与肠道病毒感染、药物疹等进行鉴别。

（1）肠道病毒感染：出现皮疹，临床鉴别有一定困难。一般肠道病毒传染性较强，易造成流行，多数患儿在出疹时伴有发热、流涕、咽痛等症状；皮疹可为斑疹、斑丘疹，或疱疹，或风疹样，或荨麻疹，或紫癜等。

（2）药物疹：临床多由磺胺药或氨苄西林等引起，出现皮疹及发热等症。一般根据服药病史，或停药后皮疹即消退等帮助鉴别。

【辨证论治】

1. 证候辨别

（1）辨识常证：奶麻由风热时邪，经口鼻而入所致，临床以高热和全身症状轻微为特点。发病前 1~2 周可有精神、食欲等方面的改变，常易被忽视。发病时表现为突然高热，体温在数小时之内上升至 39.5~40℃或更高，持续 3~4 天后突然降至正常。在发热时表现有咽红、目赤、咳嗽流涕等上呼吸道感染症状，而全身症状轻微。当发热骤降时或稍后，即出现皮疹，且皮疹由颈部及躯干开始，可在 1 天之内迅速波及全身，面部及肘、膝以下少见，皮疹多呈不规则样红色斑点或斑丘疹，周围有浅色红晕，压之褪色。皮疹出现后 1~2 天内全部消退，无脱屑及色素沉着。

（2）辨别轻重：奶麻轻者，起病突然高热，持续 3~4 天，临床表现除发热外，其他症状不重，神情安静，退热之际或稍后，皮疹透发。奶麻重者，由于邪过盛或患儿正气不足，在发病过程中，可因热扰心神而致烦躁不安；热动肝风，则四肢抽动；邪郁脾胃，致胃失和降，胃气不降，则上逆呕吐，饮食不振；脾胃失健，则泄泻或便秘。

2. 治疗原则　奶麻的治疗总以清热解毒为主。风热在表，治以疏风清热；热退疹透，治宜凉血解毒；热盛动风，佐以清热止惊；热扰心神，佐以清心除烦；热郁脾胃所致胃失和降，胃气不降，又需佐以和胃降逆；脾失健运，则佐以健脾止泻，或运肠通便。

3. 分证论治

（1）肺胃蕴热

症状：骤发高热，体温在数小时之内可高达 39.5~40℃或反复持续 3~4 天，精神如常或稍有烦躁，饮食减少，舌淡红，舌苔薄黄。其他体征不明显为本证的特点。

症状分析:奶麻初起,风热时邪由口鼻而入,袭于肺卫,见肺卫表证为时短暂,继而邪郁化热,热邪蕴郁肺胃,肺胃气分热盛,则骤见高热,持续 3~4 天,精神如常或稍有烦躁,饮食减少,舌质红,苔薄黄。

治则:疏风清热。

处方:揉小天心 3 分钟,揉乙窝风 3 分钟,分阴阳 2 分钟,补肾 5 分钟,清板门 3 分钟,清天河水 2 分钟,退六腑 3 分钟,清肺经 3 分钟,清大肠 3 分钟,清补脾 5 分钟,逆运内八卦 3 分钟,清四横纹 2 分钟。

方义:揉小天心、揉乙窝风、分阴阳、补肾、清板门、清天河水疏风清热;清肺经、清大肠、退六腑、清补脾可清肺胃之热,通便泻热,退体温;清补脾、逆运内八卦、清四横纹运脾调中,助消化,保后天之本。

(2) 疹出邪退

症状:身热已退,皮肤出现玫瑰红色小疹子,疹子从耳后逐渐延续到颈、躯干、腰、臀部为主,面部及肘、膝关节等处少见,四肢内侧较外侧多,总之四肢较少,经 1~2 天,皮疹消退,疹退后皮肤无脱屑及色素沉着。患儿精神、食欲等好转,待复原。

症状分析:由于邪热内蕴肺胃与气血相搏于皮肤,出疹为邪毒外达肌肤之象,疹出密集、稀疏以别邪毒的轻重。若疹出稀疏,说明邪热不盛;反之,则邪热较重。

治则:清热解毒,佐以养阴凉血。

处方:揉小天心 3 分钟,补肾 5 分钟,清板门 5 分钟,分阴阳 2 分钟,清补脾 5 分钟,逆运内八卦 3 分钟,清四横纹 2 分钟,退六腑 3 分钟,推上三关 2 分钟,清天河水 2 分钟。

方义:揉小天心、分阴阳可通经活络,调和阴阳平衡,清热利尿;补肾、清板门可滋阴清热,调节胃纳;清补脾、逆运内八卦、清四横纹可起运脾的作用,促进脾胃功能;推上三关可补虚扶弱;退六腑可清营凉血,润燥通便,通调上下焦之气;清天河水可清心利尿,镇静除烦,巩固疗效。治疗佐以扶正益阴(肺胃肝肾之阴)为宜。

**【预防护理】**

1. 预防　小儿机体条件好,不用预防,一般都要出,年龄越大出疹症状反应越重。

2. 护理

(1) 发热时,要注意小儿多饮水,保持水液代谢及邪毒的排泄。

(2) 注意保持大便通畅,因大便通畅对保持体温及排毒均有益。

(3) 患病期间要食清淡易消化食物,少用或不用高蛋白、高脂肪食物。

（4）体温超过 38.5℃应给予降温,但不能降得太快,以免小儿不适。

【体会】 近几年,幼儿急疹临床不少见,均骤然高热,一般 39~40℃,且烦躁,哭闹较剧,家长很紧张并要求降温,给予退热穴位或降温药,体温可稍降,时隔 3~5 小时,又升高达 39℃以上。一般这样反复 3 天或 4 天,热退疹出或热稍退疹即出,经 1~2 天,疹子出齐,在此过程中,如护理好,一般出疹多顺利,患儿不哭不闹,开始进饮食,恢复机体。但近时间要注意饮食易消化,又富有营养,不要吃得太多、太杂,免得消化不良,如有变证要对症处理。饮食要逐渐从质到量增加,注意不要复感。

## 四十四、风痧(风疹)

风痧又称"痧子"、"真痧"、"夜痧"。西医称风疹,因感染风疹病毒所致。本病是以发热、咳嗽,全身出现细沙样淡红疹,伴见耳后、颈淋巴结肿大为特征的一种急性出疹性传染病。一年四季均可发病,又以冬春季节发病者占多数。小儿卫外不固,易为风热时邪所侵,除 1 岁内婴儿不易感染外,其余年龄越小发病率越高。本病是接触传染,在儿童集体单位容易引起流行。临床一般症状较轻,预后良好,可不经治疗自愈,患病后可终生免疫。

但对孕妇早期应预防本病,以免引起胎儿畸形。

【病因病机】

1. 病因

（1）外感:风热之邪蕴于肺脾二经是引起风痧发病的病因。冬春之季,风热时邪经口鼻而入,发于肺卫,与气血相搏,透于肌肤。

（2）正虚:小儿肺常不足,且为娇脏,肺主皮毛在表。风热时邪性属温。温邪上受,犯于肺卫,肺为娇脏,卫外不固,正气不能抗邪于外,易为风热时邪所袭,是风痧发病的主要原因之一。

2. 病机 风热时邪,经口鼻而入,随气道上呈,首先犯肺,肺气失宣,则时邪由表入里而正邪相争,由里出表,透于肌肤为风痧。故风痧的病变脏腑在肺。

风痧发病主要为风热时邪与气血相搏,发于皮肤所致,邪蕴于肺,则为风热、咳嗽、鼻塞流涕等肺失宣肃诸症;风邪搏结于气血,透于肌表,则皮部透发,分布均匀;邪毒阻滞于少阳络,则发为耳下及枕后淋巴结肿大。因此,本病的病理机制为风热时邪与气血相搏,阻滞于少阳经。

病情变化:初期,风热毒邪,袭于肺卫,发于肌表,邪毒外泄,疹点透发之后,热退而解,病属在表;若邪毒炽盛,内传入里,燔灼气营,或迫伤营血,则见壮热不退、烦躁口渴、小便短赤、大便秘结、皮疹鲜红或深红、疹点分布较密等症,属里证。因此,风痧病情的表里变化是本病的演变特点。

**【诊断及鉴别诊断】**

1. 诊断要点　按国家中医药管理局颁布的《中医病证诊断疗效标准》中风痧的诊断依据:

(1) 发病初期似感冒,发热 1~2 天后,皮肤出现淡红色斑丘疹,皮疹布发,从头面开始,疹出 1~2 天后,发热渐退,疹点逐渐隐退,疹退可见脱屑,但无色素沉着。

(2) 全身症状较轻微,但耳后、颈部及枕后淋巴结肿大。

(3) 本病发生在流行期间,多有接触史。

(4) 实验室检查,白细胞总数减少,分类以淋巴细胞相对增高。

(5) 用直接免疫荧光实验法在咽分泌物中查见病毒抗原。

2. 鉴别诊断　临床常与麻疹、奶麻、丹痧等出疹病进行鉴别。

**【辨证论治】**

1. 证候辨别

(1) 辨识常证:首见轻微发热,微恶风寒、咳嗽、咽痒、鼻塞流涕等上呼吸道感染症状。发热 1~2 天则见出疹。发疹始于面部,可在 24 小时内遍及全身,皮疹呈稀疏淡红色丘疹,持续 2~3 天,耳下、颈部、枕后淋巴结肿大压痛。皮疹消退后,可见脱屑但无色素沉着,体温恢复正常,全身症状消失。

(2) 分辨表里:风痧轻者,发热不高,鼻塞流涕,皮疹散发,肌肤作痒,疹稀色淡红,分布均匀,皮疹经 2~3 天自行消退,神情自如,纳食正常,为邪郁在表;如壮热不退,烦躁不宁,口渴欲饮,疹点稠密,疹色鲜红或紫黯,为邪热炽盛,多属入里重症。

2. 治疗原则　治疗风痧,总以疏风清热为基本法则。临床所见偏风盛者,则以辛散为主;热偏重者,治以清热或兼以凉血泻热。

3. 分证论治

(1) 邪在肺卫

症状:初期外感风热时邪,伤及肺卫,故面带滞色,目赤,恶风发热,热不高,咳嗽,喷嚏流涕,当日或第 2 天全身出疹子,首先头面,逐渐躯干及四肢分布均匀,唯有手足心少或无疹子,疹色淡红,疹点细小、稀疏、痒感,耳后、枕部淋巴肿大伴压痛。

症状分析:外感风热时邪,伤及肺卫,故见面带滞色、恶风发热、喷嚏、咳嗽、流涕等;风热时邪与气血相搏,邪毒外泄,故见疹出;疹点淡红、目赤,均为有热之象;皮肤瘙痒,为热在表之象。

治则:疏风解表,清热透疹。

处方:(主):揉小天心 3 分钟,揉乙窝风 3 分钟,补肾 5 分钟,清板门 5 分钟,分阴阳 2 分钟,清肺 3 分钟,清天河水 2 分钟。

（配）清补脾 3 分钟,逆运内八卦 3 分钟,清四横纹 2 分钟。

方义:揉小天心、揉乙窝风、补肾、清板门、分阴阳、清肺、清天河水疏风清热解表,又清肺胃之热;分阴阳可调节机体阴阳平衡及镇静;清补脾、逆运内八卦、清四横纹可调中和胃,进饮食。

（2）热邪入里（邪热炽盛）

症状:发热较高,疹色鲜红或紫黯,疹点较密,食欲不振,精神差或萎靡,大便热臭,小便短赤、舌质红、苔黄燥,耳后、枕后淋巴结肿大有压痛。

症状分析:内热较盛,燔灼气分,故体温较高,疹色鲜红或紫;热盛于内,透发于表,故疹点较密;大便臭,小便短赤,舌质红,苔黄燥,均为邪热入里之证。

治则:清热解毒,佐以凉血。

处方:揉小天心 3 分钟,清肺 3 分钟,清板门 5 分钟,退六腑 3 分钟,大清天河水 2 分钟或水底捞明月 1 分钟,泻大肠 3 分钟。

方义:揉小天心、清肺、清板门可通经活络,清肺胃之热;退六腑可清脏腑之热、凉血,降体温,润燥通便,解毒;大清天河水或水底捞明月可清心经之热,除烦利尿;泻大肠可泻肠腑之热,泻其下焦之热。

症状加减:

1）高热不退或惊厥:上穴加捏挤背部五行或耳尖、大椎点刺出血。惊厥先醒神开窍,继加镇静术组。

2）低热不退:多用补肾、二马、板门、揉肾纹。

3）呕吐:上穴加逆运内八卦、四横纹、天柱骨,或独穴推天柱骨 8~10 分钟。

4）咳嗽:除补脾或清补脾、清肺外,加逆运内八卦、揉小横纹,痰多加揉丰隆、合阴阳。

5）疹出不畅或色黯或色淡:多用小天心、补脾、三关,手法要重、快,取补中有泻之意。

6）便干:多用清肺、退六腑。

7）发热便干:多用补肾及二马,以调津液。

**【预防护理】**

1. 预防

（1）传染病本身要隔离,医务人员接触传染患儿,要与非传染者隔离。

（2）集体单位如幼儿园、托儿所一定要隔离到出疹后 5 天;流行季节,不要带未患过风疹小儿到公共场所及人多的地方去,以免传染发病。

（3）孕妇早期不要接触风疹患儿,以免对胎儿不利。

2. 护理

（1）注意患儿不要抓破皮肤,以防感染。

（2）注意防止受寒,预防并发症。

(3) 饮食要清淡、易消化,供给足够的水分、水果等。

(4) 保持室内空气流通,温、湿度适中,光照足够。

# 四十五、水痘

水痘又称"水花"、"水喜",西医亦称"水痘",为水痘病毒所致。因形状如豆,色泽明净如水泡,故得名。本病由外感时行邪毒所致,是小儿时期急性传染病。临床以发热,皮肤分批出现斑疹、丘疹、疱疹、结痂为特征。四季均可发病,多见于冬春两季。发病年龄多见于 1~6 岁,传染性强,易造成流行,预后良好,不留瘢痕,发病后可终生免疫,极少再次发病。正在接受肾上腺皮质激素或免疫制剂治疗的患儿,患本病症状严重,甚至危及生命。要注意隔离。

【病因病机】

1. 病因

(1) 外感因素:外感时行风温、湿热邪毒,是引起水痘发病的主要原因。冬春之季,时行风温、湿热邪毒袭于肺卫,肺失宣肃,湿热相搏,透于肌肤,发为水痘。

(2) 正虚因素:小儿肺脏娇嫩,肺主皮毛,开窍于鼻而属卫。肺常虚而卫外不足,不能抗邪于外,则易为风温湿热邪毒所侵袭而为患,因此正不胜邪是水痘发病的主要内在原因。

2. 病机

(1) 病变主要部位在肺脾:时行风温、湿热邪毒经口鼻而入,首先犯肺,肺主皮毛,属卫在表,卫表失和,则肺失宣肃;邪郁于脾,脾主肌肉,运化水湿,其性喜燥恶湿,时邪深入,湿热相搏,正邪相争,正气抗邪外达,风温湿热邪毒由表入里,再由里出表,透于肌表,即表现为风温郁表,症见发热肤痒、咳嗽咽红等。又有湿热郁阻于脾,发于肌表,可见丘疹、疱疹透发等症,是为肺脾受邪的病理特征。

(2) 病机演变需重视区别偏于湿或偏于热:如风温湿热邪毒为患,或因素体脾胃虚弱,又外感于风温夹湿邪毒者,则湿邪郁阻于脾,脾虚而水湿不运,正邪相争,邪毒透于肌表,发为水痘,其症发热不甚,肤痒不舒,疱大疹稀,疱液清亮,是属湿偏重证;如发于风温热毒者,温邪郁遏,热毒熏蒸,透于肌肤,发为水痘,其症发热不退,肤痒难忍,疱疹稠密,疱液混浊,疱底红晕显露,是属热偏重证。

【诊断及鉴别诊断】

1. 诊断要点　按国家中医药管理局颁布的《中医病证诊断疗效标准》中水痘的诊断依据:

(1) 本病多有潜伏期,常在发病 2~3 周前有水痘接触史。

（2）疾病初期有发热、流涕、咳嗽、不思饮食等,发热大多不高。

（3）皮疹在 1~2 天出现,于头面、发际及全身其他部位出现红色斑丘疹,以躯干部较多,四肢部位较少。

（4）皮疹出现后,很快变成疱疹,大小不一,内含水液,疱液充盈,多为清亮,疱周可见红晕,肌肤瘙痒,继而结成痂盖,脱落后不留瘢痕。

（5）皮疹分批出现,此起彼落,丘疹、疱疹、结痂同时存在。

2. 鉴别诊断

（1）脓疱疮:多发于夏秋季节。初期可见红斑,继而出现水疱,并迅速扩大,疱如豌豆或黄豆大小,疱液成脓为脓疱,周围红晕,疱壁薄易破溃,疱破后露出湿润而潮红的糜烂面,极易传染。脓疱干涸后,在糜烂面上结成黄绿色厚痂。皮损表浅,痂落后不留瘢痕。脓疱多见于头面、颈、四肢等暴露部位,躯干部少见,可伴有发热,附近淋巴结肿大。周围血象白细胞增多、中性粒细胞增高为主,有助于鉴别。

（2）丘疹性荨麻疹:多见于春夏之交季节,可因虫咬过敏所致。皮疹呈水肿性红色丘疹时,有黄豆大小,有的丘疹上有水疱,偶见血疱。皮疹常成批出现,多见于腰背及四肢,成群集或疏散分布。丘疹呈单个损害,约 10 天消退,可留有浅褐色色素沉着。但新的丘疹连续发生,有奇痒不舒、夜眠不安、遇热加重、抓破易继发感染等表现,与水痘可鉴别。

（3）带状疱疹:多发于春秋季节,儿童时有发生,起病急,即见红斑、疱疹,累累如串珠状,沿一侧肋间神经呈带状排列,疱壁紧张发亮,周围红晕,疱疹之间皮肤正常,有的可出现大疱、血疱或坏疽,伴淋巴结肿大、局部皮肤刺痛及痒感。一般 2~3 周后,皮疹干枯,结痂而愈。部分患者愈后局部皮肤处可留下神经痛等症状。

【辨证论治】

1. 证候辨别

（1）辨识常证:水痘多呈急性发病,发病后可有发热、肤痒、咳嗽、流涕、不思饮食等症状,但发热一般不高,皮疹多以头、面、发际等部位开始出现红色斑丘疹,并很快变成疱疹,内含疱浆,分布躯干部多、四肢少,继而出现结痂,痂落不留瘢痕。皮疹常分批出现。因此临床可见斑疹、丘疹、疱疹、结痂同时存在。

（2）分辨轻重:水痘发病,发热不高,肤痒,伴咳嗽、鼻塞流涕等感冒症状,皮疹稀疏,疹周红晕,疱液清亮,一般斑、丘、疱疹及结痂出现 1~2 批,即可痊愈,此属轻症;如壮热不退,伴见烦躁口渴、面赤唇红,疱疹稠密,疱液混浊,疹色紫黯,甚至口腔、阴部等全身泛发斑疹、丘疹、疱疹、结痂,常可见 5~6 批不等,此属重症。

2. 治疗原则　治疗水痘以清热解毒利湿为主,时邪在肺卫及皮疹瘙痒者,治宜疏风清热解毒,佐以利湿;对皮疹密布、根脚红晕显著、壮热者,治以清热凉营,解毒利湿;症见昏迷,佐以息风开窍。江育仁认为,本病是感受时行邪毒夹内湿所致,故在治疗中应注意疏风、清热、利湿三者之间灵活配合应用。降湿不宜过极,以防伤津。此外,水痘出疹表现为阳证、热证,可化热化火,出现昏迷抽搐,因此在治疗时应防止助火伤津,以免变证险生。另外,脾胃虚弱常致内湿产生,故愈后应调理脾胃。

另外,可取多种方法,中西医同治,以提高疗效。

3. 分证论治

(1) 风热轻证(邪郁肺卫)

症状:起病急,发热轻微或无热,鼻塞流涕,伴有喷嚏、咳嗽,1~2日出疹,大小不等,疹色红润,疱浆清亮,根盘红润不明显,点粒稀疏,此起彼伏,以躯干为多,舌苔薄白。

症状分析:外感风热时邪,伤及肺卫,故见发热、流涕、喷嚏、咳嗽,舌苔薄白;时邪透于肌表,故水痘显露。

治则:疏风清热、解毒,佐以利湿

处方:揉小天心3分钟,揉乙窝风3分钟,补肾5分钟,清板门3分钟,分阴阳2分钟,补脾5分钟,逆运内八卦3分钟,清四横纹2分钟,清天河水1分钟。

方义:揉小天心、揉乙窝风、补肾、清板门、清天河水、分阴阳疏风解表,清热解毒,祛邪;补脾、逆运内八卦、清四横纹可通阳调中,健脾胃,以保机体的滋养及利湿。

其中大孩子、身体好的,不需任何治疗即可恢复。但要注意休息,多饮水,饮食要以清淡易消化吸收的半流质或流质为宜,适当给予水果或蔬菜。

(2) 毒热重证(气营两燔)

症状:壮热不退,烦躁不安,口渴欲饮,面赤唇红,水痘分布密集,根盘红晕较著,疹点色红或紫黯,疱浆混浊或伴有口舌生疮,牙龈肿痛,大便干结,小便短赤,舌苔黄燥而干,舌质红或绛。

症状分析:壮热烦躁,面红唇赤,口舌生疮,痘布密集,大便干结,小便短赤,均为热毒炽盛之象。

治则:凉营解毒,利湿。

处方:(主)揉小天心3分钟,大清天河水3分钟或水底捞明月3分钟,退六腑3分钟,补肾5分钟,揉二马3分钟,清补脾5分钟。

(配)揉大椎,点揉肺俞、心俞、肝俞、脾俞、胃俞、三焦俞、肾俞等,点中脘,点天枢,摩腹各0.5~1分钟。

症状加减：口舌生疮、口唇干裂及咽喉红肿，均见本书本病的治疗。

方义：揉小天心、大清天河水、退六腑、水底捞明月均为凉穴，尤其退六腑和水底捞明月能清心凉血而退热通便除烦；补肾、揉二马可大补元气，滋阴清热，促进体液循环，加强排毒；揉大椎可引上焦热下行；清补脾、点揉三焦俞可利湿；点揉背部俞穴及募穴能调节脏腑功能，促进机体恢复；点中脘、点天枢、摩腹调节中下焦，加速排便，泻热毒。

（3）毒陷心肝等重证：多在传染病院治疗，故少见。

**【预防护理】**

1. 预防

（1）水痘传染性强，发现患儿应立即隔离至全身水痘结痂脱落为止。

（2）集体单位如发现患儿，应居室消毒通风，被褥用强日光暴晒或煮沸消毒。

（3）有人主张口服绿豆汤解毒（只作参考）。

2. 护理

（1）居室通风，温湿度适中，以休息为重，避免太劳累。

（2）饮食要清淡易消化，餐具要清洁卫生，多饮水。

（3）保护皮肤，防止抓破，发现皮肤损伤及时处理，以防感染。

（4）水痘重型病愈后，一定注意调养，尤其要重视脾胃的调护。

# 四十六、顿咳（百日咳）

顿咳即百日咳，是小儿时期常见的呼吸道传染病之一，临床以阵发性痉挛性咳嗽、痉咳后伴有吸气时特殊的鸡鸣样回声、最后倾吐痰沫及所进之饮食而止为其特点。本病以飞沫传染，病初2~3周传染性最强，病后可终生免疫。四季均可发病，但以冬春季尤多。以5岁以下小儿多见，年龄越小，发病愈重，病情较长，一般持续2~3个月以上。近年来，由于预防保健计划免疫的实施工作加强，发病率已大为下降。现临床已少见，但边远地区仍有散发。

顿咳亦称"顿呛"、"鸬鹚咳"，是指其症状而言；因其具有传染性，故又有"天哮呛"、"疫咳"之名。古书记载不少。西医称百日咳，是百日咳嗜血杆菌引起的急性呼吸道传染病，重症或体弱儿可伴发肺炎、脑病合并症。

**【病因病机】**

1. 病因

（1）外因：为外感时行疫疠之气。在冬春季节，疫疠之气流行，小儿抵抗力差，或素体虚弱儿易受侵而发病。

（2）内因：小儿脾肺不足，易生痰浊，痰浊内生，加之感受疫疠之邪，则内外因相合，易发病。

2. 病机

(1) 病变脏腑以肺为主：外感时疫之邪,先伤肺卫,进而与伏痰相搏结,阻于气道,造成肺气上逆。病之初,以肺失清肃的肺卫表证为主;继而疫痰相搏,交阻于肺,而见肺逆痉咳之证。病程日久,郁而化火,痰火胶结,内扰影响他脏,犯胃则致胃气上逆而见呕吐;犯肝则肝气横逆,甚则肝郁化火而见胁痛、胁胀、目睛出血,伤血络可见衄血、痰中带血;肺为水之上源,肺逆则治节失司,膀胱、大肠失约,故痉挛时见二便失禁、面目浮肿,严重病例(多见于年幼儿)可造成痰热闭肺的喘咳或痰热内陷心肝的昏痉,故病变脏腑主要在肺。初犯肺卫,继则影响肝、胃、大肠、膀胱,甚至内陷心肝。

(2) 病理因素以痰火胶结为主：本病病因有外因疫毒、内因伏痰。疫毒初犯虽有兼寒兼热之属性不同,但疫毒暴烈,化火尤速,因此在发病之后短时间的肺卫表郁阶段之后,即进入痰火胶结阻滞肺道的病理阶段。痰火胶结是造成肺气上逆的病理因素,故见痉咳阵作,连咳不已,必待吐出,痰涎方得肺道稍畅而暂止;由于痰火胶结,不易清除,故反复发作,经久不愈。还由于痰火胶结,内扰他脏,而出现胃气上逆、肝气横逆、热伤血络等证,甚至闭郁肺气而见咳喘,内陷心肝而见昏痉等。痰火久郁,痉咳日久,后期灼伤肺之气阴。

(3) 病情演变分虚实：初咳期和痉咳期阶段以实证为主。疫痰阻肺,肺气上逆,邪盛而正未虚,初咳期兼邪郁肺卫而见表证;痉咳期化热化火,为痰火胶结,肺气上逆,犯及他脏,可见诸症,也为实证。恢复期为邪衰正虚,表现为虚证为主(气阴两虚),余邪未尽;因小儿脏腑娇嫩,肺脏尤娇,久咳伤肺,形成后期以肺虚为主的虚证证候。

【诊断及鉴别诊断】

1. 诊断要点　参照国家中医药管理局颁布的《中医病证诊断疗效标准》中顿咳的诊断标准：

(1) 根据流行病学资料,未接种百日咳疫苗,发病前 1~3 周有百日咳接触史。

(2) 痉咳期有典型的痉咳症状,表现为阵发性痉挛性咳嗽,每次发作连咳十数声或数十声,咳后有鸡鸣样回声,常引起呕吐,伴面目浮肿,目睛出血,舌系带溃疡。

(3) 初期类似感冒症状表现,但咳嗽逐渐加重,有日轻夜重趋势,则应高度怀疑本病。

(4) 发病 1 周后血白细胞总数及淋巴细胞显著增高[ 总数可达 $(20\sim40)\times10^9$,其中淋巴细胞可达 0.6~0.7 ]。

(5) 培养致病菌：可采用咳碟法或鼻咽拭子进行培养,初期和痉咳期做细菌培养有百日咳杆菌生长,在疾病第 1 周阳性率高达 90%,以后逐渐降低。

2. 鉴别诊断

(1) 肺门淋巴结核：当肿大的肺门淋巴结压迫气管时，引起阵发性痉挛咳嗽，但一般无鸡鸣样回声。可根据结核病接触史、结核菌素实验阳性和肺部 X 线检查等鉴别。

(2) 气管内异物：起病突然，发生阵发性痉挛咳嗽，有异物吸入史。

【辨证论治】

1. 辨证要点

(1) 辨识常证：一般按病情经过分 3 期辨证。

1) 初期：历时约 1 周，自发病至痉咳期出现之前，类似感冒、咳嗽，病性表现为风寒者与风寒咳嗽相似，病性表现为风热者与风热咳嗽相似，均可兼有肺卫表证。但此为疫邪郁肺，并与伏痰逐渐胶结，故肺逆症状逐渐显著，虽表证已解，但咳嗽日渐加剧，有日轻夜重趋势，痰不易咳出，进而见痉咳阵作而进入痉咳期。初咳期的辨证要点，一是疫邪的属性是风寒还是风热；二是邪郁肺卫表证的轻重；三是痰邪胶阻肺络，肺气上逆的程度。

2) 痉咳期：历时约 4~6 周，从出现典型痉咳开始至痉咳逐渐消失，患儿连咳不已，每次发作连咳十数声或数十声，咳后有特殊高调鸡鸣样吸气性回声，最后呕吐出黏痰或胃内容物。由于疫邪化火化热，故此期以痰火胶结、肺气上逆之证为多；若热象不显，则表现为痰浊胶滞、肺气上逆之证。辨证要点为：痰火者，痉咳剧烈，痰黏稠，面赤唇红，舌红苔黄。痰浊者，痉咳之势稍缓，痰较稀薄，面唇苍白，舌质不红，苔白。痰火者，往往内扰，犯胃则胃火上炎，胃气上逆，症见呕吐剧烈；犯肝则肝郁化火，木火刑金，症见两胁胀痛、目赤流泪，甚者目睛出血、痰中带血、鼻衄等。肺失调节，水道失调，水液潴留，则见目赤浮肿。

3) 恢复期：历时约 2 周，从痉咳缓解至咳嗽完全消失。此期为久咳伤肺，邪衰正虚；正虚表现为肺脾气虚和肺阴不足两证。肺脾气虚者，见痰浊留恋，症见面白气弱，易汗出，咳嗽无力，痰涎稀薄，纳少神疲，舌淡苔白；肺阴不足者，常兼痰热留恋，症见面色潮红，神烦口干，干咳少痰或无痰，皮肤干燥，消瘦盗汗，舌红苔少无津。

(2) 辨轻重：轻证者，痉咳不甚，痉咳时痛苦表现轻，发作次数少，持续时间短，易恢复，因痰邪轻；重证者，多表现为痉咳期的痰浊胶滞或痰火胶结，内扰他脏，症见痉咳剧烈，发作频繁，伴见面红目赤，目睛出血，面目浮肿，两胁胀痛。严重者可致痰热内陷引起变证，常见变证有二：一为痰热闭肺，出现发热咳喘之证；二为邪毒内陷心肝，出现神昏抽搐之证。

2. 治疗原则 顿咳的治疗，一般分期论治。初期以宣肺化痰、疏风散邪为主。痉咳期着重泻肺涤痰降逆，痰火者清热化痰，痰浊者温化痰浊，同时根据所犯诸脏分别给予降胃、平肝、泻火、凉血、利尿。恢复期应以健脾益肺或润肺养阴为主,兼以肃肺化痰。变证者,痰热闭肺者,则应清热解毒、宣肺化痰;痰热内陷心肝者,则宜清热化痰、开窍息风。

3. 分证论治

(1) 初咳期

症状:一般恶寒发热,有咳嗽或寒热不显、喷嚏流涕或发热等伤风感冒症状,2~3 天后咳嗽日渐增重,面苍白唇淡,痰稀白、量不多或痰稠不易咯出,咳声不畅,但未见有阵发性痉咳,咳嗽以夜为重,舌苔薄白或薄黄,时约 1 周。

症状分析:鼻通于肺,疫毒之邪由口鼻而入,故本病初起先见喷嚏、咳嗽或伴有发热等肺卫症状;肺失宣肃,引动伏痰,故 2~3 天后咳嗽逐渐加剧;若时行疫邪夹有风寒,则舌苔薄白,痰稀白;如因风热者,则痰稠黏,苔见薄黄。

治则:疏风宣肺,化痰止咳。

处方:揉小天心 3 分钟,揉乙窝风 3 分钟,补肾 5 分钟,清板门 2 分钟,分阴阳 2 分钟,清肺经 3 分钟,清天河水 2 分钟,清补脾 5 分钟,逆运内八卦 3 分钟,清四横纹 2 分钟。

方义:揉小天心、揉乙窝风、补肾、清板门、分阴阳、清补脾、清肺经、逆运内八卦、清天河水疏风宣肺解表,止咳化痰;清补脾、逆运内八卦、清四横纹有运脾作用,可清脾脏之热,加八卦宣肺化痰、止咳并能调节胃的功能状态,由抑制转向兴奋,使其功能加强,胃液酸度增高,胃蛋白酶增加,因而能增进饮食,助消化;清四横纹可消积滞、消胀,引上下焦之热外行。总之,可调中进饮食,保后天之本。(此期应参照风寒、风热、解表穴进行调治)

(2) 痉咳期

症状:此期以阵发性痉咳为主要症状。一般在发病后第 2 周开始。病程可 2~6 周,连续痉咳、日轻夜重,咳剧时合并有深吸气样鸡鸣声;必须吐出痰及食物后,痉咳暂时缓解,但不久又反复发作,且一次比一次加重,连续十声或数十声。每次痉咳,多出于自发,但也有些外因,如进食、闻到刺激气味或情绪激动时都易引起复发。一般痉咳的第 3 周达高峰,重则每日可达 40~50 次,同时伴涕泪俱作,弯腰屈背,胸肋疼痛,头额出冷汗。有的舌系带溃疡,眼胞浮肿,面红耳赤,并可见眼角青紫及结膜下出血,舌质红,苔黄腻。婴幼儿虽无典型的痉咳或鸡鸣声表现,但由于肺本娇弱,无力咳嗽,痰闭气道,呼吸不利而呈憋气窒息,甚则痰动风生而出现抽搐危象。婴幼儿一定要中西医结合治疗,以提高疗效。

症状分析:此期证候均因邪郁化热化火,故发生在病后第 2 周开始,热灼肺津,伏痰与邪热互结,阻塞气道,肺气不利而致痉咳阵阵,必待痰涎咳出而后已;胃肝之气随之上逆,使大静脉回心的血流发生障碍,头部郁血,出现颜面及眼睑浮肿,并由此可发生小血管破裂,以致眼结膜下出血、面部皮肤紫癜,甚至脑出血;由于痉咳时舌的伸缩使舌系带与下牙摩擦,产生溃疡、痰中带血之症;舌苔黄腻等,皆为痰热之象。

治则:泻肺镇咳,开胸化痰。

处方:清补脾 5 分钟,清肺 5 分钟,清板门 5 分钟,揉小天心 3 分钟,揉小横纹 5 分钟,逆运内八卦 3 分钟,开璇玑 3 分钟,按弦走搓摩 3 分钟,横搓前胸后背各 2 分钟(即将两手掌五指分开,在患儿前胸后背肋间横搓,至局部发热止,有消炎止咳作用,搓时沾滑润剂),揉风门、肺俞、心俞各 0.5 分钟。

方义:清补脾、清肺、清板门、揉小横纹、揉小天心、逆运内八卦、开璇玑、按弦走搓摩、横搓前胸后背均能肃肺宽胸理气,止咳化痰,顺气利膈,清脏腑之热;揉风门、肺俞、心俞可提高脏腑功能,抗邪毒,止咳化痰。一定要中西医结合治疗,以提高疗效。

(3) 恢复期

症状:痉咳开始好转,咳嗽逐渐减轻,一般需要经过 2~3 周而止咳。若感冒可重复出现特殊长吸气的咳嗽,有的可长达半年到 1 年之久。病程与病情轻重有很大关系,不能认为百日咳重发。常见症有:咳嗽减轻但咳时呈干呛状,易出汗,舌苔薄净或光剥无苔,舌质红;另外,有的咳声不畅,咳而无力,精神萎靡,进食不香,形体明显消瘦,舌苔薄白,舌质较淡。

症状分析:耗伤肺阴者,多由痉咳期火热熏肺,肺之津液耗损,阴虚则肺燥,故咳呈干呛;营属阴,卫属阳,营虚卫弱则津液泻越,所以易出汗;舌苔薄净或光剥无苔,舌质红等皆为肺阴耗伤之象;若咳声无力,精神萎靡,食欲不振,舌质较淡,形体消瘦等,多因痉咳期频频呕吐、长期拒食而伤及脾气所致。

治则:健脾补肺,益气养肺阴。

处方:补脾 5 分钟,补肺 3 分钟,推上三关 3 分钟,补肾 5 分钟,揉二马 3 分钟,逆运内八卦 3 分钟,清板门 5 分钟,揉小横纹 2 分钟,清四横纹 2 分钟,揉肾顶 3 分钟,揉肾纹 3 分钟,清天河水 2 分钟。

方义:补脾、补肺可补肺气虚,加推上三关可补虚扶弱,补血生肌,开胃进饮食;补肾、揉二马可大补元气,滋阴清热,益肝肾之阴;逆运内八卦、清四横纹、清板门配补脾调中和胃进饮食,又滋养胃阴;揉小横纹可肃肺,止咳化痰;揉肾纹引脏腑余热外行;揉肾顶可固表止汗;清天河水可清心利尿,除烦,巩固疗效。总之,养肺胃肝肾之阴以扶正。

其他疗法:

1) 痉咳期可用新鲜鸡苦胆 1 个加糖适量,调成糊状,蒸熟内服,1 岁以内 3 天服 1 个,1 岁以上每天 1 个,分 2 次服下。如无鸡苦胆,用猪、牛、羊胆均可,量与鸡苦胆量相似。亦可晒干制粉。一般每岁每日 1/2 鸡胆量,最多不能超过 3 个鸡胆,连服 5~7 天。

2）大蒜疗法：紫皮蒜制成 50% 的糖浆，5 岁以内每次 5~10ml，5 岁以上每次 10~15ml，每日 3 次，连服 7 天，婴儿酌情减量。

**【预防护理】**

1. 预防

（1）控制传染源，隔离患儿，尤其在传染性强的初期及痉咳期更为重要，对于密切接触的患儿要进行检疫观察 21 天，发现患者要隔离 4~7 周。

（2）流行期间，可每日用生大蒜汁和糖水口服 1~2 次，连服 5~7 天。

（3）流行期间易感儿不要去公共场所，平时注意锻炼身体，加强户外活动。

（4）保护易感儿，出生 3 个月后，按期注射百日咳疫苗。

2. 护理

（1）居室阳光充足，通风，避免尘埃、烟尘或进食刺激食物诱发痉咳。

（2）要注意休息，尤其保证睡眠，可加镇惊镇静术组穴位。

（3）调节饮食，宜清淡、易消化有营养食物，禁食生冷、辛辣、鱼腥、肥甘等。

（4）幼小儿痉咳时要抱起，轻拍背部，不要抱紧，以免窒息。

# 四十七、痄腮（腮腺炎）

痄腮是由风温邪毒引起的急性传染病，以发热、耳下腮部漫肿、边缘不清、局部不红、压之局部酸痛不舒及弹性感、一侧或两侧同时发病、酸痛为其特点。一年四季均可发病，冬春季易于流行。学龄儿发病率较高，一般预后良好，年长儿可并发睾丸肿痛（睾丸炎），女性并发卵巢炎等症。重者可见昏迷、抽搐。

本病的病名很多，如"时行腮肿"、"蛤蟆瘟"，又称温毒，现统称痄腮。现代医学称流行性腮腺炎，由流行性腮腺炎病毒所致。

**【病因病机】**

1. 病因

（1）外感因素：风温邪毒是引起痄腮发病的病因。冬春之季，风温邪毒经口鼻而入，循经袭于少阳，郁而不散，经脉壅滞，气血运行受阻，瘀聚耳下，结于腮部，致耳下腮部漫肿而酸胀作痛，发为痄腮。

（2）正虚因素：小儿肺常娇嫩，卫外不足，易遭受外邪侵袭，邪阻少阳，正邪相争，正虚不能抗邪于外，邪聚于耳后，发为腮部肿胀；又因少阳与厥阴互为表里，邪陷厥阴，则发为睾丸肿痛或少腹疼痛；邪毒炽盛，引动肝风，闭阻心窍，则出现神昏抽搐。因此，正气虚弱是本病发生发展的主要原因之一。

2. 病机

（1）病变部位在少阳：风温邪毒致病，多在春季或冬季，而温暖多风之时，易引起传播流行。足少阳胆经起于目外眦，上行头角，下耳后绕耳而行。少阳受邪，邪郁经脉，邪毒循经腮颊与气血相搏，则腮部肿胀、饮食咀嚼酸胀不舒，故病变部位属少阳。

(2) 病理因素为毒郁经脉:痄腮发病,主要是外感风温邪毒,由口鼻而入少阳胆经,致使少阳胆经失和,气血郁滞,运行不畅,凝聚局部。因此,当机体抵抗力不足时,则易感受邪毒,由表入里,正邪相争,故见寒热交作、烦躁不安、耳下漫肿,是为风热邪毒郁阻少阳经络所致痄腮。

(3) 病情演变分轻重:痄腮疾病过程中,风温邪毒袭于机体,由于感邪轻重不同,其病转归亦有差异。如初期发热不高,微恶风寒,腮部肿胀不甚,饮食咀嚼不舒,此为温毒在表,病属轻;如温毒侵袭,热毒壅盛,蕴结少阳经脉,则壮热不退、头痛呕吐、腮部肿胀明显、咀嚼疼痛、烦躁口渴,此为温毒在里,病情多重。痄腮重症常可产生逆变证候,如温毒郁结少阳不解,则易内陷厥阴,产生变症;若热毒炽盛,引动肝风,症见高热、项强、抽搐、昏迷、腮部漫肿、局部灼热,是毒陷心肝;足厥阴之经脉循少腹绕阴器,温毒蕴结,厥阴不散,症见少腹疼痛、睾丸肿痛,为温毒引睾窜腹等并发症。

**【诊断及鉴别诊断】**

1. 诊断要点　按国家中医药管理局颁布的《中医病证诊断疗效标准》中痄腮的诊断依据:

(1) 发病初期有发热,继则以耳垂为中心漫肿,边缘不清;局部皮色不红,按压局部疼痛不舒及弹性感,通常多见于一侧肿胀,继则可见另一侧肿胀(即双侧痄腮)。

(2) 腮腺管口可见红肿,按压腮部时,腮腺管口无脓性分泌物,腮腺肿胀部位约持续 4~5 天开始消退,整个病程约 1~2 周。

(3) 发病前多有痄腮疾病患者接触史。

(4) 末梢血象检查,白细胞总数多正常,部分患儿可见增高或降低而淋巴细胞可相对增高。

(5) 痄腮疾病中并发脑炎或脑膜炎者,脑积液检查时,压力增高,细胞数增加,以淋巴细胞升高为主,氯化物、糖属正常,蛋白呈轻度增高。

(6) 血和尿淀粉酶测定可见增高。

2. 鉴别诊断

(1) 发颐:相当于化脓性腮腺炎。本病常继发于伤寒、丹痧等急性传染病的过程中,多发于单侧,局部可见红肿热痛的急性化脓性炎症症状,腮部肿胀、边缘清楚、压痛明显,后期可有波动感,按压局部可有脓液从腮腺口流出。临床多见于成人,且无传染性。末梢血象白细胞计数增加,以中性白细胞升高明显。

(2) 痰毒:相当于急性淋巴结炎。本病常继发于急性扁桃体炎、急性咽炎等疾病过程中,一般无以耳垂为中心肿的特点。肿物多局限于颈部或耳前区,局部边缘清楚、质地坚硬、压痛明显,有红肿热痛感,表浅者活动良好,可有化脓现象,如急性化脓性中耳炎或乳突炎,可有耳后或沿耳根部周围弥漫性肿胀,耳部疼痛,乳突部皮肤发红,压痛明显,牵拉耳郭有酸痛反应。耳内有脓性分泌物等炎性改变,可予鉴别。

**【辨证论治】**

1. 证候辨别

(1)辨识常证:痄腮发病常有风温邪毒经口鼻而入,临床出现的全身症状较轻,表现有发热,腮部肿胀,咀嚼疼痛,张口或吃酸性食物时疼痛加重,局部发热,不红、无化脓,一般腮腺肿胀多在3日可达高峰,持续6~10天后肿胀开始消退,腮腺管口多出现红肿、突起,无脓液排出等,有助于腮腺病症的诊断。

(2)辨表里:表证初起可无发热或微发热,兼有恶寒,腮部肿胀,咀嚼不舒,张口时疼痛加重,一侧或两侧漫肿,边缘不清,肿胀而不硬。里证可见温邪由表入里,或因感邪炽盛,蕴结于内所致,故起病症见高热不退,头痛、呕吐、口渴引饮,腮部肿胀且较坚硬,咀嚼困难。如因毒热炽盛,正邪相争,正不胜邪,邪毒内陷心肝,热盛风动,则症见高热不退,头痛项强,甚至抽搐昏迷等。如邪毒引睾窜腹,可见一侧或两侧小腹疼痛或睾丸肿痛,常可伴有发热、呕吐等。

2. 治疗原则　痄腮的治疗,重在清热解毒,佐以软坚散结。痄腮轻证,为病早期,温毒在表,治以疏风清热为主;若热毒壅盛,是属痄腮重证,治以清热解毒。腮部漫肿,硬结不散者,治宜软坚散结,清热化痰。若临床产生变证,如内陷心肝或引睾窜腹,则宜结合平肝息风或疏肝通络等方法。

此外,结合中药外治等其他方法,应用辨证施治的药物,结合熏、敷、涂、擦,或选用中草药鲜品捣烂外敷,有助于提高治疗效果。

3. 分证论治

(1)温毒在表

症状:轻度发热恶寒,一侧或两侧耳后腮部漫肿疼痛,局部热而不红,张口疼痛,咀嚼不便或咽红,口渴、舌质红,舌苔薄白或淡黄。

症状分析:感受温毒,病邪在表,故发热恶寒、咽红,苔薄白或淡黄;邪蕴少阳经络,腮颌乃少阳经络所循之处,故邪热致腮肿疼痛,咀嚼困难。

治则:疏风清热,散结消肿。

处方:揉小天心3分钟,揉乙窝风3分钟,补肾5分钟,清板门5分钟,清肺经3分钟,分阴阳2分钟,掐合谷3~5次,退六腑3分钟,平肝经3分钟,清天河水2分钟。

方义:揉小天心、揉乙窝风、补肾、清板门、分阴阳、清肺经可疏风清热;掐合谷可清肺胃之热,利咽消肿;退六腑、清天河水可泻热凉血,解毒,退热散结,消肿,加之清肺经有清解上下焦之热(通便)之功;肝胆为表里,平肝经泻胆经之热,消肿痛,防阴器受伤。

（2）热毒蕴结

症状：高热烦躁，头痛，口渴欲饮，食欲不振或伴有呕吐、咽干，腮部弥漫性肿胀、边缘不清、疼痛、较硬拒按、咀嚼困难，咽红肿痛，舌红苔黄。

症状分析：热邪入里，毒热气盛，故高热烦躁，舌红苔黄；热毒蕴结少阳，则腮部肿痛，咀嚼困难；热毒内陷阳明，故头痛、呕吐；热灼津伤，致口渴欲饮，舌红苔黄。

治则：清热解毒，软坚散结。

处方：揉小天心3分钟，揉小横纹3分钟，补肾5分钟，揉二马3分钟，清板门5分钟，清肺3分钟，清补脾5分钟，推上三关2分钟，退六腑2分钟，利小肠3分钟，揉膊阳池2分钟，清天河水2分钟，泻大肠(从指根到指尖)3分钟。

方义：揉小天心、揉小横纹可通经络和气血，肃肺消炎止痛又镇惊；补肾、揉二马、清肺、清板门可大补元气，滋阴清热，又清肺胃之热，除烦；清补脾、推上三关可清脾经之热，和血散结，加退六腑可清营凉血、解毒，配推上三关可软坚消胀、通便泻腑热；利小肠、清天河水可泻心火，利尿退体温；揉膊阳池可降逆止呕，止头痛，又通便(泻其上焦热)；泻大肠可泻肝胆之火治本病。

（3）邪毒内陷心肝(抽搐)

症状：局部肿胀痛重，高热不退，烦躁不安，神昏谵语，嗜睡重则惊厥或抽搐，颈项强直，局部肿胀疼痛拒按，唇赤咽红，舌红绛，少苔或苔黄。

症状分析：邪毒炽盛，内陷心肝，则局部肿胀疼痛加剧，伴有高热神昏，烦躁不安、谵语，甚至神昏抽搐，唇赤咽红，舌红绛少苔。

治则：镇惊息风，退热解毒。

处方：

1）先开窍醒神：可选用掐人中、十宣、威灵、精宁、老龙、中冲等。

2）镇惊：揉小天心2分钟，分阴阳(阴重)2分钟，补肾5分钟，揉二马3分钟，大清天河水2分钟。

3）泻肝胆之火、退热：分阴阳2分钟，补肾5分钟，揉二马3分钟，平肝清肺3分钟，退六腑2分钟，大清天河水2分钟或水底捞明月1分钟，泻大肠3分钟。

方义：

1）醒神开窍。

2）镇惊息风。

3）分阴阳可调节阴阳平衡而退热；补肾、揉二马、平肝清肺可平肝息风，清肺退体温；退六腑、大清天河水或水底捞明月可清营凉血，通便，清心除烦，利尿而退热。

（4）邪窜睾腹

症状：高热不退，腮肿见消，邪传厥阴，循经下行致一侧或双侧睾丸肿胀疼痛或伴有小腹痛,烦躁口渴,舌红、苔黄。

症状分析:由于邪毒内窜厥阴经,而厥阴经循小腹络阴器,故邪毒蕴结不散,发为睾丸或小腹胀痛而高热不退。

治则:

1) 速请西医会诊,中西医结合治疗。

2) 清泻肝胆,散结止痛。

处方:补肾 7 分钟,揉二马 3 分钟,平肝 3 分钟,泻大肠 5 分钟,重揉肝、胆俞各 1 分钟,揉小天心 5 分钟,清四横纹 2 分钟,揉小横纹 3 分钟,推上三关 2 分钟,退六腑 2 分钟,水底捞明月 1 分钟。

方义:补肾、揉二马、平肝、重揉肝胆俞可清泻肝胆之火,治本经;揉小天心可通经活络,通郁散结;推上三关、退六腑为大分阴阳的作用,可软坚散结,畅通经络而消肿止痛;揉小横纹、清四横纹可消炎,引脏腑热外行,又能通上下焦之气;泻大肠从虎口推到指尖为泻肝胆之火;水底捞明月可清心经之热,清热利尿,又能安神镇静除烦。每日推拿 2 次。

**【预防护理】**

1. 发现患者及时隔离治疗,到局部肿胀消退后 5~7 天为止。流行季节应每天检查腮部,有可疑者应及时隔离观察。

2. 易感儿服板蓝根 15~30g 水煎,分 3 次服用,或服板蓝根冲剂 3~5 天。

3. 发热期间要卧床休息,饮食要流质或半流质,禁食辛辣、肥甘等不消化之物及酸性食物。

4. 邪窜睾腹,局部疼痛,部分患者可影响生育,有的亦可并发脑膜炎、脑炎、急性胰腺炎、卵巢炎等,故要抓紧时间入院,速行中西医结合治疗为佳。

## 四十八、麻疹

麻疹民间称"痧子"或"疹子",是小儿最常见的一种急性发疹性传染病。本病因感受麻毒时邪所致,临床以发热、流涕、畏光羞明、眼泪汪汪、两颊黏膜出现麻疹黏膜斑、随之出现红色丘疹、稍隆起于皮肤、扪之碍手、状如麻粒为特点,故名"麻疹"。本病为古代儿科四大要证之一,以周身皮肤规律有序地分布、麻粒样大小的红色丘疹、疹退可见脱屑和色素沉着为特征。

本病多流行于冬春季节,其他时节也有散发。一般在 6 个月至 5 岁儿发病率高。病后可获终生免疫。疾病过程中,护理得当,治疗顺利,无并发症,预后良好。但小儿年龄小,体弱、护理失宜,预后不良,所以护理尤为重要。

西医学已证实麻疹是由麻疹病毒经呼吸道感染引起的急性传染病。麻疹传染性强,预防尤为重要。20 世纪 60 年代后期,我国广泛进行麻疹减毒活性疫苗预防注射后,发病率明显下降,并控制了流行。现已少见。

**【病因病机】**

1. 病因

(1) 外感因素：外感麻毒时邪是麻疹发病的病因。冬春之季,麻毒时邪与风邪相合,侵袭肺卫,郁阻于脾而透于肌肤,发为麻疹。

(2) 正虚因素：小儿肺脏娇嫩,脾常不足,肺主皮毛属卫,脾主运化水谷精微,脾运失健不能将水谷化为精微以滋肺益气,肺失所养,则卫外不足,易受麻毒时邪所袭,或因禀赋不足,或后天调护不当,或病后体虚,均可致肺气虚弱,正虚不能抗邪于外,易为麻毒时邪所袭为患。故正虚不能胜邪亦是麻疹发病的重要原因。

2. 病机

(1) 病变脏腑在肺脾：麻疹的病变脏腑在肺脾。麻疹时邪经口鼻而入,首先犯肺,郁阻于脾。肺主皮毛,在卫属表;脾主肌肉,在里合四末。麻疹起病,因卫外不足以抗邪,麻毒外侵,郁于肌表,致初起类似感冒症状;麻毒袭于肺卫,郁阻于脾,正邪交争,毒透肌肤而布全身。因此,麻毒郁于脾肺,是麻疹发病的基本病理特点。

(2) 病理因素为毒邪郁表：麻疹早期,可见肺卫受阻特征;出疹期可见皮疹透发及伴有气分热证,甚至出现营血分证;疾病后期,以麻毒伤阴为主要特征。因此,麻毒郁于肌表,正邪相争是引起本病发生发展和病理变化的重要因素。

(3) 病机属性辨虚实：临床一般表现为发热烦躁、畏寒流涕、疹稠色赤、脉数有力等,是为邪气壅盛,正邪相争,正气未衰,抗邪有力,多属热证、实证。若患儿禀赋不足,素体虚弱,或感邪太盛,麻毒内陷,临床表现身热不甚、面白肢凉、疹稀色淡、脉细无力等形症不足的证候,是为正邪相争,正不胜邪,气血受损,多属寒证、虚证。

(4) 病情演变分顺逆：麻疹发病,总以外透为顺,内陷为逆。麻疹时邪,侵袭于肺,郁阻于脾,肺主皮毛属表,脾主肌肉属里。麻疹侵袭而犯于肺脾,正邪交争,正气驱邪,由内达外,由里出表是为顺证。因此,在麻疹疾病的过程中,常以皮疹的透发来分辨麻疹的顺逆及轻重。疹出按顺序透发,规律进行,分疹前期、出疹期及疹回期3个阶段,皮疹能如期透发及收没,无合并症者,属顺证;如不能按期透发或收没,表现暴出,或骤没,或延期收没,或透发不爽,或见合并症,属逆证。

另外,在恢复期可见麻疹阴虚的证候。如肝阴损伤,麻毒入眼,白膜遮睛;如损伤阴血,则见麻后痧癫,周身奇痒不舒等。亦属麻疹变证。

**【诊断及鉴别诊断】**

1. 诊断要点 参照国家中医药管理局颁布的《中医病证诊断疗效标准》中麻疹的诊断依据：

（1）易感儿在流行季节有麻疹接触史。

（2）初期发热咳嗽、鼻塞、流涕、眼泪汪汪、畏光羞明，口腔两颊黏膜可见"麻疹黏膜斑"，发热 3~4 天，皮肤出疹，从颜面开始（先耳后、发际、颜面）逐渐遍及全身（躯干、四肢、手足心、鼻准见疹），疹齐热渐退，疹没见皮肤呈糠麸状脱屑及色素沉着。邪毒深重者，可合并肺炎咳喘、喉痹、昏厥等危候。

（3）麻疹皮疹呈玫瑰色斑丘疹，多散在，亦可不同程度地融合成片，但疹间皮肤正常。邪毒深重者，可见皮疹稠密，融合成片，疹色紫黯；邪毒内陷者，皮疹骤没，疹稀色淡。

（4）实验室检查

1）末梢血象检查：疹前期白细胞总数正常或减少，非典型麻疹时，嗜酸性粒细胞增多。

2）疹前期，取患儿鼻咽分泌物、血液、尿液可分离出麻疹病毒。

3）对非典型麻疹病例，可在发病后 1 个月做血清学检查，血清抗体超过发病前 4 倍或抗体 ≥ 1∶160 时，即可作为确诊依据。另外，如检查中和抗体、补体结合抗体等，也可做回顾性诊断。

以上诊断具备（2）、（3）项，参考（1）、（4）项即可确定麻疹的诊断。

2. 鉴别诊断　临床常与一些常见出疹性疾病进行鉴别，如奶麻、风痧、丹痧等。

**【辨证论治】**

1. 证候辨别

（1）顺逆辨证：麻疹以外透为顺，内陷为逆。一般可从麻疹的临床表现如发热、精神、咳嗽、呼吸、出汗、大便等症状的轻重缓急及出疹情况进行辨别。

1）辨别顺证：疹前期，发热不高，在 38℃左右，伴咳嗽鼻塞，畏光羞明、眼泪汪汪，口腔可见麻疹黏膜斑。3~4 天后开始出疹，出疹期发热加重，一般在39~40℃，神识不清，烦躁，尚能入眠，咳嗽有痰，咳声清爽，麻毒随汗而透，皮疹按顺序出现，分布均匀，疹点红活，无合并症，疹点 3 天左右出齐后依次隐没，同时热退，食欲增加，精神好，为顺证。

2）辨别逆证：疹出过程中，壮热不退，烦躁不安，皮疹透发不畅，或疹出骤没，伴有咳喘气急、鼻翼扇动、口唇发绀等，是麻疹闭肺（麻疹合并肺炎）证；如伴咽红肿痛、呛咳气急、声音嘶哑等，是麻疹攻喉（麻疹合并喉炎）证；如神昏抽搐、皮疹暴出、疹稠色黯、腹胀便秘、舌绛苔黄、脉数有力等，是麻疹毒陷心肝（合并脑病）证；如皮疹骤没、疹稀色淡、面色青灰、汗出肢冷、脉微欲绝等，是麻疹心阳虚衰（合并心衰）证。以上为麻疹的逆证。

（2）辨别虚实：在麻疹的疹前期、出疹期，属邪实为主；疹回期，属正虚为多，或虚实兼夹。如疹前期，麻毒侵袭，症见发热咳嗽，目赤多泪，口腔两颊可见麻疹黏膜斑,而皮疹未透等;出疹期,麻毒壅盛,症见壮热神烦,口渴欲饮,皮疹透发,疹稠色黯,舌红脉数等,是为邪盛,此属实证。如因素体虚弱,正不胜邪,麻毒内陷,心阳虚脱,症见面色苍白,皮疹骤没,汗出肢厥,脉微欲绝;或疹回期恢复期,邪退正伤,症见低热久稽,咳嗽少痰,饮食不振,神疲声低,手足心热,或汗出肢冷,舌红苔少,或舌淡苔薄,为邪少虚多,此属虚证或虚实夹杂证。

2. 治疗原则 麻疹以透发为顺,以清为要,因此麻疹以清热透疹为基本法则。顺证有宣透、清解、养阴之序;疹前期麻毒郁表,治需宣肺透疹,使麻毒由表而出;出疹期,热炽肺胃,治当清热解毒,佐以透疹,使麻毒得解,壅盛之热得清;疹回期肺胃阴伤,以虚为主,治当甘寒,以养肺胃。

麻疹逆证的治疗,以透疹、解毒、扶正为基本原则。如热毒壅盛,麻毒内陷所致皮疹暴出,疹稠色黯者,治以清解,佐以透疹;如正虚,抗邪无力所致皮疹逾期不出,或疹色淡者,治以益气升提,佐以透疹;如调护失当,寒邪所袭,致皮疹隐没者,治以散寒解表,佐以透疹;如饮食不节,损伤脾胃,泄泻疹没者,治以健脾和胃,佐以透疹。出现合并症者,当急予解毒扶正。如麻毒闭肺,治以清肺解毒、化痰平喘,佐以辛凉透疹;麻毒攻喉,治以清热解毒、清喉利咽,佐以解毒透疹;毒陷心肝,治以镇肝息风、开窍醒神,佐以解毒透疹;毒迫肠腑,治以清热利湿,佐以解毒透疹;麻毒入眼,治以清肝明目,佐以清凉透疹。对麻疹合并症重儿,应中西医配合治疗,以提高疗效。

麻疹治疗需注意以下几点:

1)加强护理,如顺证,正确护理较药物治疗更为重要。

2)透表不可过用发散及温补手法,如用一定用泻之手法,以免伤津耗液。

3)清热不可过用大凉穴位,如用可先补后泻或补泻穴比例为 1：3,以免对疹出不利。

4)养阴不可过用补益太重的穴位,以免滞邪碍脾。

3. 分证论治

(1)顺证:本病在临床上分疹前期、出疹期、疹回期 3 期。顺证在疾病过程中,身热和缓,神气清爽,咳不气促,发热 3~4 天后开始出疹,先见于耳后发际,渐次延及头面、颈部,而后急速蔓延至胸背、腹部、四肢,最后至手足心及鼻准,疹点均匀,色泽红活,无合并症。疹点在 3 天内出齐而渐渐隐没,热退咳减,胃纳转佳而康复。此为患儿正气充沛、邪较轻的表现,属麻疹顺证。

1)疹前期(或称初热期,此期从开始发热到出疹,约经 3 天)

症状:畏寒发热,热势渐升、鼻塞、流涕、喷嚏、咳嗽、哈欠,目赤畏光,眼泪汪汪,倦怠思睡,饮食不振或大便泄泻,舌苔薄白或微黄,两颊黏膜上可见麻疹黏膜斑。

症状分析:感染麻毒,邪伤肺卫,故见畏寒、发热、哈欠、鼻塞、流涕、喷嚏、咳嗽等肺卫表证;热毒内盛,则见目赤怕光,眼泪汪汪,倦怠思睡,食欲不振;肺与大肠相表里,麻毒移于大肠,则大便泄泻;舌苔薄白或微黄,舌质较红,均为邪在肺卫之象;口腔两颊黏膜斑是麻毒将出的先兆。

治则:宣肺透表,透疹。

处方:(主)揉小天心 3 分钟,揉乙窝风 3 分钟,补肾 5 分钟,清板门 3 分钟,分阴阳 2 分钟,清肺经 3 分钟,补脾 3 分钟,推上三关 2 分钟,清天河水 2 分钟。

(配)逆运内八卦 3 分钟,清四横纹 2 分钟,揉小横纹 3 分钟。

方义:揉小天心、揉乙窝风、补肾、清板门、分阴阳、清天河水解表清热;补脾、推上三关可通阳助气和血,助疹出;清肺经、逆运内八卦可宣肺止咳化痰,解表清热;清四横纹、揉小横纹可肃肺消炎,止咳化痰,祛中焦热,消胀除烦,引上下焦热外行,调中助消化。

2) 出疹期(或称见疹期、发疹期。此期从见疹到出齐,经 3 天左右)

症状:高热不退或起伏如潮,为之潮热,每潮一次疹随外出,此时口渴欲饮、咳嗽加剧、眼眵增多,畏光羞明,小便短赤或大便泄泻。先耳后发际,继头面、项背,渐至胸腹四肢,最后手足心、鼻准见疹子,即为疹点出透。疹子初起稀疏,渐次加密,疹色鲜红或黯红润泽,稍微隆起,扪之碍手。舌质红赤,舌苔黄腻或黄燥。

症状分析:发热为透发麻疹必有过程,《麻科活人全书·不热》谓:"麻疹出现全凭热,身不热兮疹不出,潮热和平方为福,证逢不热非大吉。"麻疹现形于外,为麻疹外透之象,故出疹期发热疹出为顺,又烦躁口渴、咳嗽加剧;热盛于内,透发于外,则疹红;热邪下趋,故小便短赤;麻毒下注大肠,故大便泄泻;麻疹已现,为热毒已有外透之机,由于麻毒属阳,头为诸阳之会,故疹先起于头面项背,渐次胸腹四肢;舌质红赤,苔黄,均为内热炽盛之征。

治则:透疹,滋阴清热解毒。

处方:补脾 5 分钟,推上三关 3 分钟,揉小天心 3 分钟,揉乙窝风 3 分钟,补肾 7 分钟,揉二马 3 分钟,清板门 5 分钟,分阴阳 2 分钟,揉外劳 3 分钟,平肝肺 3 分钟,退六腑 2 分钟,清天河水 1 分钟,水底捞明月 1 分钟。

(配)逆运内八卦 3 分钟,清四横纹 2 分钟,揉小横纹 3 分钟,揉肾纹 3 分钟。

方义:补脾、推上三关、揉小天心助气活血,通经络,助疹透发,又通阳镇静(手法宜稍快,微用力);揉乙窝风、揉外劳温阳散寒,出汗则疹随而出(温阳、温通之中又有收敛作用,而不致温通太过,故不会出汗太多);补肾、揉二马、清板门可大补元气,滋阴调津,清热和胃,又利尿;分阴阳可调和阴阳平衡,又镇静;平肝肺、逆运内八卦、清四横纹、揉小横纹可肃肺止咳,开胸化痰,降逆止呕,又除流泪等症;揉肾纹可引脏腑余热外行;退六腑、清天河水、水底捞明月可清热解毒利尿,镇静除烦。

清热解毒法是本期主要治疗方法,直接针对毒热之邪而设。因麻毒属阳,根据"热者清之"的治疗原则,如麻疹已布,邪热在气分时,治宜清热解毒为主;如果麻疹初期,则不宜过早使用,以免苦寒遏邪之弊。影响透疹的原因很多,如正虚或护理不当或毒热较重的,均可导致透而不透。在治疗上要随症施治,可采用透疹法;如高热伤阴的,可多补肾、二马;若素体虚弱,小天心、补脾、三关多用;如手足冷凉,用补脾、三关加拿列缺;若隐疹不透并高热神昏、烦躁不安,上穴加小天心、退六腑、水底捞明月以凉营透表。

3) 收没期(或称疹后期、恢复期,此期从疹点透齐至收没,经3天左右)

症状:疹点渐次隐没,发热渐减,胃纳转佳,精神渐复,或有干咳低热少痰,口干,舌红少苔。再经3~4天后,皮肤上有糠麸状脱屑,留下棕色的瘢痕,10天左右逐渐消失。

症状分析:疹毒已透发完毕,依次隐没。邪退则正复,故发热减退,胃纳渐增,精神渐复;因麻毒属阳,热灼阴津,阴虚生内热,故见少痰干咳,低热不清;病后阴亏,故舌红少苔,口干。

治则:养阴益气,清热除余邪而扶正。

处方:(主)揉小天心3分钟,揉乙窝风3分钟,分阴阳2分钟,补肾3分钟,揉二马3分钟,补脾6分钟,推上三关3分钟,清板门5分钟,逆运内八卦3分钟,清肺经3分钟。

(配)掐揉足三里5~7次,清四横纹2分钟,揉小横纹3分钟,揉肾纹2分钟,清天河水1分钟,揉脾俞、胃俞、肝俞、肾俞、肺俞各1分钟。

方义:揉小天心、揉乙窝风、揉小横纹、清四横纹、揉肾纹可通郁散结,消炎,引热外行,又能镇静安神;分阴阳可使脏腑阴阳协调;补肾、清板门可大补元气,滋阴清热,利于体液循环,以养肝肾胃之阴液;补脾、揉外劳、推上三关、掐揉足三里可扶正保后天之本;清肺经、逆运内八卦除肺卫之热,止咳化痰,润燥通便,协调肺胃功能(以养肺胃之阴);揉背部俞穴可养阴及提高本脏腑功能;清天河水可清热解毒利尿,镇静除烦。

(2) 逆证:麻疹以外透为顺,内闭为逆。麻疹逆证是一种危重证候,可发生在麻疹各期,但最常见于麻疹初期。临床上常出现体温过高或过低,疹出不畅,或疹色紫黯稠密,甚则过期不收,面色青紫,身热灼手;或疹点骤出骤没,面色苍白,四肢不温,或鼻扇喘促,气急声嘶;或神昏抽搐等,均为麻疹的逆证。宜结合具体病情辨证施治。

1) 热毒内闭(肺热郁闭):此为麻疹最常见证之一。

症状:高热烦躁,咳嗽气促,鼻翼扇动,面色青灰,涕泪俱无,疹点紫黯或隐没,唇、指、趾绀,口干,舌红,苔薄黄。

症状分析:麻毒炽盛,体质虚弱,护理不当,肺卫失宣,疹毒不得透发或复感寒邪,麻毒陷肺,肺热郁闭,故高热喘促;热毒炽盛,则疹点紫黯;正气不足或复感风寒,则出疹隐没;肺气闭塞,气滞则血瘀,故见面色青灰,唇、指、趾绀;肺之化源欲绝,故涕泪俱无;口干、舌红、苔黄,均为里热、实热郁蒸肺胃之象。

治则:宣肺开闭,泻热解毒。

处方:(主)分阴阳3分钟,补脾5分钟,推上三关2分钟,揉小天心3分钟,揉小横纹2分钟,揉乙窝风3分钟,补肾5分钟,揉二马3分钟,清板门5分钟,大清天河水2分钟或水底捞明月2分钟,退六腑2分钟,清肺3分钟,逆运内八卦3分钟,清大肠3分钟。

(配):清四横纹3分钟。

方义:揉小天心、补脾、推上三关、分阴阳可平衡机体阴阳,镇静护阳,扶正,驱疹毒外泻;揉乙窝风、补肾、揉二马、清板门、清肺可解肺卫而清热驱邪,滋阴清热;清大肠可泻肺热,润燥通便;清肺加补脾、逆运内八卦、清四横纹、揉小横纹能调和脾胃,肃肺止咳化痰,进饮食助消化;大清天河水或水底捞明月、退六腑可清营凉血,解毒通便。

2)热毒攻喉

症状:身热不退,咽喉肿痛,声音嘶哑或失音,呼吸困难,呛咳气促或咳嗽声重,面色紫黯,烦躁不安,喉头红肿,舌质红,苔黄,有的患者咳如犬声。

症状分析:肺胃热毒循经上攻咽喉,故咽喉肿痛,声音嘶哑或声重,有的似犬声(喉炎);舌质红,苔黄腻,为热毒内盛之象。多见于麻疹的中、后期,常见于并发肺炎之中,病情危重。

治则:清热解毒,利咽消肿。

处方:(主)揉小天心3分钟,补肾5分钟,揉二马3分钟,清板门3分钟,大清天河水2分钟或水底捞明月1分钟,退六腑3分钟,清大肠3分钟,掐少商、合谷、大椎、新建各5~7次或局部消毒后点刺出血。

(配)分阴阳2分钟,捏挤天突3~5次,分腹阴阳、点中脘、点天枢、摩腹各1分钟。

方义:揉小天心可镇静,通郁结;补肾、揉二马、清板门可大补元气,滋阴清热;大清天河水或水底捞明月、退六腑、清大肠可清脏腑之热,清营凉血,润燥通便;掐少商、合谷、大椎、新建可清咽喉之热,消肿止痛,利声;分阴阳可调节机体阴阳平衡;捏挤天突可祛痰,消炎利声,降逆;分腹阴阳、点中脘、点天枢、摩腹为上病下取,釜底抽薪。

3)邪陷心肝

症状:壮热烦躁谵语,呕吐,神昏抽搐,疹色紫黯,稠密成片,甚则发斑,舌红绛起刺,苔黄燥。

症状分析:热毒壅盛,内扰心肝,故壮热烦躁谵语;热邪伤胃,胃失和降,故呕吐;麻毒内陷厥阴,内闭心包,引动肝风,故神昏抽搐;麻毒炽盛,窜入营血,故疹色黯紫,稠密成片,甚者发斑;舌红绛起刺,苔黄燥,为邪热壅盛之象。本证是险证之一。

治则:平肝息风,清热凉营。

处方:惊抽先开窍醒神:掐人中、精宁、威灵或老虎吞食,掐十宣等。儿身向前仆,拿委中;角弓反张,拿膝眼、解溪止抽。

继用镇静止抽:揉小天心 5 分钟,分阴阳 2 分钟,补肾 7 分钟,大清天河水 3 分钟。

再用清营解毒:退六腑 3 分钟,平肝肺 2 分钟,补肾 2 分钟,揉二马 1 分钟,水底捞明月 3 分钟。

方义:掐人中、精宁、威灵(或老虎吞食)、十宣开窍醒神;揉小天心、分阴阳、大清天河水可镇惊止抽搐;退六腑、平肝肺、补肾、揉二马、水底捞明月可清营解毒。

麻疹三期,临床不管顺、逆证,出现症状均对症处理。但逆证一定要中西医结合治疗以提高疗效。

**【预防护理】**

1. 预防

(1) 按时注射麻疹疫苗,保持室内空气流通,加强饮食调节,增强抗病能力,根据小儿身体及家庭情况安排户外活动,以提高身体防御功能而少生病或不生病。

(2) 在麻疹流行期间,未患过麻疹的小儿尽量不到公共场所或小儿比较集中的地方。

(3) 一旦与麻疹患儿接触,应立即隔离,不得外出。

2. 护理 麻疹的护理工作极为重要,不管麻疹哪个期,都不能忽视。如护理得当,病情经过顺利,可减少并发症,一般应注意以下几点:

(1) 卧室空气要流通,但避免直接风吹受寒或过强的阳光刺激眼睛。

(2) 眼口鼻要保持清洁。

(3) 进食以易消化吸收且富有营养的流质或半流质饮食为宜,忌油腻、辛辣厚味之品。

(4) 注意补充水分。

**【体会】** 因在医院上班时,有幸参加过院麻疹隔离治疗(本院职工的小儿)。顺证以推拿为主,逆证则中西医结合治疗。我们的体会:

1. 护理很重要,护理得当,逆证很少,一般麻疹整个过程都顺利。

2. 逆证肺炎、咽炎、邪陷心营等证应配合西医治疗,以提高疗效。

3. 对于推拿治疗,重患者每日 2~3 次,甚至还多,手法要轻慢;抢救时或在热病期,根据病情选择手法(补中有泻之意)。

4. 民间疹出色异及随出随没者,用香菜加水煮沸后,以香菜及水擦洗前胸、后背及四肢,或用海参肠子煮水口服,以助疹出。

麻疹的后遗症多因疾病过程中,护理不当,余邪留恋,损及脏腑而致。现代医疗条件好,已经不成问题。后遗症如麻后痢、麻后口疮、麻后咳嗽及麻后眼疾等可经中西医结合治疗,加推拿扶正一般均能恢复。

附:麻疹、风疹、奶麻、疫喉痧的鉴别表

| 病名<br>鉴别要点 | 麻疹 | 风疹 | 奶麻 | 疫喉痧(猩红热) |
|---|---|---|---|---|
| 发病年龄 | 半岁至5岁多见 | 半岁至5岁多见 | 周岁左右多见(4~24个月) | 2~8岁多见 |
| 病情轻重 | 有轻有重 | 较轻 | 轻 | 较重 |
| 出疹时间 | 约3日出齐 | 1日内出齐 | 热退后1~2日内出齐 | 均1日蔓延全身 |
| 疹点颜色 | 黯红色 | 淡红色 | 玫瑰色 | 鲜红色(猩红色) |
| 疹形 | 疹点稍隆起,形状不一,先稀疏后转密 | 疹形细小,稀疏均匀,皮肤有瘙痒感 | 疹形比风疹细碎而较稠密,无痒感 | 大小不等、细小如沙,合成大片如涂丹 |
| 疹点分布 | 先于耳后颈部,次及额面,再至躯干、四肢、鼻准、手足心均现疹点,约3日出齐 | 由面部延及躯干、四肢,常于1日内遍布全身。手足心无疹,收没较快 | 颈部、前胸后、背腹部较多,手肘膝以下少,手足心无疹。收没较快 | 颈部、面部及躯干、四肢,全身如涂丹状,但口唇周围无疹 |
| 主要症状 | 初期症状似伤风,发热、咳嗽、目赤、流涕,眼泪汪汪、精神疲倦,发热随出疹而升高 | 有轻微伤风现象,发热较轻,或无热,一般全身症状表现轻微 | 发热较高,但约1~4天一般热退疹出。全身症状轻微 | 初期恶寒发热,咽喉红肿、疼痛,甚至溃烂。可出现高热、神昏,有杨梅样舌 |
| 脱屑及斑痕 | 疹退后有糠麸样脱屑,并有棕色斑痕 | 无 | 无 | 有大片脱皮。无棕色斑痕 |

# 四十九、痢疾(细菌性痢疾)

痢疾前人称肠澼、滞下、赤沃;现代西医学称细菌性痢疾(菌痢),由痢疾杆菌所致。中医认为,本病由感受外邪、疫毒、内伤生冷不洁之食物所致。本病是小儿常见的一种肠道传染病,以发热、大便次数增多,夹杂黏液、脓血、腹痛、里急后重为特点。四季均可发病,流行在7—9月达高峰,年龄多在2~7岁,发病率较高。其中疫毒痢(中毒性菌痢)起病急,变化快,病情凶险,必须积极抢救,故不宜手法推拿治疗,在此不叙。

【病因病机】

1. 病因

(1) 外感时邪疫毒:风寒、暑湿、暑疫等时邪疫毒,均可致痢。

现代研究表明,受凉、疲劳、饥饿及其他急性疾病为本病发生的常见非感染因素,如麻疹、百日咳容易并发菌痢。若有营养不良的佝偻病等,人体反应性低下,肠内溃疡者,可致痢疾经久不愈,或成为慢性痢疾。

(2) 内伤因素:饮食不节为致病的重要内因。大致有饮食不洁之物,或夹湿热疫毒,或加之饮食不节,素蕴内热,湿滞热郁,郁阻于肠间;另外,恣食生冷瓜果,损伤脾阳,可致寒湿内阻。

现代研究表明,菌痢以粪便经口感染为其传染途径,卫生习惯不良小儿应谨防此病。

总之,痢疾发病不外乎外感时邪与内伤饮食二者相互影响而发病。

2. 病机

(1) 病变主要在肠腑:无论是暑湿、疫毒时邪,还是风寒之邪,其病机关键所在都是邪毒滞于肠腑,凝滞津液,蒸腐气血所致。

现代研究表明,菌痢的病变大都局限于大肠,以直肠及乙状结肠最多见,偶尔也延及小肠下段,重者发生假膜并有溃疡。溃疡持续不愈,深入而广泛者,病变可累及肠系膜淋巴结、大脑皮质、前后沟回、肝、肾小管、肾上腺等部位。

(2) 病机属性与病理演变:菌痢的症状不同,是由不同的病因而产生,由于机体素质发展过程等因素影响,究其病机属性,则可分虚实两类。痢疾为肠胃积滞有余之证,小儿湿热证尤多,且易化火,内陷厥阴。由于病因不同或体质强弱差异,病程不同,临床见证不一。如体质好,病多属实;素体怯弱或脾胃不和,病多属虚。病初多实,且多夹表;久病多虚,又常虚中夹实。若起病急暴,神昏惊厥,多因热毒蕴结在里,内陷厥阴,其痢下反不易见。若突变肢厥、冷汗、气弱、脉微,则为阳脱。

若邪毒积滞肠胃,气机壅阻,凝滞津液,蒸腐气血,则发为痢下赤白。邪毒熏蒸,故见发热;气机壅滞,故见腹痛;气血津液受损,肠络受伤,邪毒搏血,故见大便脓血;邪毒内郁,气机壅滞,则里急后重。如疫毒,湿热之气上攻于胃,则胃不纳食。治疗不彻底,邪恋正虚,脾虚不健,则久痢不愈,或时止时作。脾气下陷,则滑痢脱肛,日久可由脾及肾,致肾气虚惫,暴痢久痢,一则伤气耗血,二则伤阴伤阳,而致伤阴伤阳之证。若疫毒炽盛,正气不足,火郁湿蒸,内陷厥阴,出现热毒内闭或元气外脱之证,病情重也。

**【诊断及鉴别诊断】**

1. 诊断要点

（1）急性菌痢：可分普通型、轻型、重型、中毒型。

1）病前1周内有不洁饮食史，或与菌痢患者接触史，多见于夏秋季。

2）临床特点：有发热、腹痛、腹泻、里急后重、脓血黏液便等症状，左下腹压痛。

3）实验室检查

A. 粪便镜检可见多数成堆的白细胞或脓细胞，满视野分散的红细胞，并有巨噬细胞。

B. 粪便或肛拭子培养生长致病菌。

C. 荧光抗体染色法检查粪便中致病菌抗原成分，为阳性结果。

（2）慢性菌痢：病程超过2个月者，为慢性菌痢。

1）急性发作型：病前2~6个月内有痢疾病史，本次发作前有受凉、进食生冷饮食或劳累等诱因。有急性菌痢症状，并能排除再感染。粪便检查符合痢疾改变。

2）迁延型：过去有痢疾病史，多次发作，症状典型或不典型；或急性菌痢迁延不愈，病程超过2个月。如能排除其他原因或粪便培养生长致病菌，可以确诊。

3）隐匿型：有菌痢病史，临床症状消失2个月以上，但粪便培养阳性，或肠镜检查示肠黏膜有病变。

2. 鉴别诊断

（1）消化不良所致腹泻：大便镜检可见少数脓细胞，但多次粪便检查和培养支持消化不良。

（2）肠炎、结肠炎：主要与侵袭性细菌所致肠炎相鉴别，如侵袭性大肠杆菌肠炎、空肠弯曲菌肠炎等。这类肠炎同样有脓血便，虽临床症状与菌痢略有不同，但有时候难以从临床明确诊断，须借助大便细菌学检查才能鉴别。其他类型肠炎则从症状和大便常规检查较易鉴别。

（3）急性出血性坏死性肠炎：急性发作，有呕吐、腹痛、腹胀，大便为典型的血水便，常合并休克等表现。

（4）阿米巴痢疾：多见于较大儿，起病缓慢，不发热或低热，无里急后重，血、黏液常附着在大便表面或便后出现，镜检便有黏血，在便后10分钟内可见有伪足活动的滋养体。以上请西医鉴别。

**【辨证论治】**

1. 证候辨别

（1）辨别证候：关键在于辨别寒、热、虚、实。这必须运用四诊，详尽收集证候资料,结合小儿生理、病理特点,仔细辨析。就证候而言,菌痢有疫毒、湿热、寒湿、久痢之分。其中疫毒痢起病急暴,传变迅速,常见湿热内闭与元气外脱之证;湿热痢、寒湿痢为其常证,起病较急,症状典型,见湿热蕴滞肠胃或寒湿困阻肠胃之证;久痢则起病缓慢,症状迁延不愈,常伤气耗血,损阴伤阳,而见阴虚内热或脾胃虚寒之证。

(2)辨别症状

1)辨发热:发热本为痢毒内结外蒸之候,但由于病情、体质等不同,故又有表里寒热虚实之分。

初痢身热,脉浮为兼表,脉沉实为兼里。兼表证者,若发热又兼见恶寒无汗,头痛身痛,苔白,脉紧,为风寒束表;若发热而恶寒轻,或不恶寒,有汗口渴,苔薄黄,脉数,为风热表证;而发热又兼见患儿"无衣则凛凛,着衣则烦",心烦汗出不畅,口渴而不欲饮,脉浮而濡者,为暑湿困表。兼里证者,若发热而蒸蒸汗出、口渴舌红,苔黄脉大,为里热邪盛;若兼见胸腹胀满、拒按,甚者谵语神昏,为邪热里结。久痢身热者,脉虚为正气虚;脉大实为邪气盛;脉虚弱无根,或细数,为危重之候。若午后潮热,五心烦热,舌红少津,脉细数,为阴虚之象。

2)辨痢下形色:痢下形色赤白,一般认为白痢伤气分,赤痢伤血分。

结合临床,痢色赤,属热属血;痢色白,属寒属气。痢下白冻黏液,亦多因湿热伤气,湿胜于热;湿热俱盛,痢下赤白;亦有痢赤属寒,痢白属热者,或全面考虑,痢下白冻如鱼脑或完谷夹杂不化,多为冷积。痢下脓血腐臭,多为热滞。痢下清稀为寒,痢下脓稠多热,痢下血多为热重。久痢滑脱不禁,多属脾胃两虚。久痢脓血,多致阴虚血损。休息痢时止时作,日久不愈,常虚实夹杂。

3)辨腹痛:里急后重是痢疾的主症之一。里急者,窘迫急痛;厚重者,肛坠欲便不爽,便后有未尽之意。因内有积滞,气机不畅所致。其证多主实积,但也有虚证,还需审其寒热。

若腹痛胀满,里急后重,兼见口中气臭、呕吐酸腐,多为内有食滞;腹痛滑痢,不甚急迫,虽泄而后重反增,甚者滑痢脱肛,是脾肾气虚下陷;腹痛绵绵,喜按喜温,为虚寒;若久痢血痢,虚坐努责,是阴血虚亏之证。

2. 治疗原则 初期重在祛邪,后期多调理脾胃和气血。久痢应注意扶正,或养阴止痢,或温阳固涩;对虚中夹实反复发作者,当斟酌病机,视其虚实缓急以施攻补。

痢疾由湿热疫毒夹积滞为患,故清热解毒、消积滞常用。痢疾过程中,伤气伤血,气滞血瘀,故无论何痢,均宜注意调气和血,所谓"调气则后重自除,行血则便脓自愈"。

痢疾要采用多种方法综合治疗,近年来中药煎剂、保留灌肠运用广泛;对重证应采用中西医结合治疗,以提高疗效。

3. 分证论治

(1) 寒湿痢:因受冷风时邪之气,加之多食油腻生冷不洁之物,伤及脾胃,或饮食失节,寒温失调,则水化为湿;寒凝不化,脾失健运,日久不愈,阳气渐衰,脾肾虚寒;小儿先天不足,素体虚弱,受风冷之邪,寒伤于胃肠,使传导失职,形成寒湿痢。

症状:腹痛剧烈,痛苦难忍,便下白黏冻,白多红少,味腥,食少神疲,畏寒腹胀,肛门后坠,唇色青白,口渴喜热饮,四肢不温,甚至厥冷,小便清长,舌苔白腻。

症状分析:风冷之邪,搏结肠间,气机受阻,气血凝滞,故腹痛剧烈;泻偏气分,痢下白色黏冻,白多红少;胃气受损,故少食神疲,畏寒腹胀;口唇青白,口渴喜热饮,四肢不温,小便清长,舌苔白腻,均为寒湿之象。

治则:温中散寒,调和脾胃。

处方:(主)分阴阳(阳重)3分钟,揉乙窝风5分钟(中指揉),揉外劳3分钟,清补脾5分钟,推上三关2分钟,逆运内八卦3分钟,清四横纹2分钟,清大肠3分钟。

(配)补肾5分钟,清天河水1分钟。

方义:分阴阳可调节阴阳平衡,改善大便的色白及黏腻;揉乙窝风、揉外劳可温中行气,散寒止痛,调节胃肠蠕动,引热外行,改变大便的色与质;清补脾、推上三关、逆运内八卦、清四横纹、清大肠可助气和血,调节胃肠功能,助消化吸收,扶正治痢,促进机体恢复;补肾可滋阴,调节津液,助脾阳;清天河水可清心经之热,利小便,镇静,巩固疗效。

(2) 湿热痢(又称湿热下痢):夏秋季节,感受湿热邪气,蕴蓄胃肠,以致湿热下注而成。

症状:初起发热,继而壮热烦渴,舌红唇焦,初起为水泻,1~2天后再便下赤白,里急后重,肛门灼热或坠而不爽,便时哭闹,痢下频数,小便短赤,口渴喜冷饮,苔黄腻。

症状分析:外感内伤,邪与肠内气血相搏,湿热郁蒸,熏灼脉络,气血凝滞,气滞则腹痛(以左下腹为主)、里急后重(炎症累积乙状结肠,引起肠蠕动加快而直肠及肛门括约肌发生痉挛,一方面肠蠕动加快,排便急迫感;另一方面痉挛,使排便困难,故产生里急后重);血瘀则生化脓血,故痢下血多脓少;壮热烦渴,舌红唇焦,小便短赤,口渴喜冷饮,苔黄腻,均为湿热之象。

治则:理气通滞,清热化湿。

处方:分阴阳(阴重)5分钟,揉小天心3分钟,补肾5分钟,揉二马2分钟,清补脾5分钟,清板门5分钟,清肺3分钟,逆运内八卦3分钟,清四横纹2分钟,退六腑2分钟,泻大肠3分钟,清天河水2分钟。

方义:先分阴阳,以调机体阴阳平衡,热盛阳亢,故重调阴以达平衡;再揉小天心、清补脾、清板门、清肺、逆运内八卦、清四横纹、退六腑、泻大肠清泻肠胃湿热,通便导滞,消胀,取通因通用之意;补肾、揉二马可滋阴,保体液循环;清天河水可清心经之热,利小便,镇静,巩固疗效。经上治疗2~3次,肠湿热基本消失,再改为固肠涩便为主,如补脾、清板门、逆运内八卦、清四横纹、外劳、清大肠、清天河水,以上穴用2~3次,大便次数少,一般情况好转,加扶正穴如补脾、补肾、二马、逆运内八卦、外劳、补大肠、清天河水,逐渐停止治疗(停止治疗前要连查3~5次大便常规,正常后可停止治疗,以免治疗不彻底)。

临证无论偏湿重或偏热重,湿热痢均兼夹积滞,但积滞有轻有重,治疗有缓有急。积滞轻者,在上述各法中稍加消导之穴,如逆运内八卦、清四横纹;积滞重者(腹胀、疼痛),逆运内八卦、清肺、退六腑多用,或加用分腹阴阳、点中脘及天枢、摩腹。但应指出,消食导积滞为治痢的要法之一。

(3)久痢:气血伤耗,下痢日久,迁延不愈,病情多由实转虚。气伤者,多为虚寒;血伤者,多为虚热。临床上,小儿久痢有虚热痢和虚寒痢两大类,但无论是虚寒还是虚热均虚中夹实,且可互相传变。

1)虚热痢

症状:下痢迁延日久或后期午后低热,下痢赤白稠黏,里急欲便,量少难下或常虚坐努责,腹中热痛绵绵,心烦口干,手足心热,形体消瘦,小便少黄,舌干红、苔少。

症状分析:因湿热痢迁延不愈或过食煎煿之物,以致阴液耗伤亏虚而余毒未尽,或诸痢疾后期表现阴虚内热之证。由于阴液不足,痢毒欲下无润滋,常有虚坐努责,或下少许夹有黏稠如胶冻之物。

治则:养阴清热,和血止痢。

处方:(主)分阴阳3分钟,揉小天心3分钟,补肾5分钟,揉二马3分钟,清板门5分钟,清肺经3分钟,清补脾5分钟,逆运内八卦3分钟,清四横纹2分钟,揉外劳3分钟,清大肠3分钟。

(配)点中脘、点天枢、摩腹各1分钟。

方义:分阴阳可调节机体阴阳平衡,和气血;清补脾、逆运内八卦、清四横纹、清大肠可扶正调中行气,消积滞、消胀,消肠腑之热;揉小天心可镇静,通经活络;补肾、揉二马、清板门可滋阴清热,而治阴虚内热之症,缓解下午低热、手足心热;清肺经、清板门可育肺胃之阴;清补脾、揉外劳、清大肠可固肠涩便而止泻;点中脘、点天枢、摩腹可调节胃肠功能而止泻助消化。

2)虚寒痢

症状:下痢稀薄,混有黏液或滑脱不禁,面色㿠白,鼻准色黯无泽,形寒肢冷,时有腹痛,神疲乏力,舌淡苔薄。

症状分析:久痢迁延不愈,正虚邪恋,脾气虚弱,故下痢稀薄黏液,面色㿠白;脾虚及肾,脾肾两虚,正不胜邪,故滑脱不禁,形寒肢冷。

治则:温补脾肾,固肠涩便。

处方:补脾5分钟,推上三关2分钟,补肾5分钟,揉二马3分钟,揉乙窝风3分钟,揉外劳3分钟,清补大肠3分钟,逆运内八卦3分钟,清四横纹2分钟,清天河水1分钟,拿列缺5~7次,分阴阳(阳重)2分钟。

方义:补脾、补肾、推上三关、揉二马可扶正,补脾肾功能,加推上三关可补虚扶弱,补血生肌,改变面色及形寒肢冷;拿列缺引上焦热下行,使下肢变温;补脾、逆运内八卦、揉乙窝风、揉外劳、清四横纹、清补大肠可调中行气和胃,进饮食,调节胃的功能状态即治泻治痢;清天河水可清心除烦,利尿,巩固疗效;分阴阳能使机体阴阳平衡。

**【预防护理】**

1. 预防

(1) 注意饮食卫生,尤其夏秋季节,不吃生冷不洁食物,不喝生水,饭前便后要洗手,加强环境卫生的管理,消灭苍蝇。

(2) 发现患儿要及时隔离,做到早诊断、早治疗。

(3) 每天吃生或熟红头蒜1~2头,幼儿可将蒜捣碎加红糖适量分服。

2. 护理

(1) 保持居室阴凉通风。

(2) 饮食要清淡易消化吸收,即使在恢复期也要控制少食生冷瓜果及香甜油腻食物。

(3) 愈后饮食着重调脾胃或捏脊疗法,每日1次,14天为1个疗程。

**【体会】**

1. 我们体会用手法治疗痢疾,一定要在消毒隔离的条件下进行治疗,否则变成传染源。

2. 中毒性菌痢不适合手法治疗,遇到这种患儿,尽快转院急救,以免误诊。

3. 菌痢重的一定要配合药物,不能单用推拿手法治疗。另外,不能离开大便常规检查,单凭问诊决定治愈与否是不科学的。千万注意,不能将患儿误治成慢性痢疾。

# 五十、小儿麻痹症(脊髓灰质炎、婴儿瘫)

小儿麻痹症(又称脊髓灰质炎)起病急,初期发热(双峰热),肢体疼痛,伴咽痛、咳嗽、呕吐、腹泻等症状,继而肌肉松弛,肢体软弱无力,进而肢体瘫痪,后期出现肌肉萎缩、骨骼畸形等。若不能恢复称小儿麻痹后遗症。本病为一种急性传染病,前人又称"软脚瘟"、"萎证"、"小儿中风"等。

西医学称本病为脊髓灰质炎,并已证实为脊髓灰质炎病毒引起的急性神经系统传染病。本病好发于6个月至5岁小儿,5岁以下占发病率的90%以上,尤其6个月至2岁的婴幼儿发病率尤高。新生儿也可感染且病死率高。本病一年四季均可发病,夏秋季为发病高峰,一般预后良好,但重症及并发症预后不良,甚至形成瘫痪、肢体畸形。病后可获终生免疫。

现代对脊髓灰质炎的研究广泛,在临床研究方面重视中西医结合对本病急性期的救治;恢复期后遗症期中医辨证论治取得了良好的效果,如用针灸、电针、穴位注射、推拿等综合治疗,促进肢体等恢复。我国自1994年以来,连续在全国范围内开展脊髓灰质炎的强化免疫,现今基本罕见。

**【病因病机】**

1. 病因

(1) 外感因素:夏秋之季,风热疫邪与湿相合,经口鼻而入于肺胃,肺气受郁则出现发热、咽红、咳嗽,脾胃受伤则出现呕吐、泄泻,疫邪深入,流注经络,阻滞血脉,经气不舒,出现肌肉疼痛、肌体瘫痪等。因此,风湿热毒是引起本病的外因。

(2) 正虚因素:肺主气而朝百脉,为水之上源;脾与胃相表里,胃主宗筋,约筋骨而利关节,是水谷之海。小儿肺脏娇嫩,脾常不足,风湿热毒,侵袭肺脾,郁阻于脾,脾肺(胃)受邪为邪毒所阻遏,正气不能抗疫毒于外,疾病由表入里;病情进一步发展,肺津耗伤,高源化绝,胃津被劫,宗气失养,如邪不能从肺胃而解,则可致气血受伤,经脉受损,气虚不运,血脉瘀阻;疾病后期,上源肺胃津亏,下源肾水不足,不能涵养肝木,又可致肝肾精血亏损。因此,正不胜邪是本病发生的主要原因。

2. 病机

(1) 病变脏腑在肺胃:风湿热毒时邪借助夏秋时令之气,经口鼻侵入人体。疾病初起,肺胃二经受邪,肺主皮毛、属卫在表,胃主受纳、属气在里,疫邪郁于肌表,则出现发热、咳嗽、咽喉疼痛等卫分证;脾胃受伤,胃失和降,则见呕吐、便溏等气分证,是为邪犯肺胃,见于前驱期。正邪相争,若正气抗邪有力,则病邪自退,病情可不发展而获痊愈;若疫邪壅盛,正气不能胜邪,则疫邪郁阻经络,出现肢体疼痛或瘫痪等症。

(2) 病理因素以疫邪遏阻为主:风湿热毒疫邪致病难愈。因风湿热毒疫邪易于伤津,又有热毒壅阻伤津窜络的特点,故疫邪虽经口鼻而入属浅,但损经伤络则深。疾病初期,病在肺胃,耗伤肺津,则高源化绝,胃津受劫,宗筋失养;疾病后期,津精受伤,肝肾受损,肝藏血而主筋,肾藏精而主骨,气行则血行,气虚则血亦滞,故血脉阻滞,则筋骨失养。疫毒遏阻,肺胃肝肾受损发为肢体瘫痪诸症。

(3) 病机属性分虚实:初期病势及人体均为实;后期病邪虽解,然气血津液受劫,肺胃津液亏损,久病损及肾精,精亏血亦损,肝肾亏虚,则出现肢体肌肉松弛,筋骨萎弱,弛缓无力,是属虚证。

【诊断及鉴别诊断】

1. 诊断要点

(1) 初起发热、咳嗽、呕吐、泄泻,2~4 天后热退,3~5 天热又起,肢体疼痛、触痛而拒抱,热退后随之肢软,不能持重或弛缓性瘫痪。

(2) 多发于夏秋季节,流行前未接受过脊髓灰质炎减毒疫苗的预防接种或口服疫苗;有接触史。

(3) 肌腱反射和肌张力减弱或消失。

(4) 血象略高。早期白细胞总数在$(5\sim15)\times10^9$/L,中性粒细胞百分比40%~80%,红细胞沉降率多增快。

2. 鉴别诊断

(1) 风湿热:发热汗出,肢体疼痛,常与婴儿瘫之瘫痪前期症状相似,需进行鉴别。风湿热病属非化脓性全身性结缔组织疾病,发病与寒冷、居住潮湿有关,发病近期多有链球菌感染的病史。身热体痛,全身关节呈游走性疼痛,关节局部可见红、肿、热、痛,并伴有心悸乏力,累及心脏,抗链球菌溶血素"O"滴度增高,血沉增快,有助于诊断。

(2) 急性感染性多发性神经根炎:发病始有上呼吸道或消化道感染病史,临床多为急性。多数病例发热不高,四肢多呈对称性,弛张性瘫痪,且主要表现为上行性,病情发展迅速;多数预后良好。

(3) 肠道病毒感染:除脊髓灰质炎病毒外,常见的有柯萨奇病毒等所致的病毒感染,病毒随饮食进入体内,通过粪便经口传播。临床出现发热、咽痛、呕吐、腹泻、肢体麻痹,活动受阻等。发病表现复杂,但多数属轻证,病情经过顺利;极少数累及脑、心、肝等重要脏器时,病情严重,预后较差。实验室做病毒分离、血清学检查、中和抗体实验等,有助于诊断。

【辨证论治】

1. 证候辨别

(1) 辨识常证:本病初期以类似呼吸道及消化道感冒为主要特征,症见发热、头痛、烦躁、咽干、咳嗽、呕吐、泄泻等。一般持续 2~4 天,症状和体征逐渐消退,体温正常,经 3~5 天发热复起,且伴见烦躁汗出,肢体疼痛,倦怠无力,始见下肢单侧站立无力,故称瘫痪前期;随着发热的持续,肢体出现瘫痪的症状,瘫痪之后,发热及其他伴随症状消退,称瘫痪期;病情经半年后肢体功能未能恢复,瘫痪肢体肌肉萎缩,甚则骨骼畸形,称后遗症期。

(2) 鉴别轻重:本病发病轻重不一,尤其口服减毒活疫苗预防治疗后,发病已显著减少或既有临床发病亦以轻证多见。若在初期,发热不高,持续时间较短,症状轻微,甚至无肢体瘫痪,就是出现肢体瘫痪者,表现也轻,短时即恢复,即为轻证。少数患儿因感邪过盛,或未经预防接种,发热高,持续时间长,并出现肢体瘫痪,甚至毒陷厥阴,症见神昏抽搐。如肺气郁闭,则见呼吸困难或吞咽麻痹等危重证候。经久治疗,肢体活动不能恢复,肌肉萎缩、骨骼畸形等,亦为后期重证。

2. 治疗原则 本病在瘫痪前多属实证,治以清热解毒、化湿通络,手法用泻法。瘫痪期及后遗症期,正气多虚,故宜补气活血,手法宜轻柔、速度慢。温通经络,补益肝肾,舒筋活络,配合针灸,中西药外治等综合治疗。我们体会推拿手法适用于恢复期的治疗。

3. 分证论治

(1) 邪郁肺胃

症状:与感冒相似,有发热出汗,咳嗽流涕,咽红疼痛、全身不适,头痛纳呆,呕吐或腹痛腹泻,精神不振,烦躁不安或嗜睡,持续 2~3 天,舌质偏红,苔薄白或薄黄腻。

症状分析:发病初期,邪犯肺胃,肺主气,为五脏六腑之华盖,外邪内侵首先犯肺,则肺失清肃,出现发热、咳嗽、头痛、汗出、全身不适等表证;外邪犯胃,又有胃热里证,则胃失和降,故见恶心呕吐、腹痛腹泻等;其感邪性质为风湿热兼而为患,与外感风热有别,是为辨证特征。

治则:清热解表,疏风利湿。

处方:揉小天心 3 分钟,揉乙窝风 3 分钟,补肾 5 分钟,清板门 5 分钟,分阴阳 2 分钟,清天河水 2 分钟,清肺 3 分钟,清补脾 5 分钟,利小肠 3 分钟。

方义:揉小天心、揉乙窝风、补肾、清板门、分阴阳、清肺、清天河水可解表清热,镇静;清板门、清补脾可清脾胃之湿热;清补脾、利小肠、清天河水能利小便,利湿热。

症状加减:

1) 恶心呕吐:加逆运内八卦、清四横纹、下推天柱骨。

2) 咳嗽头痛:加掐攒竹、鱼腰、丝竹空,咳嗽重的多揉小天心、清补脾、清肺、逆运内八卦;痰多按揉丰隆、补脾、补肾、合阴阳、大清天河水。

3) 纳呆:多清补脾、逆运内八卦、清四横纹。

4) 腹痛:加乙窝风(中指揉)、外劳宫,点或捏挤神厥四个点(上下左右),拿肚角。

5) 腹泻:加逆运八卦、揉外劳宫、利小肠、清补大肠。

6) 出汗多:加补脾、揉肾顶。

(2) 邪注经络(瘫痪期)

症状:一般在肺胃症状消失后的 3~5 天,发热又起(又称双峰热),患儿肢体疼痛,转侧不利,哭闹不安,拒抱,出现肢体瘫痪,其部位不定,常以下肢多见,单、双侧均有,单侧多于双侧,关节出现假脱臼,面部瘫则口眼歪斜,瘫痪部位的皮温较健侧低,腹部瘫则在哭闹时可发现腹部明显膨隆。如病及膀胱,可使小便癃闭或失禁,轻证可能在1~2周逐渐恢复,一般为时约1~3个月而恢复;重者为期缓慢,或不能恢复,留有病残。

症状分析:热退复起,为湿热内蕴,热去湿存,湿多化热,风邪疫毒入注经络,流窜肢体,则肌肉疼痛,拒绝抚抱;经络受阻,气血运行不畅,则筋萎肉痹,渐致成瘫;由于气血不能温养,故患侧肌肉不温;膀胱为州都之官,痹则气化失司,因此产生尿潴留或小便失禁,轻证经及时调治,在短期内逐渐恢复,重证气血痹阻,筋脉失养,不宜恢复。

治则:清热利湿,疏通经络。

处方:揉小天心3分钟,分阴阳2分钟,补肾5分钟,揉二马3分钟,清天河水2分钟,退六腑3分钟,清补脾5分钟,推上三关2分钟,逆运内八卦3分钟,清四横纹2分钟。(有尿潴留者,可加推箕门、拨龙头适量)

方义:揉小天心、分阴阳可通经活络,平衡脏腑,退热镇静;补肾、揉二马可大补元气,滋阴清热,涵肝木;清天河水、退六腑可清脏腑热毒,凉血,润燥通便利尿,利湿;清补脾、推上三关可清脾经湿热,又健脾助消化,助气活血;逆运内八卦、清四横纹可调中助消化,通调上下焦之气,引中焦热外行,消腹胀。

(3) 气虚血滞(瘫痪后期)

症状:热退肢体麻痹,主要为痿软无力,瘫痪多在6个月以内有一定恢复。如症状没能恢复,患者面黄肌瘦,神委易汗,局部瘫痪时久,患处软弱无力,肌肉萎缩或肢体短瘦、畸形,形成顽固性瘫痪,常见有脊椎侧弯、肩关节松脱、膝过伸、足内外翻、马蹄足等畸形。

症状分析:久病体虚,损及肝肾,肝主筋,肾主骨,精血不足,不能濡养筋骨,筋骨失于濡养,故肢体畸形;久病体虚伤及脾,故见面黄、神委易汗、痿软等。

治则:补益肝肾脾,温通经络,矫正畸形。

处方:(主)补肾10分钟,揉二马2分钟,补脾8分钟,推上三关3分钟,揉小天心3分钟,清肝、揉肾纹、肾顶各2分钟,清天河水1分钟。

(配)逆运内八卦3分钟,清四横纹2分钟,下肢肌瘦及皮温低的加拿列缺3~5次,抽搐加拿精宁、威灵各3~5次。

方义:因本病的病理改变主要在肝脾肾三脏,故清肝、补肾、补脾,以恢复脏腑,带动全身;推上三关、揉二马可补气血及元阳,以助肝肾;小天心为诸经之祖,镇静效果显著,揉之可矫正筋脉的拘急或偏胜,用在矫正畸形上,正对位;揉肾纹能引余热余邪外行;揉肾顶能固表止汗;清天河水可清心利尿,巩固疗效;逆运内八卦、清四横纹以调中焦,进饮食,助消化吸收,改变机体的营养状况;拿列缺可引上焦热下行,改变下肢皮温及促进肌肉的发育;拿精宁、威灵可镇静止抽搐。

局部瘫:在上穴全身调节后,再用局部穴。

1）颜面瘫:上穴加掐攒竹、阳白、瞳子髎、颊车、地仓、合谷、曲池等,各掐3~5次。

2）上肢:在全身穴后加按揉三阴、三阳经(具体操作附在后)3遍。推揉大椎,按揉肩井,掐曲池、阳池、合谷、少商、中冲、少冲、少泽、关冲各2~3次,按揉五指节3~5次。

A. 不能高举:重揉大椎、肩髃、肩井。

B. 腕不能背屈:拿手三里、曲池、腕阳池各3~5次。

C. 手指不能屈伸:多揉五指节、四横纹,最后拉诸指。

3）腰臀及下肢

A. 令儿俯卧暴露背部,按揉筋缩(9椎间)、命门(14椎)各0.5分钟。自命门推向筋缩(14—9椎)10次。再推两侧膀胱经(第一行),从9椎推到14椎10次。继而按揉脾俞、肺俞、心俞、肝俞、胆俞、胃俞、三焦俞、肾俞等穴各0.5分钟。

B. 下肢:腰背穴加按揉下肢穴,如居髎、环跳、殷门、承扶、委中、承山、昆仑、髀关、伏兔、血海、梁丘、鬼眼、足三里、阴陵泉、阳陵泉、三阴交、照海、悬钟、解溪、太溪等。(可根据病情选以上穴)

髋关节不能外展:重揉髀关、风市、环跳。

髋关节不能内收:推箕门、血海。

髋关节不能前伸:重揉居髎、环跳、承扶、委中、承山。

足不能背屈:掐揉足三里、阴陵泉、阳陵泉、解溪、商丘、丘墟,继由解溪推向足三里。

足不能跖屈:揉太溪、太冲、昆仑,继从足三里推向解溪,由昆仑推向后承山。

趾不能屈曲:多重揉解溪、掐揉八风、捻诸趾间关节。

足外翻:重揉三阴交,从三阴交推向阴陵泉。揉昆仑、商丘、照海,轻揉太溪、申脉、丘墟。

足内翻:重揉悬钟(绝骨)、阳陵泉、太溪、申脉,继从悬钟推向阳陵泉3次。

不能抬腿迈步:重揉髀关(迈步穴)、伏兔、膝眼、足三里。

关节畸形:按揉关节周围后再用摇法,向矫正方向摇。

肌肉萎缩:上肢局部按揉后压放极泉(拇指按在极泉穴上2~3秒,放1次,连续放3~5次)。

下肢:压放气冲(腹股沟,动、静脉及股神经处)3~5次。

无论哪个位置,待手法结束后,均用拿揉拨(又称分筋法)及搓法,可促进血液循环,做3~5遍,使患处温热为宜。

疗程:一般1个月为1个疗程,中间休息5~7天,再继续第2个疗程。

少数瘫痪部位选穴:

颜面瘫:常用太阳、太阴、颊车、地仓、合谷等局部掐、按、揉。

膈肌瘫:膈俞、期门、鸠尾等重按揉。

腹部瘫:中脘、梁门、章门、气海、丹田等按揉。

膀胱瘫:膀胱俞、肾俞、中极、丹田、关元及膀胱区按揉,温热为宜。

其他疗法:电针、穴位结扎、针灸等均有一定疗效。

注:上述治疗,揉为0.5分钟,掐、摇、按均为3~5次。

**【预防护理】**

1. 预防

(1)积极开展宣传教育,将本病的传染途径及预后用科普形式向广大群众宣传,尤其边远山区。

(2)要按时注射或口服预防婴儿瘫疫苗,尤其要注意,防疫人员要看着小儿服下去,以免漏服。

(3)流行季节不要带未患过此病的小儿到公共场所及人多的地方,以免感染。

(4)对患儿的餐具,用过的食物及排泄物,应按要求处理消毒。

2. 护理

(1)瘫痪早期及瘫痪期均要绝对卧床休息,尽量减少肢体活动,并保持正常体位。避免劳累和受凉,并隔离治疗40天;密切接触者要观察20天,并到防疫部门请示处理意见。

(2)瘫痪肢体不能受压,并置功能位置,防止手足下垂及内外翻。

(3)恢复期及后遗症期应注意功能锻炼(包括主动、被动功能锻炼),注意保温,有利于功能恢复。

(4)居室温湿度要适宜,保持通风并有阳光照射,有利于维生素D的吸收。

(5)饮食要富有营养,易于消化吸收。

**【体会】** 20世纪60年代中期,婴儿瘫大流行。我们是综合医院,收治了不少后遗症患儿,多为本市及附近省市从传染病医院出院的患者,每天门诊治疗,以下肢单瘫为多,个别有腹瘫、颜面瘫,其他部位的少见;在治疗上除继续用医院带的药物外,就是用推拿手法治疗,疗效均满意,但缺乏数字统计(当时正处于四清运动)。近些年来,由于国家采用婴儿瘫疫苗预防,获得良好效果,发病率大大减少,甚至绝大多数地区已经绝迹。现在见不到这种患儿,我们将此方法按病因症状辨证后用于治疗脑瘫及五软五迟等病症,效果亦很明显。

**附:按揉三阴、三阳经**

具体做法:按揉三阴、三阳经,点按有关穴位。

第一行:按揉肺经与大肠经。

肺经起于中府直到少商穴。主要穴位:少商、鱼际、太渊、经渠、尺泽。

大肠经起于商阳直到肩髃。重点穴位:商阳,二间、三间、合谷、阳溪、曲池。

第二行:按揉心经与小肠经。

心经起于极泉直到少冲。重点穴位:少冲、少府、神门、灵道、少海。

小肠经起于少泽直到肩外俞。重点穴位:少泽、前谷、后溪、腕骨、小海。

第三行:按揉心包经与三焦经。

心包经起于天池直到中冲。重点穴位:中冲、劳宫、大陵、间使、曲泽。

三焦经起于关冲直到肩髎。重点穴:关冲、液门、中渚、支沟、天井。

临床上,我们用右手同时按揉 2 条经,同时揉 2 个穴位,往返 3 次,没有分顺逆经的做法。以上手法治疗每次 30 分钟左右。

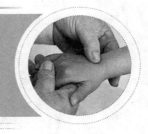

# 第六章
# 小儿保健推拿

古人在长期与疾病作斗争中认识到预防疾病的重要性。早在《黄帝内经》中就有"不治已病,治未病"的记载。唐代名医孙思邈十分重视推崇按摩与导引,曾在《备急千金要方·养性》中提到:"按摩日三遍,一月后百病并除,行及奔马,此是养生之法。"隋唐时期就开始用介质,如在《备急千金要方》中提到:"小儿虽无病,早起常以膏摩囟上及手足心,甚辟风寒。"这就是预防感冒(即保护了皮肤,又发挥了药物的作用)。可见古贤的智慧给后人指出了预防的方向,所以至今很多方法用之不衰。这种方法,操作简单,易学易用,无毒副作用,无痛苦,又经济,只要有耐心,能按疗程进行,就能取得明显效果。

## 一、安神保健

古人认为,心主神明、主惊,肝主风、主抽搐。如小儿精神好,二目有神,活泼,面色红润,为气血调和,神气充沛,为无病或病在表,即病也轻,也易治。但小儿神气怯弱,知觉未开(神经系统发育不健全),则心气有余,见闻易动,易受惊吓,神乱不安,会导致营养欠佳,影响发育,因此小儿精神调养极为重要。安神保健能养心肾肝而安神,滋阴养血,对小儿营养差、烦躁不安、睡卧不宁、甚至抽搐等症有一定的治疗保健作用。

治则:安神镇静(惊),调摄气血。

处方:(主)揉小天心6分钟,分阴阳2分钟,补肾5分钟,揉二马3分钟,大清天河水2分钟。

(配)症状重的,加按揉心俞、肾俞、肝俞,每穴0.5~1分钟;饮食、消化吸收差的,可加补脾5分钟,清板门3分钟,逆运内八卦3分钟,清四横纹2分钟;腹泻的,上穴加揉外劳3分钟,清补大肠3分钟。

方义:揉小天心、分阴阳、补肾、揉二马、大清天河水可安神镇静,除烦;补脾、清板门、逆运内八卦、清四横纹可调中和胃,进饮食,保后天之本;手法刺激心俞、肝俞、肾俞能增强本脏功能;对腹泻的患者加揉外劳温中,改变大便的颜色,助消化上腹痛;清补大肠能止泻。

操作:根据小儿习惯选用睡卧或坐位,推左手。术者左手托小儿左手,用右拇、食、中等指在穴上诸个操作即可。

保健范围:小儿面色青黯,发黄稀、直立,易惊吓;烦躁不安,睡卧不宁或抽搐,并发育、营养差。

疗程疗次:每日1次或2次,15天为1个疗程,轻者可愈;重者休息2~5天,继续第2个疗程,抽搐者最好2个疗程以上。

介质(推拿沾润滑剂可保护皮肤):如滑石粉、香油、花生油,冬春可用葱姜汁等。

## 二、健脾和胃保健

脾胃为后天之本,主要功能是运化水谷和输布精微,为气血生化之源。小儿脏腑发育未全,故运化功能也尚差,易为饮食所伤而致积滞、呕吐、泄泻、食欲不振等消化系统病症。中医学有小儿脾常不足之说,加之小儿生长发育快,需要的营养物质较成人多,又加重脾胃的负担,因此注意调节脾胃是小儿健康的基本保证。健脾和胃的方法很多,现选择如下:

处方1:清补脾5分钟,逆运内八卦3分钟,清四横纹2分钟,清板门2分钟,掐揉足三里5~7次,补肾5分钟。

处方2:揉背部脾俞、胃俞、肾俞各1分钟,摩腹顺逆各1分钟。

处方3:捏脊法。捏三提三为1次治疗,每日1次,15天为1个疗程。(清晨起床或晚上穿脱衣前后进行,免除穿脱衣服之烦)

疗程与疗次:以上每日1次,15天为1个疗程,病轻的一般1~2个疗程愈,重者可多推几个疗程。以上方法家长根据情况选择。

方义:

1. 清补脾、逆运内八卦、清四横纹、掐揉足三里、清板门健脾和胃,促进消化吸收,加补肾有助骨及助脾阳的作用,促进小儿生长发育。

2. 揉背部俞穴共同协调脏腑的功能。[注:脾俞在11椎下,胃俞在12椎下,肾俞在14椎下(旁开脊1.5寸)]

3. 捏脊是调动督脉及膀胱经上俞穴的功能,以提高督脉及相应脏腑的功能。

4. 摩腹能消食理气,对乳食停滞所致的恶心、呕吐、腹胀等消化系统症状颇有效。

保健功用:通过以上方法,使胃肠蠕动增强,促进消化吸收而增强体质,提高抗病能力,促进生长发育。

保健范围:体弱多病,尤其脾胃虚弱所致呕吐、腹泻、厌食、积滞、疳积、佝偻病及不明原因的面黄肌瘦、发黄成绺或烦躁不安、睡卧不宁及五软、五迟等。

介质:如滑石粉、香油、花生油,冬春可用葱姜汁等。

### 三、益智保健

小儿 1~3 岁是脑发育最快的时期,因此该期益脑尤为重要。中医认为,智力的好坏取决于肾,肾为作强之官,伎巧出焉。所谓"作强"即为能力强,所谓"伎巧"即思维活动灵巧。人的能力强又思维活动灵巧,关键在于肾,因肾藏精,精生髓,髓又上通于脑,而精能使人智慧聪明。益智保健能促进小儿智力开发,肾阳又助脾阳,故又能使脾的功能加强,使小儿身心健康,精神愉快;对小儿五迟、五软、解颅等疾病亦有一定治疗及保健作用。

处方 1:(主)补肾 10 分钟,揉二马 8 分钟,揉小天心 3 分钟,补脾经 5 分钟。(配)逆运内八卦 2 分钟,清四横纹 2 分钟,清天河水 1 分钟。

方义:补肾可滋阴潜阳,温补元阳,强筋壮骨,温养下元。揉二马有补肾的作用,与补肾同用,加强补肾益精,助元阳,健脑益智,且肾又主骨,故能促进生长发育;小天心为诸经之祖,一指揉之,诸经皆动,百病皆治,能镇静安神;补脾经、逆运内八卦、清四横纹可调中和胃,促进消化吸收;清天河水能清心利尿,巩固疗效。

处方 2:捏脊法(捏三提三)。

保健范围:健康儿尤其先天不足儿,智力低下儿,五迟、五软、脑瘫、各种脑病后遗症等。

疗程及疗次:健康小儿每日 1 次,15 天为 1 个疗程;脑病患儿每日 1 次,30 天为 1 个疗程,休息 1 周再继续。

介质:如滑石粉、香油、花生油,冬春可用葱姜汁等。

体会:①对五迟、五软及脑病患儿应多推,休不休息均可;②对五迟、五软及脑病患儿除以上穴外,可加局部按摩,见小儿麻痹后遗症肢体按摩;③我们体会处方 2 效果不如处方 1,处方 2 用于找穴有困难者;④治疗中遇患有传染病者,要停止保健推拿,待病愈后再继续;⑤以上病属疑难病、慢性病治疗效果不理想,贵在坚持,治疗总比不治疗好。

### 四、健脾保肺

小儿肺常不足,易受寒邪,又不耐热,故肺有娇脏之称,有难调而易伤的特点。小儿肺气所以娇弱,关键在脾常不足。《素问·阴阳应象大论》说:"脾生肉,肉生肺。"脾与肺为母子之脏,母病及子,脾气虚则肺气不足,外邪易乘虚而入,使肺失于清肃而发生各种肺部疾患;若脾气健旺,则水谷精微之气上注于肺,卫外自固,外邪无从而入。肺气的强弱又有赖于脾胃之气,故要预防外邪入侵,必须健脾保肺,以调节营卫,宣通肺气,增强身体的抗病能力,而预防感冒及肺疾的发生。

处方:(主)补脾 8 分钟,清板门 5 分钟,揉外劳 5 分钟,揉足三里 5~7 次,补肾 5 分钟,清肺 3 分钟,清天河水 1 分钟。

(配)逆运内八卦 3 分钟,清四横纹 2 分钟。

方义:外劳、足三里均有补脾的作用,加之脾本身的作用及肾水可有助脾阳,使脾气健旺,则水谷精微之气充实,加强肺的功能而卫外自固;补肾、清天河水可调节机体水液代谢,输送营养而排出废物;补脾、清板门、清肺、逆运内八卦、四横纹可肃肺,促进胃肠蠕动,调节中焦,促进消化吸收而增强体质,加强抗病能力而保肺。

保健功用:健脾胃而增强肺的功能,清肺可调节卫表,宣通肺气,扶正祛邪,增强抗病能力,预防感冒、咳嗽等症的发生。

保健范围:体弱多病、病后体虚、呕吐伤脾及肺疾恢复期和易感儿、咳喘等疾患儿。

疗程疗次:每日 1 次,15 天为 1 个疗程,一般 1~2 个疗程。

介质:如滑石粉、香油、花生油,冬春可用葱姜汁等。

## 五、佝偻病保健

佝偻病是婴幼儿时期常见的一种慢性营养缺乏症,属中医五迟、五软等弱证范畴。本病多因先后天营养障碍所致。现代医学认为,维生素 D、钙、磷代谢障碍形成骨骼、神经、肌肉等系统的异常,以 3 岁以下小儿多见。主要表现为面色㿠白,精神烦躁,哭闹不安,多汗易惊,发稀黄、直立或成绺,囟门逾期不合,肌肉松弛,肋骨串珠,游离肋外翻,有的骨骼畸形,下肢呈"O"或"X"型腿。由于营养缺乏,气血不足,抵抗力差,易患感冒、咳嗽、气喘及消化系统的呕吐、腹泻等。因此应注意调养(平时保健推拿及重视营养调配)。

处方 1:补肾 8 分钟,揉二马 3 分钟,补脾 6 分钟,推上三关 3 分钟,清板门 3 分钟,揉外劳 5 分钟,逆运内八卦 3 分钟,清四横纹 2 分钟,揉小天心 3 分钟,清天河水 2 分钟,揉肾顶 2 分钟。(面色黄白的,补脾、推上三关提前做)

处方 2:捏脊法(捏三提三),其中重揉、提心俞、肝俞、肾俞、脾俞、胃俞、肺俞、三焦俞各 0.5~1 分钟,掐揉足三里 5~7 次。

方义:调节先后天的不足,恢复机体的营养及发育(尤其骨骼)。补肾、揉二马可以温肾固本,大补元气,强筋壮骨,改善面色青灰及青色;补脾、揉外劳、推上三关可补气血,改善肌肉松弛及面色逐渐变黄红,又助消化吸收,补虚扶弱止汗;清板门、逆运内八卦、清四横纹可调中和中,进饮食,助消化吸收;揉小天心、清天河水可镇静(惊)除烦,清热利尿;揉肾顶可固表止汗;捏脊可调阴阳、理气血、培元气,调节诸脏腑功能;揉背部俞穴可加强心、肝、脾、肺、肾等的功能,滋肾阴,温下元,补元阳,强筋壮骨;掐揉足三里能调补肝肾脾三脏,脾能助消化,肾主骨生髓促进骨骼发育,肝可除烦。

望面色决定白属肺,黄属脾,标志肺脾有病。小儿为稚阴稚阳之体,再感病邪常为虚证,即脾虚肺虚是关键。所以把补脾提前,因肺是空脏不能补,补脾可生金(即间接补肺)。因为是虚证,把推上三关提前,心补虚扶弱。

适用范围:小儿体弱多汗,面色㿠白,方颅,烦躁不安,夜寐不宁,食欲不振,发育迟缓,抵抗力低下,骨骼畸形,或五迟、五软、腹痛、腹泻、呕吐等。

疗程疗次:每日1次或2次。处方1:15天为1个疗程,中间休息5~7天继续下一个疗程。处方2:30天为1个疗程,可休息3天继续下一个疗程,但要注意饮食起居的护理。

预防与护理:

1. 孕妇 起居要有规律,早睡早起,尽量到户外活动,呼吸新鲜空气,吐故纳新,有利于新陈代谢,使精神清爽,身心健康;饮食要粗细搭配,不要偏食,辛辣、肥甘、油腻煎炸食品要适量。有阳光时要到户外活动,接纳紫外线,增加维生素D的摄入而促进钙、磷的吸收,同时怀孕4~6个月要加维生素D及钙,初孕6个月每晚温水洗乳头(有乳头下陷者除洗外应向外牵拉,以免小儿吮乳困难)。

2. 小儿

(1) 应根据缺钙情况(找专业医生指导)添加维生素D及钙,多晒太阳但婴儿不能到户外,有太阳时可在凉台开窗(关北门及北窗,以免空气对流致小儿感冒),暴露小儿手足,每日3~5分钟,逐渐增加时间。幼儿每日无风时到户外接纳新鲜空气及阳光,有益于健康。

(2) 小儿要按时添加辅食(含铁、钙、锌等食物时到当地儿童保健部门咨询)。

(3) 有条件的提倡母乳喂养。

## 六、眼保健

眼是人体的重要器官,保护视力与生活起居、工作学习有密切关系,故需自幼养成保护眼睛的良好习惯。用推拿手法刺激穴位,可通经活络,调和气血,增强眼周肌肉血液循环,改善眼周神经营养,解除视力疲劳,预防近视、远视的发生,故应学会保健推拿的方法。

处方1:按揉攒竹、鱼腰、丝竹空、太阴、太阳、阳白、精明、承泣、四白、瞳子髎,刮眼轮,使局部有酸麻胀感为宜。

操作:

1. 屈膝正坐,双手上举,上臂内收,双手桡侧端或中指端依次按揉攒竹(主治近视、斜视、迎风流泪)、鱼腰(主治斜视、近视、肌麻痹)、丝竹空(治斜视)、揉太阴、太阳(治眼睑下垂)、揉阳白、承泣(近视、远视、肌麻痹)、揉四白(近视、面神经麻痹、痉挛)、瞳子髎(头痛、眼疾惊风),再刮眼轮(预防近视、远视),各揉拿致酸麻胀感,一般每穴 30~40 次,刮眼轮 64 次。

2. 用拇指、食指分别相对,按揉精明(主治近视、斜视、迎风流泪),有酸麻胀感为止。

3. 双肘关节屈曲,两手上举,用中指按风池,继从第 1 颈椎棘突间自上而下揉 8 拍 ×8 拍共 64 次,再用双手食、中、无名三指推颈椎旁肌肉,自上而下5~10 遍。后掐揉合谷 3~5 次。

4. 摇颈先向前低头、后仰头各 4 次,继摇颈左右倾斜 4 次,继而大摇颈项左右各 2 周,耸肩前后共 8 次(前后各 4 次)。

保健范围:7~12 岁学龄儿童,每于课间操或休息时进行。

注意事项:保持手部卫生,常剪指甲;操作力度不要过重,保持刚中有柔,柔中有刚,刚柔相济,勿伤皮肤;操作结束后,闭目休息片刻,继而遥视远方2~3 分钟。

处方 2:远端取穴。揉小天心 3 分钟,补肾 5 分钟,揉二马 5 分钟,平肝肺3 分钟,补脾经 5 分钟,清天河水 2 分钟。

方义:揉小天心可通经络,通窍散结,清热明目,又能镇静及矫正视力不正,治斜视(用捣法);补肾、揉二马、平肝肺主要补先后天肝肾不足;因眼眶周围的肌肉及上下眼帘属脾,故用补脾生肌肉的功能治斜视;肺与脾为母子之脏,且眼的白膜部分属肺,故用补脾肺调节眼肌及视力不正;清天河水属心,用于调目疾。上穴均调节眼的各部分,长期应用有一定疗效。

保健范围:有眼疾的患儿均可用来治疗及预防。

疗程疗次:每日 1 次,15 天为 1 个疗程,中间休息 3~5 天再继续第 2 个疗程。

治疗功用:主要用于体虚,尤其先天、后天所致的肝肾不足者,如近视、远视、目胀等。《幼幼集成》说:"诸脉者,皆病于目。"又说:"东方青气,入通于肝,开窍于目。夫目虽为肝窍而五脏俱备,神气所托,故白珠属肺,黑珠属肝,瞳仁属肾,两角属心……"五脏皆通,所以脏腑病均反映于目,在临床要细分方可。

按:目与五脏六腑有密切的联系。目为心之使、肝之窍,《灵枢·大惑论》说:"五脏六腑之精气,皆上注于目而为之精。精之窠为眼,骨之精为瞳子,筋之精为黑眼,血之精为络,其窠气之精为白眼,肌肉之精为约束,裹撷筋骨血气之精而与脉并为系,上属于脑,后出于项中。"观察目的神色、动静、形态在望诊中有重要意义,推拿目在保健中同样有重要的意义。

**附：近视保健推拿**

方法：熨目 30 次，揉攒竹、鱼腰各 100 次，按目四眦 100 次，揉四白 100 次，刮眼眶 100 次，按揉风池 30 次，摩颈项发热为度。

功能锻炼：运动双目 30 次，要认真操作，持之以恒，手法要轻揉，取穴要准确，按摩穴时要有酸胀感。保健推拿，对眼球前后长度未固定变化的假性近视效果好，对成人的真性近视只可防止进一步发展。

## 七、鼻部保健

鼻为肺窍，是呼吸的通道，辨气味，助发音。小儿鼻黏膜柔嫩，器官未充，易受寒湿及气味的损伤，以致充血、水肿使鼻腔狭窄，引起鼻塞、呼吸不畅，以及急、慢性鼻炎或过敏性鼻炎，甚至副鼻窦炎以致耳疾等。现在临床小儿过敏性鼻炎尤为多见，故应注意鼻部保健。早期用推拿保护鼻部，亦是一种有益的方法。

处方：揉上星（前发际上 1 寸）、按拿鼻通（鼻梁中下部两边）、按揉迎香（鼻翼外 0.5 寸）、按揉禾髎（鼻孔外缘直下，平人中）、掐合谷、拿风池各 30 次。

操作：

1. 按揉上星：中指端或拇食指端均可在上星按揉，以局部有酸麻胀感为宜，一般 30 次。

2. 按拿鼻通：拇食指按拿局部 30 次。

3. 按揉迎香、禾髎：方法同按揉上星，有局部酸麻胀感为止。

4. 擦鼻梁两侧：从鼻翼擦至山根，往返擦致局部酸麻胀感或 30 次，继而按拿鼻通 30 次。

5. 双手上举，上臂屈曲，双拇指按揉风池致局部有酸麻胀感向四周放射为止，按揉合谷 3~5 次。

保健功用：通经活络、活气血、开窍祛邪，治鼻疾、感冒等。

治疗范围：预防、治疗鼻疾、感冒及耳疾（因鼻与耳互通）。

疗程疗次：每日 1~2 次，15 天为 1 个疗程，中间可休息 3~5 天再继续。

## 八、病后调养保健

小儿病愈后需要合理的调养。调养得当则恢复快，但要防止"食复"。所谓"食复"，即热病或大病后胃气尚虚，余邪未尽，患儿每当食量多或纳食不当，可致余邪夹食滞而致复热。用推拿方法调节脾胃，能增强脾胃功能，预防"食复"的发生。方法如下：

1. 哺乳小儿仍以奶为主，提倡母乳喂养加摩腹，顺逆各 100~200 次 / 日。

2. 以食物喂养的小儿以淡食为主（清淡易消化吸收的食物）。具体做法：

分阴阳 100 次, 清补脾 200 次, 逆运内八卦 200 次, 清四横纹每个纹 50 次, 摩腹顺逆各 100 次, 1~2 次 / 日。

经以上方法, 患儿精神、体重可恢复。有条件者, 可改为每日捏脊 1 次 (用捏三提三法, 经 14~20 天, 一般即愈)

注意事项: 推拿保健在清晨起床及入睡时进行, 可免除穿脱衣的烦琐。保健期间逢传染病即停止, 传染病过后再继续。

# 参 考 文 献

1. 姚春鹏译注.黄帝内经[M].北京:中华书局,2009.
2. 清·汪宏撰.陈雪功,张红梅校注.望诊遵经[M].北京:中国中医药出版社,2009.
3. 赵翰林.中医面诊[M].北京:中医古籍出版社,1994.
4. 清·吴谦.医宗金鉴[M].北京:人民卫生出版社,2011.
5. 中华中医药学会.中医必读百部名著·推拿按摩卷(小儿推拿秘旨、幼科推拿秘书、小儿推拿广意、厘正按摩要术)[M].北京:华夏出版社,2008.
6. 黄帝内经素问[M].北京:人民卫生出版社,1956.
7. 清·陈复正辑订.幼幼集成[M].上海:上海出版社,1962.
8. 明·四明陈氏.小儿按摩经[M]//明·杨继洲原著,靳贤补辑重编.针灸大成.北京:人民卫生出版社,2006.
9. 金日成.小儿推拿学[M].上海:上海中医药大学出版社,1988.
10. 张汉臣.实用小儿推拿[M].北京:人民卫生出版社,1974.
11. 赵鉴秋.幼科推拿三字经派求真[M].青岛:青岛出版社,1991.
12. 龚云林.小儿推拿方脉活婴密旨全书[M].南京:江苏人民出版社,1958.
13. 金日成,彭坚.中国推拿[M].长沙:湖南科学技术出版社,1992.
14. 张素芳.中国小儿推拿学[M].上海:上海中医药大学出版社,1972.
15. 丁季峰.中国医学百科全书·推拿学[M].上海:上海科学技术出版社,1987.
16. 汪受传.中医儿科学[M].北京:人民卫生出版社,1998.
17. 张奇文.幼科条辨[M].上海:上海科学技术出版社,1982.